Thomas F. Lüscher

GedankenMedizin

Heilkunst zwischen Philosophie, Wirtschaft und Wissenschaft –

Von den Anfängen bis ins 21. Jahrhundert

Thomas F. Lüscher

GedankenMedizin

Heilkunst zwischen Philosophie, Wirtschaft und Wissenschaft –
Von den Anfängen bis ins 21. Jahrhundert

Mit einem Gleitwort von Peter von Matt

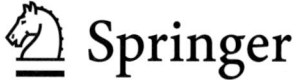 Springer

Professor Thomas F. Lüscher, FRCP
Klinik für Kardiologie
HerzKreislaufZentrum
UniversitätsSpital Zürich
HOER B 1
Rämistr. 100
8091 Zürich
SCHWEIZ

ISBN 978-3-642-00387-5 Springer Medizin Verlag Heidelberg

Bibliografische Information der Deutschen Nationalbibliothek
Die Deutsche Nationalbibliothek verzeichnet diese Publikation in der Deutschen Nationalbibliografie;
detaillierte bibliografische Daten sind im Internet über http://dnb.d-nb.de abrufbar.

Springer Medizin Verlag
springer.de

© Springer Medizin Verlag Heidelberg 2010

Planung: Hinrich Küster
Projektmanagement: Gisela Zech, Meike Seeker
Lektorat: Kerstin Barton, Heidelberg
Layout und Einbandgestaltung: deblik Berlin
Satz: Fotosatz-Service Köhler GmbH – Reinhold Schöberl, Würzburg

SPIN: 12626007

Gedruckt auf säurefreiem Papier   2126 – 5 4 3 2 1

Man könnte die Menschen in zwei Klassen abteilen;
in solche, die sich auf eine Metapher verstehn und
2) solche, die sich auf eine Formel verstehn.
Deren, die sich auf beides verstehn,
sind zu wenige, sie machen keine Klasse aus[1].
Heinrich von Kleist

1 Heinrich von Kleist: Über das Marionettentheater. Aufsätze und Anekdoten. Insel Verlag, Frankfurt am Main, 1980, S. 41.

Geleitwort von Peter von Matt

Dieses Buch stammt aus der Kernzone der modernen Medizin. Sein Verfasser ist Ordinarius an der Universität Zürich, steht dem Departement für Innere Medizin vor und leitet die Klink für Kardiologie am Universitätsspital. Er forscht, er lehrt, und er behandelt Kranke. Täglich sieht er die Gesichter der Leidenden, täglich verfolgt er die weltweite Forschung, an der er selbst maßgeblich beteiligt ist. Die Kluft zwischen Theorie und Praxis existiert für ihn nicht. Das beschädigte Herz des einzelnen Menschen betrachtet er sogleich im Zusammenhang mit den weltweiten Bemühungen um neue Heilmethoden; die Nachrichten von wissenschaftlichen Innovationen auf seinem Gebiet kann er nicht trennen von der Begegnung mit den Patienten hier und heute. Verstrickt in die harte Arbeit des Tages, sucht er stets den Blick aufs Ganze.

Das ist nicht selbstverständlich. Die wachsende Spezialisierung der Wissenschaften führt zwar zu atemberaubenden Fortschritten, droht aber auch, die einzelnen Forscher immer mehr abzuschotten. Nicht nur die Fakultäten, auch die einzelnen Disziplinen und ihre Unterabteilungen entwickeln eigene Fachsprachen, deren zunehmende Differenziertheit im Innern die Kommunikation nach außen im gleichen Maße erschwert. Wissenschaftler, die noch vor einer Generation Fachkollegen waren, arbeiten heute in getrennten Welten. Das ist nicht nur ein wissenschaftliches, das ist auch ein gesamtgesellschaftliches Problem. Vielen Menschen wird das Auseinanderdriften der Fächer unheimlich. Den triumphalen Einzelerfolgen steht ein Defizit an übergreifenden Zusammenhängen und für alle verbindlichen Sinnstrukturen gegenüber. Da nützt es wenig, wenn man Ethikkommissionen bestellt, welche die Spezialisierung kompensieren sollen. Sie können ja ihrerseits nicht aus den abgesteckten Bereichen ihres eigenen wissenschaftlichen Herkommens heraus. Dadurch wächst die Gefahr, dass pseudowissenschaftliche Gesamtentwürfe von Eiferern auftauchen, die sich zwischen Dilettantismus und Scharlatanerie, naiver Gläubigkeit und ökonomischer Berechnung bewegen, mit Sinnversprechen hausieren und Heilserwartungen wecken. Nur allzu gerne verteufeln diese dann die strenge Wissenschaft als seelenlos und unmenschlich. Dies kann auch politische Folgen haben. Es kann sich in Volksentscheiden niederschlagen und zur offiziellen Anerkennung der blanken Kurpfuscherei führen.

In dieser Situation sind Bücher wie das vorliegende von brennender Notwendigkeit. Der Arzt und Forscher Thomas F. Lüscher nimmt für sich selbst und die Öffentlichkeit eine Standortbestimmung vor, die von den Urfragen der Philosophie bewegt ist: Was können wir wissen? Was sollen wir tun? Was dürfen wir hoffen? Aber er beginnt nicht zu philosophieren, indem er seine Klinik verlässt, sein fachspezifisches Wissen beiseite legt und so tut, als könnte man außerhalb der Bedingungen seines Berufes und seiner Lebensarbeit in einem angeblich freien Raum denken. Diesen freien Raum gibt es nicht. Wer den Blick auf das Ganze will, darf nicht auf die hohen Berge steigen, so schön es dort auch ist, er muss es vielmehr von dem Platz aus tun, an dem er täglich steht. Er muss zuerst die eigene Arbeit bedenken, den Ort seiner höchsten Kompetenz, und von diesem gesicherten Standpunkt aus die Weltzusammenhänge studieren, die sich hier aus allen Richtungen schneiden. Lüscher betreibt diese Reflexion mit faszinierender Konsequenz. Er kommt dem Leser nicht mit ewigen Wahrheiten, von denen er dann ableitet, was ihm gerade so passt. Das tun jene, die zum Philosophieren auf die hohen Berge steigen. Lüscher ist ein Denker in der Klinik und aus der Klinik heraus. Was immer er sagt, will er von der Erfahrung geprüft wissen. Deshalb kehrt er immer neu zum Jetzt seiner Wissenschaft und seiner Heilkunst zurück. Es ist ein Jetzt, von dem er weiß, dass es in höchstem Maße dynamisch ist. Scheinbar ein ruhender Augenblick, ist es doch in rasender Fahrt begriffen. Diese Fahrt hat vor Jahrtausenden begonnen mit der Zähmung des Feuers und der Beobachtung der Gestirne; wo sie endet, weiß keiner. Vielleicht, Lüscher wagt den Gedanken, ist der nächste epochale Durchbruch der Sieg über den Alterungsprozess des Menschen, der Anfang seiner selbstgeschaffenen Unsterblichkeit.

Das heißt: Dieser Wissenschaftler denkt zivilisationsgeschichtlich. Er versteht die Entwicklung der Menschheit und ihres Planeten wesentlich als die Abfolge der Entdeckungen und Erkenntnisse durch die freigesetzte Vernunft. Aber was er am schärfsten ins Auge fasst, sind die einzelnen Schritte. In ihnen wird die gewaltige Bewegung konkret und also fassbar. In jedem von ihnen, habe er sich nun vor fünfhundert Jahren in Florenz oder gestern in Los Angeles ereignet, sieht Lüscher einen Spiegel seiner eigenen Arbeit.

Der Einstieg in den großen Erkenntnisweg des Buches, die eigentliche Zündung, ist der Entschluss, nicht nur über die Medizin nachzudenken, sondern die Medizin in ihrem Ursprung als eine Form des Denkens selbst zu begreifen. Das Heilen zu denken, so Lüscher, war immer schon auch ein denkendes Heilen. Nie war die Medizin bloßes Erfahrungswissen, das wie das Schmieden des Eisens oder das Nähen des Leders vom Meister dem Lehrling weitergegeben und von diesem wiederum gelehrt wurde. Immer stand sie im Kontext der ersten und letzten Fragen, die den Menschen umtreiben, seit er das erste Warum? ausgesprochen hat und nicht mehr nachließ, bis er wusste: Darum! Ganz selbstverständlich erscheint so die Geschichte der Medizin, die das Buch in bedrängenden Bildern ausrollt, verwebt und verflochten in die Geschichte des menschlichen Denkens überhaupt.

Weil Lüscher nicht im leeren Raum philosophiert, sondern von der Werkstatt aus, begreift er sich auch nicht als über den Frontlinien der laufenden Debatten stehend. Er positioniert sich und hält seine Stellung, entschlossen und mit diszipliniertem Kampfgeist. Da er sieht und zeigen kann, was seine Wissenschaft von Jahr zu Jahr leistet, welche Errungenschaften die Heilkunst aufzuweisen hat, welchen Kontinent von Leiden, vor kurzem noch unheilbarer Leiden, sie heute besänftigt und beseitigt, zögert er nicht, sich mit leidenschaftlichem Optimismus zum Fortschritt zu bekennen. Insofern ist er ein Aufklärer von klassischem Zuschnitt. Wissenschaft ist für ihn unabdingbar an die Emanzipation vom Mythos geknüpft, an die Befreiung des Menschen von den Denkverboten und Glaubensbefehlen der religiösen Systeme, an den Aufstand gegen deren In-stanzen. Den Trost und die Hoffnungen, die die Menschen stets aus ihrem Glauben schöpften, betrachtet er als eine Form der Gedankenmedizin: das Leiden wird erträglich gemacht durch die Vorstellung von einer jenseitigen Erlösung. Ein Liberaler im ursprünglichen Sinn, versteht er Erlösung als Aufgabe der Menschen selbst, nicht zuletzt ihrer Wissenschaften. Das Heil der Welt hängt nicht von unsichtbar lenkenden Mächten ab, sondern ist in die Hand des Menschen gelegt. Der Mensch und niemand sonst ist verantwortlich für die

Weltgeschichte. Was er auf dieser Welt anrichtet, leistet oder unterlässt, ist auch das letzte Urteil über ihn selbst. Wie es der junge Schiller sagte: »Die Weltgeschichte ist das Weltgericht.«

Man könnte einwenden, dass aller Fortschritt der Wissenschaften es bis heute nicht geschafft hat, den Menschen davon abzuhalten, seinesgleichen zu foltern und zu töten, riesige Armeen zu diesem Zweck zu unterhalten und unentwegt neue Kriege loszutreten. Dass gegen den Killerinstinkt, den Killertrieb, das Killerglück des Homo sapiens bisher kein Mittel gefunden wurde. Und dass es die Wissenschaften selbst sind, die geholfen haben, immer raffiniertere Waffen, immer präzisere Instrumente zum Verstümmeln und Töten zu entwickeln. Was nützen die Erfolge der Medizin, könnte man sagen, wenn die neuen Möglichkeiten der Heilung wettgemacht werden durch die neuen Möglichkeiten der Verletzung und Versehrung? Bedürfte der Planet nicht gerade hier einer grundstürzenden Gedankenmedizin? Thomas F. Lüscher würde das nicht bestreiten. Sein Optimismus ist nicht von der naiven Art. So sieht und schildert er denn auch schonungslos die Irrtümer und Fehlleistungen, die die wissenschaftliche Zivilisation auf ihrem Weg durch die Jahrhunderte hervorgebracht hat. Er weiß, wie oft die rettende Einsicht den verheerenden Irrtum zur Voraussetzung hatte. Wie oft sie sich zwar dessen Korrektur verdankte, damit aber auch unbestreitbar diesem selbst. Das Buch legt auch dar, dass der Fortschritt keine gestreckte Kette von glanzvollen Errungenschaften ist, sondern vielfach auf krummen Wegen läuft und immer vernetzt bleibt mit den dunklen, zerstörerischen, den triebhaft vernunftwidrigen Seiten des Menschen.

Zu den modernen Demokratien gehört, dass ihre Mitglieder in mannigfacher Weise, direkt oder indirekt, auch über die Wissenschaften entscheiden. Das setzt voraus, dass sie davon etwas verstehen. Die zutreffende Information breiter Schichten der Bevölkerung über das, was in der Wissenschaft und nicht zuletzt in der Medizin geschieht, ist daher unabdingbar. Groß sind nämlich auch die Gefahren gezielter oder fahrlässiger Desinformation. Vor diesem Hintergrund wird die gesellschaftliche Bedeutung von Thomas F. Lüschers Werk unmittelbar einsichtig.

Dübendorf, im Juni 2009   Peter von Matt

Inhaltsverzeichnis

Der Autor

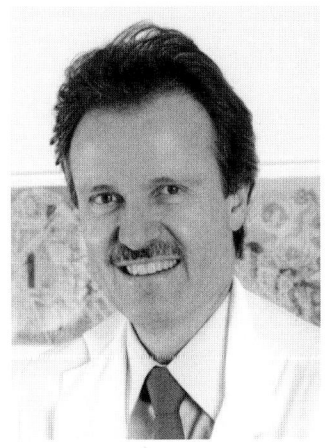

Thomas Felix Lüscher ist in Zürich aufgewachsen und hat in seiner Heimatstadt Medizin und zeitweise auch Philosophie studiert. Anschließend erfolgte die Weiterbildung zum Facharzt für Innere Medizin, Kardiologie und klinischer Pharmakologie am UniversitätsSpital Zürich, der Mayo Clinic in Rochester Minnesota USA, an den Universitätskliniken Basel, und am Inselspital Bern. Heute ist der Autor Ordinarius für Kardiologie und Physiologe an der Universität Zürich, sowie Vorsteher des Departements für Innere Medizin und Direktor der Klinik für Kardiologie am UniversitätsSpital. Er hat zahlreiche Forschungspreise erhalten, über 400 wissenschaftliche Publikationen veröffentlicht, und gehört zu den weltweit meistzitierten Naturforschern. Bis Ende 2008 war er (Mit-)Herausgeber der renommierten amerikanischen Zeitschrift *Circulation*, und nun Editor-in-Chief des *European Heart Journal*. Er verfasste zahlreiche Lehrbücher, darunter das *European Textbooks of Cardiovascular Medicine*.

I Einleitung –
Zu Beginn des Schreibens

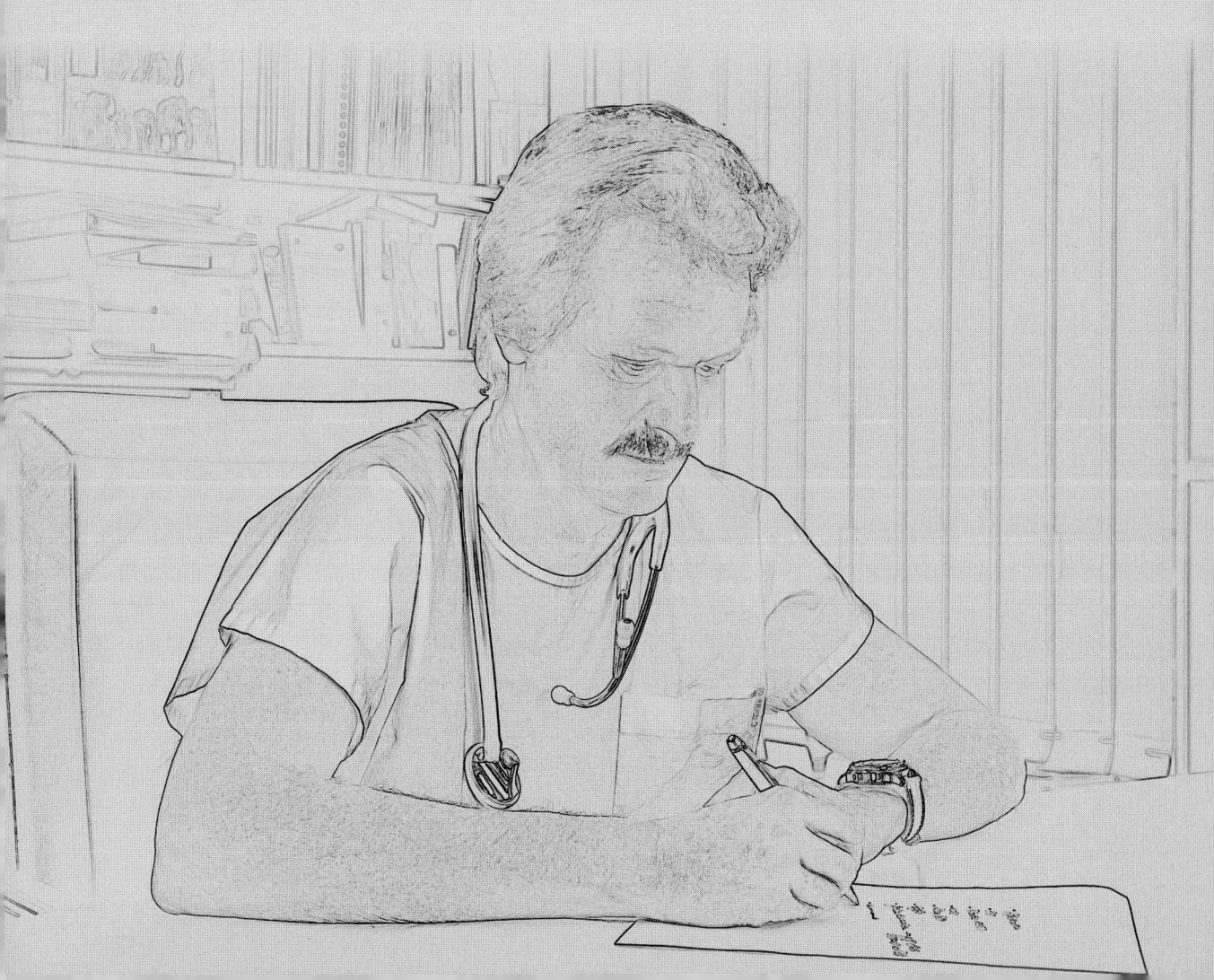

Für den Naturwissenschaftler und Mediziner ist die Welt alles, was der Fall ist[1] – das Denken des Arztes wird durch *facts* bestimmt. Fakten werden gemessen und mit immer genaueren Methoden erfasst: Was jenseits dieser kalten Sprache liegt, wurde uns zum *Un*-Sinn. Damit sind wir weit gelangt; wir rasen mit steigender Geschwindigkeit durch den Fortschritt, den uns die Technik bringt. Die meisten Entdeckungen wurden in den letzten 500 Jahren gemacht, vieles davon in den letzten fünfzig. Die Gegenwart hat keine Dauer mehr, wir sind stetig unterwegs in eine andere Zukunft, die Neues verspricht. In der Physik hat uns dieses Denken die Raumfahrt und Atomtechnik gebracht, in der Biologie die Evolutionstheorie und in ihrer Folge die Genetik und Molekularbiologie, in der Heilkunst die aseptische Chirurgie, die Impfung gegen Pocken, Kinderlähmung und andere Seuchen, immer bessere Antibiotika und Wirksames gegen Bluthochdruck, Cholesterin und Infarkt.

Die Eingrenzung auf das, was sich überhaupt sagen lässt, hat Beeindruckendes erbracht: Nicht nur können wir um die Erde fliegen und mit Sonden den Mars erreichen, wir haben unser Leben von der Kindersterblichkeit, unbeherrschbaren Seuchen und schicksalhaften Leiden weitgehend befreit; der unzeitige Tod ist uns zur Ausnahme geworden. Diese biographische Wende hat das Diesseits zu einer überzeugenden Hoffnung und Gesundheit zum Wert an sich gemacht. Dieses Denken ist eine Folge der Aufklärung, der Befreiung des Menschen von Magischem und Aberglauben. Doch das messende Denken, das uns diesen Erfolg bescherte, hetzt von einer Sache zur nächsten, das rechnende Denken kommt nicht zu Besinnung, wie Martin Heidegger es fasste[2], das planende Denken verstellt mit seiner Rastlosigkeit die Frage nach dem Sinn, der hinter den inflationär wachsenden Sachverhalten lauert – trotz zunehmendem Wissen droht uns Gedankenlosigkeit. Und gewiss, das sich Be-*Sinnen* ist nicht die Stärke der umtriebigen Gestalter der Natur. Mit der stetig schnelleren Erneuerung des jeweils Gültigen, wie es der anhaltende Fortschritt mit sich brachte, bleibt kaum Zeit, den Sinn und Wert eines Sachverhalts zu bestimmen. Entgegen der Erwartungen der Aufklärer hat gerade der Erfolg ihrer Mission einen erneuten Bedarf nach Besinnung gebracht.

Lohnt es sich überhaupt, über das zu sprechen, über was man als Wissenschafter besser schweigen sollte? Will man den Sinn der Heilkunst bestimmen, muss man die Grenzen des streng Wissenschaftlichen überschreiten. Dass dazu Bedarf besteht, erfährt ein jeder Arzt: Nicht nur eilt die Medizin mit ihren zunehmend unbeschränkten Möglichkeiten und inflationären Kosten in eine Zukunft, die eines ethischen Diskurses bedarf, auch der Patient will mehr als eine naturwissenschaftliche Erfassung seiner Befunde.

Gedankenmedizin versucht eben dies, schickt sich an, sich darüber zu be-*sinnen*, was in der Hektik des vordergründig Dringlichen verlorengeht. So unabdingbar wie das philosophische Nachdenken für die Medizin selbst ist, so elementar wirken die Kräfte des Nachdenkens in der Praxis der Medizin, und darüber hinaus im Leben selbst – nicht zufällig ist die Heilkunst mit dem Glauben verwandt.

Dieses Buch handelt von der Heilkunst und ihren Ursprüngen, von ihrem Sinn und Wert, und in der Folge auch von Wissen und Glauben, von Gesundheit, Krankheit, Leiden und Tod, sowie ihrer unterschiedlichen Überwindung in der Vorzeit und in der Moderne. Zentraler Gegenstand des Buches ist die scheinbar unaufhaltsame Ausweitung der Medizin von der Linderung und Heilung von Leiden und Krankheit bis zur gezielten Gestaltung von Körper und Glück. An der Schwelle eines Zeitalters, in welchem der Wunsch nach umfassender Gesundheit und einem langen Leben alles zu bestimmen scheint – Peter Sloterdijk hat es das medikokratische Zeitalter genannt[3] – gilt es, den Sinn und Wert der Heilkunst neu zu überdenken und den Fortschritt nicht nur zu erleben, sondern zu gestalten.

Die Gedanken dieses Buches haben sich aus eigenem Erleben wie aus der wissenschaftlichen und beruflichen Erfahrung ergeben und verstehen sich als Beitrag zum Dialog zwischen Natur- und Geisteswissenschaften, wie er in einer Zeit sich überstürzenden Wandels wichtig geworden ist.

Die Kapitel behandeln ihre Themen je auf eigene Weise. Unabhängig voneinander entstanden, haben sie doch einen inneren Zusammenhang. Alle Beiträge lassen sich sowohl alleine, wie auch als Teil des Ganzen lesen; eine Reihenfolge ist nicht zwingend vorgedacht. Gemeinsam ist ihnen die Suche nach dem Grund ärzt-

---

1 Ludwig Wittgenstein: Tractatus logico-philosophicus, Bibliothek Suhrkamp, Frankfurt am Main, 1999, S. 11.
2 Martin Heidegger: Gesamtausgabe, Bd. 16, Reden und andere Zeugnisse seines Lebensweges, Klostermann, Frankfurt, 2000, S. 519.

3 Peter Sloterdijk: Regeln für die Metaphysik. Ein Antwortschreiben zu Heideggers Brief über den Humanismus. Suhrkamp, Frankfurt, 1999, S. 59.

lichen Tuns, nach dem Sinn unseres Strebens nach Gesundheit und Vollkommenheit in einer zunehmend medikokratisch verführten Zeit.

Geschrieben ist das Buch für alle, die es lesen wollen. Fremdwörter und Fachausdrücke wurden beim Schreiben auf das Nötigste beschränkt, denn es will den Zugang zum Thema für alle öffnen.

Zürich, den 29. Juni 2009   Thomas F. Lüscher

II Bis anhin

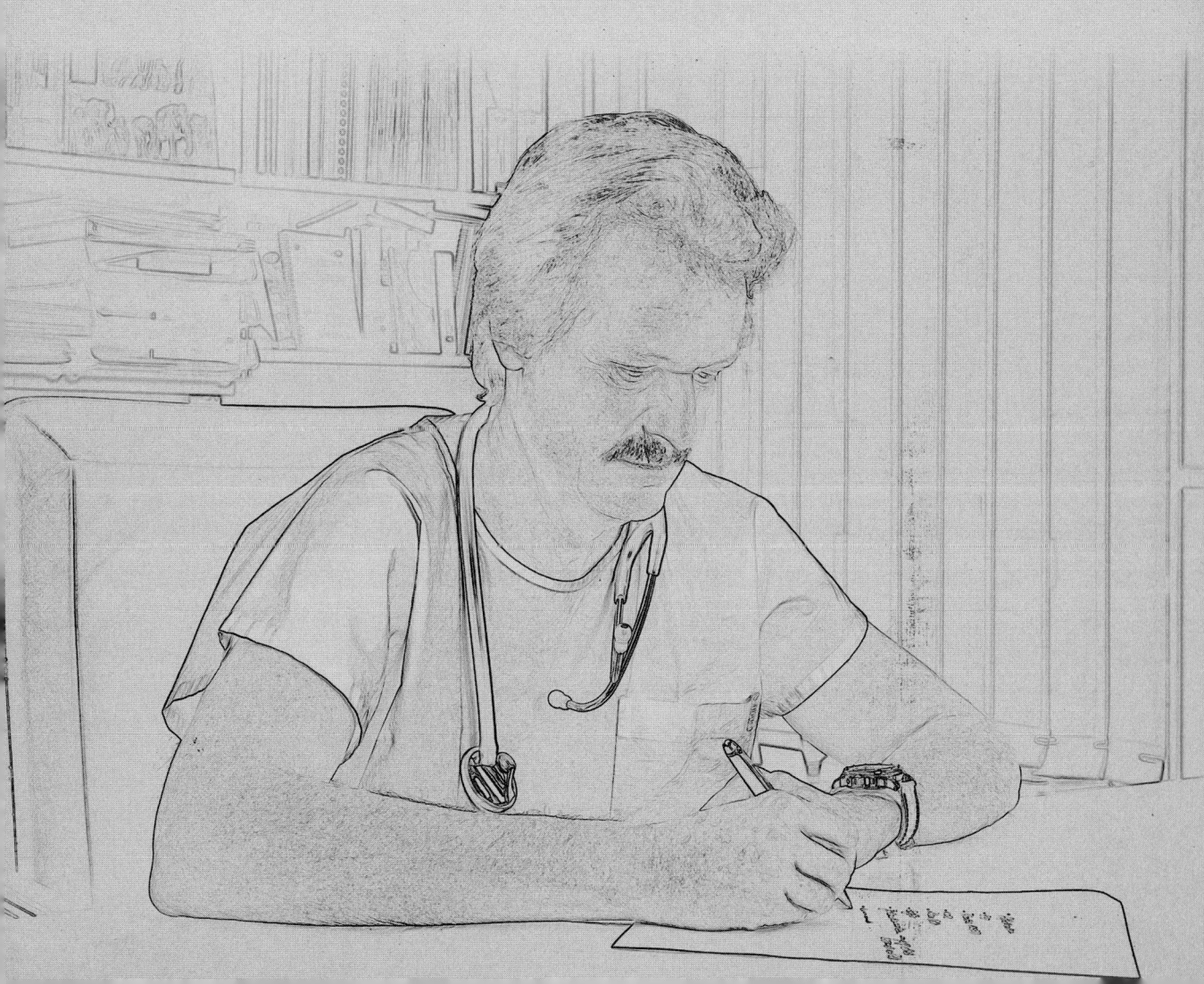

1 Vom Gedanken als Medizin

Gedankenmedizin – das sind Gedanken über die Medizin aber auch Gedanken als Medizin. Wer wollte die Notwendigkeit bezweifeln, die Heilkunst unserer Tage zu überdenken? Zu umstritten ist sie geworden, diese Wissenschaft, trotz ihrer beeindruckenden Erfolge. Ist Erfolg – etwas was wir alle oder doch viele anzustreben versucht sind – zuletzt ein Problem? Oder ist es die Bedeutung einer Sache, welche uns Ihren Sinn vermehrt und kritisch hinterfragen lässt? Gesundheit bewegt und betrifft uns alle. Daher wäre dieses Nachdenken denn nicht ohne Sinn.

Der Gedanke als Medizin

Gedankenmedizin meint zunächst Linderung von Leid durch Denken: Der Gedanke als Medizin. Wenn alles verloren ist, versuchen wir – wer wollte es uns verargen – unsere Gedanken so zu ordnen, dass sie Sinn und Trost spenden oder zumindest unserem Leben eine Richtung geben. Philosophie und Religion war und ist von jeher Gedankenmedizin als sie Kontingenzbewältigung ermöglicht, Sinn herstellt für unser zufälliges Dasein, Antworten auf Fragen liefert, die unsere Lebenswelt, unser Glück ermöglichen oder auch bedrohen – Opium fürs Volk also?

Diese wegwerfende Einschätzung wird der Sache nicht gerecht: Zu ursprünglich ist das Problem. Als Prinz Gautama Siddharta im sechsten Jahrhundert vor unserer Zeitrechnung, wie es die Legende will, im Alter von 29 Jahren Frau und Kind verließ und seinem fürstlichen Leben entsagte, um in den Wäldern Nordostindiens die letzten Wahrheiten zu suchen, hatte das Denken über unser Sein längst eingesetzt. Irgendwann vorher in der Entwicklung des Menschen hatte unser Gehirn begonnen, über das Unmittelbare hinaus Mögliches zu denken, zu planen, zu wählen, zu gestalten und sich seiner selbst, wie dereinst Narzissos im spiegelnden Wasser, bewusst zu werden. Der Beobachter im Gehirn[1], den Descartes (1596–1650) in der Zirbeldrüse vermutete und den die moderne Hirnforschung in sich überlagernden Nervennetzen für eingehende Signale und motorische Programme verwirklicht sieht, erlaubt es dem Menschen, sich seiner Wahrnehmungen, Gedan-

ken, Bewegungen und Handlungen bewusst zu sein. Angelegt ist dies bereits bei höheren Tieren; die enorme Vergrößerung der Hirnrinde – der Hauptunterschied des menschlichen im Vergleich zum tierischen Gehirn – machte die *phenomenal awareness* und damit die Möglichkeit, sich in seinen eigenen Entwürfen selbst zu betrachten, zu gestalten und zu werten, zur menschlichen Eigenheit schlechthin.

Dass wir uns über uns selbst zu beugen begannen, hatte nicht nur Gutes: Gewiss, mit dem Bewusstsein kam der menschlichen Existenz ein entwerfendes Seinkönnen zu, zum naiven Sein trat ein über sich hinausweisendes Werden und damit zur Gegenwart die Zukunft, das Wissen um die Zeit. Das Fragen über Sein und Grund schuf auch eine gefährliche Leere – mit dem Fragen nach dem Sinn kam die Sinnlosigkeit erst in die Welt. Angesichts des grenzenlos um sich greifenden Zweifels ortete noch Descartes im bewussten Erleben unseres Denkens die letzte verbleibende Gewissheit: *Cogito ergo sum*[2]. Dieser Halt hielt nicht lange an: Nicht nur ist der Zweifel dem *Ver*-Zweifeln bedrückend nahe, das gedankliche Vorwegnehmen des Künftigen und damit die anhaltende Unabgeschlossenheit der menschlichen Existenz verlieh Wünschen, Hoffnungen, aber auch Bangen und Angst ein ungeahntes Gewicht; ja Schwindel kam mit der Erfahrung der eigenen Freiheit auf – die Entzweiung des Menschen führte zunächst an den Abgrund.

Auch der Tod wurde für das denkende Wesen zum Problem; angefangen hatte es bereits bei unseren Vorfahren: Schon die Neandertaler – von früheren Hominiden wie dem *Australopithecus* und dem *Homo erectus* sind uns keine Hinweise überliefert – ließen ihre Toten nicht mehr, wie Tiere es tun, achtlos liegen, sondern legten sie mit Kleidern, Werkzeugen, Schmuck und Waffen zu Grabe.[3] Wir können uns ausmalen, wie die ersten Menschen sich des Todes bewusst wurden, verwundert den plötzlich erkalteten, unbeweglichen Körper eines Stammesmitglieds berührten, das erst noch mit ihnen gejagt hatte. Was war geschehen, was fehlte dem Reglosen? Die Trauer und Angst, die folgten,

---

1 Wolf Singer: Der Beobachter im Gehirn. Suhrkamp, Frankfurt, 2002.

2 René Descartes: Discours de la methode: Tome I. Biblio Bazaar, Charleston, USA, 2007, p. 109.

3 Andrew Newberg, Eugene D'Aquili and Vince Rause: Why god won't go away. Brain science and the biology of belief. Ballantine Books, New York, 2001, pp. 54–76.

brauchten eine Lösung – eine Gedankenmedizin der ursprünglichen Art. Wie der Rauch des Lagerfeuers sich aus dem verbrennenden Holz erhob, schien ihnen der Tote in eine andere Welt entschwunden (▶ Kapitel 15). Dass das Leben damit nicht beendet sein konnte, dass etwas Bleibendes sich aus dem leblosen Körper befreit hatte, schien schon den Neanderthalern ausgemacht.

Religio, vom lateinischen *religere*, das Sich-Zurückbinden an eine letzte Wahrheit, ist der Versuch, sich aus diesem schwarzen Loch der Ungewissheit und Angst mit einer erlösenden Antwort zu retten. Wie ein Seiltänzer, der sich im Dunkeln unter sich ein Netz denkt, um unbeschwert den schmalen Weg zu gehen, schuf sich der Mensch Gedanken, die ihn vor dem Schwanken über dem Abgrund bewahrten. Religion war und ist das Gut, das bedrückende Wissenslücken füllt, in einer Welt voll Gefahren Zuversicht vermittelt, in der verwirrenden Fülle des Möglichen Handlungsanweisungen bereit hält und die Todesfrage löst. Daher das anhaltende Bedürfnis nach weltanschaulichen Systemen. Ludwig Feuerbachs Satz von der Religion als entscheidendem Unterschied zwischen Mensch und Tier kommt hier zu seinem Recht. Während Rodin bei der Erschaffung der *porte d'enfer* in der sinnenden Figur im Giebel seiner Pforte zunächst Dante, den Schöpfer der neun Höllenkreise, dann den Denker schlechthin und zuletzt Gott sah, führt uns Feuerbachs Denken von Gott zurück zum Menschen, der sich diese *Vor*-Stellung schuf. Religion ist die Antwort auf die Bewusstwerdung des Menschen, auf seine Entzweiung mit sich selbst.[4] In einem höheren Wesen schafft sich das Bewusstsein das Wunschbild seines eigenen Seins (und im Teufel auch das Gegenstück) und gewinnt Ordnung und Halt. Der Welt, in der er lebt, drückte der Mensch seit jeher seine Vorstellungen auf – von Geistern nach seinem Bilde, über Götter in menschlicher Gestalt bis zum Weltgeist der großen Denker.

Gedankenmedizin entstand an dieser Wende; entsprechend ist das Göttliche, das Absolute, das sich das menschliche Hirn erdachte, seinem eigenen Wesen zutiefst verwandt, doch diesem *vor*-gestellt. Art und Inhalt der Gedanken waren zunächst nicht entscheidend. Die Welt musste verstehbar werden. Der Halt, der sich daraus ergab, war leitend, und nicht die Vorstellung, die ihr zugrunde lag. Entsprechend war das Weltbild stetem Wandel unterworfen: Im Animismus ist die Natur beseelt, das Ganze fühlt und denkt wie das Organ seines

Schöpfers. In den Vorstellungen der Griechen und Römer wurde der Weltenlauf von menschlichen, allzu menschlichen Göttern gelenkt, mit denen sich über Opfergaben verhandeln ließ, gerade weil sie die Werte ihrer Schöpfer teilten. Die großen Religionen lösten die grundlegenden Fragen je auf ihre Weise.

Eine erste Verkündung

Buddha der Erleuchtete – seine eigene Biographie ist in diesem Zusammenhang von untergeordneter Bedeutung, es zählt vielmehr das Gewicht der Geschichte als solche, das ihr die Tiefe der Vergangenheit verleiht – verkündete nach Jahren des Suchens die vier Wahrheiten, die noch heute alle Schulen des Buddhismus prägen: Zuvorderst die Erkenntnis, dass Leben Leiden ist; die Geburt, das Altern, alles, was man sich wünscht und nicht erlangt, schließlich Krankheit und Tod. Seinem Denken steht die Erfahrung des Leidens, des Missklangs von Erwartung und Erfüllung in seiner körperlichen wie seelischen Form als existentielles Urerlebnis des Menschen zugrunde. Gewiss, auch Tiere leiden; was aber das Leiden beim Menschen verstärkt, ist die durch das Bewusstsein erfolgte Ausweitung des Erlebens auf das Mögliche und Zukünftige – mit dem Bewusstsein wird der Mensch zum Mangelwesen, das sich nach Vervollkommnung sehnt.

Leiden ist im Leben eine frühe, wenn auch nicht unmittelbare Erfahrung; zunächst verwöhnt uns das Lustprinzip: Die umgehende Befriedigung jeden Begehrens an der Mutterbrust. Deshalb auch die harmonischen, ja paradiesischen Vorstellungen über unsere Ursprünge – von Laotse bis Rousseau beherrschte dieses Idealbild unser Denken. Im wirklichen Leben jedoch greift bald Enttäuschung um sich, die Überwindung unvermeidlichen Leidens wird zur anhaltenden Pflicht, ja zur Bedingung der seelischen Reifung schlechthin[5]; das Lustprinzip lässt sich nicht lange aufrechterhalten, es wird von den Gegebenheiten des täglichen Lebens erdrückt, denn notwendigerweise klaffen Erwartung und Erfüllung auseinander – und Leiden ist zunächst nichts anderes. Mit dem Leiden kam der Wunsch nach Erfüllung und Glück ins Land. Die Überwindung der sich unvermeidlich einstellenden Versagungen wurde zur Aufgabe, die es zu bewältigen galt, wollte man am Leben nicht zu Grunde gehen.

Dabei hat Enttäuschung nicht nur dunkle Seiten: Erfüllung und Glück kann es nur geben, wenn es auch

---

4 Ludwig Feuerbach: Das Wesen des Christentums. Reclam, Stuttgart, 1969, S. 80.

5 Sigmund Freud: Neue Folgen der Vorlesung zur Einführung in die Psychoanalyse. S. Fischer Verlag, Frankfurt, 1969, S. 62 ff.

Entsagung gibt, Freude und Erhebung können nur auf dem Hintergrund von Trauer und Zurücksetzung entstehen – Licht braucht Schatten. Leiden bleibt damit Ausgangspunkt menschlichen Seins und Anstoß des Denkens und Hoffens, weil es gleichzeitig seinen Gegenpol, den Wunsch nach Erfüllung und Erlösung schafft – der Weg ins gelobte Land führt durch die Wüste. Im Grunde gibt es in der von Leiden geprägten Welt nur zwei Antworten auf die einfache Frage nach dem Glück: Aufschub oder Überwindung.

Aufschub des Glücks

Ein wirksamer Kunstgriff zur Erlangung des Glücks liegt in der Aufschiebung der Erfüllung, in der Erhaltung der Zuversicht im Hinblick auf zukünftige Lust. Die Überwindung der Zurücksetzung und Enttäuschung durch Vertagung des Glücks schafft Gelassenheit und Vertrauen, besonders wenn es von einem unerschütterlichen Glauben, ja – wie bei Jakob und Joseph und schließlich im Volk Moses' – vom Gefühl der Erwähltheit getragen wird. Diese Konstruktion der Wirklichkeit, die das Prinzip Hoffnung zur Erfüllung macht, ist die abendländische Gedankenmedizin schlechthin.

Nur ein Hirn, das eine Vorstellung von sich selbst wie auch von Raum und Zeit und damit der Zukunft und ihren Möglichkeiten in sich trägt, kann sich zu dieser Stufe aufwerfen. Glück als Leistung, als Überwindung gegenwärtigen Leidens setzt eine Vorstellung des Künftigen, seiner Vielfalt und Versprechungen voraus. Die Verschiebung des Glücks wurde zur erzieherischen Notwendigkeit, ja unmittelbares Glück zur unverdienten Ablenkung von höheren Erfordernissen – dem westlichen Helden ist selbst der Untergang nur ein Vorwand zu sein.[6] Umgehende Erfüllung – die wohl erste Sache im Leben – wurde angesichts der Wirklichkeit und ihrer Anforderungen zur Versuchung der Christen und in der Folge auch der Meisterdenker von Kant bis Nietzsche: »Was liegt am Glücke! … ich trachte nach meinem Werke!« deklamierte der von Migräne geplagte und von der progressiven Paralyse verfolgte Philosoph mit dem Hammer[7]. Dabei sind es gerade diese Verächter des Glücks, die sich auf verfeinerte und versteckte Weise nur dem Einen verschreiben, indem sie es auf eine höhere Ebene schieben und es gerade im Verzicht ins Erhabene steigern: Glück als Leistung.

Die Verdammung des Lustprinzips, aus den Notwendigkeiten des Lebens entstanden, prägt seither unsere Gedanken, ja hat bei vielen Denkern zu einer befremdlichen Ratlosigkeit geführt, den Kern dieser grundlegenden Frage anzugehen. Die Sublimierung, die Umlenkung des Ursprünglichen auf das Höhere, verschloss den Zugang zum Ersten. Gewiss, Glück wächst am Leiden, dem es sich verdankt; gerne wird seine Verfolgung vorschnell mit Sucht, einem Rückfall ins Lustprinzip gleichgesetzt, einem Absinken ins Stumpfe, gedanklich Triviale, dem man vordringlich entrinnen wollte.

Das Christentum, und in seiner Folge auch der Islam, versuchte die Frage nach dem Glück zu lösen, indem es dem Leiden einen metaphysischen Sinn verlieh: Leiden als Weg zum Seelenheil, im Erdulden verdiente man sich die Erlösung; gewiss nicht zwingend in dieser Welt – Glück wurde aus Verzweiflung auf ein anderes Leben vertagt: Wo dem Lustprinzip Erfüllung versagt wird, kann nur Gedankenmedizin helfen. Das Realitätsprinzip des Christentums, das die Hoffnung zur Glücksverheißung machte, verweigert den Tatbeweis hier und jetzt, entzieht sich in eine jenseitige Welt, die alles verspricht – Denken als Medizin.

Der zweite Weg

Eine vollends andere Antwort auf die Frage nach dem Glück kommt aus dem Osten: Was ist die Ursache allen Leidens? Es ist der unstillbare Durst nach Lust, lässt uns Buddha wissen – »Lust will tiefe tiefe Ewigkeit« dichtete ein Großer Jahrhunderte später[8] –, der unendliche und unerfüllbare Wunsch nach Werden, die von Wiedergeburt zu Wiedergeburt eilende Leidenschaft, das Vordenken ins Mögliche und Künftige, das unentwegte Wünschen und Hoffen, zuletzt das Bewusstsein selbst. Buddhas Lehre will uns wie alle großen religiösen Systeme einen Weg zur Erlösung weisen – Gedankenmedizin der östlichen Art.

Für Buddha ist es der achtteilige Pfad, ursprünglich *Hinayana*, das kleine Fahrzeug, das durch den Strom der ewigen Wiedergeburt zum Nirwana führen soll. Die Überwindung der Leidenschaft, des Wünschens und Hoffens als solchem durch rechtes Glauben, Denken, Reden und Handeln, durch das Versenken in sich selbst ist seiner Weisheit letzter Schluss. Nicht Aufschiebung kann uns erlösen, erst das Erlöschen des Begehrens kann uns retten – Nirwana oder vom Werden zum zeit-

---

6   Rainer Maria Rilke: Werke in drei Bänden, Band 1, Gedicht-Zyklen, Erste Duineser Elegie, Inselverlag, Frankfurt am Main, 1966, S 442.

7   Friedrich Nietzsche: Also sprach Zarathustra. Kröner Verlag, Stuttgart, 1969, S. 261

8   Friedrich Nietzsche: Also sprach Zarathustra. Kröner Verlag, Stuttgart, 1969, S. 359.

losen Sein. Auch Hermann Hesses Held strebt zunächst nach diesen Werten:

> Ein Ziel stand vor Siddharta, ein einziges: leer werden, leer von Durst, leer von Wunsch, leer von Traum, leer von Freude und Leid. Von sich selbst wegsterben, nicht mehr Ich sein, entleerten Herzens Ruhe finden, im entselbsteten Denken dem Wunder offen zu stehen, das war sein Ziel. Wenn alles Ich überwunden und gestorben war, wenn jede Sucht und jeder Trieb im Herzen schwieg, dann musste das Letzte erwachen, das Innerste im Wesen, das nicht mehr Ich, das große Geheimnis.[9]

Wo Lust und Hoffnung verebbt, verliert sich Angst und Furcht. Das Abstreifen des Ichs, das vollständige Aufgehen in einer höheren Welt, die alles und nichts vereint, ist die Erlösung der Buddhisten.

Leiden und Heilen

Auch die Heilkunst hat ihren Ursprung im Leiden, Sterben und Tod. Schmerz ist der Feind von Lust und Glück. »Weh spricht: Vergeh!«[10] – Lindern und erlösen war die erste Aufgabe der Magier, die in Vorzeiten als Priester und Ärzte wirkten. Jeder Glaube bedurfte des Heilens, um zu überzeugen. Ohne Wunder ist eine Religion nicht glaubwürdig – nur was das Natürliche außer Kraft zu setzen vermag, kann wirklich Hoffnung vermitteln. In einer Welt, in welcher die Heilkunst kaum etwas zu erreichen wusste, beeindruckte auch Jesus als Heiler durch die wundersame Genesung eines epileptischen Kindes:

> Und siehe, ein Mann unter dem Volk rief und sprach: Meister, ich bitte dich, besiehe doch meinen Sohn; denn er ist mein einziger Sohn.
> Siehe der Geist ergreift ihn, so schreiet er alsbald, und reißet ihn, dass er schäumet, und mit Not weicht er von ihm, wenn er ihn gerissen hat. …
> Da antwortete Jesus und sprach: … Bringe deinen Sohn her!
> Und da er zu ihm kam, riss ihn der Teufel, und zerrte ihn. Jesus aber bedräute den unsauberen Geist, und machte den Knaben gesund, und gab ihn seinem Vater wieder.[11]

Was überzeugte mehr? Bei den ersten Ärzten wie den heutigen Medizinern war und ist die Erlösung von Behinderung und Schmerz das Entscheidende – Medizin kann es nur in einer Welt des Leidens geben.

Aufschieben und Überwinden, die zwei Antworten großer Religionen, finden sich in der Heilkunst als Lindern und Heilen wieder. Auch der nächste Schritt verläuft im Gleichschritt mit den großen Religionen, die Frage nach dem Grund: Im Christentum wurde Krankheit – gerade wenn sie unheilbar blieb, und dies war bis in die Neuzeit meist der Fall – durch ein jenseitiges Heilsversprechen mit Sinn erfüllt, um das Unfassbare erträglich zu machen. Der Buddhismus tat mit der Auslöschung des Leidens das seine.

Das Wesen der Medizin

Gedankenmedizin geht aber über das Ordnende, Tröstende und Erlösende hinaus. Denken strebt nach einer vertieften Sichtweise – denkend wollen wir zum Wesentlichen gelangen. Wo liegt das Wesentliche der Medizin? Die ärztliche Tätigkeit ist auf Mitmenschen gerichtet, sie erfordert einen Helfer und einen, der die Krankheit erduldet, den Leidenden (*lat. Patiens*) oder Patienten. Der Leidende ist Voraussetzung, ja einziger Anlass ärztlichen Handelns; Forschung und Lehre sind erst in ihrer Folge entstanden. Angefangen hat Medizin mit Zuwendung, als sie nur dies zu bieten hatte. Erst das Bewusstsein ermöglichte diese Haltung; sich in einen Anderen einfühlen zu können, mit ihm zu leiden, erforderte ein höher entwickeltes Gehirn, wie es sich in der Evolution erstmals bei Menschenaffen mit dem Helfen und Trösten entwickelte[12] und beim Menschen bis zum Heilen fand. Dabei ging es, wie sich Hippokrates ausdrückte, um *primum nil nocere*[13]; wo Maßnahmen meist nur Schaden brachten, lag der Nutzen ärztlicher Zuwendung zu Beginn im Lindern von Sorge und Schmerz. Diese Haltung und das Bemühen zu helfen hat ihr das Ansehen verschafft, von welchem der ärztliche Beruf noch heute zehrt.

Kranksein ist Leben in einer Grenzsituation: Das Selbstverständliche wird unvermittelt zum Problem, das Alltägliche zur Herausforderung. Die Organe treten plötzlich aus der Stille des Körpers in unser Bewusstsein (▶ Kapitel 13), das Dasein wird fraglich und angsterfüllt, das Nichts steht vor uns und die Frage nach Sinn und Bedeutung von Leben und Tod tritt in den Brennpunkt

---

9   Hermann Hesse: Siddharta. Bibliothek Suhrkamp, 19969, S. 16–17.

10 Friedrich Nietzsche: Also sprach Zarathustra. Kröner Verlag, Stuttgart, 1969, S. 359.

11 Bibel oder die ganze heilige Schrift des Alten und Neuen Testaments nach der deutschen Übersetzung D. Martin Luthers, Berlin, 1902, Lukas Evangelium 9. Kapitel, Vers 37–42, S. 83.

12 Frans de Waal: Primaten und Philosophen – wie die Evolution die Moral hervorbrachte. Hanser Verlag, München, 2008, S. 43–61.

13 Lateinisch: Als Erstes nicht schaden.

unseres Denkens und Fühlens. Daher das Ansehen des Helfers im Extremen.

Dabei war die Wirkung der Heilkunst zunächst nicht das Entscheidende: Beistand war gefragt. Es ging nicht um das allein Körperliche, die Person mit ihren Ängsten und Sorgen, der Umgang mit Göttern und Geistern gehörte ebenso zum Geschäft des Medizinmanns – Priester und Arzt waren ursprünglich eins. Erst allmählich hat sich das Religiöse vom Medizinischen geschieden.

Ärztliche Kunst

Nach der Zuwendung kam das Können, die Essenz der ärztlichen Kunst. Die Gestaltung der Wirklichkeit setzte erstmals vor drei Millionen Jahren mit der Zähmung des Feuers und der Herstellung von Werkzeugen ein. Mit dem aufrechten Gang wurden die Hände frei, zunächst für Steinmesser und Äxte, später für Spaten, Messer und schließlich Pfeil und Bogen. Gegenstände ließen sich durch Klopfen, Hämmern, Schneiden, Schaben und Stechen auf eine Verwendung hin formen. Selbstgestaltete Geräte aus Stein, Holz, Knochen, Horn und danach aus Bronze und Eisen wurden für Futtersuche und Jagd, für den Bau von Unterkünften und Fallen, dann auch für Töten und Kampf verwendet – der Mensch wurde zum Werkzeugmacher der Evolution.[14]

Voraussetzung dazu war ein vertieftes Verständnis der eigenen Lebenswelt, ein erstes Erahnen ihrer physikalischen Gesetze, das Erfassen von Ursache und Wirkung, eine Leistung, die durch eine beachtliche Vergrößerung des Hirns möglich wurde: Im Vergleich zu den ersten Hominiden nahm das Volumen des Organs, mit dem wir denken, über Hunderttausende von Jahren um mehr als das Doppelte zu. Die kausale Verknüpfung von Ereignissen unterscheidet seither den Menschen mehr als irgendetwas von seinen Vorfahren und ermöglichte ihm die Gestaltung der Wirklichkeit. Ein unaufhaltsamer Drang zu Verstehen, ein kognitiver Imperativ beherrscht seither unser Sinnen: *To make sense out of things* wurde uns zum Bedürfnis. Dies alles geschah nicht von heute auf morgen, es brauchte über eine Million Jahre von der Steinaxt bis zu Pfeil und Bogen. Danach übertraf sich der Erfindergeist laufend: Von der Gestaltung des Rads bis zum Benzinmotor, der Elektronik und der ersten Mondlandung dauerte es

kaum mehr fünftausend Jahre. Die durch die Entwicklung des Motorcortex verfeinerte Geschicklichkeit seiner Finger und die durch Vergrößerung des Frontalhirns erweiterte Vorstellungskraft erlaubten es dem Menschen, Geräte von höchster Vollendung zu erdenken und zu schaffen, wie sie uns heute selbstverständlich sind.

Die Anwendung von Werkzeugen auf den eigenen Körper oder den leidender Mitmenschen, nicht in feindlicher Absicht, sondern als Wohltäter und Samariter ist neueren Datums: Belegt ist bereits aus vorgeschichtlicher Zeit das Verbinden von Wunden mit Blättern und Erde, das Eröffnen von Abszesshöhlen mit Messern und Nadeln, das Ruhigstellen gebrochener Glieder mit Ästen und Binden, ja selbst die Drainage von Blutergüssen durch Bohrlöcher im Schädelknochen. Gewiss, die Möglichkeiten der Heilkunst waren anfangs beschränkt, doch wuchsen die technischen Errungenschaften in den letzten zweihundert Jahren unaufhaltsam. Vergessen ist Voltaires zynische Einschätzung der Medizin als Kunst den Patienten zu unterhalten, während die Natur die Krankheit heilt. Es war der Siegeszug der Wissenschaft, der es der Heilkunst ermöglichte ihren Anspruch erstmals einzulösen. Paradoxerweise scheint die ärztliche Tätigkeit heute, da sie so wirksam geworden ist wie nie zuvor (▶ Kapitel 2 und 5), umstrittener denn je – oder täuscht der Eindruck?

Bewundert wird die Medizin auch heute – diese Genugtuung erlebt ein jeder Arzt. Dabei ist es vorab das Unmittelbare, das beeindruckt – etwa die Wiedereröffnung eines verschlossenen Herzkranzgefäßes mit der Eleganz und Leichtigkeit, wie sie die moderne Kathetertechnik erlaubt. Die direkte Wahrnehmung des verengten und anschließend weit offenen Gefäßes, verstärkt für Arzt und Patient den Eindruck. Oder weniger spektakulär: Die rasche Genesung von einem schweren, früher meist tödlich verlaufenen Infekt mit modernen Antibiotika. Es ist der Kontrast des »Vorher-Nachher«, dem Patient und Arzt erliegen, das Zauberhafte der Rettung aus einem von Schmerz und Angst erfüllten Zustand. Wie schwierig ist es dagegen, die Wirkung vorbeugender Maßnahmen zu vermitteln, welche sich wenig eindrücklich, wenn auch nach Jahren und Jahrzehnten nachhaltig auswirken, aber eine mühselige Umstellung des Lebensstils erfordern. Es ist als ob das Magische der Medizin, welches am Grund ärztlichen Handels stand, weiterhin erhofft und erwartet wird. Der Arzt als Zauberer in der Bedrohung, oder – wie Freud sich ausdrückte: »... wir sind so eingerichtet, dass wir

---

14   Lewis Wolpert: The evolutionary origins of belief – Six impossible things before breakfast. W.W. Norton & Company, New York – London, 2006, S. 69 ff.

nur den Kontrast intensiv genießen können, den Zustand nur sehr wenig.«[15]

Dieses Gefühl des unmittelbaren Heilens, die wundersame Erlösung erhoffen sich Patient wie Arzt, nur stellt es sich seltener ein als wir seiner bedürften. Der Erfolg der modernen Medizin ist neben der Hygiene und der Impfung zu einem guten Teil auf die Pharmakotherapie zurückzuführen, das heißt auf die Behandlung von Erkrankungen mit Medikamenten, welche – mit Ausnahme der Infektionskrankheiten, die damit heilbar geworden sind - meist lebenslang eingenommen werden müssen. Heilung bleibt aus – die Patienten fühlen sich zwar wohl behandelt, aber auf immer krank. Der heutige Arzt muss nicht selten Unspektakuläres an den Mann bringen, Chemie als Lebenselixier beliebt machen und Geduld anstelle unmittelbarer Genesung verkaufen. Hier geht sie nicht selten verloren, die Gedankenmedizin, das berauschende Gefühl, geheilt zu werden, wie es afrikanische Magier noch heute vermitteln.

Magie und Vernunft

Was ist Medizin: Wissenschaft oder Kunst? Liegt das Emotionale im Vordergrund, wie es Magier, Medizinmänner und Wunderheiler vorlebten, das Geschick der Feldscherer, oder ist das wissenschaftlich-analytische Denken das Entscheidende? Medizin ist zweifellos eine Wissenschaft, wie wir sehen werden (▶ Kapitel 5), sie wendet sich aber in ihrer praktischen Anwendung an einen Menschen in seiner Einmaligkeit mit seinen Werthaltungen und Gefühlen und einer je eigenen Lebenswelt. Das Krankheitsverständnis des Patienten und die wissenschaftlich begründete Sicht des Arztes driften nicht selten auseinander. Während sich archaische Medizinmänner in die Welt ihrer Patienten einleben und diese rituell aufnehmen, vermittelt die moderne Medizin rationale Erklärungsmodelle, welche intellektuell überzeugen, aber kalt wirken.

Der Placeboeffekt, die Verführungskraft der Heilungsgeste als solcher, verdeutlicht bis heute messbar die Droge Arzt. *Placebo*, ich werde gefallen, ist Gedankenmedizin im engsten Sinne. Wie bei des Kaisers neuen Kleidern[16] ist es die Kraft der Erwartung, die Verführung durch die laufenden Ereignisse, die das Vorgespielte zum Nutzen des Patienten wirken lässt. Die Heil-

kraft der Einbildung wird von der modernen Neurophysiologie zunehmend entschlüsselt: Die Evolution hat in unserem Hirn, nach heutigen Erkenntnissen im Nucleus accumbens, zu unserem Nutzen Stoffwechselwege angelegt, die Schmerz zu lindern und Kraft und Wohlbefinden zu erwecken vermögen. Körpereigene Schmerzmittel wie die Endorphine wirken zuweilen besser als moderne Pillen. Dopamin und die Endocannabinoide fördern Glück und Lebenslust – es gibt eine Biochemie des schönen Scheins, die sich für die Heilkunst nutzen lässt.

Im verweltlichten Alltag heutiger Ärzte kommt diese Magie jedoch zunehmend weniger zum Tragen. Die Wirkung des Heilungsanspruchs, das absolute Versprechen des Zauberers wird von Wissen und Regeln bedrängt. Der heutige Arzt ist einem Erklärungs- und Rechtfertigungsdruck ausgesetzt von evidenzbasierter Medizin und ihren Richtlinien bis zu ökonomischen Forderungen und rechtlichen wie politischen Vorgaben des Gesundheitssystems, in welchem er lebt. Wie das Kind in Andersens Märchen ruft die aufgeklärte Heilkunst »Er hat nichts an!« – und der Zauber ist verflogen. Anstelle umfassender Heilsversprechen muss die wissensbasierte Medizin alles in ihre Grenzen weisen, statt Gewissheit müssen mögliche Risiken besprochen, das Schlimmstmögliche ebenso wie der Nutzen erklärt und schriftlich bestätigt werden. Dass dabei auch Schaden entstehen, statt *Placebo Nocebo* zustande kommen kann, wird geflissentlich verschwiegen. Man will heute den aufgeklärten Patienten, der alles, Möglichkeiten und Grenzen erfasst. Das Magische verliert sich in der profanisierten Moderne.

Entzauberung des Heilens

Somit wird klar: Die zunehmende Vernunftbestimmtheit unseres Denkens und Handelns hatte ungeahnte Auswirkungen auf Arzt, Patient und Medizin. Zunächst führte die eindrückliche Entwicklung der ärztlichen Kunst, gerade weil sie nicht mehr Ausdruck eines auf sich allein gestellten Magiers, sondern Folge der zunehmend wissensbasierten Tätigkeit einer Gemeinschaft von Fachleuten wurde, unerwarteterweise zu schwindender Selbstbestimmtheit und sinkendem Ansehen des Arztes. Der Heiler von heute muss sich auf den Erkenntnisschatz und die Erfahrung seiner wissensorientierten Gemeinschaft beziehen, seine Tätigkeit vollzieht sich innerhalb der Richtlinien evidenzbasierter Medizin – und nicht mehr in berauschendem Einklang mit Geistern, Göttern oder Transzendenz. Der Zuwachs an Wis-

---

15 Sigmund Freud: Das Unbehagen in der Kultur, Studienausgabe IX, Frankfurt 1974, S. 208.

16 Hans Christian Andersen: Gesammelte Märchen. Fischer Taschenbuchverlag, Frankfurt am Main, 2005, S. 102–106.

sen und die unaufhaltsame Herrschaft der Experten führte zwingend zur Entzauberung des Arztes als Gegenüber des Patienten.

Die gesellschaftliche Verfügbarkeit des Wissens ging nicht nur in der Medizin, aber in diesem Bereich besonders augenfällig, mit einem Verlust von Macht und Verantwortung einher: Wo Entscheidungsprozesse geteilt, an Andere übertragen, auf Gremien und Kommissionen abgeschoben werden, verliert sich die umfassende Selbstbestimmtheit des Heilers; statt beherztem Handeln setzt abwägendes Absichern ein. Wo der Konsens von Gremien herrscht, wo abgeschliffene Wahrheiten sich durchsetzen, die alle Beteiligten teilen und doch selbst nie ganz glauben, wo unsichtbare Dritte wie Versicherer, Ethiker und Juristen ihren Einfluss geltend machen, verliert sich die Freiheit des Arztes: Sie wird zur Anwendung einvernehmlich entwickelter Guidelines, zur Einsicht in die Notwendigkeit.

Der Zivilisationsprozess zunehmender Rationalisierung, die Verwissenschaftlichung der Gesellschaft als Ganzer hat zudem die Gefühlsseite der Arzt-Patienten-Beziehung grundlegend verändert: Der archaische Kind-Patient, der in infantiler Regression uneingeschränkt Heilung vom Gott in Weiß erwartete, wurde zum gleichgestellten Partner; Entscheidungen werden nicht mehr einseitig und in Übereinstimmung mit transzendenten Kräften oder der Überzeugung unbestrittener Koryphäen getroffen, sondern im *informed consent* aufgrund des jeweils verfügbaren Wissens von Arzt und Patient gemeinsam gefällt. Die Bevormundung weicht der Aufklärung und Beratung, fast schon möchte man sagen des Kunden. Die Betreuung erfolgt nicht alleine und abschließend durch einen allwissenden Medizinmann, sondern im Verbund mit anderen Fachärzten, deren Rat in die Betreuung einfließt oder die für bestimmte Probleme die Behandlung zeitweise übernehmen – der entrückte »Gott in Wei« ist zum diesseitigen Teamplayer geworden (▶ Kapitel 14). Gewiss, die Heilkunst erscheint damit ehrlicher und verstehbarer, doch das mitreißend Magische, die Wirkung des großen Heilers hat sich verloren.

Des Patienten Lebenswelt

Jede Zeit hat ihre Krankheiten und ihre Medizin, wenn auch der Arzt dem Patienten geschichtlich voraneilt. Doch eines bleibt entscheidend: Die Lebenswelt des Patienten und das Weltbild des Arztes müssen sich finden, falls ein Dialog, ein anhaltender therapeutischer Pakt entstehen soll. Der Patient kommt nicht aus dem Nichts

zu seinem Arzt; er bringt seine Welt, in der er lebt und denkt, mit sich. Die Gedanken, die er sich zu seinem Leiden macht, sind ein erster Versuch der Selbstheilung – und sei es zunächst nur von Unruhe und Angst: Gedankenmedizin der eigenen Art.

Was lässt den Patienten ärztlichen Rat suchen? Sicher, der Patient sucht zunächst Linderung, möchte aber auch verstehen, sein Leiden mit Sinn erfüllen. Das Kausalitätsbedürfnis beherrscht unser Denken auch hier; doch denkt ein jeder auf seine Weise. Die Logik des Körpers ist eine gesellschaftliche Konstruktion, seine Wahrnehmung geschichtlich gewachsen, in ständigem Wandel, beeinflusst von archaischen Symbolen, dem eigenen Umfeld und dem Wissen der Zeit.

Krankheit war in der Geschichte nie dasselbe: Im Mittelalter war Leiden der Preis der Sünde, gottgewollt und stoisch zu erdulden – Hiob als Patient. Mitgefühl war gefragt. Erklärungen blieben metaphysisch, tröstend, zwar wenig wirksam, doch sie vermittelten Sinn: Krankheit als Schicksal. In dieser Welt allgewaltiger Götter und Geister mussten transzendente Kräfte, gelegentlich aber auch der Andere für die Not herhalten: Der Teufel, die Hexe, der Blick des Neides (▶ Kapitel 11). Bereits die Ägypter hielten sich Ringe mit großen Augen, um den Blick der Missgunst von sich zu wenden. Was sagt man heute einem Brahmanen, der, als Geschäftsmann tätig, sich in einer säkularen Kultur bewegt, das Archaische in sich bewahrend den bösen Blick des Nachbarn für sein entzündetes Auge verantwortlich macht? Im Kranksein fällt man in der Zeit zurück, erwacht der Glaube der Ahnen. Die Grenzsituation, die Angst lässt Rationales schmelzen, längst Vergessenes gewinnt unversehens an Gewicht.

Segen und Fluch

Magisches hat sich bis heute erhalten: Wir wünschen uns Gesundheit, wenn wir uns zuprosten, zu Neujahr, beim Geburtstag – als ob dem Wort eine Wirkung zukäme. Der Glaube an Segen und Fluch lebt unbemerkt in uns weiter. Gesegnet wie Jakob leben die einen, glauben sich unverwundbar, vor Leid und Ungemach gefeit – und manche behalten recht in ihrem Glauben. Die Josephsgeschichte zeigt die Macht des Segens: Der junge Joseph und vor ihm auch sein Vater Jakob durchlebten in ihrer Gewissheit sicher Unbill, den Neid der Brüder, den Fall in die Grube und schließlich Sklaverei, um später ihrer Erwartung gemäß in höchste Höhen aufzusteigen.

Der Fluch der Hexe (*I put a spell on you*), der allgegenwärtige Teufel, den es zu beschwichtigen galt, war lange die andere, dunkle Seite des Segens und hat sich im Voodoo, den afrikanischen Satansriten in Haiti, bis heute erhalten. Damballah, der Schlangengott, vereinigt Gesundheit und Krankheit, Geburt und Tod, und offenbart sich so wie er einem augenblicklich gerade gewogen ist – willkürlich und unheimlich. In dieser Welt werden die Menschen im Kranksein von Geistern befallen, sind nicht länger Herr ihrer selbst, verlieren sich ans Böse. Die Welt der Geister, das Reich des Bösen erfordert daher Hexenmeister, Blutopfer als angemessene Kur, gerade weil die Teufel dem Menschen ähnlich sind. Diese Vorstellungen haben sich nicht nur in fremden Kulturen entwickelt, sondern sind auch ein düsterer Teil unserer eigenen Gedankenwelt. Im Hexenhammer, dem vom Dominikaner Heinrich Kramer 1486 auf Lateinisch verfassten *Malleus Maleficarum*, wird festgehalten, »dass es keine körperliche Krankheit gibt, die nicht von Zauberern und Hexen mit Zulassung Gottes zugefügt werden könnte, auch wenn es bis zum Aussatz und zur Epilepsie gehen sollte...«.[17] In dieser Welt litten die Kranken an den Folgen von Verwünschungen, Hexen ließen ihnen nachts Pusteln am Hals und alsbald am ganzen Körper wachsen, Aussatz kam von bösen Gedanken, von Zauberern aus ihrer Nähe. Heilung war nicht zu haben, aber immerhin ließ sich durch die Verdammung und Verbrennung von Hexen und Zauberern Genugtuung für entstandenes Unrecht erlangen. Gewiss, davon sind wir weit entfernt, doch in unserem Inneren leben Reste dieses Denkens.

Wetter und Natur

Dann kamen Naturkräfte, zunächst die Luft, zu ihrem Recht: Bei den hippokratischen Ärzten als *Miasmata*, als Verunreinigung der Atmosphäre durch Ausdünstungen der Erde, Feuchtigkeit und Absonderungen verendender Leichen; bei den Römern wurde die *mala aria* zur Ursache des Sumpffiebers. Noch im Mittelalter wurde Dante Alighieri, der Sänger der *Divina comedia*, auf dem Rückweg von einer diplomatischen Mission nach Venedig im Auftrage seines Fürsten Guido Novello von Ravenna, der ihn nach seiner Verbannung aus Florenz aufgenommen hatte, am 14. September 1321 im Alter von 56 Jahren Opfer der heimtückischen Krankheit, die er sich in den Sümpfen von Comacchio zugezogen hatte. Die Vorstellung von Dämpfen als Krankheitsursache war gewiss falsch; immerhin erlaubte dieser Ansatz aber eine erste Rationalisierung unseres Denkens über ansteckende Krankheiten und Seuchen[18]. Der Zusammenhang von Sumpf und Fiebertod blieb unverstanden, doch ließen sich mit dieser Vorstellung die von infizierten Fliegen verseuchten Sumpfgebiete meiden und später durch ihre Trockenlegung erste hygienische Maßnahmen ableiten. Den Pestepidemien und der angeblich verseuchten Luft der Städte versuchte man – jedenfalls, wenn man es sich wie die adligen Geschichtenerzähler in Boccaccios *Decamerone*[19] leisten konnte – durch Flucht auf das Land zu entgehen. Die Daheimgebliebenen versuchten die Atmosphäre durch brennende Fackeln zu reinigen. Neben dem Feuer wurde dem Weihrauch und dem *Eau de cologne* besondere Wirkung zugesprochen; Weihrauch wurde seit altersher von Ägyptern, Israeliten und Christen bei kultischen Anlässen verwendet, nicht nur um mit dem wohlriechenden Rauch die zu Gott aufsteigenden Gedanken und Gebete zu symbolisieren, sondern auch zur Reinigung der Luft bei Massenansammlungen. Mit gutem Recht, wie sich später zeigte: Beim Verbrennen von Weihrauch wird, wie wir heute wissen, Phenol und Karbolsäure freigesetzt, beides Substanzen, welche im 19. Jahrhundert in den Anfängen der modernen Chirurgie als Antiseptika Verwendung fanden.[20] Heute ist die Pest eine von infizierten Rattenflöhen verursachte Epidemie und die Malaria eine von der Sumpffliege Anopheles übertragene Infektion. Als Krankheitsursache haben Winde und Wetter dennoch überlebt – ja für Alltägliches und Unerklärliches wie Kopfschmerzen und Gelenkbeschwerden muss das Klima immer noch herhalten. Rheuma kommt noch heute vom feuchtkalten Wetter, gerade weil die Wissenschaft im Dunkeln tappt. Luftdruck, Kälte und Winde bleiben gefügige Diener unseres Bedürfnisses nach Erklärung.

Die Macht der Sterne

Am Ausgang des Mittelalters wurden klimatologische Erklärungen mit dem Aufkommen der Astronomie auf die Sterne ausgedehnt. Gewiss, der Wunsch, aus dem Lauf der Sterne den Willen der Götter abzulesen, das eigene Schicksal zu erahnen, hat den Menschen seit je-

---

17 Heinrich Kramer (Institoris): Der Hexenhammer. Malleus Maleficarum. Kommentierte Neuübersetzung. Deutscher Taschenbuchverlag, München, 2004, S. 455.

18 Karl-Heinz Leven: Von Ratten und Menschen – Pest, Geschichte und das Problem der retrospektive Diagnose. In: Pest. Die Geschichte eines Menschheitstraumas, Hrsg. Mischa Meier, Klett-Cotta, Stuttgart 2005, S. 11–34.

19 Giovanni Boccaccio: Der Decamerone. Manesse Biobliothek der Weltliteratur, Zürich 1957, Erster Band.

20 Zitiert nach: Wolfgang Winkler: Die Biologie der zehn Gebote. Piper, München 1971, S. 208.

her begleitet: Tausende von Jahren vor unserer Zeitrechnung hatten die Chaldäer in Baylon, die Ägypter und Griechen, und in der neuen Welt die Azteken und Mayas die Gestirne und ihre Stellung verfolgt und sie als Zeichen des Schicksals, als Vorboten von Glück und Leiden, als Verkünder von Gesundheit und Seuchen gedeutet. Selbst die römischen Kaiser hielten sich Hofastrologen. Im frühen Christentum lehnten die Kirchenväter den Glauben an die Macht der Sterne dann aber unvermittelt ab, obwohl die Bibel Christi Geburt durch den Stern von Bethlehem verkünden ließ. Ein unüberwindbarer Einfluss der Sterne war den ersten Christen ein Sakrileg, widersprach der göttlichen Schöpfung, dem Bild des Menschen als freiem Wesen, das nach den Gesetzen des Herrn oder in Sünde zu leben vermochte: Wie lässt sich aus freiem Willen gottgefällig leben, wenn die Stellung der Gestirne alles bestimmt? Auch der jüdische Gelehrte Moses Maimonides (1135–1204) verdammte die Astrologie als Aberglauben.

Renaissance und Humanismus brachten mit ihrer Rückbesinnung auf die Antike auch die Sterndeutung zu neuer Blüte. Die Stellung der Planeten galt alsbald als Ursache von Krankheiten und Seuchen – das Leben der Menschen wurde erneut zum Spiegel der Gestirne. Auf Anfrage des französischen Königs beschäftige sich selbst die ehrwürdige Medizinische Fakultät zu Paris mit den Ursachen der großen Pest und kam in ihrer Antwort vom 24. März 1345 zum Schluss, dass eine Konjunktion von Jupiter, Saturn und Mars atmosphärische Veränderungen ausgelöst habe, die zur verheerenden Epidemie geführt hätten[21]. In der Astrologie – und vorübergehend in verwissenschaftlichter Form in den Biorhythmen – hat sich dieses Denken zur Erklärung von Unbill und Glück erhalten. Es half nichts, dass zu Ende des 17. Jahrhunderts das Fach vom Lehrplan der Universitäten gestrichen wurde, die Sterndeutung erfreut sich bis heute ungebrochener Beliebtheit.

Die Entdeckung der Hygiene

Was uns heute selbstverständlich erscheint, Dreck, Schmutz und Ungeziefer, mussten sich als Bedrohung der Gesundheit ihre Rolle erst erkämpfen[22]. Baden, Waschen, Sauberkeit, fanden erst mit der Aufklärung zu ihrem Recht. Nicht nur im Paris des achtzehnten Jahrhunderts, das uns Patrick Süskind im *Parfum*[23] nahebringt, vielmehr in allen Städten jener Zeit stank es in den engen Gassen nach Kot und Urin, in den Vorgärten und Straßen plagte herumliegender Pferdemist empfindliche Nasen, in den Treppenhäusern roch es nach faulem Holz, verschwitzten Kleidern und Rattendreck, in den ungelüfteten Stuben vermischten sich die Ausdünstungen der ungewaschenen Bewohner mit den Gerüchen abgestandenen Essens. In der Nachbarschaft der Gerbereien, wo Jean-Baptiste Grenouille seinen Weg begann, ätzten die Laugen Nasen und Schleimhäute, aus den Schlachthöfen drang der Geruch geronnenen Bluts und auf dem Fischmarkt, dem Geburtsort des Helden, wetteiferte der faulige Gestank der in der Sonne feilgebotenen Fische mit den moderigen Ausdünstungen der Leichenhäuser – und niemanden schien dies zu kümmern; in dem bestialischen Geruchsinferno setzte umgehend Gewöhnung ein. Kaum jemand, mit Ausnahme des olfaktorischen Genies, nahm noch etwas wahr, ebenso wie wir uns heute am vielbefahrenen Boulevard Saint Germain in ein Straßencafé setzen und, vom Straßenlärm unberührt, entspannt miteinander plaudern.

Die Bäder des Altertums waren im Laufe des Mittelalters mit der Verdrängung des sündigen Körpers aus Angst vor der Sinnlichkeit des Badens versiegt. Die trockene Toilette, am französischen Hof mit parfümierten Tüchern, hatte über Jahrhunderte geherrscht. Reinigung beschränkte sich auf inneren Schmutz, Klistiere waren angesagt. Selbst der ungewaschenen Haut, der *crasse*, den krustigen Rückständen aus Schweiß und Dreck, die die Hülle des Körpers rundum bedeckten, den Läusen, Flöhen, Würmern und Wanzen wurde Gutes nachgesagt, da sie – so der Glaube der Zeit – schlechte Säfte aus dem Innern des Körpers saugten. Geruch und Schmutz wurden, da sie allen eigen waren, nicht als unangenehm oder bedrohlich empfunden – im Gegenteil, die Angst vor den Gefahren des Waschens für Haut und Körper stand der Hygiene lange im Wege.

Das Herausschälen des modernen Körpers aus den Krusten der Zeit geschah erst allmählich. Gewiss, die Renaissance hatte den Körper für die Kunst und Medizin wiederentdeckt (▶ Kapitel 2), doch brauchte es lange, bis dieser Wandel die Lebenswelt der Massen erfasste. Als man in der Aufklärung zu eigenem Denken fand, wurde die Sorge um sich selbst (*souci de soi*) und seinen Körper

---

21 Zitiert nach: Karl-Heinz Leven: Von Ratten und Menschen – Pest, Geschichte und das Problem der retrospektive Diagnose. In: Pest. Die Geschichte eines Menschheitstraumas, Hrsg. Mischa Meier, Klett-Cotta, Stuttgart 2005, S. 22.

22 Philipp Sarasin: Reizbare Maschinen. Eine Geschichte des Körpers 1765–1914. Suhrkamp, Frankfurt, 2001, S. 32.

23 Patrick Süskind: Das Parfum. Geschichte eines Mörders. Diogenes, Zürich, 1994, S. 5–7.

plötzlich ein Bedarf. Wer sein Denken in die Hand nahm, zu wissen wagte, wer Selbstbestimmung lebte, wollte auch die eigenen Organe beherrschen: Durch Sauberkeit, maßvollen Lebenswandel, später Bewegung und Sport begann man den eigenen Körper zu gestalten, um selbstverantwortlich zu Gesundheit und langem Leben zu gelangen. Immanuel Kant (1724–1804), der Meisterdenker der Aufklärung, selbst von zerbrechlichem Körperbau und fragiler Gesundheit, gab seinem Leben eine strenge Form, ließ sich im Sommer und Winter von seinem Diener Lampe um fünf Uhr morgens wecken, um danach in immer gleichem Rhythmus seinen Tag zu gestalten; darin eingebunden war neben dem Studium, Schreiben und Vorlesungen der nachmittägliche Spaziergang, nach dem die Königsberger ihre Uhr zu richten pflegten. Kant hielt darauf, dass diese Strenge der Lebensführung wesentlich zu seiner Langlebigkeit beigetragen habe.[24] Mit der Aufklärung begann die Wahrnehmung von Krankheit in einer säkularen Umdeutung christlichen Denkens zu kippen: Vom Schicksal zum Verschulden. Vorsorge schien auch körperlich machbar; nicht Beziehungen zur Transzendenz, das eigene Tun und Lassen trat für das Gesundsein in den Vordergrund.

Der Gedanke einer umfassenden Hygiene entstand bedeutsamerweise vor ihrer wissenschaftlichen Begründung wie sie die Bakteriologen des späten 19. Jahrhunderts von Louis Pasteur bis Robert Koch[25] erbrachten. Beteiligt an diesem kulturellen Wandel war auch die Architektur und Städteplanung, die Fußgängerstege, Abwasserkanäle, gepflasterte und breitere Straßen, Boulevards und schließlich eine Kanalisation und Wasserversorgung mit sich brachten. Mit der damit einsetzenden Umdeutung von Schmutz weg von seiner Natürlichkeit zur Bedrohung unserer Gesundheit, begann auch die Erforschung seines Inhalts: Die Verfeinerung des Mikroskops durch die Optik jener Zeit schuf den Zugang zu dieser versteckten Welt. Die aufwändige Suche nach Krankheitserregern im Mikrokosmos bedurfte dieser neuen Technik, doch ging die theoretische Erwartung der experimentellen Erfüllung geschichtlich voraus. Mit der Entdeckung säurefester Stäbchen, den Mykobakterien, war die Schwindsucht zu Ende des 19. Jahrhunderts nicht mehr Folge eines feuchten Klimas, seelischer Auszehrung oder eines Ungleichge-

wichts der Körpersäfte, sondern eine Infektion; ein Angriff von außen und nicht Ausdruck einer kranken Seele oder einer Vergiftung von innen. Bis Medikamente gegen Mykobakterien verfügbar wurden, brauchte es noch seine Zeit (▶ S. 79–80); doch die Möglichkeit war vorgezeichnet, die Welt des Zauberbergs begann in der Vergangenheit zu versinken, die schicksalhafte Erkrankung wurde schließlich heilbar, ja ist heute eine meist ambulant zu behandelnde Infektion. Die Körperpflege aber blieb und hat sich zu einem bedeutenden Teil unseres Alltags entwickelt.

Vom Dämonischen zur seelischen Hygiene

Eine weitere Umdeutung gesellte sich dazu: Das Geschlechtliche und der Umgang mit ihm kam zwar weiterhin als Bedrohung der Gesundheit in Betracht – aber nicht mehr als Sünde, nicht als Ausdruck des Dämonischen, der Verführung schlechthin; in der zunehmend rational denkenden bürgerlichen Gesellschaft des 19. Jahrhunderts wurde die Sexualität aufgrund einer neuen Sichtweise des Körpers und seines Energiehaushaltes organisch gedacht. Gefahr drohte weiterhin, doch nun als Verausgabung, als Entkräftung, die – wie man fürchtete – bis zur Rückenmarksaufweichung führen konnte. Maßhalten in der Sexualität war danach für den Bürger nicht eine religiös begründete Regel, sondern ein gesundheitliches Erfordernis für den Körper als Maschine, kurz: seelische Hygiene.

Damit kamen die Nerven zu ihrem Recht – Neurasthenie als Diagnose war plötzlich Teil der Lebenswelt. Christian Buddenbrook[26] und seine Zeitgenossen hatten auf einer Seite ihres Körpers zu kurze Nerven, waren reizbar, litten unter Rückenmarkserweichung und nervöser Zerrüttung: Exzesse, vorab im sexuellen Bereich, sei es in der Ehe, in nicht standesgemäßen Verbindungen, der institutionalisierten Prostitution oder dann vor allem in der Masturbation, galten als entscheidend. Die damalige Deutung der Spermien als Produkt des Nervensystems und die damit gedachte direkte Verbindung der Geschlechtsorgane mit dem Hirn beherrschten die Vorstellungen körperlicher Funktionen in jener Zeit.

Nietzsches Schicksal war wie das vieler seiner Zeitgenossen eng mit der Sicht der Sexualität des *fin de siècle* verbunden. Am 3. Januar 1889 brach der Verkünder des Übermenschen auf der *Piazza Carlo Alberto* in Turin aus Mitleid über einen geschlagenen Droschkengaul zusammen und versank in geistiger Umnachtung; schon

24   Reinhold Bernhard Jachmann und Ehregott Andreas Christoph Wasianski:: Immanuel Kant – Sein Leben in Darstellungen seiner Schüler, Königsberg, 1804.

25   Robert Koch: Gesammelte Werke, J. Schwalbe, G. Gaffky, E. Pfuhl Hrsg., 1912.

26   Thomas Mann: Buddenbrooks. S. Fischer Verlag, Berlin, 1922.

die kurz vorher entstandenen Texte und ihre befremdlichen Überschriften wie »Warum ich so weise bin.«, »Warum ich so klug bin« und »Warum ich ein Schicksal bin« – Schriften, welche von Peter Gast in »Ecce Homo«[27] zusammengefasst wurden – kündigen vom unaufhaltsam sich abzeichnenden Wahnsinn des großen Denkers. Die genauen Ursachen seines Leidens kennen wir nicht; ob Nietzsche wie der Tonsetzer Adrian Leverkühn in Thomas Manns Doktor Faustus, sich – wie die Legende es will – bewusst auf einen Pakt mit dem Teufel einließ und sich wie dieser 1865 im Alter von 22 Jahren als Student in Leipzig von einem diabolisch redenden Dienstboten in eine Lusthölle führen ließ, können wir aus den Überlieferungen nur vermuten – immerhin: *se non è vero è ben trovato*. Adrian Leverkühn jedenfalls widerstand in jener französischen Gaststätte zunächst der Verführung, setzte sich im rot beleuchteten Salon ans Klavier, schlug zwei, drei Akkorde an und entrann fürs Erste der bräunlichen Schönheit im spanischen Jäckchen mit großem Mund, Stupsnase und Mandelaugen, die ihm mit dem Arm die Wange gestreichelt hatte.[28] Nach einem Jahr kehrte der künftige Tonsetzer auf der Suche nach Esmeralda an den Ort der Verführung zurück, ja verfolgte die Begehrte, deren Berührung er wie ein Brandmahl in sich trug, in ihr neues Haus in Preßburg, ungarisch *Pozsony*. Die Unglückliche warnte den Verlangenden vor ihrem Körper, doch Leverkühn suchte das gottversuchende Wagnis, die dämonische Empfängnis.[29] Der Pakt mit dem Teufel war im Geiste seiner Epoche eine bewusst gesuchte Infektion, der Wunsch nach der durch das luetische Gift entfesselten Veränderung seiner Natur zum Künstler, die den Befallenen an die Grenze von Genie und Wahnsinn führen sollte. Fünf Wochen nachdem er der Versuchung erlegen war, bemerkte Leverkühn eine ulzeröse Veränderung an seinem Glied, in der Sprache der Medizin ein Schanker, schmerzlos zwar, doch Grund genug zum Handeln – und eine ähnliche Episode ist auch von Nietzsche verbürgt. Adrian Leverkühns Arzt jedenfalls, Dr. Erasmi mit Namen, verstarb unverhofft bereits nach der zweiten Behandlung – es musste sich wohl um eine Quecksilberkur gehandelt haben, denn Penicillin stand nicht zur Verfügung. Auch der zweite Dermatologe, Dr.

Zimbalist, kam Leverkühn auf kafkaeske Weise durch Verhaftung abhanden; der Versuch einer wirksamen Behandlung entfiel und wäre wohl in jener Zeit auch nicht vielversprechend verlaufen. Die Krankheit, so müssen wir annehmen, nahm ihren Lauf; zunächst in den Lymphknoten der Lenden und schließlich in Nerven und Hirn. Adrian Leverkühns Schaffen veränderte in der Folge die Tonkunst seiner Zeit und gipfelte in seiner symphonischen Kantate »Doktor Fausti Weheklag«, nach deren Vollendung er seine Freunde bei sich versammelte und wie der Philosoph mit dem Hammer auf dem Gipfel seines Könnens zusammenbrach.

Die progressive Paralyse war als letztes Stadium der französischen Krankheit bekannt; die Vorstellungen von ihrer Ursache und Wirkung nährten sich aber weiterhin aus Mythen und Sagen, bis der Zoologe Fritz Schaudinn (1871–1906) in Zusammenarbeit mit dem Hautarzt Erich Hofmann 1905 am Berliner Klinikum Charité unter dem Mikroskop spiralige Mikroben, die *Spirochaeta pallida*, als Ursache von Schanker, *Tabes dorsalis* und der progressiven Paralyse ausmachten. Nietzsches Zusammenbruch und seine Jahre des stumpfen Dahindämmerns bis zu seinem Tod im Jahre 1900 waren in der neuen Sichtweise weder Folge einer seelischen Verausgabung aufgrund erotischer Ausschweifungen, noch eine Bankrotterklärung seiner Philosophie und schon gar nicht die verdiente Strafe einer überirdischen Macht für den Verkünder von Gottes Tod, sondern – so dürfen wir aufgrund der Zeugnisse der behandelnden Ärzte annehmen – die letzte Stufe einer bei geschlechtlichen Abenteuern erworbenen Infektion – eine Profanisierung auch hier.

Krankheit als Biographie

Die lebensgeschichtliche Deutung unserer Leiden wurde und wird bevorzugt auf Krankheiten angewendet, deren Entstehung sich unserem Wissen entzieht. Im 19. Jahrhundert – noch vor ihrer Banalisierung als Infektionskrankheit durch Robert Koch – war die Tuberkulose eine Metapher für das Selbst:[30] Die Schwindsucht war nicht einfach ein Leiden, vielmehr Ausdruck einer feinfühligen Seele, die an der Grobheit der Zeit zerbricht; ja, zu Chopins Zeiten galt es geradezu als *chic*, blass und ausgezehrt zu wirken. Gegen Ende des Jahrhunderts erweiterte sich die Vorstellung: Die Psyche begann Krankheitswert zu erlangen, nicht nur unmittel-

27 Friedrich Nietzsche: Götzendämmerung – Der Antichrist – Ecce Homo – Gedichte. Alfred Kröner Verlag Stuttgart, 1964, S. 293–412.

28 Thomas Mann: Doktor Faustus. S. Fischer Verlag, Frankfurt am Main, 2001, S. 189–196.

29 Ebenda, S. 207–214.

30 Susan Sontag: Krankheit als Metapher und Aids und seine Metaphern. Essays. Carl Hanser Verlag München 2003.

bar, sondern auch als verdrängtes Begehren: Mit der Traumdeutung, trat das Unbewusste in die Welt[31]. Unser Selbstbild nahm eine weitere kopernikanische Wende; die Bedrängung des selbstgestaltenden Ichs der Aufklärung durch Es und Über-Ich ließ neue Krankheiten entstehen und verstehen. Zunächst ließ sich die Hysterie, ein zeittypisches Frauenleiden der vorletzten Jahrhundertwende, welches mit Lähmungen, Sehstörungen und Stupor einherging, im Spannungsfeld von Trieb, Ich und Über-Ich deuten. Dann schuf diese Wende eine neue Krankheitsgruppe, die Neurosen, welche Ängste, Zwänge und vorab geschlechtlich Abnormes nicht länger als Besessenheit, sondern als kindliche Entwicklungsstörungen der Seele und ihres Umgangs mit den Trieben deuteten – die Lebensgeschichte wurde zur Grundlage seelischen Leids.

Damit war es nur ein kleiner Schritt zur psychologischen Deutung organischer Leiden: Hoher Blutdruck war Ausdruck unterdrückter feindseliger Gefühle, Geschwüre von Magen und Dünndarm Folge verschluckter Konflikte des Gemüts, Herzinfarkt eine Krankheit gehetzter Manager und Krebs Ausdruck inneren Unglücks: Krankheit als Biographie. Die Gedanken Freuds fanden in einer zunehmend rational denkenden Gesellschaft fruchtbaren Boden – nicht nur, ja nicht einmal zuvorderst in der Medizin; Schriftsteller, Dichter und Denker, selbst Malerei und Kunst nahmen seine Bilder in ihr Schaffen auf, machten sie zum unverzichtbaren Teil der neuen Lebenswelt. Dieser Ansatz gehört noch heute für die Kinder der Aufklärung zu den überzeugendsten Erklärungen ihrer Leiden.

Dennoch schritt auch hier unser Wissen weiter: Geschwüre des Verdauungstraktes haben sich vom Ausdruck seelischer Konflikte zu einer Infektionskrankheit gemausert; statt Psychoanalyse sind Antibiotika angezeigt, Chemie gegen das Bakterium *Helicobacter pylori* also, das sich in vollendeter Anpassung in der unwirtlichen Magenschleimhaut gütlich tut. Hoher Blutdruck lässt sich wirksam mit Medikamenten und entgegen der Erwartung vieler kaum mit Entspannung oder therapeutischen Sitzungen senken, der Herzinfarkt hat sich längst vom Leiden gestresster Führungskräfte zur Volksseuche entwickelt, ja betrifft vornehmlich die niederen Schichten und nicht belastete Verantwortungsträger. Auch bei Krebsleiden ließ sich trotz erheblicher Bemühungen kein Zusammenhang mit traumatischen Erlebnissen oder seelischen Belastungen finden. Und trotzdem bleiben – gerade wenn wir wirklich krank sind – eingängige Erklärungen aus der eigenen Lebenswelt wirksame Gedankenmedizin, als ob eine seelische Ursache alles entschärfte, die Krankheit den Gesetzen des Organischen enthöbe und die Möglichkeit zur Selbstheilung in befreiender Rückkehr zu kindlichen Allmachtsphantasien ergäbe.

Die Verbreitung dieses Denkens verdeutlicht den Bedarf: Wenn man sich naturwissenschaftlichen Erkenntnissen zum Trotz mit einer lebensgeschichtlichen Deutung über die Biologie erhebt, gewinnt man die durch die Krankheit verlorene Selbstbestimmung scheinbar zurück. Wenn die eigene Lebensplanung dem Leiden zugrunde liegt, lässt sich alles durch den eigenen Willen wieder zum Guten lenken: Die Heilung liegt in den eigenen Händen. Vielleicht lässt die biographische Deutung unserer Leiden weniger bedrohlich erscheinen als unsichtbare Mikroorganismen oder wuchernde Zellen. Die Wissenschaft liefert wenig Erklärungen aus dem Seelenleben, ja viele ihrer Erkenntnisse erscheinen uns zunächst widersinnig oder widersprechen gängigen Vorstellungen, dem *common sense* – lebensgeschichtliche Deutungen unserer Leiden sind dagegen Gedankenmedizin der eignen Art.

Trivialisierung des Wissens

Unser Bild von Gesundheit und Krankheit hat sich anhaltend gewandelt und erweitert. Zeitgleich hat das Wissen ihrer Voraussetzungen und Ursachen beeindruckend zugenommen. Die Erklärungskraft und Wirksamkeit naturwissenschaftlicher Deutungen haben es der Heilkunst erlaubt, den in ihrem Namen enthaltenen Anspruch einzulösen. Man würde daher erwarten, dass auch ihre kulturelle Bedeutung im selben Masse zugenommen hätte – doch das ist zumindest auf den ersten Blick nicht der Fall.

Weshalb dieser kulturelle Bedeutungsverlust der Wissenschaften und der Medizin im Besonderen? Zunächst ist es Banales. Wie Hermann Lübbe feststellte, nimmt »mit der Verwissenschaftlichung unserer Kultur und mit den Erfolgen der Wissenschaft, die sich darin niederschlagen, ... zugleich die Kulturbedeutsamkeit wissenschaftlicher Weltbilder ab.«[32] Die Medizin ist gewissermaßen trivial geworden – wie alle revolutionären Umwälzungen nach Newton, Darwin, Einstein und

---

31 Sigmund Freud: Die Traumdeutung. Gesammelte Werke II, S. Fischer, Frankfurt, 1946.

32 Hermann Lübbe: Der Lebenssinn der Industriegesellschaft. Springer Verlag 1990, S. 45.

Freud haben sich viele ihrer Erkenntnisse schon längst – wenn auch in unterschiedlichem Maß – im Weltbild der Allgemeinheit niedergeschlagen. Jeder kennt die Bedeutung der Schwerkraft, weiß weshalb wir von der Kehrseite der Erde nicht in die Unendlichkeit des Weltalls stürzen, nimmt ohne größere Erregung unsere Abstammung von Primaten zur Kenntnis, und auch die Relativität von Raum und Zeit wie das Unbewusste ist in jedermanns Munde. Selbst Heilkunst treibt heute ein jeder: Der Apotheker wird in der Behandlung einfacher Krankheitsbilder unterrichtet und dafür vergütet, der Drogist verkauft Gesundes und was sich dafür hält, die *Health Clubs* und *Wellness Centers* tun das ihre – kurz im medikokratischen Zeitalter ist Gesundheit ein flächendeckendes Anliegen aller geworden. Durch die Einbindung ihres Anspruchs und Wissens ins Gewöhnliche – ein gewiss natürlicher Vorgang kultureller Entwicklung – sind Wissenschaft und Medizin ihrer Aura des Besonderen verlustig gegangen und Gegenstand von Hinterfragung und Kritik geworden.

Heute surft der Patient im *World Wide Web* und macht sich unter www.google.com das verfügbare Wissen zu eigen: Der Migräniker leidet nicht mehr still vor sich hin; er macht sich vor dem Arztbesuch kundig – und es ist nicht mehr ungewöhnlich, dass der Leidende seinen Arzt mit Fragen konfrontiert, die dieser nicht zu beantworten weiß. Besteht eine Beziehung zwischen einer offenen Verbindung vom linkem zum rechtem Vorhof des Herzens und Migräne? Soll ich mir dies verschließen lassen? Der überforderte Grundversorger, einst Meister seines Fachs, muss sich heute oft bei einem kundigen Kollegen versichern, bevor er seinen Patienten beraten kann. Diese Peinlichkeiten sind für den vormals allwissenden Heiler zum Alltag geworden – die Wissensgesellschaft weist ihm eine neue Rolle zu, die nicht immer einfach zu verkraften ist. Wäre also das Ausmaß der Hinterfragung, ja der Überdruss, der vorab der Medizin in Medien und Öffentlichkeit entgegenschlägt, gerade darauf zurückzuführen, dass das Wissen der Heilkunst für alle verfügbar, mithin trivial geworden ist? Die Enthebung aus dem Sakralen und später auch aus dem Geheimwissen auserwählter Gelehrter wäre dann zugleich Grundlage des Erfolgs wie auch der Entwertung der Heilkunst?

Gewiss, mit der Aufklärung, dem Austritt des Menschen aus seiner selbstverschuldeten Unwissenheit[33],

wurde das Leben wissensbasiert, Bildung ein allgemeines Gut – und damit auch das Verständnis des Patienten für ärztliches Denken und Tun. Wissen wurde allen zugänglich und dadurch folgenreich entzaubert. Die Nachvollziehbarkeit ärztlichen Handelns machte aus Patienten einen aufgeklärten Frager. Der Wandel des Arztbildes ist daher Folge des Fortschritts selbst. Hinterfragen setzt Verständnis voraus, mag es auch nur stückhaft sein; der Übergang vom abhängigen Glauben zum aufgeklärten Wissen hat in der Medizin eine neue Kultur entstehen lassen. Nicht Undank ist es, was sich hier ausdrückt, sondern der Geist der wissensbasierten Moderne.

Vom Schicksal zur Panne

Die Wissensbasiertheit unseres Lebens brachte eine weitere existentielle Neuorientierung: Das Dasein als »Panne«[34], wie Dürrenmatt es fasste, als Schadensfall:

> »Das Schicksal hat die Bühne verlassen, auf der gespielt wird, um hinter den Kulissen zu lauern, außerhalb der gültigen Dramaturgie, im Vordergrund wird alles zum Unfall, die Krankheiten, die Krisen«.

Das moderne Leben vollzieht sich in einer Welt ohne Transzendenz, der Säkularisierung unserer Existenz folgt zwangsläufig die Aufwertung des Diesseits gegenüber dem Jenseits. Wo das Leben mit dem Tode endet, wo das Jenseits an Wert verliert, wird das Diesseits unendlich kostbar.

Erst waren die Kräfte der Natur undurchschaubar, schicksalshaft und unumstößlich – und wurden gerade deshalb stoisch ertragen. Der medizinisch-rational verstandene Körper der Moderne dagegen erleidet Pannen, die es zu beheben gilt: »Panne auch hier«. Wo Pannen und Schadensfälle sich ereignen, muss auch Pannenhilfe verfügbar sein – und wenn sie es nicht in erwartetem Maße ist, muss ein Schuldiger gefunden, müssen notfalls Juristen zugezogen werden – der Körper als Maschine.[35]

Verlust der Gewissheit

Ein weiterer geistiger Wandel tat ein übriges: Die Sicherheit des frühen Arzttums, die unerschütterliche Gewissheit berufener Heiler, denen die Götter zur Seite standen, kann wissenschaftliche Medizin nicht vermitteln.

---

33 Immanuel Kant: Beantwortung der Frage: Was ist Aufklärung. Felix Meiner Verlag, Hamburg 1999, S. 20–27.

34 Friedrich Dürrenmatt: Die Panne, Arche Verlag Zürich, 1956, S. 10.

35 Philipp Sarasin: Reizbare Maschinen. Eine Geschichte des Körpers. Suhrkamp, Frankfurt 2001.

Früher war es einfacher: In dieser Welt war alles geplant, jedes Ereignis göttlichem Willen entsprungen – insofern lebte man in der besten aller Welten. Mit Opfergaben erkaufte der Gläubige sich sein Heil, der sakrale Heiler vermittelte berauschende Gewissheit. Heute verordnet der heilkundige Arzt eine Blutdrucktablette und versucht, seinen Patienten zu überzeugen, dass damit ein drohender Hirnschlag zu verhindern sei – doch selbst dieses Versprechen lässt sich nicht halten. Wirklich müsste er sagen: Die Wahrscheinlichkeit, dass ein Hirnschlag auftritt, vermindert sich mit dieser Behandlung um die Hälfte. Oder noch bedrückender vor einer Operation: Die Möglichkeit einer Komplikation beträgt bei diesem Eingriffs 5%, das heißt, dass zu 95% alles gut gehen wird. Für denjenigen aber, den die Unbill trifft, gilt es die ganzen hundert Prozent zu tragen. Verwirrend diese Wahrscheinlichkeit, die bei der Patientenaufklärung zunehmend verwendet wird, zumal unser Denken auf Ursache und Wirkung baut und einfache Ablaufmuster, Schwarz und Weiß und nicht die Grautöne der Wirklichkeit liebt. In Wahrheit ist Medizin heute mit der Meteorologie verwandt, welche, wie in der Chaostheorie, Muster und Wahrscheinlichkeiten ortet. In den USA wird bereits im Radio eine »*30 percent chance of rain*« gemeldet – was soll ich damit anfangen, wann nehme ich einen Schirm mit? Genauso lässt uns die moderne Medizin im Ungewissen – Arzt *und* Patient sind gefordert. Soll ich meinen hohen Blutdruck behandeln lassen, um eine fünfzehnprozentige Wahrscheinlichkeit eines Hirnschlages in den nächsten zehn Jahren abzuwenden, dafür aber lebenslang ein Medikament einnehmen, dessen Langzeitwirkungen ich nicht abzuschätzen weiß? Es ist wie beim Würfeln – nur umgekehrt: Dass sich beim Spiel mit zwei Würfeln beispielsweise die schicksalshafte Zahl 7 einstellt, ist – falls uns nicht ein Engel zur Seite steht – nicht sehr wahrscheinlich; doch wenn wir genug würfeln tritt sie immerhin in 16,7% der Fälle auf. Statistik ist nur in einer Serie oder einer Population überzeugend, nicht für den Betroffenen. Daher die berechtigte Frage: Ist mir dieses Risiko den Aufwand wert? Doch was ist, wenn diese scheinbar geringe Wahrscheinlichkeit mich tatsächlich trifft, ich alleine den Schaden zu tragen habe? Fragen auf beiden Seiten – der Preis der Aufklärung in der Medizin.

Auch hier ergibt sich ein Paradoxon: Mit zunehmender Wissensbasiertheit unserer medizinischen Maßnahmen werden Entscheidungen schwieriger und nicht einfacher – vorbei die Zeiten, als noch Richtig und Falsch das Feld beherrschten.

Gewiss, es gibt ihn, den Homo Faber, den Zeitgemäßen, der in dieser Welt zu leben weiß:

> »Ich glaube nicht an Fügung und Schicksal, als Techniker bin ich gewohnt mit den Formeln der Wahrscheinlichkeit zu rechnen… Ich brauche um das Unwahrscheinliche als Erfahrungstatsache gelten zu lassen, keinerlei Mystik, Mathematik genügt mir.« [36]

Selbst eine Notlandung, die Angst vor dem drohenden Absturz und Tod wird ihm damit verkraftbar, ihm, den am Ende des Buches wie König Ödipus das Schicksal einholt. Auch den Rationalen überkommen nach überstandener Notlandung Zweifel:

> »Ich bestreite nicht. Es war mehr als Zufall, dass alles so gekommen ist. Es war eine Kette von Zufällen.«

Sicher, auf die Wahrscheinlichkeit sich folgender Ereignisse ist kein Verlass, selbst Unwahrscheinlichstes kann sich ereignen, doch sträuben wir uns, dies anzunehmen. Unser Hirn lebt von Ursache und Wirkung und zeigt Mühe mit dem neuen Denken. Zufälle nehmen Schicksalsschlägen ihren Sinn, degradieren sie zu willkürlichen Ereignissen. Beim Kranksein wollen wir keine Zufälle zulassen, sie durchbrechen unser Weltbild, entmachten uns und muten uns Unvorhersehbares zu: Auf den Zufall sind wir nicht vorbereitet.[37]

Sicherheitsbedarf und Risikobereitschaft

Ein Weiteres gesellte sich in der Folge hinzu: Der öffentliche und private Sicherheitsanspruch ist ebenso gewachsen, wie die Risikobereitschaft schwand – und dies in einem Maße, welches Handeln und Fortschritt zunehmend behindert. In der Medizin hat die heute gängige Bemessung des Risikos zunehmend sicherer und wirksamer werdender ärztlicher Handlungen paradoxerweise die Angst vor Nebenwirkungen nicht vermindert, sondern erhöht. Was früher Schicksal war, ist heute sichtbares Risiko. Was man einst ergeben hinnahm, macht heute als undurchschaubare Wahrscheinlichkeit Angst – selbst wenn die Bedrohung objektiv geringer ist als je zuvor. Daher der umfassende Sicherheitsanspruch, der nichts mehr zulassen will, was nicht auf Jahrzehnte jedwelchen Schaden auszuschließen vermag. Vorbei die

---

36 Max Frisch: Homo Faber. Suhrkamp, Frankfurt 1997, S. 24.
37 Michael Hampe: Die Macht des Zufalls. Vom Umgang mit dem Risiko. wjs Verlag, Berlin, 2006.

Zeiten als man sich ergeben Eingriffen am Herzen und anderen Organen unterzog, bei denen jeder Zehnte oder gar jeder Fünfte verstarb; heute wird bei komplexen Eingriffen eine Sterblichkeitsrate von wenigen Prozent misstrauisch beäugt, ja selbst ein Fehlgriff der seltensten Art ist eine Schlagzeile wert. Der Erfolg der Heilkunst lässt uns eine Sicherheit für gegeben halten, die sich nicht erreichen lässt.

Auch die Beipackzettel, die Wirkung, Anwendung und Nebenwirkungen von Medikamenten für den Patienten sichtbar machen, verwirren mehr als dass sie helfen – vor lauter Bäumen entschwindet unserem Auge der Wald. Wir gewichten Risiko offensichtlich stärker als einen möglichen Nutzen – besonders wenn es um uns selber geht. Wissen allein schafft nicht genügend Vertrauen, um sich auf Wahrscheinlichkeit einzulassen. Insbesondere sind es Risiken, die außerhalb unserer Kontrolle liegen oder solche, welche wir entsprechend wahrnehmen, welche uns beeindrucken. So schätzen wir die Gefährlichkeit des Autofahrens geringer ein als das Fliegen, bei welchem wir den Kontakt zum Boden verlieren; dies, obschon allein in einem so kleinen Land wie der Schweiz mehr Leute jährlich Opfer des Verkehr werden als weltweit bei Flugzeugabstürzen umkommen – *Perception is reality* gilt auch hier.

Das Sicherheitsverlangen ist also mit dem Erfolg der Medizin unerwartet gewachsen: Trotz einer noch nie in der Geschichte erreichten Wirksamkeit und Verträglichkeit medizinischer Maßnahmen wird das Restrisiko verstärkt wahrgenommen. Es ist wie mit dem Haar in der Suppe: Es findet mehr Beachtung als die Suppe selbst. Der Zivilisationsprozess zunehmender Rationalisierung hat zu einer Haltung geführt, welche paradoxerweise nicht nur die Wahrnehmung des Erreichten verzerrt, sondern mit steigendem Sicherheitsverlangen und wachsender Regulierung den weiteren Fortschritt hemmt (▶ Kapitel 16).

Der lachende Dritte

Hier versucht die Alternativmedizin mit Konzepten der Vergangenheit in die Lücke zu springen. Sie nutzt ihre Wirkungslosigkeit als Vorwand nach dem Motto »Nutzt's nichts, dann schadet es auch nicht«. In der Tat ist diese Aussage verführerisch, wenn auch sachlich falsch. Kräuter – auch wenn sie instinktiv mit Natur und Gesundheit verbunden werden – können, falls sie – was selten genug der Fall ist – eine Wirkung entfalten, nicht nur Linderung vermitteln, sondern durchaus schaden

– wie beispielsweise der Fingerhut, die Tollkirsche und das Johanneskraut.[38]

Gewiss, die Medizin hat vieles der Natur entnommen: Der Extrakt des Fingerhuts *Digitalis lanata* findet auch heute bei Herzpatienten seinen Platz, viele Antibiotika wurden aus Pilzen und Blutdruckmittel aus Schlangengiften gewonnen. Doch auf dem Weg zum Medikament mussten sich diese Naturprodukte zahllosen Prüfungen stellen (▶ Kapitel 5 und 6). Die Auffassung, dass die Natürlichkeit als solche gut, heilend oder doch schonend sei, spiegelt nur unsere Entfremdung zum Wirklichen wider, die Distanz zu einer Natur, die immer ungefragt ihren Tribut gefordert hat – und der wir zunehmend weniger ausgesetzt sind. Keime und Infekte, Wunden und Blutungen, Vergiftungen und Tod sind so natürlich wie unser Glaube an sanfte Kräuter.

Was wissensbasierte Medizin dagegen ausmacht, ist die Begründbarkeit von Aussagen, die Unterscheidung von wahr und falsch – *tertium non datur*. Gott ist der Wissenschaft die Wahrheit; wenn Wissenschaft auch zur Auflösung des Glaubens führte, so konnte selbst Friedrich Nietzsche nicht leugnen »…, dass wir Gottlosen und Antimetaphysiker, auch unser Feuer noch von dem Brande nehmen, den ein Jahrtausende alter Glaube entzündet hat.«[39] In diesem besten Sinne ist Wissenschaft intolerant, ja grenzt sich bewusst und unversöhnlich gegen wildes Denken ab. Dabei schloss sie Natürliches, sei es aus der Kräuterküche des Volkes, der traditionellen chinesischen Medizin oder aus alternativen Vorstellungen nie aus, ließ sie aber bis heute nur als Anregung zur Überprüfung gelten; der Anspruch auf Evidenz bleibt ihr unverzichtbar, die Unterscheidung von wahrem und falschen Wissen zentral. Zuletzt muss sich ihr alles den Regeln beugen, die evidenzbasiertes Forschen leiten (▶ Kapitel 5). Dogmatisch ist sie deshalb gerade nicht, da ihre Neigung begründbarer, nachzuprüfender und auch immer überholbarer Wahrheit gilt – vom wilden Denken zur Logik der Forschung.

Was das Alternative dem Hergebrachten in der Medizin jedoch voraus hat, ist der Bezug zur Lebenswelt des Leidenden. Gewiss, nicht alle Patienten sind dem Magischen verfallen, nicht jeder sucht einen Heiler, der die Naturgesetze außer Kraft setzt und vorgibt, sanft und ohne Schnitt oder Chemie zu heilen. Doch diejeni-

---

38 Frank Ruschitzka, Peter J. Meier, Marko Turina, Thomas F. Lüscher, Georg Noll: Acute heart transplant rejection due to St. John's wort. Lancet 355, 548–549, 2000.

39 Friedrich Nietzsche: Die fröhliche Wissenschaft, Alfred Kröner, Stuttgart, 1969, S. 259.

gen, die sich in dieser Hoffnung verfangen, spüren die Nähe zu ihrer Lebenswelt. Natürliches schafft mehr Geborgenheit und Vertrauen als das Selbsterschaffene, selbst wenn es den Wirkungsnachweis schuldig bleibt. Archaisches kann im Kranksein ungeahnte Bedeutung erlangen: Was sagt man dem erwähnten Brahmanen und studierten Ingenieur, der an den bösen Blick des Nachbarn glaubt? Wird ihn der Nachweis eines Virus oder Bakteriums in der Wundflüssigkeit seines entzündeten Auges überzeugen? Auch der Haitianer, der des Geistheilers bedarf, wird Erklärungen der rationalen Welt ungläubig hören. Ebenso wird der überzeugte Raucher seinen Infarkt als Folge beruflicher Belastung und nicht als selbstgemachtes Problem begreifen wollen – das Gewicht der Lebenswelt.

Verlust der Unschuld

Steckt diese Sehnsucht nach Natürlichkeit und Geborgenheit hinter der Ablehnung von Wissen und Technik, dem kritischen Hinterfragen der Medizin der heutigen Tage? Ist zuletzt Wissen selbst das Problem? War uns in unschuldiger Naivität paradiesischer Vorzeiten wohler?

Wissen als Schuld: Seit wir uns ganz zu Beginn unseres Seins unter Einfluss der Schlange unser selbst bewusst geworden sind, den eigenen Körper, unsere Nacktheit wahrgenommen haben – »Da wurden ihrer beider Augen aufgethan, dass sie nacket waren«[40] – wurde uns Wissen zum Sündenfall. Natürlich, es war das ewig Weibliche, das sich verführen ließ; doch der Mann war zweifellos mit verstrickt, hatte die Vertreibung aus dem Paradies, den Verlust der Unschuld mitgetragen und so litten sie beide, Mann und Weib, am Verlust der unbeschwerten Eigentlichkeit.

Was war das Sündige, die Versuchung im religiösen Sinne? Gott hatte Adam und Eva verboten, vom Baum der Erkenntnis zu essen; die Schlange aber wusste es besser:

> Ihr werdet mit nichten des Todes sterben. Sondern Gott weiß, dass, welches Tages ihr davon esset, so werden eure Augen aufgethan, und werdet sein wie Gott, und wissen, was gut und böse ist.[41]

Sich zum Wissenden, zu Gott aufzuwerfen, das war das Ungeheuerliche. Noch eine Legende aus dem 16. Jahrhundert, die Geschichte des Doktor Faustus, wollte uns nahelegen, dass Wissen über das Letzte, »was die Welt im Innersten zusammenhält«[42], nur im Bund mit dem Teufel zu haben sei. *Quod licet iovi non licet bovi* – was den Göttern erlaubt ist, steht den Menschen nicht zu. Selbst Prometheus, der Titanensohn, der den Göttern das Feuer stahl und es den Menschen brachte, musste dafür bitter büßen. Er wurde für seinen Frevel von den Göttern schwer bestraft: Zeus ließ ihn nackt an einen unwirtlichen Felsen ketten; ein Adler fraß ihm täglich an seiner Leber – dem mythischen Sitz der Gefühle – die stetig nachwuchs, um sein Leiden zu verewigen. Die drakonische Strafe für den Kulturbringer, der den Menschen Wärme, Schutz vor wilden Tieren und schließlich das Gekochte brachte, versinnbildlicht das für die Götter Bedrohliche des Wissens und Könnens – was bleibt den Göttern, wenn der Mensch selbst alles weiß und kann?

Der mittelalterlichen Kirche ging es nicht anders: Als Luther sich zu Beginn des 16. Jahrhunderts anschickte, die nur auf lateinisch und griechisch verfügbare Bibel, die Botschaft Gottes, ins Deutsche zu übersetzen, bedrohte die sich abzeichnende allseitige Zugänglichkeit zur Weisheit der Zeit die Stellung der Priester als Hüter letzter Wahrheiten. Doch es kam noch schlimmer: Johann Gutenbergs Erfindung der Druckpresse in Mainz in der Mitte des 15. Jahrhunderts hatte zuvor ein Verfahren verfügbar gemacht, das es plötzlich ermöglichte, Wort und Bild in beliebiger Menge zu vervielfältigen und jedem verfügbar zu machen. Wenn früher noch gegolten hatte, ein Mönch, ein Buch, ein Leben, so erlaubte Gutenbergs Buchpresse, in einem Jahr Hunderte von Kopien zu drucken – der erste Schritt zur Massenkultur war gemacht. Die Überwindung der Unmündigkeit, das heißt jener bis anhin verbreiteten Unfähigkeit des Menschen, sich ohne Leitung eines anderen seines Verstandes zu bedienen[43], stand damit vor der Tür. Die Antwort der Kirche auf diese Grenzüberschreitung war nicht anders als die der antiken Götter: Luther wurde aus der Kirche ausgeschlossen, ja für vogelfrei erklärt. Doch ließ sich die Entwicklung nicht aufhalten: Nicht nur überlebte Luther dank des Schutzes seines

---

40 Bibel oder die ganze heilige Schrift des Alten und Neuen Testaments nach der deutschen Übersetzung D. Martin Luthers, Berlin, 1902, Das erste Buch Mose, 3. Kapitel, S. 7.

41 Bibel oder die ganze heilige Schrift des Alten und Neuen Testaments nach der deutschen Übersetzung D. Martin Luthers, Berlin, 1902, Lukas Evangelium 9, S. 37–42.

42 Johann Wolfgang von Goethe: Faust. C.H. Beck, Hamburg, 1996, S. 20.

43 Immanuel Kant: Beantwortung der Frage: Was ist Aufklärung? Felix Meiner Verlag, Philosophische Bibliothek, Hamburg, 1999, S. 20.

Fürsten, auch Prometheus, der Dulder, wurde schließlich von Herakles befreit. Dennoch, das Teuflische wurde Außergewöhnlichen von Paganini bis Paracelsus, die durch ihre Begabung über das menschliche Maß hinauswuchsen, immer wieder zugeschrieben. Die Aufklärung brachte uns den Mut zum Wissen. Doch das *sapere aude* ist längst verklungen und die Angst vor dem Wissen ist zurückgekehrt, seit der Eingriff in die Natur gestalterische Züge angenommen hat und wir uns anschicken, den Bauplan der Schöpfung nicht nur zu erfassen, sondern ihn auch gezielt zu ändern, kurz: uns zu Gott aufzuschwingen.

Schreckensbilder, Geschichten von Grenzüberschreitungen, die im Unglück endeten, faszinieren deshalb seit altersher: Bei den Griechen war es Ikarus, der mit seinen wächsernen Flügeln aus dem Labyrinth des Minotaurus mit Daedalus entkam und nach dem ersten Erfolg hilflos vom Himmel stürzte, weil er die Wärme der Sonne nicht bedacht hatte. Dass diese Vorstellung sachlich falsch war, wird uns heute bei jeder Flugreise vor Augen geführt, wenn wir auf dem Monitor die Meldungen über die Außentemperatur beachten. Doch das tut nichts zur Sache, es geht um die Überschreitung fester Grenzen, um Hybris, die Selbstüberschätzung. Der Sinn dieser Fabel ist – wie die Geschichte von der Vertreibung aus dem Paradies – eine Warnung. Dennoch hat dieser Mythos die Fliegerei nicht verhindert, ja für James Joyce wurde er zum Bild der Selbstwerdung schlechthin: Im *Portrait of the Artist as a Young Man*[44] steht der Held Stephen Dedalus für die Überschreitung der jesuitischen Erziehung, der geistigen Enge Irlands; das Fliegen wurde hier zum Bild für künstlerische Entfaltung. Im *Ulysses*, Joyces Jahrhundertroman über den 16. Juni 1906 in seiner Heimatstadt Dublin, überschreitet der Autor, der uns im Eröffnungskapitel erneut als Stephen Dedalus begegnet, mit der Wiedergeburt des griechischen Helden in der Gestalt des Alltagsmenschen Leopold Bloom, mit dem *stream of consciousness*, der bisher ungeahnte Einblicke in die Seele des Menschen bot, die Grenze der bisherigen Kunst[45] und im *Finnegans Wake* schließlich diejenige der Sprache in Richtung auf eine neue *Lingua franca*[46] (▶ Kapitel 7). Was die Kunst in Anspruch nahm, war der Wissenschaft billig: Die Grenzüberschreitung wurde zum Symbol der Moderne.

Ambivalenz des Wissens und Könnens

Die beiden Deutungen der Daedalus-Geschichte stehen für die innere Gespaltenheit des Menschen: Zum einen die Sehnsucht nach Ausweitung unseres Handlungsspielraums, und gleich daneben die Angst, damit eine von höherer Stelle vorgegebene Ordnung zu verletzen. Das Streben nach und in unmittelbarer Folge auch die Angst vor der Erweiterung unserer Freiheit hat den Menschen stets begleitet, seit er sich das Feuer zu Nutze machte und sich Werkzeuge zum Jagen und Bauen schuf. Von da an hat jede Neuerung, vom Bergbau, bis zur Industrialisierung, von der Entwicklung der Eisenbahn und Elektrifizierung bis zum Auto und Flugzeug, gesellschaftliche Spannungen und Kämpfe ausgelöst – und trotz allem wurden schließlich diese technischen Errungenschaften in die Lebenswelt eingebunden. Gewiss, es gab immer wieder Rückschläge wie den Untergang der Titanic; auch die kriegerische Nutzung der Technik brachte Ernüchterung und Angst zurück. Doch Aufhalten ließ sich die technische Entwicklung nicht.

Was uns heute erschreckt ist das Ausmaß der Grenzüberschreitung oder doch ihrer möglichen Folgen, beispielsweise unser Eindringen in den Kern der Atome und der Zellen; dann auch die zunehmende Geschwindigkeit des Wandels selbst, welcher die natürliche Abfolge der Erneuerung zur Belastung macht. Diese Hektik anhaltender Grenzüberschreitungen lässt die Welt des Vertrauten, der Geborgenheit und Beständigkeit zerbrechen – »*le monde cassé*«, die Gabriel Marcel als Ausgangspunkt seines Denkens wählte.[47] Die sich ständig erweiternden Möglichkeiten unseres Handelns zwingen zu einer anhaltenden Auseinandersetzung mit seinen Grenzen und den Werten, die uns leiten.

Kein Zweifel, Reflexion, Denken und Wissen und die damit entstehende Technik brachten uns Fortschritt und Wohlstand. Zögerlich konnten sie sich durchsetzen, denn Wissen war von jeher Bedrohung einer durch höhere Mächte bestimmten Ordnung. Der Verlust reiner Natürlichkeit schwingt heute noch mit, wenn sich Wissensskepsis meldet. Die Vertreibung aus dem Paradies brachte uns den Verlust natürlicher Geborgenheit. Dann kam das Bewusstsein mit Wucht zu seinem Recht. Doch die Ungeheuerlichkeit der Möglichkeiten, wie sie heute denkbar wurden, ließ das Unbehagen wieder erwachen: Eine neue Ambivalenz des Wissens.

44   James Joyce: Jugendbildnis: Portrait of the artist as a young man. Rhein Verlag Zürich, 1948.
45   James Joyce: Ulyssess. Pinguin Ltd, Harmindsworth Middlesex, England, 1971.
46   James Joyce: Finnegans Wake. Faber and Faber, London, 1971.

47   Gabriel Marcel: Das ontologische Geheimnis. Drei Essays. Reclam, Stuttgart, 1961.

Die Aussicht, dass sich der Mensch zunehmend selbst versteht, ja sich vielleicht bald selbst erschafft, ist kein Hirngespinst; diese Möglichkeit steht vor der Tür – und sie macht Angst. Die Entschlüsselung des genetischen Codes ist wie das Feuer des Prometheus – der Gedanke der Hybris kehrt zurück.

In der Viehzucht ist vieles schon umgesetzt, was wir fürchten: Was mit der natürlichen Auslese der kräftigsten und schönsten Stiere, dann der Aufzucht der fruchtbarsten Rinder begann, ist mit der künstlichen Befruchtung längst zur Vervollkommnung gelangt. Mit der 1996 erstmals erfolgten Klonierung des Schafes Dolly aus einem Fibroblasten, einer Bindegewebszelle seiner »Mutter«, tat sich eine neue Türe auf[48]. Gewiss, Dolly starb früh, war nicht mit Gesundheit gesegnet; doch inzwischen wurden zahllose Rinder, Schweine und auch einige Pferde geklont – die Anfangsschwierigkeiten scheinen überwunden. Zumindest im Mekka der Rinderzucht, im amerikanischen Bundesstaat Texas, hat sich dies zu einem neuen Wirtschaftszweig entwickelt – das beste Rind wird geklont und mit der besten Kuh gekreuzt, auf dass das Fleisch immer zarter und geschmackvoller werde.

Versuchung der Rückkehr

Brauchen wir eine neue Sintflut? Eine Rückbesinnung auf unsere Natur? Jean-Jacques Rousseau begann an einem heißen Sommertag des Jahres 1749 auf dem Weg zum Turm von Vincennes, in welchem sein Freund Denis Diderot wegen seines »Briefes über die Blinden« gefangen saß, über diese Frage nachzudenken. Unterwegs blätterte er im *Mercure de France* und stieß zufällig auf die Preisfrage der *Académie de Dijon*, »ob der Fortschritt der Wissenschaften und Künste zum Verderbnis oder zur Veredelung der Sitten beigetragen hat.«[49] Diese Frage, die Wichtigste überhaupt wie er später schrieb, traf ihn wie ein Blitz; er kam in großer Erregung in Vincennes an und berichtete seinem Freund über sein aufwühlendes Erlebnis. Diderot ermunterte ihn, eine Abhandlung einzureichen. Rousseau tat es und gewann. »Von diesem Augenblick an war ich verloren. All mein übriges Leben und meine Leiden waren die unvermeid-

liche Folge dieses Augenblicks der Verwirrung.«[50] Mitten in der Aufklärung wandte er sich mit der Miene des Anklägers gegen den Zeitgeist und gab den Künsten und Wissenschaften die Schuld am – wie er es sah – moralischen Niedergang der zivilisierten Gesellschaft. Rousseaus »*retour a la nature*« fand in der Rückbesinnung auf eine längst verlorene Natürlichkeit die Erlösung, schuf das Ideal des edlen Wilden; ja Rousseau hielt das Denken selbst, welches den Zugang zur Wahrheit des Herzens verstelle, für den Ursprung allen Übels, wenn er festhielt »*que l'état de reflexion est un état contre la nature, et que l'homme qui médite est un animal dépravé.*«[51] Rousseaus Entwertung von Bewusstsein und Denken und dem damit erreichten Fortschritt, seine Idealisierung eines paradiesischen Urzustandes stellte sich nicht nur gegen die Aufklärung seiner Zeit; mit Charles Darwin, der unser Bild der Natur über hundert Jahre später grundlegend veränderte[52], erwuchs ihm ein neuer Gegner. Die Evolutionstheorie lieferte zwar eine naturalistische Weltsicht, erklärte aber die Entstehung der Arten bis zum Menschen mit einer durch Kampf, Auslese, Anpassung und dem Überleben des Stärkeren getriebenen Entwicklung. Das menschliche Gehirn und das damit möglich gewordene Denken, Planen und Handeln erschienen so als natürliche Folge dieser Entwicklung und waren eng mit dem Erfolg der Spezies im Evolutionsprozess verbunden.

Rousseaus Denken bleibt bis heute eine mögliche Haltung, welche sich den Fortschrittsgläubigen entgegenstellt. Im Grunde geht es um zwei vollständig verschiedene Auffassungen der Natürlichkeit: Rousseaus Sicht von der ursprünglichen Güte des Menschen, von der Natur als etwas paradiesisch Harmonischem, von dem wir uns durch das Denken folgenschwer entfernt haben. Dann Darwins Evolutionslehre, welche die Natur als etwas über Jahrmillionen in stetigem Überlebenskampf Entstandenes und auch weiter Wachsendes fasst. Selbst die moderne Diskussion um die Grenzen von Wissenschaft und Medizin oszilliert zwischen diesen beiden Polen – und so bleibt die berühmte von der *Académie de Dijon* gestellte Frage weiterhin aktuell.

---

48 Ian Wilmut et al.: Viable offspring derived from fetal and adult mammalian cells. Nature 385, 810–813, 1997.

49 Jean-Jacques Rousseau: Abhandlung über die von der Akademie zu Dijon gestellte Frage, ob die Wiederherstellung der Wissenschaften und Künste zur Läuterung der Sitten beigetragen habe. In: Sozialphilosophische und politische Schriften. Artemis und Winkler Verlag, Düsseldorf und Zürich 1996, S. 11.

50 Jean-Jacques Rousseau: Die Bekenntnisse. Artemis und Winkler Verlag, Düsseldorf und Zürich 1996, S. 345

51 Jean-Jacques Rousseau: Zitiert nach: Henning Ritter: Nahes Glück und fernes Unglück. Versuch über das Mitleid. C.H. Beck, München, 2005, S. 27

52 Charles Darwin: Die Abstammung des Menschen. Alfred Kröner Verlag Stuttgart 2002.

Schreckensvisionen

Die Entwicklung der Wissenschaften und ihrer Folgen setzte erst nach Rousseau ein. Die ungeheuren Auswirkungen des neuen Denkens schienen den Aufklärern recht zu geben. Doch die Zweifel über die eingeschlagene Richtung lebten wieder auf: Zwei düstere Entwürfe der Zukunft wurde im letzten Jahrhundert geschrieben[53]: Zunächst George Orwells Vision einer düsteren Zukunft *1984*[54], die Welt des *Big brother is watching you*, eine Horrorvision einer grenzenlosen Informationsgesellschaft, die sich zunächst als Fehlprognose erwies. Die elektronische Globalisierung der Medien trug weniger zur Knechtung des Menschen als zu Wissen, eigenem Denken und schließlich zum Fall verschiedener Tyranneien bei. Nach dem Buchdruck hat die Erfindung von Radio und Fernsehen und seit kurzem das *world wide web* zu einer beispiellosen Ausweitung der Öffentlichkeit geführt. In der »flachen Welt« hat der uneingeschränkte Zugang zum Internet den bisher von der Entwicklung Ausgeschlossenen eine Tür zu Wissen und Handeln geöffnet, und damit die Chancengleichheit der Weltbürger in einem bisher ungeahnten Maße erhöht.[55] Die subversive Wirkung dieser verfügbaren Öffentlichkeit auf autoritäre Herrschaftsstrukturen zeigte sich in der Angst der chinesischen Regierung vor allgemein zugänglichen Suchmaschinen und der Forderung nach einer systemkonformen Version von *Google*.

Doch so durchwegs unbedeutend, wie es Francis Fukuyama sah, waren Orwells Visionen nicht: Unser Eigenraum schrumpf unaufhörlich, der gläserne Mensch kündigt sich an. Im Internet ist das Leben vieler greifbar geworden, Bilder fast eines Jeden lassen sich herunterladen. In der Bank, beim Fahren im eigenen Wagen in die Innenstadt werden wir elektronisch erfasst, Telefongespräche lassen sich abhören, selbst der Zugriff auf den Laptop ist eine Leichtigkeit. Schließlich lässt sich medizinische Technologie heute nicht nur zur Erfassung von Tumoren nutzen, *functional magnetic resonance imaging* macht sogar Gefühle in unserem Hirn bildhaft sichtbar. J. Craig Ventner ging noch einen Schritt weiter und ließ als erster Mensch die vollständige Sequenz seiner Erbsubstanz entziffern und ins *world wide web* stellen.

Aldous Huxleys *brave new world* ist ein erschreckend zeitgemäßer Ausblick auf die biotechnologische Revolution[56]. Die Gentechnologie, Stammzellenforschung und Neuropharmakologie unserer Tage ist nicht weit von Huxleys Entwurf des Möglichen entfernt. Künstliche Befruchtung, klonieren, schließlich zweckorientiertes Züchten verschiedener Menschenklassen von den Alphas bis zu den Epsilons gehören ebenso zu Huxleys sarkastischer Utopie wie die pharmakologische Entspannung von Seele und Geist mit der täglichen Ration *Soma*, den Pillen, die den Bürgern von Utopia die Pforten der Wahrnehmung für einen Urlaub von der Wirklichkeit öffnen.

Pforten der Wahrnehmung

Dabei ist dieser Gedanke nicht neu, Soma ist keine Erfindung der *brave new world*: Die Pforten der Wahrnehmung ließen sich bereits in Vorzeiten öffnen. Den Azteken war ein dornenloser Kaktus mit grau-grünem halbkugeligem Kopf – seit den Untersuchungen Ludwig Lewins *Ankalonium Lewin*[57] genannt – als guter Freund bekannt. Bernardino de Sahagun (1499–1596), der 1526 als Ordensgeistlicher nach Mexiko kam, berichtete, dass die Ureinwohner des neu entdeckten Kontinents eine „Wurzel (essen), die sie Peyotl nennen, und sie verehren sie, als wäre sie eine Gottheit»[58]. Meskalin, das im Kaktus enthaltene Alkaloid, lieferte den Indios den Zugang zu höheren Welten und war Teil ihrer religiösen Riten. Ein Jahrhundert später erklärte die katholische Kirche Peyotl zum Werk des Teufels, um die Christen vor seinen Auswirkungen zu schützen. Gewiss, wo kämen wir hin, wenn jeder den Schlüssel zum Glück in seiner Tasche wüsste und nicht länger der Kirche als Vermittlerin des Heils bedürfte?

Wer sich wie Aldous Huxley[59] selbst dieser Erfahrung aussetzen will, kann dies auch heute noch tun. In Bali, der östlich von Sumatra gelegenen Ferieninsel Indonesiens, sind *magic mushrooms* und das in ihnen enthaltene Alkoloid Psilocybin – *Stopharia cubensis* – in einschlägigen Bars Teil des Erholungsangebotes, erhältlich als Tee oder Omelette. Die Dosierung des Alkaloids ist in dieser Darreichungsform äußerst ungewiss; rasch

53 Francis Fukuyama: Das Ende des Menschen. Deutsche Verlagsanstalt, Stuttgart und München, 2002, S. 15–34.

54 George Orwell: Nineteen eigthy-four. Pinguin, Harmondsworth, Middlesex, UK, 1983.

55 Thomas Friedman: The world is flat. Farrar, Straus and Giroux, New York, 2005.

56 Aldous Huxley: Brave new world. Perennial Classics. New York 1998.

57 Aldous Huxley: The doors of perception. Flamingo Modern Classic, London 1994, p. 1.

58 Bernardino de Sahagun: Aus der Welt der Azteken. Insel Verlag, Frankfurt 1990.

59 Aldous Huxley: The doors of perception. Flamingo Modern Classic, London 1994, p. 6 ff.

bestellt der Ungeduldige nach, wenn sich die Wirkung nicht einstellen will – um danach umso beeindruckender zu reisen.

Soll man über seine eigene Erlebnisse berichten? Mag sein, dass sich das Berauschende nicht sagen lässt: „Sobald wir etwas aussprechen, entwerten wir es seltsam«, wie Maurice Maeterlinck meinte:[60]

> Wir glauben aus der Tiefe der Abgründe aufgetaucht zu sein, und wenn wir wieder an die Oberfläche kommen, gleicht der Wassertropfen an unseren bleichen Fingerspitzen nicht mehr dem Meere, dem es entstammt. Wenn wir ans Tageslicht kommen, haben wir nur Glasscherben aufgebracht.

Nicht jeder erfährt die Gnade der guten Stimmung, dem Nachbarn kann durchaus ein *bad trip* das Erlebnis am Strand von *Kuta Beach* zur Tortur machen. Im günstigsten Fall beginnt es mit einer Verstärkung, ja fast bedrängenden Deutlichkeit der Wahrnehmung, einer ungewohnt starken Scheidung von Licht und Schatten und metaphysisch erlebten Tiefe des Raums. Man ist plötzlich des gewohnten Filters beraubt, nähert sich einer fast bedrohlich schönen Wirklichkeit. Kein Zweifel, die Wahrnehmung unserer Welt ist eine neuronale Konstruktion.

Die im schwarzen Nachthimmel auf Denpasaar anfliegenden Flugzeuge erscheinen aufdringlich leuchtend, ihre Positionslichter blinken mit flammenden Farben bedrückend nah. Dann treten die Konturen aller Gegenstände immer plastischer hervor, bedrängen mit ihrer durchdringenden Räumlichkeit das unvorbereitete Auge. Die vom Meer umspülten Stämme glitzern in einer unbekannten Stärke; Wurzeln, die aus dem getränkten Sand ragen, glänzen wie von schwerflüssigem Silber bedeckt – man glaubt in Dalis Bildern zu wandern, alles erscheint wie es ist: Unendlich, *sub specie aeternitatis* berührt man die Götterwelt. Alsbald schwebt man beflügelt durch den weiten Raum, fliegt beim Rennen fast schwerelos durch die Landschaft, nimmt sich selbst und sogar das sich einstellende Seitenstechen gelassen von außen wahr; es scheint nicht zu einem selbst zu gehören. Wirklich glaubt man aus seinem Körper herauszutreten, betrachtet berauscht die Bewegung von Armen und Beinen, vergisst den Schmerz und genießt die Schwerelosigkeit des Raums.

Die Schönheit des Gewöhnlichsten schlägt einen in Bann. Die Mädchen am Strand, die aus dem Dunkeln treten, erscheinen mit ihren nachtbraunen Körpern Engeln gleich. Unsere Sicht der Dinge ist nichts Festes mehr, gerät nach diesem ungewohnten Mahl berauschend ins Fließen. Mit diesem Gift im Leibe, erscheint einem Helenen in jedem Weibe. Dennoch verliert man sich im Träumen niemals ganz. Lust und Begierde werden sanfter, doch bleiben sie unbeschränkt; die Vereinigung ergibt sich zwanglos und unverkrampft, die Körperlichkeit verliert ihre Grenzen, man versinkt von Lust umspült im anderen Körper, vereint in einem unendlichen Raum, den man dennoch so nah und stark wie niemals spürt. Die Reise dauert scheinbar unbegrenzt, das Erlebte verliert seine Dauer; nach Stunden am Strand wird selbst die nach langer Irrfahrt wiedergewonnene Bar zum Erlebnis. Der bestellte Bananendrink, mit einem Röhrchen bereitgestellt, will nicht enden; scheinbar grenzenlos ergibt sich der Genuss, die weiße Milch im bauchigen Glas lässt sich unentwegt genießen – die verrinnende Zeit ist keine Dimension in dieser Welt.

Dann erlebt man den Bruch: Am nächsten Morgen ist die Stimmung anders, gereizt, nichts will mehr gefallen, das Kleinste ärgert das Gemüt, als hätte man vortags jede Freude verbraucht, Glück und Lust bis zum Äußersten ausgereizt. Man büßt für das Überbordende, als ob uns das Maß der Lust begrenzt wäre und sich nach der Flut zwingend die Ebbe meldete. Das im Rausch Erlebte wirkt unverdient, erscheint im Rückblick billig und fahl. Dem Bergsteiger gleich, der sich auf den Gipfel fliegen ließ und das Gebirge nicht selbst erklomm, bleibt trotz der Schönheit des Erlebten ein schales Gefühl zurück.

Was man selbst erlebt, hat die Wissenschaft bestätigt: Heute wissen wir, dass psychodelische Drogen wie Meskalin, Psilocybin oder das synthetische LSD (Lysergsäurediethylamid) im Hirn die Bindungsstellen für Nervenübertragungsstoffe wie Acetylcholin und Serotonin[61] vorab im Frontal- und Schläfenhirn besetzen und in der Folge die Pforten der Wahrnehmung öffnen, Aufmerksamkeit und Stimmung verändern, die Zeit zum Stillstand bringen und das Raum- und Ichgefühl entgrenzen, ja mystische Erlebnisse vermitteln und einen Urlaub von der Wirklichkeit möglich machen – die Manipulierbarkeit unserer Seele ist biochemisch belegt.

---

60 Maurice Maeterlinck (1862–1949): Belgischer Schriftsteller des Symbolismus und Nobelpreisträger 1911.

61 Felix Hasler et al.: Acute psychological and physiological effects of psilocybin in healthy humans: A double blind, placebo-controlled dose-effect study. Psychopharmacology 172, 2, 145–156, 2004.

Was wäre, wenn uns Erleben und Gefühle nach Bedarf verfügbar würden? Wirklich machen wir uns schon heute allerlei Gift zu Nutze, vom Koffein und Nikotin bis zu Handfesterem wie Cannabis und Cocain. Gibt es auch die Pille zum vollkommenen Glück? Die Neuropharmakologie hält vieles bereit, was nicht länger als Gift erscheint; sie verspricht eine Welt ohne Traurigkeit und Schmerz, wie sie Huxley entwarf – Erfüllung als verfügbares Gut. Mustafa Mannesmann, Weltaufsichtsrat für Europa, bringt Michel, dem zivilisationsfeindlichen Wilden aus Malpais, die Segnungen der Moderne näher:[62]

> Sollte sich durch einen unglücklichen Zufall wirklich einmal etwas Unangenehmes ereignen, nun denn, dann gibt es Soma, um sich von der Wirklichkeit zu beurlauben. Immer ist Soma zur Hand, um Ärger zu besänftigen, einen mit seinen Feinden zu versöhnen, Geduld und Langmut zu verleihen. Früher konnte man das alles nur durch große Willensanstrengung und nach jahrelanger harter Charakterbildung erreichen. Heute schluckt man zwei, drei Halbgrammtabletten, und damit gut!

Das paradiesische Lustprinzip wird biochemisch verfügbar, Erfüllung stellt sich mühelos ein und muss nicht länger mühsam erschaffen werden – Glück als Konsumgut. In dieser Welt sind Mühe, Leiden und Überwindung verlorene Werte. Müssen wir heute, wie einst die Kirche, den Menschen vor den Verlockungen der Wissenschaft bewahren? Verliert sich, wenn die Gefühle frei wählbar werden, das Wesen des Menschen?

Utopia

Was 1923 geschrieben und in ironischer Anspielung auf den Erfinder der Massenproduktion ins Jahr 632 nach Ford datiert wurde, klang damals überzogen und vielen Kritikern als konstruiert. Wenn man den Wert einer Utopie daran misst, in welchem Maße ihre Prophezeiungen sich anschicken Wirklichkeit zu werden, dann ist Huxleys Roman kaum hundert Jahre später erst recht ein Schlüsseltext. Seine vorgedachte Möglichkeit ist im Ansatz bereits in unser Leben eingebunden.

Die Wohlfahrtstyrannei Utopias hat Leistungsfähigkeit und Stabilität – und was wäre uns heute wichtiger? – zu ihren höchsten Werten erkoren. Dazu hat Huxley das Problem des Glücks auf bitterböse Weise gelöst:

Utopia ist eine Gesellschaft, in der jeder sein Sklaventum liebt und alle am Wohlstand teilhaben; Krankheit und Elend sind ebenso überwunden wie Ehe, Mutterschaft und Familie, aber auch Individualismus, Freiheit, Kunst und Religion. Das genormte Glück wird jeder Kaste auf ihre Weise zuteil; durch Bokanowskifikation, Huxleys Vorwegnahme des Klonierens von *designer babies*, werden die niederen Kasten gleich im Dutzend hergestellt und als Gruppen identischer Simultangeschwister im Arbeitsprozess eingesetzt. Im Reagenzglas wird jeder für seine Aufgaben gezüchtet und präpariert, auf dass er seinen Platz in der wirtschaftlichen und gesellschaftlichen Rangordnung finde – Wissenschaft als neue Religion. Dass in einer solchen Kastenordnung von den Alphas bis zu den Epsilons das Problem des Glücks nur mit innovativen Methoden zu lösen wäre, nahm Huxley ernst. Er erfand neben der gezielten Züchtung die frühkindliche Konditionierung, die Hypnopädie – die nächtlichen Einflüsterungen, mit denen die Bürger seiner neuen Welt dazu gebracht werden, ihr Schicksal zu lieben – Erwartung und Erfüllung werden eins.

Eine Gesellschaft von Alphas dagegen wäre offensichtlich konfliktreich, wenig leistungsfähig und instabil; deshalb werden in der schönen neuen Welt für mindere Aufgaben je nach Bedarf Betas, Gammas, Deltas und Epsilons gezüchtet. Epsilons brauchen für ihre Aufgaben wenig Intelligenz, ja sie wäre ihnen hinderlich. Ihre geistigen Fähigkeiten werden daher bereits bei ihrer Züchtung durch Alkoholzugabe beschränkt. Jedem Klon werden in früher Kindheit mit elektrischer Konditionierung die für seine Aufgaben und Stellung nötigen Abneigungen und Ängste vermittelt. Durch die nächtlichen Einflüsterungen ab Band werden seine sittlichen und sozialen Gefühle geprägt. So lernt jeder, das zu lieben, was er ist, ein Alpha, ein Beta oder auch ein Epsilon – Gedankenmedizin der zynischen Art.

Der Bedarf an praktischer Vernunft

Wenn Ethik besonders dann gefragt wäre, wenn unser Handlungsspielraum sich unerwartet erweitert, dann wäre es heute hohe Zeit dafür. Tatsächlich scheint in einer Zeit, in welcher aufgrund abnehmender Bedeutung transzendenter Werte klare Handlungsrichtlinien fehlen, der Bedarf an Ethik rapide zuzunehmen. Kaum eine Universität, welche sich nicht ein Institut für die Fragen des rechten Handelns leistet, keine Kommission glaubt ohne solchen Rat auszukommen. Die Ethik des Duldens, die von den Schranken der Natur, der Knapp-

---

62 Aldous Huxley: Schöne neue Welt. Fischer Taschenbuch Verlag, Frankfurt 1981, S. 234.

heit der Güter und der Macht der Kirche geprägt und auf ein Leben nach dem Leiden ausgerichtet war, hat in der schönen neuen Welt ihre Berechtigung verloren. Der Bedarf nach einer Moral der Chancen, nach Anleitungen im Umgang mit dem Unbeschränkten, wird dadurch umso größer. Die zunehmende Auflösung klarer Schranken verlangt nach neuen Werten, ohne dass sich diese einfach finden lassen (▶ Kapitel 16).

Wie weit sind wir schon in die schöne neue Welt eingedrungen? Wie weit hinein wollen wir geraten? Sicher, die schöne neue Welt ist noch nicht das Umfeld, in dem wir leben. Doch die Globalisierung der Kultur hat längst begonnen, selbst ein gewiss schwacher Weltaufsichtsrat besteht. Krankheit und Leiden haben sich stark vermindert, der Bedarf nach umfassendem Wohlbefinden nimmt stetig zu (▶ Kapitel 13). Das Fühlkino ist zwar noch nicht erfunden, aber die Phantasiewelt wurde elektronisch für alle abrufbar. Die Schwangerschaft ist zwar noch nicht gänzlich abgeschafft, aber ihre Planung ist zu einem Menschenrecht geworden, seit der aus Wien emigrierte Chemiker Carl Djerassi einen oral wirksamen Abkömmling des weiblichen Geschlechtshormons Progesteron 1951 zum Patent angemeldet hat. Die Einführung der Pille in den 60er Jahren hat unsere Lebenswelt verändert, die Sexualität verfügbar gemacht, die Rolle der Frau neu geschrieben und die Überalterung der Gesellschaft vorangetrieben. Klonieren gehört technisch längst zum Forschungsalltag; jedes Labor, das etwas auf sich hält, untersucht *knock-out* und transgene Tiere[63]. Vor kurzem, genau genommen am 25. Juli 1978, kam im englischen Oldham bei Manchester das erste Retortenbaby zur Welt. Seither hat sich die künstliche Befruchtung außerhalb des Körpers zur Routine entwickelt; die Zahl der Geburten, die durch künstliche Befruchtung zustande kamen, wird heute auf nahezu zwei Millionen geschätzt. Als Nebenprodukt entstanden die überzähligen menschlichen Embryos. Der Umgang mit diesem überschüssigen Gewebe und den Stammzellen, die sie enthalten, ist noch ein ethischer Disput, vielleicht beginnt hier aber auch die Medizin von morgen. Die pharmakologische Steuerung unseres Wohlbefindens beim Wachen und im Schlaf ist mit Valium, Prozac und Viagra längst alltäglich geworden – die Heilkunst vermittelt zunehmend Glück.

Mag uns dies auch erschrecken: Wir können uns nicht wie Dürrenmatts Physiker Möbius ins Irrenhaus

zurückziehen, damit die Welt keines wird; der gedachte Gedanke lässt sich nicht mehr verdrängen, wenn wir nicht auf Atavistisches wie das Tabu zurückgreifen wollen. In Dürrenmatts Stück wird Möbius, der Erfinder der Weltformel, in tragisch-komischer Verstrickung in seinem irren Versteck gegen seinen Willen zum Mörder seiner Krankenschwester, um seinen Trug nicht auffliegen zu lassen.[64]

Überschreiten der Natürlichkeit

Genauer besehen, liegt der Beginn der technischen Gestaltung unseres Körpers viel weiter zurück als wir glauben: Der Mensch, der seine Nacktheit in Kleider hüllte, hat seine Körperbehaarung ebenso verloren wie die Schwielen an seinen beschuhten Füssen. Wir könnten heute ohne Mantel keinen Winter überstehen noch barfuß ohne Schmerzen unseres Weges gehen. Begonnen hat es mit der Zähmung des Feuers – eine Sünde, für welche Prometheus büßte. Das Feuer, die Quelle kulturell verfügbarer Wärme, deren der nackte Affe bedurfte, war nicht allein Schutz vor Kälte und wilden Tieren. Mit dem Feuer kam das Gekochte in die Welt, das den Menschen mehr als irgendetwas anderes vom Tierreich scheidet. Das Feuer wurde uns zur jederzeit verfügbaren Energie und schaffte selbst in kalten Jahreszeiten in von der Natur abgetrennten Räumen Wärme und Behaglichkeit. Das Air-Conditioning und der Eisschrank machten den künstlichen Raum vollends zu unserer Lebenswelt. Seither bewegt sich der menschliche Körper in einer naturfernen Hülle – durch Kleider und Schuhe von der Umwelt getrennt, ja in seinem Heim und Wagen filtrierte Luft atmend. Selbst Gerüche sind nicht mehr naturgegeben; die Seife und das Parfüm haben die natürliche Ausdünstung längst verdrängt.

Die Überschreitung der Natur geht noch weiter: Die Sehkraft, einst Voraussetzung des Überlebens, ist zu einer behebbaren Nebensache geworden, ist allenfalls ein ästhetisches Problem, das Kontaktlinsen aus der Welt geschaffen haben – *corriger la nature* als Selbstverständlichkeit. Auch hier liegen die Anfänge weit zurück: Bereits mittelalterliche Mönche hatten Lesesteine gegen ihre Altersweitsichtigkeit benutzt, die Erfindung der Brille folgte gegen Ende des 13. Jahrhunderts und in den letzten hundert Jahren kamen Kontaktschalen, intraokulare Linsen und die Laserchirurgie hinzu. Geklonte Zellen als Retinaimplantate bei degenerativen Erkran-

---

63 Knock-out Tiere = Organismen, bei welchen ein Gen ausgeschaltet wurde. Transgene Tiere = Organismen, bei welchen ein Gen überexprimiert wurde.

64 Friedrich Dürrenmatt: Die Physiker. Eine Komödie. Diogenes 1998.

kungen der Netzhaut wären eigentlich nur ein weiterer und folgerichtiger Schritt in die gleiche Richtung. Entsprechendes lässt sich für das Ohr – vom Hörrohr zu den Cochleaimplantaten – und für das Herz – vom Schrittmacher, künstlichen Klappen bis zu implantierbaren Pumpen und der Transplantation (▶ Kapitel 2) – sagen. Auch hier wäre das gentechnologisch hergestellte Ersatzorgan eigentlich nur ein weiterer Schritt in die gleiche Richtung. Somit: Was Huxleys Utopie erschreckend macht, ist nicht die Verwendung biologischer Techniken für die Heilkunst, sondern ihre Ausweitung auf die Gestaltung der Gesellschaft und des menschlichen Seins überhaupt – Biosophie als neue Gedankenwelt.

Wie schnell darf es sein?

Wie soll es weiter gehen? Können wir diesem anhaltenden Wandel folgen oder werden wir Opfer einer zunehmenden Übereilung? Erst in der Renaissance konnte sich die Anatomie entfalten, wurden erstmals heimlich und unter Gefahren Leichen geöffnet, Körper und innere Organe unseren Augen zugänglich. Vor hundert Jahren wurde die Erbsubstanz entdeckt, vor einem halben Jahrhundert die Doppelhelix beschrieben und gestern die Gensequenz entschlüsselt. Das *Human Genome Project*, das Mapping des genetischen Codes, wurde früher als erwartet abgeschlossen und die noch vor kurzem für unmöglich gehaltene Klonierung höherer Säuger mit der Geburt des Schafes *Dolly* 1996 verwirklicht[65]. Nun steht das Hirn auf der Agenda. Die Geschwindigkeit des Fortschritts wächst wie auf einer Rollerbahn, Schwindel stellt sich ein. Wie soll dies weitergehen? Wissen und Verstehen klaffen auseinander: Man ist an die Geschichte des Indianers erinnert, der zum ersten Mal in einem Auto mitfuhr und alsbald wieder auszusteigen wünschte, da seine Seele nicht mitgekommen sei.

Wie schnell darf es sein? Wie viel Wissenszuwachs ist verkraftbar für den Forscher, den Experten, den Landarzt, den Laien? Die Anforderungen steigen, es ist nicht zu leugnen. Dabei schiebt der Fortschritt die Grenzen des Wachstums immer schneller vor sich her; ein Ende ist nicht abzusehen. Der exponentielle Zuwachs des Wissens verändert die Lage – die Seele kommt nicht mit. Die Dauer des jeweils Gültigen, das uns hält und ruhen lässt, ist uns unendlich kurz geworden. Ist die Idee einer umfassenden Bildung, Humboldts Vision eines Universalgelehrten, der Wissen zu werten und zum Ganzen zu knüpfen versteht, noch haltbar? (▶ Kapitel 14).

Unerwarteterweise bewirkte gerade der Fortschritt mit zunehmender Geschwindigkeit auch einen Verlust an Halt, den Wissen zu vermitteln sucht: Die ständige Neubestimmung des jeweils Gültigen, eine gewiss zwingende Folge der wissenschaftlichen Wahrheitsfindung an sich – seit Popper wissen wir, dass sich unsere Weltsicht von *conjectures to refutations* weiterhangelt[66] – erschüttert anhaltend unseren Wunsch nach Geborgenheit. Die ruhende Gewissheit religiöser Systeme, die sich auf ewige Wahrheiten stützt, konnte und kann Wissenschaft nicht liefern, ja mit ihrem zunehmenden Erfolg wuchs die Verunsicherung. Entgegen der ursprünglichen Erwartung der Aufklärung erwies sich gerade diese laufende Annäherung an die Wahrheit, die mit hektisch wechselnden Hypothesen verbunden ist, als das eigentlich Beunruhigende, ja Beängstigende gegenüber fest verankerten Glaubenssätzen.

Was werden die Auswirkungen sein, wenn selbst Experten Mühe haben das sich ständig erneuernde Wissen zu verarbeiten? Hatten früher Generationen fast unbegrenzt Zeit, Neues zu ordnen, zu verarbeiten und in ihre Lebenswelt einzufügen, wird heute eine Generation in ihrer Lebensspanne von Neuerungen überschwemmt. Sicher, das Denken von Newton, Galilei, Darwin sind heute Teil unserer Welt, Organtransplantationen keiner Aufregung wert, über Gene spricht ein jeder. Dennoch – die Halbwertszeit des Wissens ist kürzer geworden als die produktive Lebensarbeitszeit der Allermeisten, der Lernaufwand bedrängt selbst die Begabten. Dies ist zunächst ein Privileg der Zeitgenossenschaft, ein Stimulans, das uns bis ins hohe Alter in Bewegung hält; nie in der Geschichte konnte man in seiner Lebensspanne soviel erleben und gestalten wie uns dies heute vergönnt ist.

Die Gegenwartsschrumpfung birgt aber auch Gefahren: Leicht lehnt der Überforderte das Neue ab (*When in doubt, vote no!*), verhindert Fortschritt wo er nötig wäre, weil ihm Einsicht oder Werte fehlen. Die Politik, mit Weitsicht selten genug gesegnet, neigt schnell zum Nein und falschen Schlüssen, wo Neues droht. Der überfordernde Wandel kann – wie das Aufleben des Fundamentalismus zeigt – zum Rückzug in einfache Weltbilder verführen, in Ordnungen, in welchen durch eine romantische Verklärung des Bisherigen

65 Ian Wilmut et al.: Viable offspring derived from fetal and adult mammalian cells. Nature 385, 810–813, 1997.

66 Karl Popper: Conjectures and refutations. The growth of scientific knowledge. Routledge and Kegan Paul, London, 1974.

eine trügerische Geborgenheit vermittelt wird: Das Entlastende von festen Glaubenssätzen jenseits der Erfahrung ist ein verführerischer Ausweg.

Auch die andere Haltung wäre nicht minder schlimm: Ein unbedarftes Zuschauen, ein stummes *laissez-allez*, ein Achselzucken in Anbetracht der Unaufhaltsamkeit des sich Ereignenden. Dabei wird uns die Antwort auf solch tiefe Fragen nicht nur von der Sache selbst her schwer: Das Problem der Werte hat sich in unserer säkularen Gesellschaft und globalen Welt verschärft (▶ Kapitel 16); die absolute Wahrheit der Offenbarung steht uns nicht mehr zur Seite, bestenfalls können uns lebensdienliche Werte leiten – Utilitarismus als Zuflucht in einer wertlosen Welt.

Was hilft dem Indianer in dieser Lage? Wir müssen seiner Seele helfen, sie muss hohe Geschwindigkeiten zu genießen lernen – dabei kann der Rausch des Tempos, die Freude am Neuen durchaus beflügeln. Wäre die Leistung des Hirns wie die der Muskeln durch die Belastung bestimmt, dann böte sich durch Anpassung an die Forderungen der Zeit, wie sie die Plastizität des Hirns erlaubt, auch eine Chance. Und in der Tat: Die von Generation zu Generation zunehmend bessere Leistungsfähigkeit in Intelligenztests deutet an, dass das menschliche Hirn sich mit der wissenschaftlich-technischen Welt vertrauter macht, ja seine Aufnahmefähigkeit zu steigern vermag. Das Erregende wachsenden Wissens gälte es als Wert zu vermitteln.

Ist eine andere Möglichkeit überhaupt gegeben? Könnten wir – so wir wollten – das Tempo der Entwicklung drosseln oder gar stoppen? Kämpften wir so nicht wie einst Don Quixote und Sancho Pansa gegen Windmühlen an? Als die rührige Gemahlin von Lordbischof Samuel Wilberforce 1860 erstmals von Darwins Evolutionstheorie hörte, soll sie gesagt haben: *Descended from apes! My dear, let us hope it is not true, but if it is, let us pray that it will not become generally known.*[67] Die Vergeblichkeit ihrer Hoffnung amüsiert uns heute. Der gedachte Gedanke lässt sich nicht ungedacht machen. Die Auswirkungen neuer Ideen aber, und damit die Frage, ob die Wissenschaft und Technik sich letztlich immer zu unserem Wohle entwickelt oder der Kontrolle bedarf, ist unerwartet bedeutsam geworden. Da die Auswirkungen des Wissens alle betreffen, können nicht Forscher und Mediziner alleine entscheiden; vielmehr

sollten wir alle seine Entwicklung lenken, ihr durch Werte und wo nötig auch Gesetze eine Richtung geben. Doch nur was wir verstehen, lässt sich verantwortungsvoll gestalten.

Bewertung des Ausblicks

Die Wertung der biotechnologischen Revolution und ihrer Auswirkungen ist nicht einfach, falls wir uns nicht in fundamentale Positionen flüchten. Ein Blick in die Geschichte lehrt, dass dies nicht die erste, wohl auch nicht die letzte Debatte zu Grundsätzlichem ist. Neuerungen waren von jeher ein Sakrileg; Symbole, ja Heiliges wurden durch neues Wissen wiederholt und unter Schmerzen entzaubert – und immer waren innerste Werte der Zeit berührt. Wenn auch der Handlungsspielraum durch das Neue heute bedrohlich größer wird, so war doch etwa die Anatomie für die Renaissance weltanschaulich vergleichbar fordernd (▶ Kapitel 2). Doch selbst in jener Zeit, konnten Offenbarungswerte Wissen nicht verhindern. Es scheint als ob der geschichtliche Prozess stetig zunehmenden Wissens und Könnens – auch gegen Widerstand – unaufhaltsam auf einen sich ständig verflüchtigenden Endpunkt zuläuft (▶ Kapitel 2, 5 und 6). Dass Unterdrückung von Wissen und Können selten gelingt, musste selbst eine Macht wie die katholische Kirche schmerzlich erfahren; Galileo Galilei widerrief zwar angesichts der Folterwerkzeuge der unheiligen Inquisition (das »*e pur si move*« gehört in den Bereich der Legenden), doch dieser anfängliche Erfolg hielt die Wahrheit nicht auf. Dreihundert Jahre später musste selbst diese Institution zurückkrebsen. Lassen sich also Wissen, seine Anwendung und Auswirkungen nicht steuern? Sind alle Anstrengungen, den Fortschritt zu gestalten, sinnlos? Müssen oder dürfen wir uns der weiteren Entwicklung widerspruchlos aussetzen? Was sich nicht aufhalten lässt, das sollte man wenigstens gestalten – die Lebensnützlichkeit der Neuerungen, die uns erwarten, gilt es zu fördern, die Grotesken der »*Schönen Neuen Welt*«, Aldous Huxleys Warnung gemäß, aber vorausschauend zu meiden. Der Frage, ob Regelungen möglich und auch sinnvoll sind und, falls ja, wie es geschehen soll, wollen wir uns zum Schluss zuwenden, wenn wir den Begriff der Gesundheit und das Ziel der Heilkunst näher bestimmt haben (▶ Kapitel 12 und 16).

Das Problem der Selbstverständlichkeit

Doch kehren wir von den Auswirkungen der Medizin zurück zur Heilkunst der heutigen Tage. Was ihre Wahr-

---

67 Christian Vogel: Charles R. Darwin und sein Werk »Die Abstammung des Menschen und die Folgen. In: Charles Darwin: Die Abstammung des Menschen. Alfred Kröner Verlag Stuttgart, 2002, S. XVII.

nehmung und Stellung in der Gesellschaft betrifft, gilt es ein Letztes zu bedenken: Es ist das Problem der Wertschätzung. Das Unerreichbare wird begehrt, um das Exquisite wird gekämpft, das Selbstverständliche gedankenlos verbraucht. Die Heilkunst war lange ein Geschenk für Auserwählte, dem Volk, der Mehrheit nicht vergönnt. Die heutige uneingeschränkte Verfügbarkeit medizinischer Leistungen ist neu – und sie stellte die Frage nach Wert und Maß auf eine andere Grundlage.

Wie alle Könige hielt sich Louis XIV., der Sonnenkönig, – ein Privileg seines hohen Standes – einen persönlichen Arzt, ja ein ganzes Gefolge der besten Ärzte Frankreichs, deren Taten im *Journal des Santé* minutiös verzeichnet wurden.[68] Er hatte – im Gegensatz zu seinen Untertanen – uneingeschränkten Zugang zur Medizin seiner Zeit. Nicht immer nur zu seinem Vorteil: Sein Hang zu Süßigkeiten bereiteten seinem Gebiss schon früh Probleme. Zähne mussten gezogen und Abszesse wiederholt drainiert werden, was beim Stande der damaligen Wissenschaft unvorhersehbare Folgen haben konnte. So führte 1687 der Eingriff des *Opérateur dentiste* zu einer breiten Öffnung in seiner Kieferhöhle, ein Defekt, der nach jeder Mahlzeit zu übel riechenden Rückständen führte und erst nach mehrmaligen – selbstverständlich ohne Narkose durchgeführten – Kauterisationen abheilte.

Seine Analfistel wurde gar nach Vorversuchen an Untertanen von Felix de Tassy, dem *Premier Chirurgien du Roi*, erfolgreich – wiederum ohne Narkose – operiert. Dieser Erfolg beförderte das chirurgische Handwerk seiner Zeit beträchtlich. Die Möglichkeit ärmerer Bevölkerungsschichten, sich medizinisch behandeln zu lassen, blieb dennoch beschränkt – zunächst auf Klöster, auf barmherzige Herbergen oder *Hôtel de Dieu*, Siechenhäuser und erste Spitäler.

Ein uneingeschränkter Zugang zu sachkundiger ärztlicher Betreuung wurde erst in der jüngsten Neuzeit möglich. Langsam aber unaufhaltsam wurde die Medizin von einem Privileg zum Allgemeingut. Entsprechend wird heute mit ihr umgegangen: Sie steht jedem zu, ist gar ein Menschenrecht. Die durch die Sozialstaaten des Westens ermöglichte Selbstverständlichkeit im Verbrauch ärztlicher Leistungen führte zwangsläufig zu ihrer Entwertung. Wer schätzt schon das einfach Verfügbare? Solidarische Kostenübernahme wird für alles und jedes erwartet, ein Selbstbeitrag als Zumutung, als

Verletzung elementarer Rechte empfunden. Die gleichen Bürger fahren ihr liebstes Spielzeug, sei es ein BMW oder ein einfacheres Gefährt, frei von solchen Erwartungen zu ihrem Autohaus und bezahlen dort ohne Umschweife für Service, Auspuff oder Kupplung.

Wie viel darf es kosten?

Es überrascht somit nicht, dass diese Entwertung der ärztlichen Tätigkeit vom sakralen Akt zur verfügbaren Selbstverständlichkeit den Diskurs um ihren Preis entfachte. Das Selbstverständliche soll nichts kosten. Wie viel sind wir bereit, für dieses Unterfangen einzusetzen? Dass der Erfolg der Medizin seinen Preis hat, ist hinlänglich bekannt. Wie hoch er sein darf und wer ihn bezahlen soll, lässt sich mit Wissen alleine nicht klären. Hier geht es um Wertungen, nicht um Tatsachen. Die Frage lautet: Wie viel Gesundheit wollen wir uns leisten? Dürfen es zehn oder gar fünfzehn Prozent unseres Bruttosozialproduktes sein – oder sind uns Straßen, Bahnen, ja vielleicht Panzer wichtiger? Wollen wir sie auf das Wesentlichste beschränken oder sogar eine Zweiklassenmedizin zulassen? Und wenn: Was wäre das Wesentliche? Was wäre das Nötigste, das wir allen zugestehen? Wie viel Wirkung für welchen Preis, wie viel *value for money* wollen wir? Diese Fragen liegen – wie wir sehen werden (▸ Kapitel 5) – jenseits der Wissenschaft, lassen sich nur beantworten, wenn wir den Wert der Medizin näher bestimmt haben.

Kein Zweifel, die Kosten ärztlichen Handelns sind ungebührlich gestiegen, doch ist auch einiges erreicht worden: Als Nathan Rothschild, Banquier der Könige und Kaiser, 1836 an einem wohl durch einen schmutzigen Halskragen verursachten Abszess erkrankte und an den Folgen einer Blutvergiftung starb, nützte ihm weder sein finanzielles Imperium noch seine gesellschaftliche Stellung, um die ihn selbst die Mächtigsten beneidet hatten. Penicillin, das ihn gerettet hätte, war für kein Geld der Welt zu haben; es brauchte noch fast hundert Jahre, bis Alexander Fleming die Wirkung des Pilzextraktes entdeckte und es Howard Florey und Ernst Chain in Oxford gelang, die Substanz zu reinigen und für die Medizin verfügbar zu machen. Heute sind Penicillin und hunderte noch wirksamerer Antibiotika für jeden aufs Selbstverständlichste verfügbar geworden. Zu Nathan Rothschilds Zeiten war die Heilkunst für alle gleich – doch auch für alle gleich schlecht. Dorthin will kaum einer zurück, schließlich könnte es einen selbst treffen.

Gewiss, der *value for money* nahm mit steigendem Fortschritt stetig ab; immer teurer wird jede nächste

---

68 Beat Rüttiman: 1686 – Die Fistel des Sonnenkönigs. Schweiz. Med. Rundschau (PRAXIS) 49, 1504–1508, 1986.

Erkenntnis, jede neue Technik, die über das bisher Verfügbare hinausgeht – ein Phänomen, das nicht nur die Medizin betrifft. Anfänglich hatten einfache Veränderungen enorme Wirkungen: Gesündere Ernährung, die Verhinderung von Hungersnöten, körperliche Hygiene, auch bauliche Maßnahmen wie die Kanalisation und die Verfügbarkeit von Badezimmern für jeden Bürger; erst danach kamen Antibiotika, Tuberkulostatika und Impfungen. Die chronischen Erkrankungen, die uns heute belasten, kosten viel, weil wir sie nur lebenslang behandeln, nicht aber heilen können. Gelenkbeschwerden, Knochenschwund, hoher Blutdruck, Gefäßerkrankungen und andere Altersgebrechen beschäftigen Arzt und Patient über Jahre – und belasten das Budget von Krankenkassen und Staat entsprechend.

Oder geht diese Diskussion völlig an der Sache vorbei? Ist der wachsende Gesundheitsmarkt letztlich ein Segen, der Mehrwert wie Arbeitsplätze, Steuern und Kapital für alle schafft? Und ohne Zweifel sind das Gesundheitswesen und seine Stützen – Spitäler, Praxen, Apotheken, Behörden, Kassen und die Industrie – die gewichtigsten Wirtschaftszweige unserer Zeit. Auch die Gesunderhaltung aller von der Ernährung bis zu *fitness* und *wellness* ist zu einem bedeutenden Wirtschaftstreiber geworden. Dann wäre das Problem plötzlich ein Segen? Ist unser Hirn, zumal das öffentliche, wie es sich in den Medien täglich darstellt (und sich in der Folge in der Politik spiegelt), unfähig, das System als Ganzes, Kosten und Nutzen, Ausgaben wie Gewinn für Gesellschaft und Staat zu betrachten? Fragen über Fragen, die nicht diese Abhandlung, vielmehr jeder Leser als Staatsbürger beantworten sollte. Auf dem Weg dorthin ist zu bedenken, was die Folgen einer Fehleinschätzung wären; neben dem rein Medizinischen, den Folgen für den Patienten, der unter eine Beschränkung des Heilens fiele, darf nicht nur das Ersparte in Rechnung gestellt werden, sondern auch Stellenabbau, Steuerausfälle, Ausgaben für Arbeitslose und nicht zuletzt der Verlust an Innovation. Die Unterversorgung der britischen Bevölkerung durch den *National Health Service* und der Abbau der deutschen Pharmaindustrie, ja man muss befürchten ihre baldige Entsorgung, sind Beispiele für die Folgen kopfloser, nur kurzfristig erfolgreicher staatlicher Sparpolitik für das Ganze.

Maß und Wert

Wo liegt Maß und Wert der Medizin? Dem Zeitgeist gemäß steht in der Öffentlichkeit der Geldwert zur Diskussion, als ginge es bei diesem Unterfangen um einen beliebigen Wirtschaftszweig. Es scheint, dass eine Gesellschaft, deren soziale Visionen sich an der Realität zerrieben haben, sich an den Wert hält, der den historisch siegreichen Kapitalismus bestimmt – Medizin als *business*.

Und kein Zweifel: Für viele ist die Heilkunst zum gewinnbringenden Geschäft geworden; für die Industrie, die damit immerhin Innovatives liefert (▶ Kapitel 6 und 9), aber auch für Privatkliniken, die in den heutigen Gesundheitssystemen mit Mengenausweitung ihr *business* entwickeln – die Ökonomie hat von der Medizin Besitz ergriffen. Rentabilität steht für Spitäler zuoberst auf der Liste. Mit Hochglanzprospekten, Werbegeschenken, Anzeigen und Fernsehspots wird um Kunden geworben. Mit *Corporate Health*, *Check-Up Clinics* und Gesundheitszentren wird Kundenbindung erreicht, lange bevor ein Patient den Arzt wirklich braucht. Wer wollte in der heutigen Welt des Marktes widersprechen? Der Markt wird allerorts als Heilmittel angepriesen: Konkurrenz soll alles richten, die Preise senken und die Qualität der Versorgung heben.

Immerhin sei die Frage erlaubt, ob Gesundheit und Heilkunst mit dem Verkauf von Autos und Musikgeräten zu vergleichen ist. Märkte sind durch Profite bestimmt; jeder will umworbener Kunde sein, doch möchte der Patient vielleicht auch Anderes: Ist der gute Arzt ein durch Börsenkurse und Jahresabschlüsse bestimmter Begleiter des Patienten? Wünschen wir uns einen Arzt, der bei Entscheidungen den Gewinn, den seine Behandlung erbringt, mit in Rechnung zieht? Entsteht hier nicht ein *Conflict of Interest* (▶ Kapitel 8) der neuen Art? Kann ich als Arzt, wenn eine *private equity group* hinter meiner Tätigkeit steht, noch im Sinne des Leidenden entscheiden, eine gewinnbringende Behandlung zurückstellen und abwarten, anstatt entschlossen das Rentable zu empfehlen? Wenn das Wohl des Patienten unverrückbar über allem steht, dürfen nicht Marktgesetze leitend sein. Eine Welt, die alles Trachten mit Geld entlohnt, züchtet Menschen, denen nur Geld als Wert erscheint. Wenn ein Zyniker – wie Oscar Wilde es fasste – jemand ist, der den Preis von allem und den Wert von nichts kennt, dann darf der gute Arzt gewiss kein Zyniker sein.

Ökonomen stellen uns gleichwohl die Frage: Was ist der Unterschied zwischen Gesundheit und einer Stereoanlage? Hat das menschliche Leben nicht auch einen Preis? Natürlich, jede Ware, jede Leistung kostet, medizinische Maßnahmen sind davon nicht ausgenommen. Die *numbers needed to treat* (▶ Kapitel 5) einer Behandlung lassen sich berechnen und damit der Aufwand für eine bestimmte Leistung. In einer völlig deregulierten Medizin wäre die Behandlung eine ökonomische Wahl. Nicht jeder ist bereit, für einige Jahre Lebens gleichviel einzusetzen. Wenn ein unbemittelter Patient nur wenig für eine Verlängerung seines Lebens entrichten kann, ist sein Leben dann weniger wert als dasjenige eines Begüterten, der alles für ein paar Monate aufwenden will? Eine rein ökonomische Betrachtung der Medizin führt uns aus der Humanität.

Der Anteil des Gesundheitswesens am Bruttosozialprodukt westlicher Länder ist oftmals der am stärksten wachsende Wirtschaftszweig. Dagegen wäre nichts Grundsätzliches einzuwenden, würde es sich um die Bauindustrie, Detailhandel oder Banken handeln. Zwei Merkmale unterscheiden das Gesundheitswesen von anderen Märkten: Zum einen bestimmt weitgehend der Anbieter und weniger der Kunde den Markt; zum zweiten nimmt sich die Heilkunst seit jeher unseres höchsten Guts, der Gesundheit, an. Der sakrale Wert dieses Guts gerade in unserer Zeit, das Recht auf Wohlbefinden in der westlichen Welt (▶ Kapitel 13), hat dieser Diskussion immer etwas Ungehöriges, ja Unmoralisches verliehen. Auch die Medizin kann sich dem Geldwert nicht entziehen, doch darf sie ihre Wurzeln nicht vergessen – die Frage nach dem Sinn der Medizin umschließt die Frage nach dem Sinn des Lebens. Die Kosten können dabei nicht alleine leitend sein.

Was will der Patient?

Wäre die Medizin eine Tätigkeit der freien Wirtschaft, so wäre die Zufriedenheit des Patienten ihr letztes Ziel – der Kunde als *bench mark*. Das wäre *business-oriented* und modern. Eine Fluggesellschaft misst sich an der Zufriedenheit der Kunden, sie bestimmt ihren Erfolg. Nun entfaltet Medizin sich nicht in einem freien Markt: Der Kunde zahlt nur Teile seiner Kosten, kann sich kein rechtes Bild von Aufwand und Ergebnis machen. Auch wird Zufriedenheit nicht vom Ergebnis selbst bestimmt; ja der viel – zu viel – behandelte Patient mag sich gar umhegter und besser fühlen als derjenige, der nur das Nötige erhält. Ist *Too much of a good thing wonderful* – wie Mae West in Anspielung auf ihre Figur bemerkte? In der Medizin gilt diese Gleichung nicht; vielmehr sollten wir uns an Paracelsus halten: »Alle Dinge sind Gift und nichts ist ohne Gift, allein die Dosis macht, dass ein Ding kein Gift ist.« Zuviel Diagnostik, zuviel Therapie ist keine gute Medizin. Der Unerfahrene – auch der geldgierige Mediziner, den es durchaus gibt – verordnet

die meisten Tests; der heilkundige Arzt gelangt einfach, schnell und mit Maß ans Ziel. Dass der schlechte Arzt dennoch auf seine Rechnung kommt, verdeutlicht die Besonderheiten des Systems: Der Patient nimmt das gekonnte Vorgehen ebensowenig wahr, wie er die Kosten spürt. Eine Bilanz zu ziehen ist ihm in diesem System versagt.

Wie ließe sich die beste Medizin bestimmen? Nur eine Medizin, die sich der Frage stellt, ob ihr Tun und Handeln sich wirksam, sicher und zugleich kostengünstig vollzieht (▶ Kapitel 5), kann Qualität für sich in Anspruch nehmen. Dies müsste den Preis bestimmen (▶ Kapitel 16). Auch Gerechtigkeit gehört zu einer Heilkunst, die etwas auf sich hält: Das Beste darf nicht nur Ausgewählten zukommen. Unabhängig von Stellung, Macht oder Geld gehörte es bereits zum Anliegen der ersten Heiler, dass Beistand als solcher und nicht der Vorteil, der sich daraus ergibt, das ärztliche Handeln leitet.

Wahrnehmung und Sichtbarkeit

Somit: Ist Patientenzufriedenheit auch wichtig, ja für den therapeutischen Pakt entscheidend, so kann sie doch allein nicht genügen. Wie beim Fliegen steht in der Medizin neben dem Können die Sicherheit im Vordergrund. Wer würde eine Airline buchen, die notorisch Probleme und Abstürze zu verzeichnen hat? Wie soll ein Patient die Kompetenz des Arztes in Erfahrung bringen, sein Tun und Handeln werten? Sicher, beim Piloten wie beim Arzt geht der Kunde von Ausbildung und Erfahrung aus; ohne Pilotenlizenz lässt sich nicht fliegen. Ansehen, *image* kommt dazu: Ist es *Swiss*, *Lufthansa* oder *Crash-Air*, die man bucht? Ist es die *Mayo Clinic* oder das Landeskrankenhaus von Buxtehude? Auch hier gilt: *Perception is reality.* Die Flugstunden des Piloten, Erfahrung und Anzahl der Eingriffe des Arztes, sind schwer in Erfahrung zu bringen, man verlässt sich auf Wahrnehmung und Gefühl, vielleicht auf Empfehlungen von Freunden. Gewiss, Flugzeugabstürze sind nicht zu verbergen; Ergebnisse und Komplikationen einzelner Ärzte bleiben dagegen unzugänglich. Dort wo der Kampf um den Kunden bereits eingesetzt hat, sind glanzvolle Broschüren an die Stelle verlässlicher Statistiken getreten.

In New York ist man den radikalen Weg der Transparenz gegangen: Die Operationszahlen und Komplikationen eines jeden Chirurgen sind für alle einsehbar geworden – in der neuen Welt kann man sich den besten Arzt im *internet* suchen. Nach dem Skandal in der Kinderherzchirurgie der *Bristol Royal Infirmary* haben auch die Behörden Englands eine *website* mit den Leistungen herzchirurgischer Kliniken eingerichtet.[69] So erfährt der geneigte Surfer, dass die Überlebensrate nach Aortenklappenersatz in Manchester bei 95% liegt, in *Guys Hospital* in London dagegen über 99% beträgt.

Macht solch radikale Transparenz auch Sinn? Auf den ersten Blick wohl ja; der zweite lässt uns zögern: Wie wird ein Arzt auf solches reagieren? Er wird sich um die besten Noten mühen, doch wird er Schwieriges tunlichst meiden, Unvorhersehbares überweisen. Die letzte Instanz – meist universitäre Zentren – hat dann das Ungeliebte zu bewältigen. Schönwettermedizin droht sich im Umfeld umfassender Sichtbarkeit zu verbreiten. Die Cleveren erfanden deshalb korrigierte Raten, welche die Komplexität des Falles mit in Rechnung ziehen; selbst die Verrechnung nimmt zunehmend darauf Bezug (▶ Kapitel 16). Doch Fragen bleiben: Ist soviel Transparenz auch gut? Schließlich: Wie ließe sich die Alltagsmedizin – die Grundversorgung, deren Ergebnis sich nicht wie Eingriffe einfach messen lässt – erfassen, wie will man die Behandlung einfacher Krankheiten werten?

Die Suche nach dem guten Arzt

Was der Kranke wirklich sucht, zeigt sich, wenn es schief läuft, wenn es zur Kunstfehlerklage kommt. Die Befunde sind überraschend: Es ist nicht die Ausbildung und Erfahrung des Arztes, nicht sein Geschick in der Führung des Skalpells noch sein Scharfsinn oder Wissen, ja nicht einmal seine Fehlerrate (auch wenn sie im Internet verfügbar ist), die den Patienten zur Klage führt. Bei solchen Problemen entscheidet der Umgang mit dem Kunden, ob dieser letzte Schritt getan wird oder nicht[70]. Patienten klagen nicht gegen Ärzte, die sie mögen. Es sind die Ungeduldigen, Chirurgen, die wenig Zeit bei ihren Patienten verbringen, ernst und humorlos daherkommen, von oben herab erklären, die bei Komplikationen vor Gericht gezogen werden[71]. Es ist der erste Augenblick im Krankenzimmer, der entscheidet, die wenigen Minuten, in denen emotionale Bindung sich bildet oder nicht. Die Bande knüpft die Form – zunächst die sonore Stimme[72], die Wärme und Mitgefühl

verströmt, dann das geneigte Zuhören, schließlich Respekt, Freundlichkeit und Humor. Vom guten Arzt erhoffen wir uns Verständnis, Wärme, Zeit; nur so kann sich Vertrauen bilden. Das ärztliche Können wird danach schlicht erwartet.

Angemessenheit und Wirksamkeit

Dennoch: Angemessenheit und Ergebnis ärztlicher Maßnahmen müssen im Zeitalter steigender Gesundheitskosten objektiv erfassbar sein. Angemessenheit ergibt sich nicht in einem luftleeren Raum; Aufwand und Kosten müssen sich am Ergebnis messen (▶ Kapitel 5). Dies kann nur wissensbasierte Heilkunst leisten. Diese Gleichung kommt aber erst zum Tragen, wenn nicht die erbrachte Leistung allein, sondern das erzielte Ergebnis entscheidend wird. Der Anreiz sollte nicht in der Menge erbrachter Leistungen liegen, sondern in ihrer Angemessenheit und Qualität.

Wie wäre es denn, wenn nicht die Behandlung selbst, sondern ihr Erfolg bewertet würde? Soll eine Therapie vergütet werden, wenn sie die angestrebten Blutdruckwerte nicht erreicht, wenn der Blutzucker trotz der eingeleiteten Maßnahmen weit über den empfohlenen Richtwerten bleibt oder der Patient mit Herzschwäche lebensverlängernde Medikamente nicht erhält? Und erst recht bei Eingriffen: Soll eine missglückte Operation verrechenbar bleiben, soll der nach Komplikationen erforderliche Zweiteingriff das Honorar noch weiter steigern? Die heutige Medizin kennt weder Erfolgshonorar noch Garantiearbeiten.

In vielen Ländern wird immer noch nach erbrachten Leistungen verrechnet, was diagnostischen Mehraufwand und Überbehandlungen sträflich belohnt. Andere sind zur Pauschalverrechnung übergegangen, bei welcher jeder Krankheitsgruppe (*Diagnosis-related Group*) ein pauschale Vergütung zugeordnet wird. Hier wird ein gezielter Einsatz ärztlicher Maßnahmen angestrebt, wenn auch die Gefahr versteckter Rationierung droht (▶ Kapitel 16). Dies lässt sich nur durch Richtlinien zur Angemessenheit medizinischer Maßnahmen und Behandlungen verhindern. In England ist die Einhaltung von Richtlinien für den Arzt bereits entscheidend geworden, sie bestimmt die Entlohnung, die er vom *National Health Service* erhält. Kein Zweifel: Die Heilkunst muss sich an ihrem Ergebnis messen und vergüten lassen, will sie sich ihre Legitimation erhalten.

Wo bleibt in dieser neuen Welt die Freiheit des Arztes? Was bleibt ihm in einer durch Richtlinien und Kostendruck geregelten Medizin? Ist seine Freiheit zur

69 www.ccad.org.uk
70 Malcolm Gladwell: blink – the power of thinking without thinking. Little, Brown and Company, New York 2005, S. 39–43.
71 Wendy Levinson et al.: Physician-patient communication: The relationship with malpractice claims among primary care physicians and surgeons. J. Amer. Med. Ass. 277, 553–559, 1997.
72 Nalini Ambady et al.: Surgeons tone of voice: A clue to malpractice history. Surgery 132, 5–9, 2002.

Einsicht in die Notwendigkeit verkümmert? Wohl nicht ganz: Auch *common sense* bleibt unverzichtbar, wenn wir angemessen handeln wollen. Das Richtige für den einzelnen Patienten lässt sich auch in einer wissensbasierten Medizin nicht streng logisch aus Richtlinien ableiten. Die Kunst des Heilens muss sich der *fuzzy logic* (► Kapitel 8) bedienen, abwägendes Annähern an die Wirklichkeit beherrschen, will sie das Wissen angemessen nutzen. Die Welt des Patienten, seine Erwartungen und Wünsche müssen darin eingebunden sein, doch dürfen sie uns nicht dazu verführen, den Anspruch an die Heilkunst zu vergessen.

Gedankenmedizin – Medizingedanken

Die Frage nach dem Gewicht von Magie und Rationalität ist damit obsolet geworden; Medizin ist ein Kind der Zeit, in der sie sich entfaltet. Die Magie ist dem Zeitgeist nicht gemäß, die Aufklärung hat längst stattgefunden. Doch bedroht der neue Geist die Medizin: Steht am Ende der Aufklärung auch in der Heilkunst das goldene Kalb? Das naturwissenschaftliche Wissen und der Geldwert haben Kälte in die Medizin gebracht. Gerade deshalb bleibt Emotion ein Thema, weil Kranksein Leiden mit sich bringt und uns auf unser Ursprünglichstes zurückwirft. Medizin ist *care* und *cure*: Das Unbehagen um die heutige Heilkunst wurzelt nicht in erster Linie in ihrer Rationalität, es entsteht vielmehr dann, wenn sie alleine damit einher kommt. Man muss die Sprache des Patienten finden – was man wirklich verstanden hat, lässt sich einfach und verständlich sagen.

2 Vom Symbol zum Organ

Ursprünglich denkt der Mensch in Bildern, vorab wenn es um Bedeutendes geht; in Bildern zumal, die symbolhaft vieles enthalten und durch ihre Unschärfe seine Welt am Genauesten vermitteln. Mit dem aufrechten Gang wandte er sich von der Bodennähe, dem Bereich des Geruchssinns ab und lernte die Kraft der Augen schätzen. Vom Riechen zum Sehen – die damit erfolgte Entfernung zur Natur brachte Übersicht und Weitblick, der erste Schritt zum Planen. Daher die Überzeugungskraft des Visuellen: Noch heute beeindrucken uns Bilder mehr als Tausend Worte und zwar in einem solchen Maße, dass wir uns die ausdrucksstärksten Vorstellungen in Bereichen geschaffen haben, die dem Auge wenig oder gar nicht zugänglich sind.

Ursprüngliches und Bildhaftes

Den Körper, dessen Oberfläche uns sichtbar ist, dessen Inneres wir aber nur spüren, konnten wir zunächst nur symbolisch fassen. Das Herz, das unzugängliche Organ, war und ist uns Sinnbild von Liebe und Gefühl, steht für das Innerste der Seele und des Lebens und gilt als Quelle von Religiosität und tieferem Wissen, der *raison du coeur*[1]. Bereits die alten Ägypter gaben den Mumien auf ihrer Reise ins Jenseits als einziges Organ das Herz zurück, damit die Seele wieder ihren Sitz im Körper fände. Ohne dieses Organ war für sie ein Leben nach dem Tode undenkbar, denn es war ihnen Ausdruck des Seins und Symbol des Lebens. Anubis, der schakalköpfige Totengott und Hüter der Grabstätten, wog das Herz der Verstorbenen gegen eine Feder ab. Der Ibis-köpfige Todt stellte dem Herz des Toten dann die Fragen, welche über sein Schicksal entschieden. Andere Organe, die die alten Ägypter bereits kannten, wie Leber, Magen, Darm und Lunge waren ihnen weniger wichtig und wurden in kunstvollen Alabasterkrügen, den Kanopen, außerhalb des Körpers für die Ewigkeit verwahrt. Das Hirn, dessen Bedeutung sie nicht erahnten, ließen sie achtlos durch die Nase abfließen.

Die Medizin, im Besonderen die Kardiologie als Wissenschaft vom Herzen, steht mit dieser Tradition in unauflöslicher Spannung als sie das Herz als Organ, als Objekt begreift und seine Funktion, nicht seinen Sinn-

gehalt betrachtet. Das lateinische Wort *symbolum* leitet sich vom griechischen *symbolon* her und steht ursprünglich für (Kenn)zeichen; das abgeleitete Verb *symballein* meint zusammenfügen. Zusammengefügt wird hier ein Gegenstand oder Vorgang mit etwas Anderem, welches stellvertretend für etwas gleichzeitig Gemeintes, meist nicht Wahrnehmbares, Erahntes oder Geglaubtes steht. Dabei umfasst die Symbole eigene Unbestimmtheit, das Proteische ihrer Bilder, Mehreres und auch Gegensätzliches zugleich; es ist das über sich selbst Hinausweisende, was Symbole einnehmend und bedeutungsvoll macht. Die Vieldeutigkeit des Symbols treibt den Begriff ins Erhabene; einem Akkord gleich berührt es uns durch das harmonische Nebeneinander verschiedener Klangfarben, während ein nüchtern beschriebener Sachverhalt, wie ihn die Wissenschaft bietet, einem einzelnen Ton gleicht – eindeutig und klar, aber auch wenig mitreißend und gewöhnlich.

Das Herz als Symbol weist über das Organ hinaus; es versinnbildlicht unser Innerstes, ist Archetypus unseres Selbst und Gleichnis der Hinwendung zum Anderen – weil uns dieses Organ am nächsten steht. Die Mayas gingen in dieser Sichtweise am Weitesten und machten das menschliche Herz zum höchsten Opfer ihrer Götter. Selbst wir unterschreiben noch mit herzlichen Grüßen oder fragen – wenn wir uns wirklich versichern wollen – »Hand aufs Herz?«

Vom Symbol zum Organ

Das ursprüngliche und transkulturelle dieses Symbols beindruckt. Doch warum eigentlich? Warum fühlen wir nicht mit der Leber oder dem Hirn, wo ja nach heutiger Einsicht Gefühle entstehen? Die Frage lässt sich erst mit dem biologischen Verständnis des Organs beantworten, mit seiner Bedeutung und Vernetzung im Körper. Wenn wir mit dem Herzen empfinden, stellt sich die Frage, wie und warum wir mit diesem Organ fühlen – denn dass dies geschieht, ist die Lebenserfahrung eines jeden. Wenn wir uns ängstigen, schlägt uns das Herz bedrohlich im Hals, wenn wir uns verlieben, lässt uns das heftige Pochen in der Brust das Ausmaß unserer Erregung spüren – kurz, wir fühlen das Organ Herz erst, wenn es sich bemerkbar macht, wenn es aus der Stille tritt – und diese Momente sind stets von starken Gefühlen begleitet. Wieso diese Kongruenz von Organ und Symbol?

---

1 Zitiert nach: Frank Nager: Das Herz als Symbol. Roche, 1988, S. 11–36.

2

Dass diese Übereinstimmung in allen Kulturen auftritt, verdeutlicht den inneren Zusammenhang von Körper und Gefühl. Es war die Zuwendung zum Organ im Laufe der Geschichte, vorab der Renaissance und der Aufklärung, die uns die Antworten brachte. Doch es war ein beschwerlicher Weg vom Symbol zum Organ, zu groß waren anfänglich die Unterschiede.

Zu den Sachen

Warum war uns das Symbol als solches nicht genug? Das Umfassende symbolischen Denkens ließ uns vieles scheinbar verstehen, schaffte eine Ruhe, die uns aber den Blick aufs Wirkliche verstellte. Irgendwann war das Symbol unserer Neugier, dem Fragen und dem Blick fürs Offensichtliche nicht mehr gewachsen. Der mit den ersten Ärzten einsetzende Wandel in der Betrachtung des Herzens führte zu einer nüchternen Beobachtung des Organs. Diese scheinbar einfache geistige Wendung war aber von großen Schwierigkeiten begleitet, denn sie bedurfte einer völlig anderen Haltung, dessen gegenüber, was wir als Erkenntnis bezeichnen. In der autoritären Wissenskultur religiöser Systeme vorab des Mittelalters bestimmten Herkunft und Dauer, kurz die Überlieferung das Gewicht des Wissens. Wahr war, was in den großen Schriften zu lesen war, was schon die Väter wussten und je weiter das Gewusste zurücklag, desto wahrer erschien es allen. Der Brunnen der Vergangenheit war die Quelle des Wissens. Nicht ganz unberechtigt – im Überlebenskampf der Gedanken wirkt das Andauernde und damit Bewährte unumstößlich glaubwürdig.

Und wirklich ist die Wissenschaft ein blutjunges Geschäft: Selbst ihre ersten Leistungen erscheinen uns verdächtig frisch; zu groß ist ihre Unreife im Vergleich zur Tiefe des Unwissens aus der sie sich erhob. Die Mythen, Symbole menschlichen Seins, sind dagegen ihrem Entstehen nach unfassbar, sind schon immer dagewesen; je tiefer man gründet, desto weniger greifbar werden sie – und bleiben deshalb auch heute wirkungsstark und gegenwärtig, als wollten sie sich über das erst vor kurzem gewonnene Wissen erheben.

Die Vorlesung war die für das autoritäre Denken angemessene Unterrichtsform und entsprach der von heiligen Schriften bestimmten mittelalterlichen Kultur; Medizin bestand wie jede Wissenschaft, oder was sich dafür nahm, lange darin, dass der Professor aus den Schriften großer Denker und Ärzte vorlas. Die Vorlesung richtete sich an eifrige Studenten, die mit andächtigem Blick und offenem Mund die Botschaft hörten.

Wissen entstand vornehmlich in der Vermittlung und Deutung des seit altersher Übermittelten, des seit jeher Bekannten. Eigene Beobachtung und mithin selbstständiges Denken schien unwesentlich, ja vermessen, besonders wenn sie lange Geglaubtes in Frage stellte. Das wissenschaftliche Experiment, in welchem durch Befragung der Natur auf die eigenen Sinne und den Verstand abgestellt nach Erkenntnis gesucht wird, war nahezu unbekannt oder fand höchstens unter Zuhilfenahme alter Texte statt.

Der Leib als Abbild Gottes, wurde als Teil eines universalen Ganzen gedeutet und nicht zum Objekt einer genauen Betrachtung gemacht – in Kunst wie Medizin. Die Scham Adams wirkte nach: Für die Kirchenväter war der Leib des Teufels. Die Darstellungen des Körpers hielten sich im Mittelalter denn auch nur wenig an seine Gestalt, die Künstler deuteten in flacher, raumloser Technik seine Form nur an, ohne wirklich hinzusehen. Der weltabgewandten Vergeistigung gemäß war der Körper Symbol, Hülle und Haus der Seele und nicht Objekt einer neugierigen Betrachtung. Die umfassende Einbindung des Menschen in eine von einem allmächtigen Schöpfer bestimmte Welt ließ die Organe nicht als Träger von Krankheiten erscheinen, das Körperliche war höchstens als Folge des göttlichen Willens betroffen.

Bei der Erforschung des Herzens kam eine weitere Schwierigkeit hinzu: Da es sich um ein inneres Organ handelt, das den Augen und Sinnen nicht unmittelbar zugänglich ist, war die Beobachtung seiner Struktur und Funktion nicht ohne weiteres möglich – daher auch seine Bedeutung als Symbol. Gewiss bereits die Ärzte des Altertums spürten den Puls, später hörten sie auch seine Töne und Geräusche. Doch Aufbau und Wirkung des Herzens lagen lange im Inneren des Brustraums verborgen. So geben denn die Darstellungen des Herzens bis in die Neuzeit mehr seinen Symbolgehalt als das Organ wieder. Die Sektion von Toten, welche einen ersten Zugang ermöglicht hätte, war bis in die Renaissance ein Sakrileg. Die alten Ägypter entnahmen und mumifizierten zwar als erste das Herz, sie interessierten sich aber nicht für das Organ und seine Struktur, sondern nur für seine Bedeutung als Sitz der Seele.

Die ersten Irrtümer

Als Mark Aurel (121–180 n. Chr.) krank darniederlag und die besten Ärzte aus Rom, Sizilien und Ägypten hilflos zusehen mussten, wie der Kaiser unter unbeherrschbaren Koliken, Krämpfen und Starre litt, betrat der aus Pergamon stammende Claudius Galenus (130–

230 n. Chr.), der sich von Asklepios erwählt wähnte, selbstbewusst die Szene[2] – und sollte nach seinem beeindruckenden Heilerfolg die Medizin der nächsten Jahrhunderte beherrschen. Galen, der wenig anatomische Untersuchungen durchführte und nur an Tieren und verwundeten Gladiatoren bruchstückhafte Einblicke in die Organe des menschlichen Körpers gewinnen konnte, sah das venöse und arterielle System wie Leber und Herz als getrennte Einheiten und ging von einem unidirektionalen Blutfluss gleich Ebbe und Flut der Meere aus – Bilder aus der Lebenswelt standen am Anfang dieses Denkens. Wenn er auch den kleinen Kreislauf erahnte, so entging ihm der große Kreislauf vollständig. So nahm er an, dass das Blut sich in der Leber bilde und im Herzen über unsichtbare Poren durch die Scheidewand von der rechten in die linke Herzkammer gelange, um in den Organen und Geweben zu versickern. Der bereits im antiken Griechenland verbreitete Glaube, dass Krankheiten Ausdruck eines Ungleichgewichts der vier Körperflüssigkeiten Blut, gelbe und schwarze Galle und Schleim seien, führte zu aus heutiger Sicht unsinnigen oder gefährlichen Maßnahmen wie Aderlass und Klistieren. Das damalige medizinische Denken war stärker von diesen übergeordneten Prinzipien denn von genauer Beobachtung geprägt. Galens Bekenntnis zum Monotheismus, die Einbindung seiner Auffassungen in ein von einem Weltgestalter geprägtes System, machte ihn in der Welt des christlichen Mittelalters zum beherrschenden Mediziner, zum »göttlichen« Galen; wer ihn leugnete oder in Frage stellte, machte sich zum Ketzer und wurde von der Kirche verfolgt.

Der monotheistische Wahrheitsbegriff, der in seiner Ausschließlichkeit nur das als Offenbarte zuließ[3], dehnte sich auf alle Lebensbereiche aus, so auch auf die Medizin. Damit wurde sowohl die Grundlage zukünftiger Wissenschaft gelegt wie auch ihre Entwicklung behindert. Das Wahre und das Falsche kommen der Wissenschaft – im Gegensatz zum mythischen Denken – in gleicher Weise zu. Wie den großen Glaubenssystemen und in ihrer Folge der Metaphysik ist beiden das Absolute wichtig. Gott wurde in der aufkeimenden Sichtweise der Wissenschaft die Wahrheit. Die Wissenschaft ist ein Kind des monotheistischen Denkens, die mosaische

Unterscheidung von wahr und falsch ist ihr zentral, doch unterscheidet sie sich in der Hinterfragbarkeit ihrer Aussagen, der Bereitschaft zur Widerlegung[4] von der Offenbarung. Bis zum Durchbruch dieser denkerischen Wende blieb es lange bei der rückhaltlosen Bewunderung Galens, selbst wenn die aufkeimende Beobachtung aufgeklärter Ärzte mit seinen Lehren immer weniger in Einklang zu bringen war.

Die Neuentdeckung des Körpers

Wissen über die menschlichen Organe konnte sich erst in der Renaissance gegen großen Widerstand von Kirche und Gesellschaft durch die Untersuchung von Leichen entwickeln. Das Umfeld, in welchem Wissen entstehen konnte, war zunächst ein völlig Anderes. Die Eröffnung und Zerlegung eines toten menschlichen Körpers widersprach dem Glauben an die Auferstehung des Leibes, an seine unantastbare Integrität und wurde von der Kirche unter Androhung der Exkommunikation verboten. Dem mittelalterlichen Denken war auch der Gedanke fremd, dass sich durch die Zerlegung des Körpers in seine Teile irgendetwas gewinnen ließe; das Ganze ließ sich in dieser Welt nur unter Zuhilfenahme der Transzendenz verstehen.

Im 16. Jahrhundert begann sich diese Haltung langsam zu ändern; zaghaft kam die Beobachtung des Offensichtlichen zu ihrem Recht – wie es das Altertum in Ansätzen gekannt hatte. Das neue Sehen begann in der Kunst, zunächst in der Malerei mit der perspektivischen Technik, die den Beobachter ins Bild setzte und die Tiefe des Raums und die Formen des Körpers natürlich zur Geltung brachte, schließlich in der Bildhauerei durch die plastische Wiedergabe der Gestalt, von Gliedern und Muskeln und ihrer Bewegung. Der sündige, versteckte Körper des Mittelalters wurde in seiner natürlichen Schönheit neu entdeckt. Was die Maler und Bildhauer der Renaissance dem Betrachter räumlich deutlich machten, zeigte den geistigen Wandel an: Weg von der Vergeistigung des Mittelalters, zurück zur weltoffenen Sinnlichkeit der Antike.

Das neue Sehen wirkte sich auch in der Medizin aus. Doch brauchte es ein lange währendes Umlernen: Für die meisten Ärzte war die Vorstellung sinnwidrig, mittels Autopsien Einsichten in den menschlichen Körper zu gewinnen. Nach dem Tode, so glaubten viele, würde der Körper rasch und unwiederbringlich zerfallen, ge-

2 Fernando Namora: Götter und Dämonen der Medizin. 22 Porträts berühmter Ärzte von Hippokrates bis Alexander Galen. Edition q, Berlin 2002, S. 20–29.

3 Jan Assmann: Die mosaische Unterscheidung oder der Preis des Monotheismus. Edition Akzente Hanser, München – Wien 2003, S. 23–28.

4 Karl Popper: Logik der Forschung. J.C.B. Mohr (Paul Siebeck), Tübingen 1973, S. 47–59.

rieten die humoralen Säfte durcheinander und kollabierten die Poren im Herzen – eine vor allem in heißen Gegenden nicht völlig unbegründete Auffassung.

Dennoch ließ sich die Anatomie nicht aufhalten, wenn auch das Studium des Körpers weiterhin unter großen Gefahren erfolgte: Der in Brüssel geborene große Anatome André Wasale, später latinisiert Vesalius (1514–1564)[5] genannt, musste als Student in Paris noch nachts auf dem Montfaucon Hügel, der Richtstätte der französischen Metropole, an den Wachen vorbei und in Gesellschaft streunender Hunde die Leichen von Verbrechern untersuchen, um Einblick in den menschlichen Körper zu gewinnen; auf seinen anatomischen Tafeln fehlt denn auch nicht das Henkerseil am Hals der präparierten Körper. Seine Lehrer – allesamt ehrwürdige Vertreter der Pariser Fakultät – beobachteten misstrauisch den begabten Studenten, der mit seinen Studien an Körperteilen von Verurteilten unaufhaltsam das über Jahrhunderte überlieferte Wissen in Frage stellte. Die Sache war nicht ungefährlich – es drohten Schwierigkeiten mit der Kirche und Gesichtsverlust für die Vertreter althergebrachter Auffassungen. Erst im Italien der Renaissance, an der damals führenden Universität Padua, fand Vesalius die Geisteshaltung, welche unter Wiederentdeckung der Antike Körper und Raum dem freien Auge öffnete und die genaue Beobachtung ins Zentrum stellte.

Wiedergeburt des Verdrängten

Warum geschah dies in Italien, das gewiss nicht weniger katholisch war als der Rest der alten Welt? Warum nicht in England oder im arabischen Raum, der in seiner Frühzeit große Denker und Mediziner unter sich wusste? Renaissance, die Wiedergeburt des Vergessenen, entwickelte sich dort wo das Untergegangene in den Sedimenten der eigenen Vergangenheit über Jahrhunderte geruht hatte, wo es entstanden war und auf den Tag seiner Wiederkunft wartete. Die Welt der Griechen und Römer, die die italienische Halbinsel fast tausend Jahre geprägt hatte, war im Mittelalter durch die Kirche verdrängt worden. Gewiss, Aristoteles und andere antike Philosophen wirkten selbst im Denken der Kirchenväter fort, doch der Körperkult der Antike war der Leibesfeindlichkeit des Christentums zum Opfer gefallen. Am stärksten hat Paulus zur Dämonisierung des Körpers beigetragen:

> Ich sehe aber ein ander Gesetz in meinen Gliedern, das da widerstreitet dem Gesetz in meinem Gemüte und nimmt mich gefangen in der Sünde Gesetz, welches ist in meinen Gliedern.[6]

Die Olympiade, ein Fest des Körperkultes und des Wettkampfs, ein Schauspiel der Schönheit und der Muskelkraft, von antiken Künstlern in zahllosen Skulpturen, Reliefs und Vasenmalereien gefeiert, wurde in der Folge vom christlichen Kaiser Theodosius II. im vierten Jahrhundert nach Christus verboten. Die Kirche verdammte den heidnischen Muskelkult, die Zurschaustellung der Körperkraft; Ringen und Boxen galten den frühen Kirchenvätern als Teufelswerk. Augustinus (354–430) fasste seine Bekehrung als Kampf gegen seinen Körper – die Verleugnung von Leib und Sinnen wurde im Mittelalter zur Voraussetzung der Erlösung.

Für die Wiedergeburt des Verdrängten bedurfte es gewisser historischer Voraussetzungen. Italien war in den Auseinandersetzungen der Päpste mit den Hohenstauffern zerfallen. Tyranneien und Stadtstaaten machten sich in diesem Machtvakuum breit, jeder wollte sein eigener Herr sein.[7] Das Schisma der katholischen Kirche von 1377 mit zwei, zeitweise drei Päpsten in Rom, Avignon und Bologna, die sich gegenseitig als widerrechtliche Nachfolger Petri bekämpften, ließ das Ansehen dieser im Mittelalter lebensbestimmenden Macht auf einen Tiefpunkt sinken. In den sich eröffnenden Freiräumen der durch Handel und Gewerbe entstandenen Welt der Städte gewann das Individuum als *Condottiere*, Fürst und in deren Umfeld als *poeta laureatus*, als Maler und Denker eine bisher unbekannte Bedeutung. Wie im zersplitterten Griechenland der Antike, erbrachte die Rivalität unter den italienischen Stadtstaaten der Renaissance ein neues Streben und Denken. In den Städten blühte Handel, Handwerk und bald auch Technik und Kunst. Der Ehrgeiz seinen Nachbarn zu übertrumpfen ließ die Herrscher führender Städte wie Florenz und Mailand begabte Maler, Bildhauer und Dichter fördern. Die Entwertung kirchlicher Dogmata durch frevelhafte Päpste tat das ihre und ließ neben der Kirche einen neuen geistigen Raum entstehen, in dem moderne Wissenschaft sich erheben konnte. Das Wiedererwachen natürlichen Sehens im Geiste des Altertums bil-

---

5 Fernando Namora: Götter und Dämonen der Medizin. 22 Porträts berühmter Ärzte von Hippokrates bis Alexander Fleming. Edition q, Berlin 2002, S. 51–62.

6 Bibel oder die ganze heilige Schrift des Alten und Neuen Testaments nach der deutschen Übersetzung D. Martin Luthers, Berlin, 1902, Römerbrief, 7. Kapitel, Vers 19–23, S. 83.

7 Carl Jakob Burckhardt: Die Kultur der Renaissance in Italien. Große Illustrierte Phaidon Ausgabe, Phaidon Verlag, Wien 1934, S. 1–75.

dete mit der christlich geprägten mosaischen Unterscheidung von Wahr und Falsch den Boden wissenschaftlicher Erkenntnis, wie wir sie heute verstehen.

Die Gilde des Teilens und Trennens

Denken und Forschen wurde aus dem universalen Ganzen, das jahrhundertelang das Sehen und Erkennen gelenkt und behindert hatte, herausgelöst. Mit dem Skalpell wurden die Organe dem Auge zugänglich gemacht. Dazu bedurfte es der erwähnten Umdeutung des Erkenntnisprozesses, genauer der Tätigkeit des Forschens selbst wie dessen, was als Begründung von Wissen angeführt wird. Welch ein Unterschied zwischen dem vom Katheder aus vorlesenden Professor Galenscher Prägung und dem an der eröffneten Leiche selbst handanlegenden Vesalius! Anstelle der Vermittlung und Deutung integraler Systeme, aus welchen ohne hinzusehen alles erklärt sein wollte, wurde Wissen praktisch durch die Zergliederung des Ganzen in seine Teile wie durch Beobachtung und Vermessung des Körpers handfest erworben (▶ Kapitel 5). Diese »dünkelhafte Gilde des Teilens und Trennens«, wie sie noch Goethe in der fatalen Tradition deutenden Denkens und in Verkennung der Kraft der analytischen Methode verächtlich nannte, diese erstmals mit offenem Auge vorgehenden Anatomen, die unter die Haut gingen und das Innere des Körpers erforschten, begründeten die wissenschaftliche Medizin. Dabei waren sie gewiss nicht dünkelhaft, vielmehr von einer neuen Bescheidenheit geleitet, die sich einfachen Fragen zuwandte. Nicht Antworten auf das in einer umfassenden Ordnung aufgehobene Wesen des Menschen, noch über die Natur des Körpers an sich, waren gefragt; vielmehr wandten sich die Anatomen der Renaissance von ewig gültigen Auffassungen ab und unvoreingenommener Beobachtung einzelner Teile des Körpers zu – sie gelangten vom Symbol zum Organ.

Das Geschäft des Erkennens

Die Entstehung von Wissen ist kein steter Prozess, verläuft vielmehr unruhig in Phasen. Der Erkenntnisprozess gleicht nicht einem langsam dahinziehenden breiten Strom, der unaufhörlich neue Wasser in sich aufnimmt, sondern ist eher einem Bergbach verwandt, der sich im Becken staut, um dann plötzlich und unvermutet über Felsen und Schnellen zu tosen. Die paradigmatischen Umdeutungen dessen, was Wissen ist und wie es erworben wird, schließlich wie wir uns versichern, dass etwas wahr sein soll, haben die Sprünge der Entwicklung geprägt. Die Geburt der Anatomie in der Renaissance wurde durch die Aufwertung der Beobachtung als Quelle des sich Versicherns, der Hinwendung »Zu den Sachen selbst« und dem Mut zum eigenen Urteil (dem *sapere aude* der Aufklärung) erst ermöglicht.

Wenn wir also nach dem Wesen des Erkenntnisprozesses fragen dann gewinnen wir nur wirklich Einblick, wenn wir uns von diesen letzten Fragen lösen und uns die praktische Tätigkeit der Forschenden vor Augen führen. Die ewige Frage nach dem Wesen der Wahrheit würde ins Dunkel führen; vielmehr ist es die Frage, wie es sich zutrug, wie Wissen sich entfaltete, die uns weiterführt. Jede wissenschaftliche Gemeinschaft, wie sie beispielsweise in den italienischen Universitäten der Renaissance entstand, denkt, arbeitet und lebt auf ihre Weise. Erstmals kam das durch das Auge geprüfte zu seinem Recht, wurde Beobachtung auch gegen Hergebrachtes als Begründung zugelassen. Was wahr, was Wissen ist, ist daher auch ein soziales Konstrukt und nicht zu allen Zeiten gleich.

Vesalius schuf unter Einsatz des Skalpells und dem Einblick ins Innere des Körpers, durch die Beobachtung an der Leiche große Teile der modernen Anatomie. Er beschrieb die Gelenke und Muskeln, die die Glieder bewegen, widerlegte Galens Auffassung wonach die Herzscheidewand Poren aufweise und, entdeckte den Verlauf der Blutgefäße, beobachtete erstmals die Arteriolen, feinste Netzwerke kleinster Gefäße im Gewebe, und legte so die Grundlagen für ein funktionelles Verständnis des Kreislaufs.

Doch es ist nicht die Beobachtung alleine, die zur Gewinnung neuen Wissens entscheidend ist: Charles Estienne (1503–1564), promovierter Arzt an der medizinischen Fakultät zu Paris, beschrieb bereits 1540 Klappen in den Venen der Leber. Wenn er die Venenklappen auch anatomisch richtig beschrieb, so ging er der bisherigen Sichtweise folgend davon aus, dass ihre Aufgabe darin bestünde, den Blutfluss in die Leber zu bremsen, um eine Überfüllung des Organs zu verhindern; eine Ansicht, welche auch von der Kultur seines Landes geprägt war, welche heute noch der Leber große Bedeutung beimisst und als Einzige über die Diagnose *crise de foie* verfügt[8]. Erkennen ergibt sich wie bei einer Umschlagfigur, bei der wir zunächst *partout* nur das hässliche Gesicht einer alten Hexe und erst unter Nachhilfe durch einen anderen Betrachter die Seitenansicht einer

---

8 Lann Payer: Andere Länder, andere Leiden – Ärzte in England, Frankreich, den USA und hierzulande. Campus Verlag, Frankfurt, 1988, S. 53–74.

schönen jungen Frau mit breitkrempigen Hut zu erkennen vermögen. Ähnliches widerfährt uns mit der Schröderschen Treppe, die wir entweder von oben oder unten sehen, deren Ansicht wir aber nur unter großen Anstrengungen, und nachdem wir unsere Erwartung hinter uns gelassen haben, zu ändern vermögen. Somit genügt die Erfassung der Form, die Wahrnehmung der Bildpunkte alleine nicht, um zu erkennen. Im Falle der Venenklappen musste erst Galens Vorstellung von Ebbe und Flut des Blutflusses fallen gelassen und das Ganze neu mit der Idee des Kreislaufs betrachtet werden, um die Ventilfunktion der neu erkannten anatomischen Struktur – nämlich die Vermittlung des unidirektionalen Blutflusses in einem Niederdrucksystem – zu erfassen. Beobachtung alleine bleibt im Beschreiben stecken; erst mit dem sich entwickelnden Paradigma des im Körper kreisenden Blutes, konnte sich die Erkenntnis weitertasten.

Padua spielte auch beim nächsten Schritt eine wichtige Rolle. William Harvey (1578–1657), der in England aufgewachsen war und in Cambridge Medizin studiert hatte, zog es gegen Ende des 16. Jahrhunderts an die berühmteste Universität der Renaissance, um sich unter Fabrizio Acquapendente anatomischen Studien zu widmen. Nachdem er 1602 in Padua die Würde eines Doktors der Medizin erworben hatte, kehrte er nach London zurück. Er nahm dabei Bruchstücke des Wissens jener Zeit mit, die sich schon vor seinen eigenen Untersuchungen Gewitterwolken gleich langsam aufgebaut hatten, sich allmählich zusammenschlossen und nur noch auf den Auslöser warteten, um mit Getöse loszubrechen. Ein Paradigmawechsel in der Betrachtung von Herz und Gefäßen lag in der Luft: Leonardo da Vinci[9], 1452 als unehelicher Sohn des Notars Piero und der Bauersfrau Catarina in Anchiamo nahe Vinci geboren und daher aufgrund seiner Geburt vom Erlernen der lateinischen Sprache und dem Besuch der Universität ausgeschlossen, aber deshalb nicht weniger begabt, hatte ebenfalls im Halbschatten der Legalität der päpstlichen Bulle seiner Zeit trotzend Sektionen vorgenommen. Bereits Ende des 15. Jahrhunderts schlich er sich in Mailand, wo er im Dienst des Herzogs Lodovico Sforza stand, nachts auf die Friedhöfe, um seinen anatomischen Studien nachzugehen und seine Beobachtungen in stupenden Illustrationen von ungeahnter Plastizität der Nachwelt zu erhalten. Seine fehlende

Schulbildung kam ihm unerwarteterweise zu statten, ja dass er vor herkömmlichem Wissen bewahrt war, stärkte die Unvoreingenommenheit seines Denkens. Während den Gebildeten die Vorstellungen ihrer Zeit den Blick verstellten, erarbeitete sich der Ausgestoßene die Sicht der Dinge auf seine Weise. So hatte Leonardo bereits vor Harvey die Taschenklappen der großen Gefäße am Ausgang des Herzens beschrieben, die er als Ventile einer Pumpe verstand. Ihm entging nicht, dass das Blut nur in einer Richtung fließen konnte. Auch brachte er die Systole des Herzens – die Phase, in der sich der Herzmuskel zusammenzieht und Blut auswirft – mit der Pumpfunktion des Organs in Zusammenhang. Realdo Colombo beschrieb 1559 die übrigen Herzklappen und folgerte aus seinen Beobachtungen, dass »wenn das Herz sich weitet«, es Blut aus den Venen aufnehme – die Diastole des Organs. Miguel Servet, der 1553 auf Befehl des gestrengen Reformators Jean Calvin (1509–1564) in Genf als Ketzer auf dem Scheiterhaufen endete, hatte den Lungenkreislauf beschrieben und Harveys Lehrer Acquapendente die Venulen, die feinen Gefäße an den Enden der großen Venen entdeckt. Galens von den Meeresbewegungen inspirierte Theorie vom Hin- und Rückfluss des Blutes aus Leber, Herz in die Organe und zurück, war schon mit diesen Beobachtungen nicht mehr in Einklang zu bringen. Der Gedanke des Umlaufs, der Begriff der Zirkulation, begann sich mit Andrea Cisalpino langsam sein Recht zu fordern.

Es brauchte noch den Geist, der alles neu zu ordnen wusste. Harvey erkannte, dass das Leben am toten Körper nicht wirklich verstanden werden konnte. Während die Anatomen der Renaissance ihre Beobachtungen gewissermaßen immer zu spät vornahmen, also nur tote Organe beschrieben und ihre Bewegung und Funktion bestenfalls zu erahnen vermochten, beobachtete Harvey an den sichtbaren Venen seines Vorderarms, dass Venenklappen den Blutfluss nur in einer Richtung – und zwar herzwärts – zuließen. Er nahm damit Leonardos Gedanken auf, doch ging er weiter und versuchte mit der Vivisektion, das heißt Versuchen am lebenden Körper, Herz und Gefäße zu verstehen. Dies war die Geburtsstunde der Physiologie: Anstatt die Schriften anderer zu lesen wie die Ärzte des Mittelalters oder tote Organe zu beschreiben wie die Anatomen der Renaissance, beobachtete Harvey ihre Funktion unmittelbar am lebenden Körper, sah – ohne Bewilligung einer Ethik-Kommission – das Herz schlagen, eröffnete am lebenden Tier die Arterien, beobachtete den pulsatilen Blutfluss, der stoßweise und offensichtlich unter Druck zustande kam, be-

---

9 Peter O. Chotjewitz: Alles über Leonardo aus Vinci. Europa Verlag, Leipzig, 2004.

merkte beim Ausbluten, dass die Blutmenge des Körpers begrenzt war und berechnete ihr Volumen. Er erkannte am langsam schlagenden Herzen kaltblütiger Tiere, dass das Herz sich rhythmisch zusammenzog und dann erschlaffte, und unterschied damit Systole und Diastole, was sich am rasch schlagenden Organ kleiner Säugetiere von bloßem Auge nicht hätte erkennen lassen. Schließlich wies Harvey nach, dass in die Arterien verabreichte Flüssigkeit in den parallel verlaufenden Venen wieder erschien, der Kreis war geschlossen.

Von der Pumpentechnik zum Kreislauf

In seiner 1616 erscheinenden pochemachenden Schrift *De motu cordis*[10], schlug Harvey schließlich angeregt von den Vorarbeiten der italienischen Anatomen, seinen eigenen Beobachtungen und als Kind seiner Zeit beeindruckt von der Pumpentechnik, welche im frühindustriellen England Bedeutung erlangt hatte, eine völlig neue Sichtweise vor: Den Kreislauf des Blutes im Körper. Seine Annahme, dass das Blut vom rechten Herzen durch den Lungenkreislauf ins linke Herz, in die Arterien des großen Kreislaufs und schließlich durch die Venen ins rechte Herz zurückfließe, war ein Paradigmenwechsel in der Betrachtung des Körpers und seiner Organe, welcher alle neuen Erkenntnisse elegant zusammenbrachte – der Kreislauf war geboren.

Vieles blieb aber noch unbelegt: Wenn das Blut in den Adern unter Druck floss, so sollte sich dies bestimmen lassen. Dies musste Harvey aufgrund seiner Beobachtungen annehmen, gemessen hatte er es Zeit seines Lebens nicht. Das entscheidende Experiment lieferte ein englischer Landpfarrer, Stephen Hales (1677–1761), als er am wachen Pferd in der Halsschlagader erstmals mit einer langen Glaskanüle den arteriellen Blutdruck maß, ein Versuch, welcher heute von keiner Tierversuchskommission bewilligt würde, aber Medizingeschichte schrieb.

Mit dieser doch etwas blutigen Methode konnte auch damals der Blutdruck am Menschen nicht gemessen werden. Mehr als ein Jahrhundert später beschrieb 1896 der italienische Arzt Scipione Riva-Rocci (1863–1937) aus Turin die indirekte Blutdruckmessung mittels einer aufblasbaren Druckmanschette[11], welche auch

heute noch Verwendung findet. Damit ließ sich der Blutfluss durch die Oberarmarterie einfach unterbrechen. Während des langsamen Ablassens des Drucks in der Manschette, wurde der Puls am Handgelenk plötzlich wieder spürbar, was genau dem oberen oder systolischen Blutdruck entsprach.

Geräusche aus dem Inneren

Lange war es nur der Puls gewesen, der den untersuchenden Arzt die Tätigkeit des Herzens erahnen ließ. Wenn auch die chinesische Medizin daraus zahllose Diagnosen zu gewinnen glaubte, die Tätigkeit des Organs selber ließ sich damit nur indirekt erfassen. Dazu musste noch ein Weiteres, ja das Symbol des Arztes schlechthin, das Stethoskop, erfunden werden, denn innere Organe wie das Herz waren der direkten Untersuchung nicht zugänglich. René Laenec (1781–1826), ein schmächtiger französischer Arzt des 19. Jahrhunderts, empfand das damals übliche direkte Abhören der Lungen mit dem auf der Brustwand fiebriger und schwitzender Patienten aufgelegtem Ohr (wie es der Wiener Arzt Leopold von Auenbrugger 1761 erstmals beschrieben hatte) als widerlich und beschwerlich. Er begann daher mit einer Papierrolle, die er auf die Brustwand des Patienten aufsetzte, Lungen und Herz abzuhören und war beeindruckt wie klar und ohrnah er bei seinen Tuberkulosekranken über den Lungen Rasseln, Brummen und Giemen und bei den Herzkranken Fauchen, Rauschen und Gießen hörte. Bald war auch das einfache hölzerne Stethoskop erfunden und das Abhören von Herz- und Lungengeräuschen wurde zur Routine. Als er am 28. Juni 1818 seine Erfindung der Medizinischen Akademie in Paris vorstellte, war er sich bereits sicher, dass sich damit nicht nur Lungenkrankheiten wie die damals häufige Tuberkulose, sondern auch Störungen des Herzens einfach erkennen ließen. Die ehrwürdigen Mitglieder der Akademie hatten – wie für etablierte akademische Institutionen nicht unüblich – nur Ablehnung und Spott für ihn übrig, doch ließ sich der Siegeszug des Stethoskops durch kollegiale Missgunst nicht aufhalten.

Nicolai Sergejewitsch Korotkoff (1874–1920), ein russischer Militärarzt, verfeinerte durch die Verwendung eben dieses Stethoskops 1905 die durch Riva-Rocci beschriebene Blutdruckmessmethode[12]. Korotkoff stellte fest, dass beim Ablassen der Druckmanschette

10 William H. Harvey: De motu cordis. Zitiert nach: William H. Harvey: An anatomical disputation concerning the movement of the heart and blood in living creatures. By G. Whitteridge Blackwell Scientific, Oxford, U.K. 1976.
11 Scipio Riva-Rocci: Un nuovo sfigmomanometro. Gazzetta Med. Torino 47, 981–1001, 1896.

12 Nikolai S. Korotkoff: Concerning the methods of blood pressure measurement. Proc. Emperor's Milit. Med. Acad. St. Petersburg 11, 365–367, 1905.

über der Armarterie mit jeder Pulswelle Geräusche hörbar wurden. Zudem fiel ihm auf, dass mit nachlassendem Manschettendruck diese Geräusche wieder verschwanden. Dies ermöglichte es erstmals nicht nur – wie mit der Fingertechnik – den oberen (systolischen) Blutdruck, sondern nun auch den unteren (diastolischen) Wert einfach zu bestimmen.

Von der Beobachtung zum Verständnis

Doch wie wurde der Blutdruck reguliert? Wie war es möglich den Kreislauf Belastungen auszusetzen, zu rennen und zu kämpfen? Der Eintritt der Physik in die Medizin war durch die 1839 von Hagen und 1842 von Poiseuille beschriebene mathematische Formel[13] eingeleitet worden, die die laminare Strömung zäher Flüssigkeiten, zu der auch das Blut gehört, in der Sprache der exakten Wissenschaften fasste. Erstmals wurde der Blutfluss mit physikalischen Größen wie dem Durchmesser und der Länge der Gefäße, dem Druck und der Zähflüssigkeit des Blutes in enge Beziehung gesetzt.

Dies half aber nicht wirklich weiter; wie konnte der Blutdruck sich wechselnden Umständen anpassen, trotz Flüssigkeitsverlust sich halten und dem Bedarf bei Belastung nachkommen? Robert Tigerstedt (1853–1923), ein untersetzter würdiger finnischer Physiologe mit weißem Schnurrbart, der gegen Ende des 19. Jahrhunderts am Karolinska Institut in Stockholm arbeitete, wies mit einem einfachen Experiment nach, dass die Niere Substanzen zu bilden vermag, welche den Blutdruck beeinflussen; er verabreichte Hunden Extrakte von Nierengewebe, beobachtete dabei einen eindrücklichen Blutdruckanstieg und nannte das Hormon – es stellte sich später heraus, dass es sich um ein Enzym handelte – entsprechend dem Ursprungsorgan *Ren*, griechisch für Niere, Renin[14].

Dass er damit auf ein zentrales System der Kreislaufregulation gestoßen war, mochte er erhofft haben, die für die Medizin bedeutenden Folgen seiner Entdeckung aber übertrafen seine kühnsten Erwartungen: Renin, so wissen wir heute, ist nur die erste Stufe einer Hormonkaskade, die Blutdruck, Herzfunktion und Gefäße steuert. Renin als Enzym überführt das in der Leber gebildete Angiotensinogen in Angiotensin I, ein biologisch noch inaktives Eiweiß, welches unter Wirkung des Konvertaseenzyms in der Lunge zum blutdrucksteigernden Angiotensin II wird. Eine im brasilianischen Urwald beheimatete Schlange, *Bothrops jararaca* mit Namen, hatte das Prinzip bereits vor Urzeiten entdeckt: Ihr Gift, mit dem sie Kleintiere wie Mäuse seit jeher tötet, enthält einen Stoff, der das Zeug zum Medikament hatte, ein Eiweiß, dass das Konvertaseenzym hemmt und den Blutdruck ihrer Opfer soweit senkt, dass sie sich widerstandslos verschlingen lassen. Was den Mäusen zum Verhängnis wird, erwies sich für Patienten mit Bluthochdruck und Herzschwäche als Segen: Heute gehören künstlich hergestellte Analoga des Schlangengiftes, die Angiotensinkonvertasehemmer, zu den wichtigsten Medikamenten für diese Leiden.

Vom Herz zum Hirn

Für die sekundenschnelle Flucht, das Fassen der Beute brauchte es ein reaktionsschnelleres System, das konnten Hormone nicht bereit stellen. Erst die Entdeckung des vegetativen Nervensystems, welches von unserem Willen kaum beeinflusst, Herz und Kreislauf und die Organe steuert – wenn wir wachen und wenn wir schlafen – brachte eine Antwort. Die Anatomen hatten früh schon knotige Verdickungen entlang der Wirbelsäule und davon ausgehend ein feines Netzwerk von Nerven, welches Herz und andere Organe umschlang, beschrieben. Auch die Nebenniere war als Struktur bekannt, wenn auch das Verständnis ihrer Bedeutung fehlte. Der britische Physiologe John Newport führte 1921 mit der Unterteilung des vegetativen Nervensystems in den Sympathikus und Parasympathikus das Prinzip der regulierenden Gegensätze, gewissermaßen ein Ying-Yang der Physiologie, in die moderne Medizin ein. Ulf von Euler entdeckte fünfundzwanzig Jahre später das Stresshormon Noradrenalin, das zusammen mit seinem Bruder, dem Adrenalin, heute als Überträgersubstanz des Sympathikus in aller Munde ist. Bald darauf beschrieb er auch die Rezeptoren, die Andockstellen im Gewebe[15], welche es den Stresshormonen erlauben nach ihrer Freisetzung aus den sympathischen Nervenendigungen in der Synapse, der schmalen Kluft zwischen Nerven und Organ, ihre Wirkung im Gewebe zu entfalten. Die Wege der Erregung waren damit entschlüsselt; ein enges Zusammenspiel schneller neuraler und humoraler Reize war es, welches es unserem Körper erlaubt sich jeder Situation in Sekundenschnelle anzupassen.

---

13 Blutdruck = Blutfluss multipliziert mit dem periphere Widerstand ($P = F \times R$)

14 Robert Tigerstedt, P.G. Bergamn: Niere und Kreislauf. Scand. Arch. Physiol. 8, 223–271, 1898.

15 Heute unterscheidet man neben den α- und β-Rezeptoren auch Subtypen und unterteilt sie weiter in $α_1$- und $α_2$- beziehungsweise $β_1$- und $β_2$-Rezeptoren mit speziellen Funktionen.

Dies führt uns zum Anfang zurück, zum Herz als Symbol, und zur Frage, weshalb wir ausgerechnet das Herz als Hort der Seele und des Gemüts betrachten. Wenn Gefühle wirklich im Hirn entstehen und wir unter dem Eindruck stehen, es geschähe im Herzen – wie spricht das Hirn zum Herzen? Diese Frage setzt eine funktionelle Vorstellung unseres höchsten Organs voraus, welche geschichtlich lange nicht verfügbar war. Nicht nur die Ägypter übersahen die Bedeutung des Hirns, auch die Griechen machten sich nur wenig Gedanken zum Inhalt unserer Kopfhöhle. Gewiss, die Abneigung der Griechen wie auch der Römer menschliche Körper zu eröffnen, machten die Sache nicht leichter. Bedeutsam war in alten Zeiten auch der rasche Zerfall dieses gelatineartigen Organs nach dem Tode; erst Formaldehyd und später die Gefrierfixierung machten Untersuchungen des Hirngewebes möglich. Doch es war mehr: Das Herz beherrschte als Hort der Seele und Gefühle so sehr unsere Vorstellungswelt, dass das Hirn erst spät das Interesse der Forscher fand. Selbst Aristoteles, der als umfassender Gelehrter immerhin Tiere sezierte, stellte sich – aufgrund seiner Unkenntnis von Nerven – vor, dass Augen und Ohren direkt mit den Blutgefäßen verbunden seien und so ihre Signale zum Herzen brächten. Das Hirn, so meinte der große Grieche, diene nur zur Kühlung der im Herzen entstandenen Wärme. Wenig beachtet hatten Herophilus und Erasistratus, zwei bedeutende griechische Anatomen des vierten vorchristlichen Jahrhunderts, entlang der Wirbelsäule Nervenstränge, welche vor ihnen als eine Art von Sehnen betrachtet wurden, entdeckt und im Hirn Kammern, die Ventrikel, beschrieben, welche sie zum Sitz des Denkens erklärten. Die Vorstellung des Geistes als etwas Immateriellem wies dem Denken das Nichts, die Hohlräume des Organs und nicht die Substanz des Gehirns, seine grauen Furchen, in welchen nach heutigem Wissen unsere Gedanken sich entfalten, zu. Galen übernahm diese Vorstellung und nach ihm die Kirche, die für ihre körperlose und ewige Seele einen Hort und dazu am liebsten ein Vakuum, ein Nichts wie leere Kammern brauchte. Bis ins 17. Jahrhundert blieb das Herz und gelegentlich auch die Leber Sitz der Gefühle. Im Rückblick mag dies nicht überraschen, das Hirn nimmt Empfindungen und Schmerz aus dem ganzen Körper auf und wirft diese Wahrnehmungen über ein unübersehbares Netzwerk feiner Nervenfasern zurück in die Organe, sodass sie uns als dort entstanden erscheinen. Am Ort der Verarbeitung selbst nehmen wir nicht einmal Schmerz wahr, sondern nur am Ort seiner Entstehung.

Als in der Mitte des 17. Jahrhunderts in Oxford, dem Wirkungsfeld von Thomas Willis (1621–1673)[16], ein ungewöhnliches Fieber zahlreiche Opfer forderte, bemerkte der geübte Kliniker, dass seine Patienten im Endstadium der Erkrankung wirr und unverständlich sprachen, ihres Gedächtnisses und ihrer geistigen Fähigkeiten verlustig gingen, bevor sie im Delirium versanken. Bei der Sektion sah Willis, dass das Hirn der Unglücklichen mit einer dicken, festen und blutigen Masse bedeckt war. Bisher hatte ein verletztes Diaphragma, die Muskelplatte, die den Bauch- vom Brustraum trennt, als Ursache von Verwirrung und Delir gegolten. Willis konnte in seinen Sektionen dafür keine Hinweise finden. Stattdessen beschrieb er als Erster die Auswirkungen der bakteriellen Hirnhautentzündung. Doch es war mehr als das: Die bisherigen Vorstellungen vom Hirn entsprachen offensichtlich kaum der Wirklichkeit. Er begann das gallertartige Gewebe zu untersuchen, schnitt das Organ in Schichten, unterschied das Kleinhirn vom Großhirn, sah später unter dem Mikroskop erstmals die Nervenkörper aus denen es bestand und ließ Harveys Meisterwerk ein Gleiches folgen: Im Jahre 1664 veröffentlichte er sein Buch *Cerebri anatome or the anatomy of the brain and nerves*. Damit schob er die Seele vom Herz ins Hirn, ja machte materielle Strukturen unseres Körpers zum Sitz unseres körperlosen Selbst, die Nerven zu seinen Werkzeugen, mit denen wir uns der Welt gewahr werden und mit ihr umgehen können. Die Arbeitsweise der Nerven konnte Willis noch nicht erklären, dazu fehlte die Vorstellung geladener Materie, von Erregung und Strom – immerhin aber hatte er die Strukturen unseres Fühlens und Denkens entdeckt.

Körper und Seele

Doch zurück zur eingangs gestellten Frage: Wie fühlen wir mit dem Herz, wenn alles im Hirn entsteht? Es müssten also Verbindungen zwischen Herz und Hirn bestehen, um Erregung, Angst und Freude körperlich zu erleben. Heute wissen wir, dass diese durch vegetative Nervenstränge bereit gestellt werden. Plötzlich war es nicht länger ein Fluiduum, sondern Entladungen von Nervenzellen, die elektrischen Leitungen gleichen, Informationen fortleiten, um alsbald durch Freisetzung von Botenstoffen aus ihren Synapsen ihr Zielorgan zu erregen. Die Physik und Biochemie der Gefühle, die

---

16 Carl Zimmer: Soul made flesh: The discovery of the brain – and how it changed the world. Free Press, New York, NY, USA, 2004.

2

unsere bislang körperlosen Empfindungen in ein naturwissenschaftliches Korsett zwängten, wurden im vegetativen Nervensystem geortet, das seinen Ursprung im ältesten Teil des Hirns, im Hirnstamm hat, dort wo die kreislaufregulierenden Zentren liegen. Dieser atavistische Teil des zentralen Nervensystems, der sich bereits früh in der Evolution entwickelte, regelt über im ganzen Körper verteilte sympathische Ganglien oder Schaltstellen der Nervenfasern Herz und Kreislauf.

Das vegetative Nervensystem hat seit John Newport (▶ S. 44) ein Janusgesicht: Den Sympathikus, welcher das Herz bei Bedarf schneller und kräftiger zum Schlagen bringt und das Organ aus der Stille treten lässt. Der Vagus verlangsamt das Herz, entspannt und lässt uns im Schlaf versinken. Den Sympathikus, vom griechischen *syn* (zusammen) und *pathein* (leiden), brauchen wir beim Jagen und Fliehen, bei Angst und Freude, ja selbst beim heftigen Träumen; das Herz begleitet jede Erregung, jeden außergewöhnlichen Moment unseren Lebens. Was wäre Angst ohne Herzklopfen und kaltem Schweiß? Jedes Gefühl braucht den Körper, um sich zu entfalten. Der Sympathikus, das Nervensystem der Erregung, hat enge Verbindungen zum Hippokampus und der Amygdala, den ältesten Teilen des Hirns, wo Gefühle und Gedächtnis entstehen – und so bleiben ungewöhnliche Momente in unserer Erinnerung haften. Bei Flucht und Kampf gehen die Wirkungen des sympathischen Nervensystems über das Gefühl hinaus; die Erregung ist vielmehr nur ein Teil des Ganzen, der Einstellung des Körpers auf Bewegung und Jagd. Das Zusammenspiel von Entschlossenheit, beschleunigtem Herzschlag, Schnelligkeit und Kraft erlauben erst Sieg und Beute wie sie zum Überleben nötig waren: *synpathein* oder die Einheit von Körper und Seele.

Beim Zusammenspiel von Herz und Hirn geht die Information nicht bloß in eine Richtung, vielmehr wird der erregte Herzschlag vom Hirn nicht nur eingeleitet, sondern gleich auch wahrgenommen und verschmilzt mit dem zentral entstandenen Gefühl. Der Disput um Körper und Seele ist somit verfehlt, weil die Trennung beider an der Sache vorbeigeht; die Empfindung kann sich nicht von den Zellen ihrer Entstehung lösen, die Seele lässt sich nicht aus dem Körper schälen: Organ und Symbol sind eins.

Umgekehrt befremdet es uns, wenn der Körper sich von unseren Empfindungen entfernt, die Harmonie von Seele und Organ zerbricht und das Herz unvermittelt alleine agiert: Wenn uns in großer Höhe das Herz anhaltend im Halse schlägt, sich im Fieber Haut und Kreislauf in unangemessener Erregung finden oder uns ein Herzrasen von Gefühlen unbegleitet überfällt, wird dieser Bruch uns als Krankheit bewusst. Beim Herzrasen, einer unvermittelt eintretenden Rhythmusstörung der Vorhöfe (deshalb supraventrikuläre Tachykardie genannt), ängstigt uns das vom Empfinden abgekoppelte, beengende und unangemessene Klopfen in der Brust – ein Bruch im Körper.

Dass auch dem Gesunden der Erregung zu viel sein kann, erahnten schon die Dichter. Nicht jeder steckt Belastung gleich gut weg; dem Einen klopft beim Geringsten sein Herz im Halse, der Schweiß rinnt ihm bei kleinsten Belastungen von der Stirn, was der Andere *cool* und gelassen nimmt. *Coping*, das Bestehen im Stress, der Umgang mit Belastung leistet jeder auf seine Art. Da spielen auch Gene mit; so sind Kinder von Eltern mit hohem Blutdruck, Kinder also, die selber noch nicht an Hochdruck leiden, aber dazu veranlagt sind, für Stress empfänglicher. Beim Kopfrechnen unter Zeitdruck wird ihr vegetatives Nervensystem über Gebühr erregt.[17] Der Sympathikus, dieses Netzwerk des Hirns im Körper, wird über Jahre den Blutdruck stetig steigen lassen, wenn er unermüdlich und über Gebühr zum Zuge kommt. Was in der Evolution zum Überleben nötig, ja vielleicht von Vorteil war, kann uns im heutigen Leben schaden.

Die ersten Schritte ins Innere

Um 1900 war das Herz, das unzugängliche Organ, mit der Entdeckung der Röntgenstrahlen dem Auge als weißer Schatten auch am lebenden Menschen sichtbar geworden. Hans Castorp, der Held des Zauberbergs[18], sah im Sanatorium Berghof bei der Durchleuchtung seines Vetters Lunge durch Hofrat Behrens, dem uneingeschränkten Herrscher dieser ehrwürdigen Institution, befremdet und erregt erstmals das Herz als Organ; von unerwarteter Form, völlig anders in Gestalt und Form als die symbolischen Darstellungen, die er kannte, sah er Joachims Herz einer Qualle gleich sich rudernd in seinem Brustraum bewegen:

17 Georg Noll et al.: Increased activation of sympathetic nervous system and endothelin by mental stress in normotensive offspring of hypertensive parents. Circulation 93, 866, 1996.
18 Thomas Mann: Der Zauberberg. S. Fischer, Berlin, Sonderausgabe 1974, S. 262.

Hans Castorps Aufmerksamkeit war in Anspruch genommen von etwas Sackartigem, ungestalt Tierischem, dunkel hinter dem Mittelstamme Sichtbaren, und zwar größtenteils zur Rechten – vom Beschauer aus gesehen – das sich gleichmäßig ausdehnte und wieder zusammenzog, ein wenig nach Art einer rudernden Qualle. »Sehen Sie sein Herz?« fragte der Hofrat, indem er abermals die riesige Hand vom Schenkel löste und die Hand auf das pulsierende Gehänge wies… Großer Gott, es war das Herz, Joachims ehrliebendes Herz, was Hans Castorp sah!

Wie anders war der Sitz des Lebens gestaltet, als es sich der wackere Hans Castorp erträumt hatte; das Animalische des Organs entsetzte ihn ebenso wie ihn der Anblick der Innenseite des Lebens schaudernd fesselte. Die Kluft zwischen Symbol und Organ lag dem Helden des Zauberbergs in des Hofrats teuflischem Laboratorium bar vor Augen. War der Anblick auch beeindruckend, untersuchen und behandeln ließ sich dies Schattenbild mit der damaligen Technik kaum, blieb weiterhin ein Nebenbefund bei der Untersuchung der Lunge, die in der hohen Zeit der Schwindsucht im Vordergrund stand.

Der Unerschrockene

Es brauchte den Mut eines Unerschrockenen, um weiterzugelangen: Werner Forssmann (1904–1979), zu Beginn der Zwanziger Jahre ein junger und fragender Assistent an einer kleinen Klinik in Eberswalde außerhalb Berlins, brach mit dem Tabu des unantastbaren Organs[19]. Seine Umgebung, die Kollegen wie auch der ihm wohlgesonnene Chefchirurge Richard Schneider, erschraken ob seiner Pläne. Die Unantastbarkeit des Herzens als lebendes Organ war ihm aber kein Hindernis, sondern ein zu entdeckendes Land. 1929 entschloss er sich nach Versuchen an der Leiche zu einem waghalsigen Selbstexperiment. *Placet experiri* – Settembrinis Motto aus dem Zauberberg – kam hier zum Zuge: Forssmann schob sich – heimlich und gegen den Willen seines Chefs – einen Blasenkatheter über die linke Armvene ins rechte Herz, in der Absicht später eine direkte Druckmessung zu ermöglichen oder Medikamente und Kontrastmittel zur Darstellung des Organs zu verabreichen. Entgegen den Erwartungen vieler verlief das Experiment für den Helden folgenlos: »Beim Einführen des Katheters hatte ich lediglich während des Gleitens an der Venenwand ein Gefühl leichter Wärme… gleich-

zeitig, wohl durch Reizung von Vagusästen einen leichten Hustenreiz. Reizerscheinungen von Seiten des Herzens konnte ich nicht feststellen.« – das Herz ließ sich offenbar sondieren, ohne dass es zum Stillstand kam. Dennoch war dies ein Sakrileg, kein Arzt hatte es vor ihm gewagt dieses Symbol des Lebens im gesunden Körper anzurühren, man befürchtete Rhythmusstörungen und Tod. Forssmann überwand das *Noli me tangere* und half der Kathetertechnik zum Durchbruch.

Die ungeheuerliche Tat schlug ein: Seine Publikation »Über die Sondierung des rechten Herzens« in der damals führenden *Klinischen Wochenschrift*[20] fand umgehend ihren Widerhall in der Berliner Presse, zu jener Zeit für einen jungen Assistenten eine nicht ungefährliche Situation. Forssmann – erst seit kurzem auf Empfehlung seines Chefs in Eberswalde Assistent an der Klinik des gefürchteten Chirurgen Ferdinand Sauerbruch (1875–1951) in Berlin – musste sich der allmächtigen chirurgischen Kapazität seiner Zeit stellen: Der empfing ihn erregt und übellaunig mit der Publikation und den Kommentaren der Berliner Presse auf seinem Arbeitstisch. Sauerbruch wollte und konnte die Bedeutung seiner Tat nicht erkennen – sei es aus Missgunst oder Kurzsichtigkeit –, ja er bezichtigte ihn angestachelt von missgünstigen Kollegen des Plagiats und warf Forssmann aus seiner Klinik. Forssmann blieb bei den Kathetern, wurde auf Umwegen schließlich Urologe und praktizierte vergessen in der süddeutschen Provinz. Ein Vierteljahrhundert später erhielt er dennoch seinen Platz in der Geschichte, als er 1956 zusammen mit Dickinson Woodruff Richard Jr. und André Cournand, welche die Herzkatheterisierung zur klinischen Reife gebracht hatten, mit dem Nobelpreis für Medizin bedacht wurde.

Organ und Schmerz

Vom Gefühl zum Schmerz: Die Brustenge, lateinisch *Angina pectoris*, die den Betroffenen bei körperlicher Anstrengung und Ärger heimsucht und ihn in Ruhe rasch wieder verlässt, hat manch starken Mann getroffen. Dabei ist sie dem Herzschmerz der Dichter nicht unverwandt, doch ist sie bedrohlicher, fordernder, lässt – wenn sie sich einstellt – nichts mehr zu. Das Würgen in der Brust, seine Ausstrahlung in Kiefer und linken Arm, ist heute als Symptom des Organs den Ärzten wohlbekannt. Auch seine Ursache, die Ischämie oder

---

19   Werner Forssmann: Experiments on myself. Memoirs of a surgeon in Gemrany. Saint Martins Press, New York, 1974, S. 75–88.

20   Werner Forssmann: Die Sondierung des rechten Herzens. Klin. Wschr 8, 2085–2089, 1929.

Durchblutungsstörung des Herzmuskels, ist längst geklärt. Liegt die Ursache auch im Herzen, so entsteht der Schmerz selbst erst im Hirn – ja nur wenn nicht nur das Mittelhirn, sondern auch die graue Rinde des Frontalhirns durch die zuführenden Nerven aus dem Herzen erregt wird, tritt beengendes Würgen auf.

John Hunter (1728–1793), ein bekannter Arzt im London des 18. Jahrhunderts, begann im Alter von vierzig Jahren unter Anfällen dieser beklemmenden Brustenge zu leiden, welche sich vorzugsweise bei Anstrengung und bei Ärger einstellte. Er starb während eines solchen Anfalls, welcher durch einen heftigen Streit während einer Sitzung der Spitalleitung des Saint George's Hospitals ausgelöst worden war – eine auch heute vorstellbare Situation. Sein Kollege Edward Jenner (1749–1823) – später durch die Pockenimpfung eine Berühmtheit – nahm entsprechend den Sitten seiner Zeit ungefragt und umgehend die Autopsie vor:[21]

> I found no material disease of the heart, except that the coronary arteries were thickened.

Diese Verdickung und Verhärtung der feinen Herzkranzgefäße wurde später unter dem Namen Arteriosklerose oder Atherosklerose zum Leiden der Moderne: *Athere* (Ατηερε) griechisch für Brei, umschreibt die cholesterinreiche Masse, welche die Gefäße verengt und die Durchblutung des Herzens gefährdet, und *Skleros* (σκλεροσ) die Verhärtung durch eingelagerten Kalk.

Herzeleid und Tod

Auch der Dichterfürst und Troubadour des Herzens Johann Wolfgang von Goethe (1749–1832) starb, wenn auch in hohem Alter, den Herztod: Im Frühjahr 1823 mit 74 Jahren litt Goethe unter qualvollen Brustschmerzen, die er »als Hindernis zu leben und zu sterben« erlebte. Neun Tage und Nächte verbrachte der Dichter zunächst unter Schmerzen, dann mit Atemnot und Husten fast ununterbrochen im Lehnstuhl sitzend. Seinen Ärzten traute er mit Recht nicht viel zu und schalt sie[22]:

> Ihr seid zu furchtsam mit Euren Mitteln, ihr schont mich zu sehr! Wenn man einen Kranken vor sich hat, wie ich es bin, so muss man ein wenig napoleonisch mit ihm zu Werke gehen!

Wie wahr – außer Empathie, Arnika und Aderlass hatten die Ärzte seiner Zeit nicht viel zu bieten. Sie verstanden weder die Krankheit noch hatten sie ein Kraut zur Hand, das gegen diese Beschwerden gewachsen war; ja der Aderlass, der Harveys Erkenntnissen von der beschränkten Blutmenge im Kreislauf zum Trotz immer noch Verwendung fand, hat nur Schaden gebracht, als er die Sauerstoffversorgung des Herzens bei Infarktpatienten noch weiter beeinträchtigte. Goethe ahnte wohl, dass eines Tages napoleonisch zu Werke gegangen würde, das Problem bei der Wurzel gepackt werden sollte, wie es die Wiedereröffnung der Herzkrankgefäße mit modernen Ballonkathetern heute erlaubt. Goethe überstand die Gefahr – trotz, nicht wegen seiner Ärzte. Wir dürfen annehmen, dass der Dichter einen ersten Infarkt überlebt hatte.

Neun Jahre später, am 23. März 1832, meldete sich die Krankheit zurück: Was in der Todesanzeige im Geiste seiner Zeit kryptisch als »Stickfluss infolge eines nervös gewordenen Katarrhalfiebers« bezeichnet wurde, war die letzte Offenbarung seiner koronaren Herzkrankheit: Nach einer schrecklichen Nacht, ließ der sterbende Goethe nach seinem Arzt rufen. Als der brave Doktor Carl Vogel, Großherzoglich Sächsischer Hofrat und Leibarzt zu Weimar, eintraf, fand er den Dichterfürsten in jämmerlichem Zustande vor[23]:

> Der Schmerz, welcher sich mehr und mehr auf der Brust festsetzte, presste dem Gefolterten bald Stöhnen, bald lautes Geschrei aus. (…) Der ganze, eiskalte Körper triefte vor Schweiß, den ungemein häufigen, schnellen und härtlichen Puls konnte man kaum fühlen. (…) Dann und wann ließ sich ein leises Rasseln in der Brust vernehmen, das sich nach einer vorübergehenden Besserung in lauteres Röcheln verwandelte.

Kein Zweifel, Goethe starb den Herztod: Würgende Brustschmerzen, kalter Schweiß, Blutdruckabfall mit kalten Gliedern, Zentralisierung des Kreislaufs, schnelle Rhythmusstörungen der Herzkammer, wie dem Infarkt eigen, und schließlich Herzversagen mit Lungenstauung und erstickender Atemnot – des Dichters Leibarzt beschrieb die Symptome genau, aber ohne jede Kenntnis der Krankheit selbst. Machtlos sah der wackere Doktor Vogel zu, wie Goethe unter größten Qualen an Herzversagen starb – er kannte weder Mittel noch Wege, um ihm zu helfen.

---

21 Zitiert nach: William Osler: Lectures on Angina pectoris and allied states. Edinburgh and London. Young. J. Pentland 1897.

22 Carl Vogel: Die letzte Krankheit Goethes. Nachschrift der E. Merck AG, Darmstadt 1961, S. 248.

---

23 Ebenda, S. 859.

Der Aufstieg des Infarkts zur Volksseuche

Nach Goethes Tod war die Erkrankung im Wesentlichen bekannt; die Bedeutung, die ihr heute zukommt, erlangte sie aber erst in jüngster Zeit. Obgleich bereits im Ebers Papyrus der Ägypter, in der Römerzeit durch Seneca und in mittelalterlichen Schriften über Herzschmerzen und plötzlichen Tod berichtet wurde, beschäftigte die Menschheit damals anderes: Eine unvorstellbare Kindersterblichkeit, Hunger, Krieg, Cholera und Pest, später Tuberkulose und Typhus rafften Millionen dahin. Gewiss war das Krankheitsbild auch schwer zu fassen – es gab keine Bildgebung des Herzens, weder Labordiagnostik noch Elektrokardiogramm, das Willem Einthoven erst 1903 erfand.[24] Auch starben viele Patienten plötzlich außerhalb der Hospize und Spitäler, ohne dass man sich der Ursachen des Leidens bewusst werden konnte. Der Herzinfarkt wurde *die* Epidemie des 20. Jahrhunderts: In den USA stieg die jährliche Todesrate von 7 pro 100'000 Amerikaner um 1900 unterbrochen von den beiden Weltkriegen auf 300 pro 100'000 in den 60er Jahren des letzten Jahrhunderts an. In anderen westlichen Ländern war es nicht anders.[25]

Warum diese beeindruckende Zunahme des Herztodes innerhalb kaum eines Jahrhunderts? Wenn auch die Möglichkeit seit Anbeginn in uns war, so nahm die Wahrscheinlichkeit an Arteriosklerose und ihren Folgen zu erkranken in den letzten hundert Jahren nicht zuletzt durch den modernen Lebensstil stetig zu. Unsere Anlagen sind dafür denkbar ungeeignet. Die industrielle Revolution und mit ihr die Verstädterung, die Erleichterung der Arbeit, immer umfassendere Transportsysteme verminderten zusehends tägliche Bewegung, Rauchen wurde mit der Einführung des Tabakanbaus zu einem weitverbreiteten Genuss. Die moderne Landwirtschaft schließlich steigerte mit Dünger und Maschinen ihre Ernten und in der Folge die Verfügbarkeit von Nahrung ins schier Unermessliche. Mit steigendem Wohlstand nahm der Verbrauch an Fleisch, Süßigkeiten und Milchprodukten zu. Tierische Fette, ungesättigte und *trans* Fettsäuren sowie Zucker wurden zu wichtigen Energieträgern – es war der Fluch der guten Tat. Der neue Lebensstil erhöhte die Blutfette, der Blutdruck stieg plötzlich im Alter an, die Zuckerkrankheit – vormals eine Seltenheit – wurde zu einem häufigen Befund. All dies förderte – zumal in einer Gesellschaft, die älter und älter wurde – Cholesterineinlagerungen in den Herzkranz- und Halsgefäßen, führte zu Gefäßverkalkung und in der Folge zu Infarkt und Schlag. Der vorläufige Endpunkt dieser Entwicklung ist eine scheinbar unbeherrschbare Epidemie, die massive Zunahme des Körpergewichtes westlicher Gesellschaften, die sichtbar unsere Gesundheit bedroht (► Kapitel 13).

Bypass – oder die Linderung auf Umwegen

Wie sollte diese Erkrankung behandelt werden? Die Entdeckung von Amylnitrit und später Nitroglycerin in der zweiten Hälfte des 19. Jahrhundert brachte eine erste Erleichterung (► Kapitel 3). Anhaltender aber sollte den Patienten geholfen werden. Zwar vermochte Nitroglycerin die Gefäße zu erweitern und das Herz zu entlasten; eine wirksame Eröffnung verstopfter Gefäße gelang damit aber nicht. Fast hundert Jahre später, 1968, entnahm der argentinische Herzchirurg René Favaloro an der Cleveland Clinic in den USA einem Patienten mit Angina pectoris eine Beinvene, überbrückte mit dem wegen der Venenklappen umgekehrt eingenähten Gefäß eine verengte Herzkranzarterie und stellte den Blutfluss in den Herzmuskel wieder her. Damit war die Bypassoperation geboren und eine anhaltende Linderung der koronaren Herzkrankheit möglich geworden.

Mit dieser Pioniertat wurde die Darstellung der Herzkranzgefäße wichtig, ja sie war ihre Voraussetzung, da ein operatives Vorgehen nur dann geplant werden konnte, wenn für den Chirurgen genaue anatomische Angaben über ihre Veränderungen vorlagen. Mason Sones (1919–1985), dessen Assistent Royston Lewis aus Versehen beim katheterisieren der Hauptschlagader in die rechte Herzkranzarterie geraten war und den Mut hatte, dieses Missgeschick zur Routine zu entwickeln, hatte dazu die Grundlagen gelegt[26]. Nachdem er sich von seinem Schrecken erholt und sich bei seinen experimentell an Hunden arbeitenden Kollegen versichert hatte, entschloss er sich die Kontrastmittelfüllung der Herzkranzarterien regelmäßig durchzuführen, zumal auch bei seinem historischen Versehen der befürchtete Herzstillstand nicht eingetreten war.

24 S.S. Barold: Willem Einthoven and the birth of clinical electrocardiography a hundred years ago. Card. Electrophysiol. Rev. 7, 99–104, 2003.

25 Zitiert nach: Ole Färgeman: Coronary artery disease – Genes, drugs and the agricultural connection. Elsevier, Amsterdam, 2003, pp. 15–30.

26 David Monagan: Journey to the heart. Gotham Books, New York, N.Y., USA, 2007, pp. 32–42.

Der Schritt in die Gefäße

Doch die Entwicklung ging weiter: Ende der 60er Jahre begann Andreas Grüntzig, der sich der durch seinen Staat des ehemaligen Ostens vorgesehenen Maurerlehre entzogen und seiner Berufung folgend Arzt geworden war, in Zürich die von Charles Dotter kurz vorher entwickelte Kathetererweiterung von verengten Beinarterien zu verfeinern. Auch Dotter war aus Versehen auf die mechanische Erweiterung von Beckenarterien gestoßen; beim Sondieren der Beckengefäße war er ohne Absicht in einen Verschluss geraten und eröffnete unverhofft das verschlossene Gefäß. Seine steifen Katheter brachten der Methode jedoch nicht die erwartete Anerkennung. Mit Grüntzigs Entwicklung des Ballonkatheters zur Erweiterung verengter Gefäße gewann die Kathetertechnik Ansehen, aber der weltweite Durchbruch konnte an den Beinarterien nicht gelingen.

Grüntzig wechselte zur Kardiologie und wollte bei Patienten mit Angina pectoris die Ballonerweiterung der Herzkranzgefäße wagen, ein Unterfangen, das die Experten seiner Zeit als für zu riskant erachteten. Das Eindringen in die Herzkranzgefäße am schlagenden Herzen und wachen Patienten war eine Tollkühnheit, die seine Vorgesetzten sorgenerfüllt betrachteten. Nicht unberechtigt fürchtete man Gefäßverschluss, Infarkt und Tod. Grüntzig fand schließlich Unterstützung bei den Herzchirurgen Åke Senning und Marko Turina; sie standen bereit als er nach einigen Vorversuchen am Hund am 16. September 1977 das Unglaubliche wagte und gewann. Der Patient, ein damals 38-jähriger Versicherungsagent mit einer Verengung der linken Herzkranzarterie, verließ kurz darauf beschwerdefrei das Spital und ist es über Jahrzehnte geblieben. Rasch gesellte sich sein vor kurzem noch zögerlicher Chef (als Internist nicht für riskante Entscheidungen geschaffen) nach dem geschichtsträchtigen Eingriff im Stil der alten Schule an seine Seite, um die vielbeachtete Pressekonferenz zu leiten. Der Ruhm ließ nicht auf sich warten; die Nachricht vom neuen Zugang zum Unerschlossenen verbreitete sich wie ein Lauffeuer. Grüntzigs Methode wird heute weltweit jährlich bei weit über einer Million Patienten angewandt und wurde zum häufigsten ärztlichen Eingriff überhaupt.

Von Kräutern zu Medikamenten

Es waren nicht nur spektakuläre Eingriffe, welche die Kardiologie weiterbrachten. Mit Kräutern hatte alles begonnen als John Withering (1741–1799), dem Rezept einer einfachen Frau aus Shropshire folgend, getrockneten Fingerhut zur Stärkung des geschwächten Herzens bei *Dropsy*, einem Zustand den wir heute als Stauungsschwäche des Herzens kennen, empfahl. In seiner 1785 erschienenen Schrift *An account of the foxglove and some of its medical uses with practical remarks on dropsy and other disease*[27] fasste er seine zehnjährige Erfahrung an 163 überwässerten Patienten mit Herzschwäche zusammen und beschrieb erstmals die harntreibende Wirkung der Pflanze, die bis anhin als Brech- und Abführmittel – eine heute wohlbekannte toxische Wirkung bei Überdosierung des Fingerhutextraktes – empfohlen worden war. Erst mit der Reinigung der wirksamen Substanz Digitalis, einem Steroidkörper, durch die Chemiker des 19. Jahrhunderts gelang allmählich ein sicherer Umgang mit dem gefährlichen Heilmittel – von der Kräutermedizin zum Medikament.

Nach Withering geschah bis zur Einführung des Nitroglycerins wenig (▶ Kapitel 3), es bedurfte der modernen Chemie, um die Kräuterbehandlung zur Pharmakologie zu entwickeln. Doch es gab eine Ausnahme: Die Erfolgsgeschichte eines Pflanzenextraktes, bereits von Hippokrates hochgelobt, dann von Kräuterfrauen gern verwendet. In Europa war es die Silberweide – *Salix alba* – eine verbreitete Weidenart, deren Rinde einen Saft, später chemisch als Salicylsäure identifiziert, enthält, der bereits den Römern und Naturvölkern zur Schmerzlinderung diente[28]. Am 2. Juli 1763 berichtete der Geistliche Edward Stone der *Royal Society of London* über seine beeindruckenden Erfolge mit Weidenrindenextrakt bei Fieberkranken. Danach nahmen sich die Pharmazeuten und Chemiker der Sache an: 1828 extrahierte der Münchner Professor Johann Andreas Buchner eine gelbliche Substanz aus der Rinde des Weidenbaums und nannte sie Salicin. Fünfundzwanzig Jahre später fügte ein Straßburger Chemiker dem Molekül eine Acetylgruppe hinzu und hatte damit erstmals Acetylsalicylsäure hergestellt. Doch das Produkt war chemisch weder rein noch stabil – und damit nicht verwendbar. Am 10. August 1897 vermerkte Dr. Felix Hoffmann, Chemiker bei der Farbenfabrik Bayer in Wuppertal, in seinem Laborbuch: »Lässt man 100,0 Salicylsäure mit 150,0 Acetanhydrid 3 Stunden unter Rückfluss, so ist die S.*(alicylsäure)* quantitativ acetyliert.« Damit war die

---

27   John Withering: An account of the foxglove and some of its medical uses with practical remarks on dropsy and other disease. London 1785, zitiert nach Project Gutenberg ebook 2008.

28   Hundred years Aspirin – The future has just begun. Leverkusen 1997, S. 24–38.

Acetylsalicylsäure erstmals rein und haltbar hergestellt und Aspirin als Medikament geboren.

Zunächst schien es, als ob dem Medikament eine erfolgreiche, aber doch beschränkte Zukunft als Schmerz- und Fiebermittel beschieden sei – und dies war in jener Zeit wohl das Wichtigste. Sechzig Jahre später überraschte das Molekül erneut: Beim Herzinfarkt, der nach dem Zweiten Weltkrieg zunehmend Opfer forderte, waren – soviel wusste man – Wandveränderungen der Herzkranzgefäße und zuletzt eine Gerinnselbildung entscheidend, welche die Durchblutung des Herzmuskels bedrohten. 1968 bemerkte der spätere Nobelpreisträger John Vane, dass Aspirin oder Acetylsalicylsäure die Blutungszeit verlängert.[29] Ein ähnliches Enzym, welches für Fieber und Schmerz im Körper verantwortlich ist – in der Fachsprache Cyclooxygenase genannt –, erwies sich für die Verklumpung der Blutplättchen und damit die Gerinnselbildung als entscheidend. Da Gerinnsel dem Herzinfarkt zugrunde liegen, ergab sich mit Aspirin erstmals eine wirksame Behandlung dieses lebensgefährlichen Leidens. Zusammen mit den Thrombolytika, Substanzen, welche die Fibrinstränge in den Blutgerinnseln auflösen, konnte zwei Jahrzehnte später die Sterblichkeit des Herzinfarktes erstmals deutlich gesenkt werden.[30]

Cholesterin und Gefäßverkalkung

Doch damit war noch nicht das Eigentliche in Angriff genommen. Es war offensichtlich geworden, dass der Herzinfarkt eine späte Erscheinung verkalkter Herzkranzgefäße darstellt. Die gefallenen Marines des Koreakrieges hatten den autopsierenden Pathologen der US Navy vor Augen geführt, dass bereits in jungen Jahren arteriosklerotische Gefäßveränderungen überraschend häufig sind[31]. Offensichtlich handelte es sich um ein Leiden, das über Jahre und Jahrzehnte entstand. Wollte man Infarkt und Herztod wirklich bekämpfen, mussten die ersten Ursachen der Gefäßverkalkung erkannt werden. Bereits im neunzehnten Jahrhundert hatten sich die großen Pathologen Carl Freiherr von Rokitansky

und Rudolf Virchow über ihre Entstehung gestritten: War es eine chronische Entzündung oder eine degenerative Veränderung der Herzkranzgefäße? Dann schlug die Stunde eines unbekannten russischen Arztes: Nikolai Anitchkov (1885–1964) hatte 1913 Kaninchen mit einer fettreichen Ernährung gefüttert und in der Folge ausgeprägte Cholesterineinlagerungen in den Gefäßen beobachtet.[32] Wie immer hatte ein einfaches Experiment zu einer wegleitenden These geführt: Dass es ohne Cholesterin keine Arteriosklerose oder Gefäßverkalkung geben kann. Doch das waren Kaninchen und keine Menschen. Autoptische Studien belegten in der Folge, dass bei Patienten mit Angina pectoris oder Infarkt die Herzkranzgefäße mit cholesterinreichen Plaques bedeckt waren, während sich dies bei Patienten, welche an anderen Ursachen verstorben waren, nicht beobachten ließ. Weiterhin war das Ausmaß der Einlagerungen eng mit dem zu Lebzeiten bestimmten Blutspiegel des Cholesterins (vor allem des *Low-density Lipoproteins*, einem Eiweiß, das Cholesterin im Blut löslich macht) verbunden. Epidemiologische Untersuchungen im amerikanischen Städtchen Framingham, einem ruhigen Vorort von Boston, dessen Bürger über Jahrzehnte medizinisch verfolgt wurden, belegten nach dem zweiten Weltkrieg, dass hohes Cholesterin auch beim Menschen mit Herzinfarkt und vorzeitigem Tod einhergeht.

Der Stoffwechsel des Cholesterins im Körper wurde auch immer genauer verstanden: In den 70er Jahren zeigten Brown and Goldstein, dass das *Low-density Lipoprotein* (oder LDL-Cholesterin) über einen Bindungsstelle in die Leberzellen aufgenommen wird und anschließend abgebaut und über die Galle ausgeschieden wird.[33] Mit der Entwicklung von Hemmern der körpereigenen Cholesterinbildung, die man zwischenzeitlich in der Leber geortet hatte, konnte in den 80er Jahren bei Patienten erstmals medikamentös das Auftreten von Herzinfarkten um etwa einen Drittel vermindert werden. Damit war Anitchkovs Theorie bestätigt; der Russe hatte für seine Leistungen zu seinen Lebzeiten den Stalinpreis erhalten, für den Nobelpreis wäre er damals wohl nicht wählbar gewesen.

Vor kurzem wurde eine infektiöse Ursache der Arteriosklerose diskutiert. Ist der Herzinfarkt ansteckend?

29   Salvador Moncada and John Vane: Pharmacology and endogenous role of prostaglandin endoperoxides, thromboxane A2 and prostacyclin. Pharmacol. Rev. 30, 293–331, 1979.

30   C. Baigent et al.: ISIS-2: Ten year survival among patients with suspected myocardial infarction in randomized comparison of intravenous streptokinase, oral aspirin, or both, or neither. The ISIS-2 (Second International Study of Infarct Survival Collaborative Group). Brit. Med. J. 316, 1337–1343, 1998.

31   Wicher F. Enos, R.H. Holmes, J. Beyer: Coronary disease among United States soldiers killed in action in Korea. J. Amer. Med. Ass. 152, 1090–1093, 1953.

32   Nikolai N. Anitschkov: A history of experimentation on arterial atherosclerosis in animals. In: H.T. Blumenthal, Ed., Cowdry's Atherosclerosis. A Survey of the Problem, Chalres C. Thomas, Springfield, Ill., 1933, pp. 21–44.

33   Michael S. Brown, Joseph L. Goldstein: A receptor-mediated pathwayfor cholesterol homeostasis. Science 232, 34–47, 1986.

Bakterien wie *Chlamydia pneumoniae*, ein Erreger der Lungenentzündung, ließen sich in der Tat in arteriosklerotischen Plaques der Gefäße finden. Zunächst schien es, dass gegen Chlamydien wirksame Antibiotika Herzinfarkt und Tod vermindern könnten – wäre also der Infarkt ansteckend und damit heilbar? Größere Untersuchungen an mehreren Tausend Patienten konnten diese Ergebnisse nicht bestätigen. *Conjectures and refutations*[34] oder der Gang der Wissenschaft: Eine Hypothese, welche durch jahrelange Forschungsarbeit gestützt worden war, musste sich den Ergebnissen einer großen Patientenstudie beugen (▶ Kapitel 5). Eine erste Hoffnung auf eine Heilung der Gefäßverkalkung mit Antibiotika blieb Zufall und nicht Notwendigkeit.

Erreichtes und Unerreichtes

Beeindruckend vieles wurde über Jahrhunderte in der Heilkunst erreicht. Wie gut ist die Medizin heute? Haben wir das gewonnene Wissen umgesetzt oder bleibt die Heilkunst hinter ihrem Anspruch zurück? Vieles wurde entgegen den Erwartungen der Zweifler möglich: Mit der Antisepsis, eingeführt 1848 durch Ignaz Semmelweis, kam es zu einem vormals unerreichbar scheinenden Abfall der Kindersterblichkeit, der Erfolg chirurgischer Eingriffe wurde nicht länger von Entzündungen und Abszessen beschränkt, später wurden durch Impfung und Antibiotika viele Infektionskrankheiten verhütbar oder konnten erstmals geheilt werden. Seit den 60er Jahren des letzten Jahrhunderts sind die Todesraten der koronaren Herzkrankheit und in ihrer Folge Herztod und Infarkt, zumindest in westlichen Ländern stark rückläufig – also ein Erfolg.[35]

Vieles aber blieb unerreicht, zunächst auf banale Weise: Das Verfügbare wird nicht verwendet. Nicht alle Patienten mit koronarer Herzkrankheit erhalten Cholesterinsenker und nicht alle mit Herzschwäche Angiotensinhemmer oder Betablocker, die den überaktiven Sympathikus dämpfen; und dies obwohl diese Medikamente das Überleben verlängern. Warum? Neues macht Mühe, man misstraut dem Unvertrauten, ist beim ersten Einsatz unsicher und bei kleinsten Problemen verängstigt – der Konservatismus der Ärzte hat sachliche Gründe, nicht alles was neu ist, ist auch gut.

Über Jahrhunderte war dies die richtige Haltung. Im Zeitalter der schwindenden Halbwertzeit des jeweils gültigen Wissens behindert dieses Zögern den Fortschritt oder doch seine Nutzung. Der evolutionär entwickelte Hang zum Hergebrachten müsste der Lust am Neuen weichen.

Auch Patienten haben Mühe mit der verordneten Therapie. Medikamenten werden unterschwellig mit Chemie verbunden und als unnatürlich, ja als Gift empfunden. Die atavistische Ablehnung des Künstlichen muss sich in der Evolution herausgebildet haben – auch dies wiederum mit Recht: Vorsicht war bei allem Fremden am Platze, bei der Tollkirsche wie bei allen unbekannten Früchten und Pilzen (»Was der Bauer nicht kennt, das isst er nicht«). Giftiges wie zyanidhaltige Früchte und Pflanzen ist meist bitter; und die Natur hat sich dafür gerüstet: Eine Mutation im Gen für den Geschmacksrezeptor vor mehreren hunderttausend Jahren hat den Trägern dieser Veränderung einen Überlebensvorteil verschafft, weil sie eine natürliche Abneigung gegen bitter schmeckende Nahrung entwickelten.[36] Die Medikamente, die nicht selten bitter schmeckten, weckten diese atavistischen Abneigungen, was dem Erfolg der Heilkunde nicht förderlich war.

Und gewiss: Die ersten Heilmittel waren nicht dazu angetan, Vertrauen zu wecken. Die frühen Blutdruckmittel beispielsweise waren keine sanften Pillen. Der Blutdrucksenker Reserpin ließ die Stimmung sinken, Guanethidin, der Ganglienblocker, führte zu Schwindel bei Lagewechsel und anderem Ungemach. Selbst Betablocker lassen die Befindlichkeit nicht unberührt: Müdigkeit, Lustlosigkeit und Impotenz nehmen vielen den Glauben an die ärztliche Kunst.

Doch ist es mehr als das: Moderne Pillen kommen in ansprechenden Farben daher und schmecken kaum noch bitter. Dennoch entgehen selbst die bestverträglichsten Heilmittel nicht der unterschwelligen Ablehnung des künstlich Hergestellten gegenüber dem natürlich Gewachsenen – besonders wenn eine lebenslange Einnahme erwartet wird. Die moderne Heilkunst bietet – zumal in erfolgreichen Bereichen wie der Kardiologie – eine wirksame Behandlung, Heilung aber kaum. Trotz der sichtbaren Wirkung – beispielsweise der anhaltenden Senkung von Blutdruck oder Cholesterin – setzt Enttäuschung ein: Das Stigma des chronisch Kranken bedrückt. Erwartet wird vom Arzt und Heiler, dass die

---

34   Karl R. Popper: Conjectures and refutations. The growth of scientific knowledge. Routledge and Kegan Paul. London 1972, S. 33–65.

35   H. Tunstall-Pedoe et al.: Contribution of trends in survival and coronary event rates to changes in coronary heart disease mortality: 10 year results from 37 WHO MONICA projects populations. Lancet 353, 1547–1557, 1999.

36   Nicole Soranzo et al.: Positive selection on a high–sensitivity allele of the human bitte-taste receptor TAS2R16. Current Biology. 15, 1257–1265, 2005.

Erkrankung vorübergehend sei; die Hoffnung setzt auf Magisches, einen Eingriff, der alles wendet, wie ihn Schamanen bieten. Selbst eine Kur überzeugt, wenn sie hält, was sie verspricht. Das lebenslänglich Verordnete wird nicht geschätzt, ja, Rezepte und Pillen finden sich nicht selten im Liftschacht großer Spitäler wieder. Kurz: Behandeln überzeugt nicht, wo Heilung erwartet wird.

Wie ließe sich dies ändern, wie könnten wir Arzt und Patient dazu bringen, das Erreichte zu nutzen? Der Mensch verhält sich ökonomisch; zumal wenn es zu Kosten kommt, wird vernünftig entschieden. In einem Gesundheitswesen der paradiesischen Verfügbarkeit von allem und jedem kann dies nicht erwartet werden; das Problem der Selbstverständlichkeit, wir haben es besprochen (▶ S. 30–31), fordert seinen Preis. Davon ausgehend dürfen wir annehmen, dass mit dem Kostbaren sorgsamer umgegangen würde, als mit dem selbstverständlich Verfügbaren. Wenn beispielsweise die Behandlungskosten bei einem Hirnschlag oder Herzinfarkt nicht oder nur teilweise übernommen würden, wenn Blutdruck, Cholesterin oder Blutzucker vorgängig nicht wirksam behandelt und die empfohlenen Zielwerte nicht erreicht wurden, würden *Guidelines* von Ärzten und Patienten eher befolgt. In den USA ist man im Begriff, diesen Weg zu gehen: Verlässt ein Patient, nach einer notfallmäßigen Behandlung wegen Herzschwäche das Spital ohne die in den Richtlinien empfohlene Therapie, wird die Versicherung nicht den vollen Vergütungssatz zur Anwendung bringen. Gleiches ließe sich für den Patienten denken: Wenn der Selbstbehalt der Patienten vom ihm selbst abhinge, ja Rauchen und Gewicht, ein schlecht eingestellter Blutdruck die Prämien mitbestimmten, würde vieles anders. Nur mit *Incentives* lässt sich Verhalten ändern.

Das Beeindruckendste
Die bedeutendste Leistung der Heilkunst, nicht für ein bestimmtes Leiden, sondern für ihre Mission als solche, war die Umkehrbarkeit des Todes. Der Tod, dieser Fluchtpunkt unseres Lebens (▶ Kapitel 15), war bereits im ersten noch in Keilschrift verfassten Epos der Menschheitsgeschichte das einschneidendste Erlebnis des Helden. Enkidus Tod, der unwiederbringliche Schlaf seines *alter ego*, brachte Gilgamesch die *Condition humaine* ins Bewusstsein:[37]

> Auch ich werde sterben, und werde nicht auch ich
> dann so wie Enkidu sein?
> Trübsal ist eingekehrt in meinen Leib.
> Ich begann, den Tod zu fürchten und so laufe ich
> in der Steppe umher.

Seither begleitet der Tod den Menschen ebenso wie sein Wunsch nach Unsterblichkeit. Sicher, dieser Wunsch blieb bis heute unerfüllt; doch ließ ihn dies nicht schwächer werden, vielmehr war er Anstoß für Mythen und Religionen, wie die moderne Medizin. Ursprünglich war die Auferstehung, die Rückkehr aus dem Totenreich, Göttern und Propheten vorbehalten, ja die Auferweckung Verstorbener war für die Glaubwürdigkeit ihrer Lehren entscheidend. Auch Jesus machte in der Lazaruslegende davon Gebrauch. Lazarus und seine Schwestern Martha und Maria waren enge Freunde des Messias. Als Jesus vom Tode seines Freundes erfuhr, reiste er mit seinen Jüngern nach Bethanien:[38]

> Da aber sagte es ihnen (*Anm.* den Jüngern) Jesus frei heraus: Lazarus ist gestorben…. Lasset uns zu ihm ziehen. Da kam Jesus, und fand ihn, dass er schon vier Tage im Grabe gelegen war. … Da sprach Martha zu Jesu: Herr, wärest du hier gewesen, mein Bruder wäre nicht gestorben. … Jesus spricht zu ihr: Dein Bruder soll auferstehen. … Ich bin die Auferstehung und das Leben; wer an mich glaubt, der wird leben, obgleich er stürbe… Hebet den Stein ab. … Da huben sie den Stein ab, da der Verstorbene lag. … Da er das gesagt hatte, rief er mit lauter Stimmer: Lazarus komm heraus! Und der Verstorbene kam heraus gebunden mit Grabtüchern an den Füßen und Händen, und sein Angesicht verhüllet mit einem Schweißtuch.

Die Möglichkeit der Wiederbelebung eines Menschen, medizinisch eine Reanimation, war und ist eine beindruckende Leistung: Die Mund-zu-Mund Beatmung, die die alte Vorstellung vom Einhauchen der Seele (*Psyche*) für die moderne Medizin nutzte, hat eine lange Geschichte: Bereits Vesalius hatte angeblich Tiere durch Beatmung ihrer Lungen wiederbelebt. Weltanschaulich bedeutsam war dies aber nicht; Tiere verschwanden im Christentum nach ihrem Tod wie eine Sache, traten – wie uns Dante in der *Divina Comedia* kündet – nicht ins Jenseits über. Ihre Rückkehr aus dem Totenreich beein-

---

37 Das Gilgamesch-Epos. Neu übersetzt und kommentiert von Stefan M. Maul. C.H. Beck, München, 2005, die neunte Tafel, Zeile 3–5.

38 Bibel oder die ganze heilige Schrift des Alten und Neuen Testaments nach der deutschen Übersetzung D. Martin Luthers, Berlin, 1902, Johannes Evangelium, Kapitel 12, 14–44.

druckte daher wenig. Anders wurde es erst Jahrhunderte später, als es erstmals gelang, das Unabwendbare am Menschen zu verhindern.

Zunächst war es ein selbstgemachtes Problem, das es zu lösen galt: Mit der Einführung der Inhalationsnarkose mit dem 1847 von Sir James Young Simpson entdeckten Chloroform kam es während Operationen nicht selten zu Herz- und Atemstillstand – die Chloroform Synkope war der Alptraum der Chirurgen. Charles Bleek, ein englischer Arzt aus Warminster, bemerkte, während er bei einer 42-jährigen Patientin eine Brust zu entfernen suchte, einen bedrohlichen Abfall des Pulses und schließlich ein Aussetzen der Atmung. Beherzt griff er zu einer Mund-zu-Mund Beatmung. Nach wenigen Atemstößen konnte er die gefürchtete Chloroform Synkope überwinden, und die Patientin überlebte, wie er 1850 im *Lancet* berichtete.[39]

Doch nicht immer war es ein unvorhergesehenes Anhalten der Atmung, sondern ein Herzstillstand, der dem plötzlichen Tode zugrunde lag. Das Kammerflimmern – eine chaotische Erregung des Herzens, bei welchem es zum Erliegen der Pumpleistung kommt – wurde als Ursache plötzlichen Ablebens in ganz anderem Zusammenhang erkannt, ja einen ersten Hinweis gaben Opfer des Blitzschlags: Peter Christian Abildgaard, ein dänischer Tierarzt, fand bereits 1775 bei der Untersuchung von Haustieren, welche von einem Blitz getötet worden waren, zu seiner Überraschung kaum innere Verletzungen. Bald erkannte er, dass Elektroschocks zum Tod von Hühnern führten und ein Gegenschock manchmal das Tier zurück ins Leben brachte. Kurze Zeit später empfahlen englische und danach dänische Ärzte die Verwendung von Elektroschocks »*for the recovery of the apparently dead*«.[40] Der bedeutende Physiologe Carl Ludwig zeigte dann 1848 erstmals bei Hunden, dass Stromstöße eine chaotische elektrische Erregung des Herzens auslösen können und dass sich das tödliche Flimmern der Herzkammern damit auch beenden ließ.

Die Verwendung bei Patienten ließ aber noch auf sich warten. Zunächst versuchte man mit direkter Massage des Herzens den sicheren Tod zu verhindern. Und auch hier waren es mutige Einzelkämpfer, die den Weg wiesen: Kurz nach der Wende zum 20. Jahrhundert entnahm im Tromsö Spital in Norwegen ein entschlossener

Chirurge, Kristian Igelstrud, bei einer jungen Patientin, die während der Entfernung ihrer Gebärmutter einen Herzstillstand erlitten hatte, zwei Rippen, um direkt von Hand das Herz zu massieren und zu neuem Leben zu erwecken. Zu gleicher Zeit, im Jahre 1902, gelang es einem anderen Meister seines Fachs, William Arbuthnot Lane am Guy's Hospital in London, erstmals bei einen während einer Bauchoperation aufgetretenen Stillstand das Herz durch gezielte Handstöße wieder in Gang zu setzen – beide Patienten überlebten ihren Herztod. Sechzig Jahre später bewies Peter G.F. Nixon aus Leeds, dass die manuelle Brustkompression mit beiden Händen die Pumpwirkung des Herzens zu überbrücken vermag – die äußere Herzmassage war geboren.

Die Defibrillation – die elektrische Stimulation des flimmernden Herzens – erwies sich als schwieriger denn erwartet: Zwar hatten bereits zu Anfang des 20. Jahrhunderts die Schweizer Ärzte Jean-Louis Prevost und Fréderic Batelli entdeckt, dass ein geringer Stromstoß Kammerflimmern auslösen und ein stärkerer die tödliche Rhythmusstörung beenden konnte. Doch war damit diese Erkenntnis für Patienten noch nicht verwendbar. Erst der Russe Naum Lazerevich Gurvich zeigte kurz nach dem zweiten Weltkrieg, dass es biphasische Stromwellen waren, die am wirksamsten den normalen Rhythmus des Herzens wiederherstellen konnten. 1952 berichtete Paul Zoll vom Beth Israel Hospital in Boston erstmals von der erfolgreichen Wiederbelebung eines Patienten mit Herzstillstand durch äußerliche elektrische Stimulation[41]. Vier Jahre später gelang es ihm, Kammerflimmern durch einen externen Elektroschock zu beenden[42]. Anfang der sechziger Jahre brachte Bernhard Lown, ein bis anhin unbekannter Einwanderer aus Litauen an der Harvard Medical School in Boston, den externen Defibrillator bei Patienten mit Herzinfarkt zur klinischen Anwendung und senkte damit die Sterblichkeit erheblich. Seither ist der Tod nicht mehr das Gleiche, ein Überleben des eigenen Ablebens war entgegen den Erwartungen möglich geworden (▶ S. 53): Erstmals in der Geschichte der Menschheit ließ die moderne Medizin einen alten Traum außerhalb von Legenden wirklich werden – der Tod war nicht besiegt, aber doch beeindruckend aufschiebbar geworden.

39 Charles Bleeck: Alarming results of chloroform. Lancet 253, 283, 1850.

40 Charles Kite: Essay on the recovery of the apparently dead. Royal Humane Society, London, 1788.

41 Paul M. Zoll: Resuscitation of heart in ventricular standstill by external electrical stimulation. New Engl. J. Med. 247, 768–771, 1952.

42 Paul M. Zoll et al.: Termination of ventricular fibrillation by externally applied electric countershock. New Engl. J. Med. 254, 727–732, 1956.

Dass es nicht genügte, diese neue Behandlung nur Patienten im Spital, beispielsweise solchen mit einem Herzinfarkt oder bei Operationszwischenfällen zukommen zu lassen, wurde offensichtlich. Etwa ein Viertel aller Todesfälle sind auf tödliche Rhythmusstörungen zurückzuführen und nur eine kleiner Teil davon ereignet sich im Spital. Gefährdete Patienten sollten daher ein entsprechendes Gerät wie einen Fallschirm für alle Fälle immer bei sich tragen: Die Idee des implantierbaren Defibrillators war geboren. Die ersten vom Pionier Mieczyslaw Mirowsky (1924–1990) gebauten Modelle waren noch unförmig groß, mussten in die Bauchhöhle eingebettet werden.[43] Die heutigen Defibrillatoren unterscheiden sich kaum von einem normalen Schrittmacher, sind nicht größer als eine Zündholzschachtel und haben die Fähigkeiten eines modernen Computers. Nicht nur lesen sie das EKG wie ein Facharzt für Kardiologie, sie reagieren differenziert mit schnellem Pacing oder einem Elektroschock entsprechend der Diagnose, die sie stellen. Tausende von Patienten haben damit ihren eigenen Herztod überlebt, ohne von einer anderen Welt zu berichten: Die Auferstehung wurde zur klinischen Routine.

Das Ungelöste

Bei all diesen Erfolgen: Gibt es auch Zweifel an der Wirksamkeit der heutigen Medizin? Bisher zielte ärztliches Handeln darauf ab, durch Medikamente und Eingriffe Beschwerden zu lindern und vielleicht den Verlauf von Erkrankungen zu bessern. Die Erfolge sind, wie wir gesehen haben, beeindruckend, wenn Heilung auch selten gelingt. Die Herzschwäche beispielsweise lässt sich heute anders als zu Theodor Billroths (1829–1894) Zeiten wirksam behandeln: Der bedeutendste Bauchchirurge seiner Zeit – Ordinarius in Zürich, später in Wien –, der als bekennender Epikureer Essen, Alkohol und Zigarren nach Lust und Laune genoss, verspürte gegen Ende seines Lebens zunehmende Atemnot und Schwäche. Er behandelte sich selbst freizügig mit Digitalis, gönnte sich im Übermaß Morphin und geriet in zunehmende Abhängigkeit des Schlafmohns. Abgemagert und erschöpft verstarb er nach langem Leiden.

Mit der heutigen Behandlung der Herzschwäche gelingt es, das Überleben dank Angiotensinhemmern, Betablockern und Aldosteron-Antagonisten zu verlängern. Dennoch: Heilung ist auch hier nicht zu haben, die

meisten Patienten erliegen trotz allem letztlich ihrem Leiden – wir schieben das Problem vor uns her, ohne es zu lösen. Auch bei der Zuckerkrankheit ist es trotz Insulin und neuer Medikamente nicht gelungen, die Lebenserwartung von Patienten den Gesunden anzugleichen. Vieles – wie degenerative Erkrankungen des Nervensystems – lässt sich überhaupt nicht behandeln. Kurz, es braucht weiterhin Forschung (▶ Kapitel 5 und 6), will die Medizin ihrem Anspruch genügen.

Dort wo wir an die Grenze gehen, kann auch bei bestem Willen die Sache außer Kontrolle geraten; man ist an den Zauberlehrling erinnert: Die Wiederherstellung des Kreislaufs gelingt zwar meist, doch zuweilen gelingt nur dies und nicht die Wiederherstellung der Person: Patienten im Wachkoma, beatmete Körper mit schweren Hirnschäden können Folge unserer besten Absichten sein. Wann macht die Wiederbelebung noch Sinn, wann schafft sie nur Probleme? Ein Beispiel mag zur Veranschaulichung dienen: Sie waren beide früh zu Bett gegangen, er ein angesehener Jurist in besten Jahren, sie, seine Ehefrau, die den Haushalt führte. Plötzlich bemerkte sie, dass er nicht mehr atmete; er hatte sich zuvor schon nicht wohl gefühlt. Umgehend rief die besorgte Ehefrau die Ambulanz, ohne selbst mit einer Herzmassage zu beginnen. Neun Minuten brauchten die Rettungsmänner von ihrem Standort an der Limmat zum nahegelegenen Zürichberg. Routiniert stellten sie die Diagnose Kammerflimmern und setzten das Herz mit einem gezielten Elektroschock wieder in Gang. Beatmet und mit normalem Rhythmus wurde er ins Zentrum überführt und die verschlossene Seitenwandarterie des Herzens im Herzkatheterlabor rasch wiedereröffnet. Trotz allem Bemühen, das Kammerflimmern hatte zu lange gedauert, das Hirn hatte die neun Minuten ohne Sauerstoff nicht unbeschadet überstanden – der Patient überlebte als Körper ohne Hirn, wachte aus der Narkose nicht mehr auf und verschied wenige Tage später an einem Infekt der Luftwege. Somit: Die Bestimmung der Grenze ärztlichen Tuns ist nicht einfach, die neuen Möglichkeiten der Medizin brachten nicht nur Segen, sondern auch ethische Fragen, die es vormals nicht gab.

Selbst bei weniger Dramatischem bleibt unser bestes Bemühen nicht selten im Ansatz stecken: Herzoperierte Patienten, die ihre Arbeit nicht mehr aufnehmen, körperlich wiederhergestellt, aber seelisch krank weiterleben, sich nicht wieder in die Gesellschaft einfügen, gehören zum Alltag jeden Arztes. Vor allem Menschen, die außerhalb unserer technisch geprägten Kultur auf-

---

43 Mieczyslaw Mirowsky et al.: Termination of malignant ventricular arrhythmias with an implanted automatic defibrillator. New Engl. J. Med. 303, 322–324, 1980.

wuchsen, reicht die körperliche Wiederherstellung häufig nicht, um den Bruch ihrer Lebenskraft, wie ihn eine Erkrankung des Symbols des Lebens mit sich bringt, zu überwinden – die erlebte Krankheit ist mehr als eine gestörte Organfunktion.

Eine weitere Beschränkung der modernen Medizin sind Folgekrankheiten – die unerwarteten Früchte des Erfolgs: Als Franklin D. Roosevelt mit Stalin über das Schicksal Europas verhandelte, war er bereits ein kranker Mann. Auf dem offiziellen Bild zum Abschluss der Yaltakonferenz sitzt der amerikanische Präsident eingesunken und bleich neben dem verschmitzt unter seinem mächtigen Schnurbart hervor lächelnden russischen Herrscher. Roosevelt hatte bereits mehrere Hirnschläge hinter sich. Als er am 12. April 1945 plötzlich verstarb, vermeldete sein Leibarzt, Admiral Ross McIntire »*Brain hemorrhage hit the president out of the blue…*« Und weiter berichtete der Ahnungslose: »*There was no sign of imminent danger.*«[44] Und dies obschon die Ärzte wussten, dass Roosevelt unter schwersten Bluthochdruck litt[45]; aus blauem Himmel kam die Hirnblutung jedenfalls nicht. Seine Ärzte maßen heute exorbitant anmutende Werte von bis zu 300/190 mmHg[46] und sahen machtlos zu – außer der salzlosen Kempnerschen Reisdiät, die kaum ein Patient längerfristig ertragen kann, war kein Kraut gegen hohen Blutdruck gewachsen. Heute – nur ein halbes Jahrhundert später – verfügen wir über die wirksamsten Medikamente, die wir uns wünschen können; entsprechend sind Hirnblutungen selten geworden. Wie wäre die Geschichte Europas verlaufen, hätten Roosevelts Ärzte seinen Blutdruck zu kontrollieren vermocht? Stalin hätte sicher einen entschlosseneren Verhandlungspartner vor sich gehabt.

Nun beschäftigt uns Anderes: Trotz wirksamer Blutdrucksenkung nimmt die Herzschwäche in dieser Patientengruppe zu; der häufig mehr schlecht als recht eingestellte Blutdruck – eine Folge der ungenügenden Umsetzung verfügbaren Wissens (▶ S. 55) – lassen den Hirnschlag zurücktreten, der Herzmuskel aber wird langfristig geschwächt, weil heute Hochdruckpatienten länger leben. Über Jahre entwickelt sich die Herzmuskelschwäche in einer überalterten Gesellschaft epidemieartig zu einer der häufigsten Erkrankungen des neuen Jahrhunderts. Auch das Überleben nach Infarkt, welches sich seit Dwight D. Eisenhowers Herzinfarkt

(▶ Kapitel 4)[47] stark verbessert hat, trägt dazu bei, dass viele Patienten mit eingeschränkter Pumpkraft der linken Herzkammern weiterleben. Wenn wir fünfzig Jahre nach seinem Infarkt mehr tun können als je – seither sind Aspirin, Betablocker, Gerinnungshemmer, die Ballonerweiterung verschlossener Herzkranzgefäße und anderes mehr verfügbar geworden – so kehren auch hier die Probleme zurück: Infarktpatienten überleben zwar so gut wie noch nie, ein Schaden am Herzmuskel bleibt aber meist zurück. Eine wachsende Zahl von Patienten entwickelt Jahre später unvermeidlich eine Herzschwäche oder Herzinsuffizienz – *medical nemesis* der neuen Art.

Auch der Fortschritt selbst schafft neue Erkrankungen: Mit der Entwicklung der Ballonerweiterung verengter Herzkranzgefäße schuf Grüntzig nicht nur eine elegante Behandlung der Angina pectoris, er erfand auch eine neue Erkrankung, welche die Forschung seither beschäftigt: Die Restenose, eine lokale Narbenbildung am Ort der Behandlung, welche innerhalb weniger Monate bei etwa einem Drittel der Patienten zur Wiedereinengung des erweiterten Gefäßes und erneuten Beschwerden führt. Alle Versuche, das Problem mit Medikamenten zu lösen, scheiterten. Als Ursache wurde ein überschießendes Wachstum der Gefäßmuskelzellen sowie eine Schrumpfung der Gefäßwand ausgemacht, was zunächst mechanisch angegangen wurde. Die in den 90er Jahren eingeführten Gefäßgitter oder *Stents* hatten das Problem vermindert, aber nicht gelöst.

Ein beeindruckender Durchbruch gelang vor kurzem mit der Entwicklung beschichteter Stents, welche beispielsweise Rapamycin – Produkt eines isländischen Pilzes, das Entzündung und Zellwachstum hemmt – am Ort des Geschehens freisetzen. Damit wird die durch Dehnung und Verletzung des Gefäßes verursachte Wucherung von Gefäßmuskelzellen weitgehend gehemmt. Das gibt Hoffnung, dass sich auch unerwartete Folgen unseres Tuns meistern lassen – vielleicht ist der Zauberlehrling doch eine Mär.

Ein neues Herz?

Zuletzt kann nur ein Ersatz des geschädigten Organs die Probleme lösen: Als Christiaan Barnard am 3. Dezember 1967 am Groote Schuur Krankenhaus in Kapstadt erstmals einem Patienten, dem Lebensmittelhändler

---

44   Zitiert nach: St. Louis Post-Dispatch, 13. April 1945, S. 1.

45   Franz H. Messerli: This day 50 years ago. New Engl. J. Med. 332, 1038–1039, 1995.

46   Normale Werte sind < 140/90 mmHg.

47   Franz H. Messerli, Adrian W. Messerli, Thomas F. Lüscher: The billion dollar heart attack this week 50 years ago. New Engl. J. Med. 315, 1205–1207, 2005.

Louis Washkansky, ein fremdes Herz in seinen Brustraum verpflanzte, war dies eine medizinische Sensation, die Welt war begeistert und beeindruckt. Die Ungeheuerlichkeit, dass ein Mann mit dem Herzen einer farbigen Frau, Denise Derwall, Opfer eines Verkehrsunfalls, weiterleben konnte, war eine Sache; die geschichtliche Wende aber war, dass ein fremdes Herz in seinem Brustraum schlug und der Patient dennoch derselbe blieb. Auch dadurch wurde Neuland beschritten: Das Herz als Hort der Seele war sichtbar Geschichte geworden, das Organ, nun eine ersetzbare Pumpe, hatte sich gegen den Hort der Seele durchgesetzt – der Glaube der Ägypter wurde unumkehrbar entthront.

Voraussetzung für diese Tat war eine Umdeutung des Todes: Dass man bei schlagendem Herzen tot sein konnte, dass nicht länger der letzte Herzschlag zählte, sondern ein intaktes Hirn, erst diese Auffassung ermöglichte Organspenden und in der Folge die Transplantation. Die Medizin, genauer die Intensivbehandlung mit künstlicher Beatmung und kreislaufstützenden Medikamenten, erlaubte es erstmals, auch schwerste Unfälle und Erkrankungen zu überleben. Dies hatte zu Unerwartetem geführt: Menschen ohne Hirn bei schlagendem Herzen. War es früher der fehlende Puls, der Gewissheit brachte, wurden es nun die Hirnströme, die das Leben ausmachten: Vom Herztod zum Hirntod. Erst diese Umdeutung des Todes schuf die Voraussetzung für die Verpflanzung von Organen.

Dennoch gelang es nicht, die Natur vollständig zu überlisten: Washkanskys Herz schlug isoliert im Körper. Die Innervierung, die Verbindung zum Hirn fehlte völlig – das entnervte Herz des Spenders erfüllte ohne zentrale Steuerung und unbeeinflusst von Gefühlen seine schiere Aufgabe als Pumpe, ein Organ ohne Bezug zur Seele. Gewiss, bei körperlicher Belastung sorgten die stärkere Füllung der Kammern und die Stresshormone der Nebenniere für zusätzliche Leistung; das Herzklopfen eines bedeutenden Moments aber geht an diesen entnervten Herzen spurlos vorbei. Der chirurgische Pionier wurde zum Helden, der Inhalt seiner Tat aber entzaubert.

Das schwerwiegendste Problem war aber nicht chirurgisch; nein, das beeindruckend Heroische des Eingriffs war das Geringste: Das Fremde und Eigene erwies sich als das Zentrale. Wie konnte der Körper dazu gebracht werden, Gewebe eines anderen Körpers, das sein Immunsystem als solches erkannte, anzunehmen, wie ließ sich die Abstoßung des Fremden verhindern? Erst die Fortschritte der Immunologie, der Lehre vom Eige-

nen und Fremden, brachten den Durchbruch – oder genau besehen wiederum ein Zufall, ein Mitbringsel eines Mitarbeiters der Firma Hoffmann-La Roche aus seinen Ferien im hohen Norden nach Basel: Cyclosporin, auch dies ein Produkt eines Pilzes, ein komplexes Molekül, das das Immunsystems in Schach hält und die Organtransplantation zur Routine machte. Eine Routine aber, die keine Heilung brachte, vielmehr ein Leben zwischen Abstoßung und Infekten, zwischen wiedergewonnener Leistungsfähigkeit und Tumoren, zwischen Normalität und Folgekrankheiten.

Bald kamen neue Probleme dazu, die Gedankenmedizin spielte hinein: Der Ägypter im Menschen, der Glaube an das Herz als unverzichtbarem Hort der Seele, die Schwierigkeiten mit dem klinischen Sterben und Tod eines beatmeten Körpers, ließen die Organspenden stocken, die Eingriffe soweit zurückgehen, dass wieder Patienten mit Herzschwäche auf der Warteliste sterben.

Ein Jungbrunnen im Körper

Verspricht die Zukunft Abhilfe in dieser Sache? Lässt sich Heilung überhaupt denken? Was es bräuchte, wäre beispielsweise nach einem Infarkt gesundes Muskelgewebe, welches das geschädigte Organ wieder jung und kraftvoll schlagen ließe. Nach der Entdeckung des Organs, dem Weg in sein Inneres, wäre die Wiederherstellung des Herzens – regenerative Medizin – der nächste Schritt. Eigentlich utopisch erscheint es nicht; der Salamander versteht es, ein verlorenes Glied neu zu bilden. Wieso kann sich unser Herzmuskel nach einem Infarkt nicht selbst erneuern und bildet nur minderwertige Narben? Dieses Unvermögen ist der eigentliche Grund von Herzschwäche und plötzlichem Tod.

Ungleich entwickelten Herzmuskelzellen sind embryonale Stammzellen pluripotent, sie vermögen noch alles (oder fast alles) zu werden – ein Gewebe, ein Organ oder ein Organismus. Aus Stammzellen überzähliger Embryos ließen sich vielleicht Muskeln oder Gefäße, ja ganze Organe züchten. Der im Infarkt abgestorbene Herzmuskel ließe sich ersetzen, die Narbenbildung verhindern und die Pumpfunktion erhalten. Herzvergrößerung, Herzschwäche, Rhythmusstörungen und plötzlicher Tod, die Folgen des Infarkts, würden heilbar. Doch der Körper würde wohl die neuen Zellen, die von einem überzähligen Embryo stammen, als fremd erkennen. Die Gewebeabstoßung, wie wir es von der Transplantation fremder Organe kennen, wäre nicht umgangen. Auch hier ließe sich vielleicht eine Türe öffnen: Die genetische Programmierung der Zellen wird sich eines Tages ändern lassen, rekombinantes Klonieren könnte das passende Gewebe liefern. Was als Vision künftiger Heilkunst überzeugt, findet gesellschaftlich – jedenfalls heute noch – wenig Unterstützung, ja fast alle Staaten haben diesen Weg versperrt.

Was ängstigt an diesem Ansatz? Die Zellen stammen von überzähligen Embryos, auch das ein Produkt moderner Medizin. Zellen, die für ein anderes Leben bestimmt wären, zur Heilung zu nutzen, trifft grundsätzliche Gefühle. Wann ist ein Mensch ein Mensch? Ist es die befruchtete Zelle oder erst das geborene Kind? Ist die Verwendung embryonaler Zellen Mord an einem Ungeborenen oder eine segensreiche Behandlung für einen unheilbar Kranken? Weltanschauungen haben Wissen und seine Verwendung kaum je verhindert, verzögert wohl. Die Zeit ist noch nicht reif für diese Gedanken (▶ Kapitel 16).

Vielleicht genügen aber bereits Vorstufen, körpereigene Stamm- oder Progenitorzellen, wie sie sich im Knochenmark, ja in Blut und Muskeln finden. Für die Behandlung von Blutkrebs, der Leukämie, sind sie bereits zum Segen geworden. Vielleicht ließen sich auch neue Muskelzellen oder Gefäße bilden und die Durchblutung dort wiederherstellen, wo sie behindert ist, eine Selbstheilung der modernen Art. Die ersten Studien ergaben aber eine geringere Verbesserung der Pumpfunktion des Herzens als man erhofft hatte. Hoffnungsträger sind nun körpereigene Fibroblasten der Haut, welche durch Aktivierung verschiedener Transkriptionsfaktoren genetisch neu programmiert und damit pluripotent werden. Vielleicht gelingt uns der Schritt von der Behandlung zur Heilung oder der palliativen zur regenerativen Medizin.

Gene – Schlüssel der Zukunft?

Wirklich auf den Kopf stellen ließe sich die Medizin, wenn die Schlüssel zum Organismus verfügbar würden. Gene sind die Idee des Menschen: Der ιδεα, dem Urbild in Platons Höhlengleichnis entsprechend, bestimmen sie Form und Inhalt unseres Selbst, ihr Abbild findet sich in unserem Körper wieder. Genetik brachte die Wiederkehr des Idealismus: Gene sind die Vorgabe, aus welcher jeder sich auf seine Weise, in seiner Spielart des Allgemeinen schafft – wir sind unsere Gene. War bis vor kurzem noch alles gesellschaftlich bestimmt, von uns selbst geschaffen und damit auch veränderbar, bringt diese neue Sicht eine ungeahnte Bestimmung in unsere Welt: Wenn es einen Bauplan gibt, ist unser Leben vorbestimmt? Ein Determinismus wie in dunklen Zeiten kam mit der molekularen Biologie zu neuen Ehren: Gentests sind das Orakel der heutigen Tage. Mutationen im *BCRA1-, BCRA2-, TP53- oder PTEN*-Gen enthüllen eine Veranlagung für Brustkrebs, eine *TGFBR1* Mutation eine Neigung zu Darmpolypen, die meist zu bösartigen Tumoren entarten. Bei plötzlichem Herztod lassen sich genetische Veränderungen in Ionenkanälen wie dem SCN5a-Gen und Eiweißen der Herzmuskelzellen wie den leichten Myosinketten finden, bei Lungenhochdruck bei der Mutter, erfährt man mit der Bestimmung von Mutationen im Exon des *bone morphogenetic protein receptor-2*-Gens sein Schicksal. Craig Ventner selbst, der als Erster das menschliche Genom entschlüsselte, machte seine eigenen DNA-Sequenzen auf dem Internet für jedermann verfügbar: Interessiert lesen wir, dass Ventner eine Veranlagung für asoziales Verhalten, Alkoholismus und andere Leiden in seinen Genen trägt.

Was bringt uns dieses neue Wissen? Wenn wir von Anfang an von unserer Bestimmung, unserem künftigen Glück und Leid wüssten, wäre dies ein Segen oder ein Fluch? Wüssten wir frühzeitig von unserer Veranlagung zu Zuckerkrankheit oder Lungenkrebs, würden wir vielleicht mehr auf unser Gewicht achten, regelmäßiger joggen und vom Rauchen lassen. Bei Darmkrebs in der Familie kann uns eine frühzeitige Darmspiegelung retten. Insofern ließe sich dieses Wissen vorsorglich nutzen. Auch für den Arzt würden viele Entscheidungen leichter, wenn sich die Zukunft seiner Kranken besser voraussagen ließe. Wüssten wir, welcher Patient einen Infarkt, einen plötzlichen Herztod erleidet, könnten Medikamente oder Defibrillatoren in erster Linie bei denjenigen zum Einsatz kommen, die sie auch wirklich bräuchten – *personalized medicine* als Vision. Im Grunde tun wir bereits heute das Gleiche, wenn wir Familien mit Brustkrebs eine regelmäßige Mammographie nahelegen oder bei einer Häufung des Herztodes in der Verwandtschaft frühzeitig Cholesterinsenker und Aspirin empfehlen; die Genetik erlaubte nur ein gezielteres Vorgehen. So sind Cholesterinsenker wie die Statine bei Trägern des sogenannten E4 alleles des Apolipoprotein E-Gens besonders wirksam, ebenso wie das Krebsmittel Herceptin nur bei Brustkrebspatientinnen wirkt, welche das HER2-Gen aufweisen.

Mit zunehmender Gewissheit wächst auch die Angst vor der angekündigten Zukunft, die uns droht. Wie ein Orakelspruch kann das Ergebnis eines Gentests zum unheimlichen Begleiter werden, zumal wenn sich nichts gegen das angekündigte Unheil machen lässt, wie dies

beispielsweise bei der Chorea Huntington, einer vererb-
baren Bewegungsstörung, aber auch bei vielen anderen
Erbleiden der Fall ist. Als wäre die Sache nicht schwierig
genug, mussten wir zur Kenntnis nehmen, dass nicht
jeder Genträger erkrankt. *Epigenetics* nennt sich die
neue Wissenschaft, die sich mit der unterschiedlichen
Umsetzung der Gene in unserem Körper befasst. Nicht
jedes Gen wird abgelesen, manche werden durch Me-
thylierung oder steuernde Ribonukleinsäuren stillge-
legt; schließlich kann ein Gen für mehrere Eiweiße co-
dieren – die posttranslationale Modifikation des ersten
Genproduktes kann zu völlig verschiedenen Wirkungen
führen. Auch kennen wir die Funktion vieler Gene noch
nicht. Das *Human Genome Project* hat uns zwar eine
Landkarte unserer Bestimmung geliefert, doch stehen
wir wie vor fünfhundert Jahren der portugiesische Seefahrer und Entdecker Brasiliens Pedro Alvares Carbal
an der Küste eines riesigen Landes, ohne seine Größe
und Schätze zu erahnen. Wir sind uns nicht einmal sicher, ob es 30'000 oder 50'000 Gene sind, die uns ausmachen, noch kennen wir die Bedeutung aller Produkte,
die sich in unseren Zellen finden. Die Aussagekraft verfügbarer Gentests bleibt damit noch beschränkt.

Zuletzt gilt es ein Weiteres zu bedenken: Die meisten
Leiden entstehen nicht durch ein, vielmehr durch eine
Unzahl veränderter Gene in engem Zusammenspiel
mit unserem Lebensstil. Rauchen, Untätigkeit, maßlose
Nahrungsaufnahme, Überforderung und Stress entfalten ihre Auswirkungen in einem Körper mit bestimmten Genen. Die verwirrend große Zahl genetischer Veränderungen in zehntausenden von Genen überfordert,
ja entmutigt. Dennoch ließe sich mit steigendem Wissen – so die heutige Vision – bei einigen Erkrankungen
die Ursachen selbst, bei vielen die Anlage dazu beheben,
Heilung wäre denkbar, nicht bloß Behandlung, wie wir
sie heute kennen.

Gestaltung des Körpers

Wenn wir die Schlüssel zu unserem Sein in Händen
hielten, ließe sich der Körper auch anders formen – zum
Guten wie zum Schlechten. Im Experiment hat dies
längst Eingang in den Alltag gefunden – *knockout* Mäuse und transgene Tiere sind für fast jedes Gen zu haben,
ja damit lassen sich erstmals gezielt die Auswirkungen
genetischer Veränderungen im Körper untersuchen. So
entwickeln Mäuse, bei welchen das Gen für den LDL-
Rezeptor (der das Cholesterin aus der Blutbahn klärt)
ausgeschaltet wurde, eine ausgeprägte Gefäßverkalkung
– womit sich die Rolle dieses Rezeptors in der Leber

belegen ließ. Genmanipulationen im intakten Organismus haben unser Wissen rasant erweitert (▶ Kapitel 6).

Der Gedanke der Gentherapie ist schlagend einfach;
er setzt voraus, dass wir die krankmachenden Gene kennen und über einen Vektor, das heißt ein Virus oder
Liposom, verfügen, um das gesunde Gen ins erkrankte
Gewebe einzuschleusen und zur Funktion zu bringen.
Zunächst geeignet wären seltene Erkrankungen, denen
eine einzelne Genveränderung zugrunde liegt wie die
hypertrophe Kardiomyopathie, welche zu Herzmuskel-
verdickung und plötzlichem Herztod führt. Liegt eine
Mutationen eines Gens, welches für ein Eiweiß der
Herzmuskelzellen kodiert, zugrunde, beispielsweise
eine Veränderung der leichten Myosinketten oder der
Troponine, brächte ein Ersatz des mutierten Gens dem
Patienten Heilung. Der Weg dahin scheint aber länger
als erhofft: Bei jedem Schritt, beim Einbringen des
Gens, seiner Expression am rechten Ort und vor allem
seiner anhaltenden Wirkung harren der Medizin noch
etliche Probleme. Das scheinbar Einfachste, das bloße
Einschleusen gesunder Abschnitte der Desoxyribonu-
kleinsäure, erwies sich als unwirksam; ja Jeff Isner, Pio-
nier seines Fachs aus Boston, versuchte Patienten mit
Durchblutungsstörungen der Beine (im Volksmund
Schaufensterkrankheit genannt) das Gen für einen
Wachstumsfaktor für die Gefäßbildung, *Vascular Endothelial Growth Factor*, zuzuführen – leider ohne Erfolg.
Danach versuchte man es mit Viren, die von Natur aus
Zellen infizieren, also dem Gewebe, das sie befallen,
ihre Erbsubstanz zuführen. Heute gelingt es dank den
Techniken der Molekularbiologie, Zellen und Gewebe
mit solchen Viren zu transfizieren, das heißt ein fremdes Gen in ihr Genom einzubringen, das sie dann unfreiwillig übertragen. Adenoviren wurden bei familiären
Fettstoffwechselstörungen bereits verwendet, um den
fehlenden LDL-Rezeptor zur Klärung des Bluts von
überschüssigem Cholesterin dem Lebergewebe wieder
zuzuführen; mit einigem Erfolg, allerdings war die Wirkung nicht anhaltend, die Senkung der Cholesterin-
werte hielt nur einige Monate an.

Auch schwerste Nebenwirkungen sind bei dieser
Behandlung zu beachten: Als sich der 18-jährige Jesse
Gelsinger am 17. September 1999 an der University of
Pennsylvania freiwillig meldete, um sich einer Gentherapie zu unterziehen, tat er dies, um sich von seiner vererbten Stoffwechselerkrankung, der seltenen und eigentlich harmlosen Ornithintranscarbamylasedefizienz
zu befreien, die ihn zu einer strengen eiweißarmen Diät
verpflichtete. Mit einem Adenovirus sollte die fehlende

Erbsubstanz in seine Leber eingebracht werden. Wenige Stunden nach der Injektion von Milliarden mit dem natürlichen Gen transfizierten Viren in seine Lebervene kam es zum Entsetzen von James Wilson, dem behandelnden Arzt, zu hohem Fieber, Gerinnung des Blutes und schließlich einem akuten Leberversagen. Der junge Patient verstarb vor den Augen seiner Ärzte; das für die Genübertragung verwendete Virus hatte allen Erwartungen zum Trotz zu einer tödlichen Immunreaktion im Körper geführt – die Gentherapie bleibt noch eine unbestimmte Hoffnung.

Wir werden älter

Die bedeutendste Herausforderung der modernen Medizin hat jedoch mit ihrem Erfolg zu tun: Die Zunahme der Lebenserwartung durch Hygiene, bessere Ernährung und den Sieg über Infektionskrankheiten wie Pest, Kindbettfieber, Tuberkulose und Kinderlähmung, die noch vor kurzem viele vorzeitig dahinrafften, hat zur Überalterung geführt. Die in den westlichen Ländern verzeichnete Abnahme der Sterblichkeit von Herzinfarkt und Hirnschlag hat diese Entwicklung weiter verstärkt.

Die Ausweitung der Lebenserwartung wächst scheinbar unaufhaltsam weiter. Wie weit kann dies gehen? Könnte der Erfolg sich auch verlieren? Und wirklich verschieben wir viele Erkrankungen nur in ein höheres Alter; da unsere Maßnahmen behandeln und nicht heilen, begegnet uns vieles, was uns früher in besten Jahren traf, Jahre später wieder (▶ Kapitel 13) – und selbst da, wo wir erfolgreich sind, kommen Folgeerkrankungen auf uns zu (▶ S. 56).

Es ist wie bei den alten Griechen: Sisyphos kann vorankommen, am Ziel ist er nie; zuletzt fällt er zurück und muss von Neuem beginnen. Der Tod lässt sich nur aufschieben, Unsterblichkeit bleibt unerhältlich – »Il faut imaginer Sisyphe heureux«.[48] Ist der Weg der Sinn der Medizin? Oder ist eine Heilung von Herz- und Kreislauferkrankungen, später vielleicht von Krebs denkbar? Und wenn dies möglich würde, was hätte dies zu bedeuten? Einen sanften Tod aus voller Gesundheit am Ende der genetisch bestimmten Lebensspanne? Oder würden wir bei anhaltender Verschiebung unseres Ablebens in ein immer höheres Alter zuletzt alle in uns selbst versinken wie es Maurice Ravel (1875–1937) zur Unzeit widerfuhr?

Dass er beim Vorspiel seiner *Sonatine* unvermittelt den Menuettsatz ausließ, konnte man noch auf die Zerstreutheit eines Genies schieben.[49] Als er selbst eigene Werke wie das für den einarmigen Paul Wittgenstein komponierte Konzert in G-Dur nicht mehr auswendig zu dirigieren wusste und wie ein unvorbereiteter Maestro bei der ersten Probe in der Partitur blätterte, ließ sich das Leiden, das man damals noch nicht mit Namen kannte, zumindest für geneigte Hörer nicht mehr verbergen. In der Folge nahm die Vergesslichkeit zu, betraf schließlich Alltägliches wie das Einkaufen ebenso wie ehrenvolle Empfänge beim König von Rumänien oder dem Premierminister Polens. Dann wurden Ravel auch körperliche Bewegungen zunehmend zur Last, bald musste sich der geübte Schwimmer aus dem Wasser ziehen lassen, griff er das Messer an der Schneide, steckte sich der Kettenraucher das glimmende Ende seiner geliebten Gauloise versehentlich in den Mund. Zuletzt erkundigte er sich als Ehrengast bei der Aufführung eigener Werke, wer der Komponist dieses Stückes sei. Selbst die Ovationen, die ihm zuteil wurden, verwunderten ihn am Ende und schienen ihm Ehrerbietungen für den Herrn, der neben ihm saß – das Genie wurde zum Phantom seiner selbst. Natürlich musste nun etwas unternommen werden, schließlich war Ravel erst 62 Jahre alt und Verdi hatte noch mit achtzig den *Falstaff* geschrieben. Clovis Vincent, Frankreichs erster Neurochirurge seiner Zeit, wollte es wagen, konnte aber nach Eröffnung der Schädelkalotte oberhalb der rechten Stirn, nichts Ungewöhnliches finden; Ravel starb zehn Tage nach der Operation, ohne sich selbst wiedergefunden zu haben.[50]

Auch heute würden wir bei dem von Alois Alzheimer beschriebenen Leiden keinen Tumor finden, eine Schrumpfung des Gehirns könnte die moderne Bildgebung hingegen zum Vorschein bringen. Eine wirksame Behandlung wäre auch jetzt nicht verfügbar. Ist es dennoch denkbar, zuletzt das Altern, die Ursachen für den lebenslangen Abbau unserer Organe zu entschlüsseln und das Unvermeidliche zu verhindern? Ist Altern Schicksal oder Krankheit (▶ Kapitel 13)? Gewiss altern nicht nur die Nervenzellen unseres Hirns, sondern auch die Zellen unserer Gefäße, Nieren, Knochen und Gelenke. Doch ist Altern ein Vorgang, dessen molekulare Mechanismen sich unserem Verständnis langsam öffnen (▶ Kapitel 13). Wieweit wir hier vordringen können

48 Albert Camus: Le mythe de Sisiphe. Folio Essays, Editions Gallimard, 1942, S. 168.

49 Jean Echenoz: Ravel. Roman. Berlin Verlag, 2007.
50 Ebenda, S. 107–110.

und sollen, bleibt ungewiss, doch die Richtung ist vorgezeichnet.

Griechische Heldentaten

Lassen sich die Herausforderungen der Medizin bewältigen? Zwölf Taten hatte Herakles für Eurystheus zu
vollbringen. Zunächst tötete er den Löwen von Nemea.
Als dies vollbracht war, machte er sich an die Hydra. Als
er dem Ungeheuer die Köpfe abschlug, wuchsen zwei
neue nach. Er brannte die Köpfe mit glühenden Baum-
stämmen aus und warf auf den unsterblichen Kopf einen Fels. Sind scheinbar ausweglose Situationen – zumindest für Helden – zu bewältigen, falls man über
Phantasie und Mittel verfügt? Werden Sie uns zur Verfügung stehen? Phantasie und Fortschritt lassen sich
kaum bremsen, gewiss nicht, wenn es um das Herz geht
– ein zentrales Organ und globales Symbol.

3 *The answer is NO*: Von Alfred Nobel zum Nobelpreis für Medizin[1]

Als Alfred Nobel, Stifter des Nobelpreises und Erfinder des Dynamits, gegen Ende seines Lebens an Angina pectoris, einer Herzerkrankung, welche mit Brustschmerzen bei Anstrengung verbunden ist, zu leiden begann, lag ein ereignisreiches, von beeindruckenden Erfolgen, aber auch schicksalshaften Rückschlägen geprägtes Leben hinter ihm; ja er konnte für sich in Anspruch nehmen, dass er die Welt nachhaltig verändert hatte.

Scheitern und Nachhaltigkeit

Dabei hatte es wenig vielversprechend begonnen. Zwar war er 1837 als erster Sohn des Ingenieurs, Erfinders und reichen Unternehmers Immanuel Nobel, eines Nachfahren von Olof Rudbeck (1630–1702), Schwedens technischem Genie, in Stockholm in beste Verhältnisse hineingeboren worden[2]. Doch bereits kurz nach seiner Geburt brach ein erstes Unglück über seine Familie herein: Seines Vaters Unternehmen musste den Bankrott erklären – und dies in einer Zeit und einem Land, das von einer protestantisch strengen Lebensphilosophie geprägt war, in der ein solches Ereignis unwiderruflich mit persönlicher Schande verbunden war und nicht nur den Unglücklichen selbst, sondern die ganze Familie traf.

Vater Immanuel Nobel (1801–1872) entschloss sich, sein Glück in Sankt Petersburg zu suchen, um zunächst allein, später mit seiner Familie im Russland des Zaren ein neues Leben zu beginnen. 1833, im Alter von zehn Jahren, folgte der junge Alfred seinem Vater nach. Immanuel Nobel hatte es mit seiner Maschinenfabrik beeindruckend rasch zu neuem Reichtum gebracht. Ja, er war für die russische Armee zu einem der wichtigsten Lieferanten von Maschinen und Waffen, die sie während des damals ausgebrochenen Krimkrieges dringend benötigte, geworden.

Hier erhielt der junge Alfred Privatunterricht in den Wissenschaften, so insbesondere der Chemie, die ihn schon damals in ihren Bann zog, aber auch in Maschinenbau. Bereits mit siebzehn Jahren ermöglichte ihm der Vater eine Studienreise nach Schweden, Deutschland und Paris, wo er – sei es Zufall oder Notwendigkeit – in den Laboratorien von Jules Pelouze, Professor am renommierten Collège de France, auf Ascanio Sobrero, den Entdecker des Nitroglycerins, traf.

Des Unberechenbaren Zähmung

Aus diesem Stoff waren in der Folge Alfred Nobels Träume: 1863, im Alter von 30 Jahren nach Stockholm zurückgekehrt, arbeitete er an der Initialzündung des Sprengstoffs; doch dieser erste Erfolg wurde bald durch eine unkontrollierte Explosion seiner Fabrik auf Helenenborg getrübt, bei welcher sein jüngster Bruder Emil sowie weitere vier Mitarbeiter ihr Leben lassen mussten. Alfred Nobel ließ sich durch diese Rückschläge nicht entmutigen und setzte seine Versuche auf einem Boot auf dem Mälarensee nahe der schwedischen Hauptstadt fort. Bald baute er eine neue Fabrik in Schweden und in Geestracht nahe Hamburg und alsbald in den USA.

Es war klar, dass das gefährliche Nitroglycerin gezähmt werden musste – als zu unberechenbar hatte sich die Substanz erwiesen: Der flüssige Sprengstoff explodierte nicht selten unverhofft unter nicht immer voraussagbaren Bedingungen. Zur Zähmung der explosiven Flüssigkeit mischte Nobel Nitroglycerin mit gebrannter Kieselgur, was eine formbare Paste mit geringerer Sprengkraft ergab – das Dynamit, das eine zuverlässige Sprengung ermöglichte, war geboren. Das daraus folgende Patent legte den Grundstock zu seinem Erfolg als Unternehmer und zu seinem beeindruckenden Reichtum – bald war Nobel Inhaber zahlloser Patente, gehörten ihm nahezu hundert Fabriken und Laboratorien in unzähligen Ländern.

Die Einsamkeit des Erfolgreichen

Nobel blieb trotz seines Aufstiegs ein Einzelgänger, fast schon ein Einsiedler und melancholischer Misanthrop, aber feinfühlig genug, um darunter zu leiden. Mit dreiundvierzig Jahren suchte er mit einem Zeitungsinserat eine sprachgebildete Dame in reifem Alter für Sekretärinnen- und Haushaltsaufgaben. Comtesse Bertha

---

1 Stark erweiterte Version eines Artikel (Thomas F. Lüscher: The Answer is NO – Zum Nobelpreis für Medizin und Physiologie 1998, Neue Zürcher Zeitung, 9. Dezember 1998, S. 69).

2 Herta E. Pauli: Alfred Nobel: Dynamite King, Archtect of Peace.L.B. Fischer, New York, USA, 1942.

Kinsky, die sich in der Folge meldete, konnte er trotz seiner Verehrung für diese ungewöhnliche Frau nicht halten: Sie heiratete kurz darauf den österreichischen Grafen Arthur von Suttner.

Dennoch erhielt sich die Freundschaft zur späteren Friedensaktivistin, mit der er einen regen Briefwechsel pflegte. Sie brachte ihn schließlich dazu, am 27. November 1895 in seinem Testament etwas Bedeutendes zu verfügen: Dass aus den Einkünften seines Vermögens jährlich herausragende Persönlichkeiten der Chemie, Physiologie oder Medizin, aber auch Literatur und anderen Fächern auszuzeichnen seien – und zwar jene, die im vorangegangen Jahr der Menschheit am meisten Nutzen gebracht hatten. Bis heute werden an seinem Todestag, dem 10. Dezember, in Stockholm und Oslo die Nobelpreise vergeben.

Unerwartete Wiederbegegnung

Doch zurück zu seiner Herzerkrankung: Als er im Alter von 59 Jahren unter Angina pectoris zu leiden begann, wollte ihm sein behandelnder Arzt Nitroglycerin verschreiben. Alfred Nobel konnte und wollte nicht begreifen, dass ein Sprengstoff seine Beschwerden lindern sollte und verweigerte den ärztlichen Rat. So schrieb er am 25. Oktober 1896 an seinen Freund Ragnar Sohlman:

> Es erscheint wie eine Ironie des Schicksals, dass man mir Nitroglycerin gegen meine Herzschmerzen verschreibt. Man nennt es Trinitrin, um Apotheker und Öffentlichkeit nicht zu verunsichern.

Wer wollte es ihm verhelen, hatte er doch mit Nitroglycerin anfangs schlechte Erfahrungen gemacht. Sein Arzt aber hatte guten Grund den Sprengstoff zu verschreiben: Thomas Lauder Brunton, der am *Saint Bartholomes Hospital* in London lehrte, hatte bereits 1863 bemerkt, dass Amylnitrit Brustschmerzen rasch und wirksam zu lindern vermochte[3]. Dreizehn Jahre später beschrieb William Murell die Wirkungen des für Alfred Nobel zweckentfremdeten Nitrokörpers, welcher noch heute Tausenden von Patienten verschrieben wird: Nitroglycerin[4].

---

3 Thomas Lauder Brunton: On the use of nitrate of amyl in angina pectoris. Lancet 1863.
4 William Murell: Nitroglycerin as a remedy for angina pectoris. Lancet 1, 80, 113–151, 1879.

Nitroglycerin und Angina pectoris

Nitroglycerin gilt bis heute bei Angina pectoris und Herzinfarkt zur Schmerzlinderung als Mittel der ersten Wahl – doch wie es wirkt, blieb bis vor kurzem ein Rätsel. Zwar wusste man, dass Nitroglycerin das Herz entlastet und seine Durchblutung bessert; wie genau dies aber erfolgte, blieb unbekannt.

In den 70er Jahren des letzten Jahrhunderts begann Ferid Murad in Stanford, die Wirkungen des berüchtigten Stoffs in der Gefäßwand zu untersuchen. Es war bekannt, dass Nitroglycerin und ähnliche Moleküle, die unter dem Begriff Nitrate zusammengefasst werden, Blutgefäße erweitern. Ja, eigentlich war dies bereits in Nobels Sprengstofffabriken offensichtlich geworden: Seine Arbeiter berichteten besonders am Montag nach dem freien Wochenende über Kopfschmerzen. Die während der Arbeit eingeatmeten Nitroglycerindämpfe erweiterten die Blutgefäße des Schädels, was zu klopfenden Kopfschmerzen führte; im Laufe der Woche setzte dann Gewöhnung ein – eine auch heute noch bekannte Eigenart der Nitrate. Obschon diese Gewöhnung nicht restlos geklärt ist, fiel Ferid Murad auf, dass Nitrate in den Muskelzellen der Gefäßwand eine Botensubstanz – einen sogenannten *second messenger* – bilden, das zyklische Guanosinmonophosphat, welches im Gewebe die Kalziumspiegel senkt und auf diese Weise die Verkrampfung löst und die Gefäße erweitert.

Wie konnten Nitrate diese Botensubstanz bilden? Lou Ignarro, ein junger Pharmakologe in New Orleans und Sohn armer italienischer Einwanderer aus Neapel, experimentierte zur gleichen Zeit mit Nitraten und kam zum Schluss, dass diese Medikamente das kurzlebige freie Radikal NO, chemisch Stickstoffmonooxid, freisetzen. NO aktivierte wie sich zeigte in den Gefäßmuskelzellen das Enzym Guanylyl Zyklase, welches zyklisches Guanosinmonophosphat bildet. Damit war geklärt, wie Nitrate Herzkranzgefäße erweitern und Angina pectoris lindern.

Science is a history of mistakes

Die Geschichte ging 1979 unverhofft, wenn auch in einem völlig anderen Zusammenhang, weiter: Der Pharmakologe Robert Furchgott, ein scheuer älterer Herr aus der Bronx mit hinter dicken Brillengläsern verborgenen wachen Augen, führte ein scheinbar belangloses Experiment an der Hauptschlagader des Kaninchens durch (▶ Kapitel 6). Furchgott interessierte sich keineswegs für Nitrate, sondern untersuchte die gefäßverengende Wirkung verschiedener Kreislaufhormone in der isolierten Hauptschlagader des Kaninchens. Sein Laborant verwechselte bei einem dieser Experimente die Substanzen und beobachtete in der mit dem Stresshormon Noradrenalin verengten Aorta nach Zugabe von Acetylcholin überraschenderweise eine Gefäßerweiterung. Bis dahin war Acetylcholin in isolierten Arterien als gefäßverengendes Molekül bekannt, obschon man wusste, dass die Überträgersubstanz vagaler Nerven im intakten Organismus den Blutdruck senkte. Man hatte dieses Paradox bisher erfolgreich verdrängt oder auf hemmende Wirkungen des Acetylcholins auf das sympathische Nervensystem zurückgeführt. Furchgott aber postulierte einen Relaxationsfaktor; in Unkenntnis seiner chemischen Identität nannte er ihn *endothelium-derived relaxing factor* oder EDRF, da er annahm, dass er im Endothel – der Innenhaut der Gefäße – gebildet würde[5]. Ihm war aufgefallen, dass bei dem für Untersuchungen in Organkammern nötigen Aufschneiden der Gefäße deren zarte Innenhaut, das Endothel, zerstört wurde. Am besagten Tag hatte sein Laborant mit Gefäßringen, nicht wie sonst mit Streifen experimentiert, und bei dieser Technik war die verletzliche Gefäßinnenseite intakt geblieben.

Ein körpereigenes Nitrat als biologisches Prinzip

Nicht selten in der Wissenschaftsgeschichte führten Genuss- und Heilmittel zur Entdeckung bisher unbekannter körpereigener Substanzen. Morphin, der Extrakt des Schlafmohns, regt wie die körpereigenen Endorphine die gleichen Rezeptoren des Hirns an, kann seine Wirkung nur entfalten, weil unser Körper entsprechende Stoffwechselwege bereit stellt. Desgleichen bedient sich Tetrahydrocannabinol, der Wirkstoff von Marihuana, körpereigener Cannabiod-Rezeptoren in unserem Hirn und anderen Geweben.

Entsprechendes galt auch hier: 1985 trafen sich eine Handvoll Forscher im mittleren Westen der USA, im kleinen Städtchen Rochester an der berühmten Mayo Clinic. Auf die allgegenwärtige Frage »*Do you know what ERDF is?*« antworteten noch alle mit »*No!*«. Furchgott zeigte dann in seinem Vortrag auf einer von Hand gezeichneten Folie, dass sie recht hatten. Er ordnete die chemischen Reaktionen neu und schlug das freie Radikal NO, somit Stickstoffmonooxid, als Mediator der endothelabhängigen Gefäßerweiterung vor – ein körpereigenes Nitrat. Die ungewöhnliche Idee stieß vorerst

auf Unglauben, war doch NO als Abgas aus Industrie und Verkehr, ja eigentlich als Umweltgift bekannt. NO wurde aber auch aus Nitraten freigesetzt wie Ignarro gezeigt hatte. Salvador Moncada – selbst entscheidend an Sir John Vanes Nobelpreis von 1982 (▶ S. 51) beteiligt, aber unberücksichtigt – griff sofort zum Telefon, um seine Chemiker in den *Welcome Laboratories* in Beckenridge außerhalb Londons in Alarmbereitschaft zu versetzen. In Rekordzeit gelang ihnen der chemische Nachweis, dass EDRF mit NO identisch ist.

Danach galt es den Stoffwechselweg zu erkunden, das verantwortliche Enzym zu klonieren: Wissenschaft ist die Kunst des rechten Fragens. Wie kommt es zur Bildung von NO? Als Vorstufe wurde die Aminosäure L-Arginin identifiziert, aus deren Nitrogruppe NO frei gesetzt wird. Dazu brauchte es ein Enzym, ein Eiweiß, das die chemische Reaktion einleitet und steuert. Die Klonierung der Nitric Oxid Synthase erbrachte auch diesen Baustein im Puzzle. Die Natur erwies sich als reichhaltiger denn erwartet: Drei Isoformen des Enzyms, die endotheliale Form, welche sich in der Gefäßwand und in Blutplättchen fand, eine induzierbare Form, welche in weißen Blutzellen bei Bedarf zur Abtötung eindringender Bakterien gebildet wird, und eine neuronale Form wurden gefunden. Nach den Gefäßen und Blutzellen folgte somit das Hirn: Die Klonierung der neuronalen Nitric Oxid Synthase gelang Salomon Snider in Baltimore. Wie sich zeigte, wurden auch Vorgänge im Gehirn von NO beeinflusst, vor allem Gedächtnis und Verhalten. Eine genetisch verursachte Überaktivität der neuronalen Nitric Oxide Synthase führte bei Mäusen zu aggressivem Verhalten.

Von der Dilatation zur Erektion

Die Bedeutung von NO in der Regulation des Kreislaufs fand zunächst das größte Interesse; so konnte mit Hemmern der NO-Bildung ein hoher Blutdruck erzeugt werden. Auch Mäuse, bei welchen das Gen für die Nitric Oxide Synthase ausgeschaltet wurde, zeigten eine Blutdruckerhöhung. Dies bedeutete aber umgekehrt, dass NO im Kreislauf ständig freigesetzt wird und so die Gefäße in einem Zustand anhaltender Erweiterung hält. NO wurde für die ordnungsgemäße Durchblutung von Herz, Hirn und Nieren entscheidend.

Die Erkenntnis, dass auch Nervenzellen NO freisetzen, führte zu einer weiteren Entdeckung: Eigentlich erstaunt es, wie lange es gebraucht hatte, bis die Funktion des Organs verstanden wurde, an welchem unser aller Leben hängt. Für Woody Allen ist es das Wichtigs-

5   Robert F. Furchgott, J.V. Zawadski: The obligatory role of endothelial cells in the relaxation of arterial smooth muscle by acetylcholine. Nature 299, 1980, S. 373–376.

te schlechthin: *My brain is my second favourite organ.* Der erigierte Penis hat die Menschen seit Jahrhunderten beschäftigt, die Griechen gaben ihm mit Priapos – dem Sohn von Dionysios und Aphrodite – gar einen Gott mit ewig steifem Glied zur Hand. Der Traum nie erlahmender Manneskraft war seit jeher auch bei Sterblichen gefragt, ja Teil des Jägerlateins prahlender Männerrunden. Die Ausstrahlung, die bis heute von Giacomo Casanova (1725–1798) ausgeht, gründet sich nicht nur in der Eleganz und Kühnheit seiner Verführungskunst, sondern auch im Ausmaß seiner Manneskraft; die schiere Zahl seiner Abenteuer (wenn wir seinen Erinnerungen[6] glauben wollen, waren es 122) beeindruckt ebenso wie die Nachhaltigkeit seiner Potenz. Casanova ließ sich gar auf Wettkämpfe ein und übertraf, wie er uns stolz wissen ließ, alle Mitstreiter.

Der Stolz wie auch die Scham, die mit diesem tabuisierten Organ verbunden ist, behinderte die Forschung nicht unerheblich. Zunächst waren es Götter und Dämonen, die die Versteifung des Organs ermöglichten oder behinderten. Die Zeugungskraft des Mannes war eine Gnade der Götter, Erektionsstörungen eine Strafe für begangene Sünden: Eine Dämonenkrankheit also, ihre Behandlung Sache der Priester und Magier. Die Erklärungsversuche, die die katholische Kirche im Laufe der Geschichte in unheiliger Allianz mit dem Volksglauben herausbildete, gehören zu den Tiefpunkten westlicher Gedankenmedizin. Im Hexenhammer, dem vom Schlettstädter Dominikaner Heinrich Kramer 1486 in lateinischer Sprache verfassten *Malleus Maleficarum*[7], wird die schadenszauberische Hemmung des Zeugungsaktes durch Magier und Hexen in ihrer ganzen Breite besprochen. Für den Eiferer war es zweifelsfrei bewiesen, dass »… Dämonen durch Hexen … die Versteifung des Gliedes, die zur Befruchtung nötig ist, unterbinden.« Auch dass sie Kraft ihrer Magie »… gleichsam die Samenwege versperren, damit der Samen nicht zu den Gefäßen der Zeugung hinabsteigt oder nicht abgesondert oder ausgeschickt wird[8]« stand für ihn ebenso außer Zweifel wie die gerechte Strafe für diese Weiber: Hexenprozess und Einäscherung in den reinigenden Flammen des Scheiterhaufens. Die Behandlung der Opfer der Behexung selbst umfasste nach dieser Auffassung die Wallfahrt zu einem Heili-

gen, ungeschminkte Beichte aller Sünden, das fromme Gebet und Teufelsaustreibung mit magischen Worten.[9]

Nach den Dämonen und Geistern folgte die naturwissenschaftliche Betrachtung des männlichen Glieds. Bereits die frühen Anatomen bemerkten, dass es sich um ein schwammartig aufgebautes, gut durchblutetes Organ handelte; also musste ein vermehrter Blutgehalt zur Versteifung führen. Zunächst vermutete man venöse Stase, einen behinderten Abflusses des Blutes. Danach wäre es durch Verengung der abführenden Venen zur Überfüllung und Aufrichtung des Penis gekommen. Dass die Erektion im Gegenteil eine Erweiterung der zuführenden Gefäße erfordert, welche die Füllung der Corpora cavernosa, der feinen, als Kapillarnetz aufgebauten Kammern des Penis, ermöglicht und so zur Versteifung führt, wurde erst später erkannt. Zuerst vermutete es wie so oft Leonardo da Vinci, dann entdeckte Albrecht von Haller Nerven, die das Glied versorgen, und 1852 beschrieb Rudolf Albert von Kölliker die Erschlaffung der Trabekelmuskulatur während der Erektion[10]. Wie es zu dieser Erschlaffung und Zunahme der Durchblutung kommen konnte, blieb lange im Dunkeln, bis Ignarro ein dichtes Netz nitrerger Nerven im Penis fand; Nerven also, welche an ihren Endigungen nach einer elektrischen Erregung NO ins Gewebe freisetzen, die zuführenden Gefäße und das Gefäßgeflecht des Penis erweitern und die Füllung und Versteifung des Organs bewirken. Ein Umweltgift als Heilmittel für unsere ältesten Wünsche? Wie sagte doch Paracelsus: »Alle Dinge sind Gift und nichts ist ohne Gift, allein die Dosis macht, dass ein Ding kein Gift ist«. So groß der Schaden industrieller Mengen von NO, so bedeutend die Wirkung der richtigen Dosis auf Männlichkeit und Zeugungskraft.

Aphrodisiaka, Wundermittel zur Verführung begehrter Frauen und Stärkung der Manneskraft, wurden seit altersher feilgeboten; mehr als die Wirkung eines Placebos ist ihnen nie zugekommen – doch sie haben gefallen, diese Elixiere. Das mag für dieses Geschäft nicht wenig gewesen sein; Casanova selbst schwor auf große Mengen roher Eier. Was der berühmteste Verführer Außergewöhnliches brauchte, dessen bedarf der alternde Mann nicht weniger. Max Frisch widerfuhr es in reifen Jahren mit Lynn, der jugendlichen Geliebten in

6   Giacomo Casanova: Mein Leben. Ullstein Verlag, Berlin, 2004.
7   Heinrich Kramer (Institoris): Der Hexenhammer – Malleus Maleficarum. Kommentierte Neuübersetzung. Deutscher Taschenbuchverlag, München 2004, S. 265–274.
8   Ebenda, S. 417.
9   Ebenda, S. 542.
10 Albert Kölliker: Das anatomische und physiologische Verhalten der cavernösen Körper der Sexualorgane. Verh. Phys.-Med. Ges. Würzburg 2, 118, 1852.

Montauk: »Ihre letzte Nacht ist nicht melancholisch gewesen; aber sein Körper hat versagt«.[11]

Das Verständnis der Erektion ermöglichte plötzlich die Erfüllung alter Wünsche: Die von Ferid Murad entdeckte Wirkung von NO im Gewebe, nämlich die Bildung des zyklischen Guanosinmonophosphats, führte zu Medikamenten, welche im Penis den Abbau dieser Botensubstanz verhindern und die erschlaffende Wirkung von NO verstärken. Sildenafil, ein Phosphodiesterasehemmer, der unter dem Markennamen Viagra weltweit Karriere machte, wurde aufgrund dieser Entdeckung zur Behandlung der erektilen Dysfunktion entwickelt – und Bedarf war zweifellos gegeben. Manneskraft war unvermittelt verfügbar, kaufbar geworden, nicht nur als Versprechen magischer Kräuter, sondern durch Medikamente mit belegter Wirksamkeit. Potenzstörungen wurden vom Objekt von Spott und Witz als erektile Dysfunktion plötzlich zu einem behandelbaren Leiden (▶ Kapitel 13).

NO und das Herz

Störungen der Erektion und die Gefäßverkalkung, welche zu Herzinfarkt und Hirnschlag führt, wurden bald als Folge des gleichen Leidens erkannt. Der Penis ist ein Gefäßgeflecht und Altern und Krankheit vergleichbar ausgesetzt wie die Gefäße des Herzens, des Hirns oder der Nieren. Im männlichen Organ wird NO nicht nur über nitrerge Nerven, sondern auch aus der Innenhaut des Gefäßgeflechts, dem Endothel, freigesetzt. Herzinfarkt und Hirnschlag wie erektile Dysfunktion sind Folgen der gleichen Veränderungen in unserem Körper. Eine Störung der Innenhaut der Gefäße ergibt sich bei hohem Blutdruck, erhöhtem Cholesterin, bei Zuckerkrankheit sowohl in Herz und Hirn wie in den *Corpora cavernosa* des männlichen Glieds. Die Innenhaut der Gefäße trat damit als Zielorgan und Vermittler verschiedenster Störungen des Kreislaufs ins Zentrum des Interesses. Die Endotheldysfunktion der Herzkranzgefäße bei Angina pectoris trägt – so viel ist nun bekannt – zur Herzenge bei Anstrengung bei und behindert bei Kälte und Stress die Durchblutung des Herzmuskels. Eine verminderte Bildung von NO in den Gefäßen fördert zudem die Verklumpung der Blutplättchen, erleichtert das Eindringen weißer Blutzellen, welche Cholesterin aufnehmen und sich in der Gefäßwand in Schaumzellen umbilden, erlaubt das Wachstum von Gefäßmuskelzellen – alles Ereignisse, welche zu Verengung und Verschluss von Herzkranzgefäßen und zu Infarkt und Tod führen. In den Gefäßgeflechten des Penis kommt es bei Hochdruck, hohem Cholesterin und Zuckerkrankheit zwar nicht zum Verschluss der Gefäße wie in Herz und Hirn, doch vermögen sie das männliche Glied nicht mehr wie gewohnt zu erweitern – und das Unglück stellt sich ein.

NO und Medikamente

Es war nicht nur Viagra, das die Medizin beschäftigte: Die Hemmer der Angiotensinkonvertase, ein Enzym, welches das gefäßverengende Hormon Angiotensin II bildet, wurden bei hohem Blutdruck und Herzschwäche seit Jahren eingesetzt; wie sich zeigte, erhöhen diese Medikamente die NO-Bildung ebenso wie Cholesterinsenker, die Statine, und die Kalziumantagonisten.

Umgekehrt waren die Vitamine eine unerwartete Enttäuschung: Diese Substanzen leben – wie wir heute wissen dank unserer reichhaltigen Ernährung ungerechtfertigterweise – von der Ausstrahlung ihres Namens, der den Lebensgeist in sich führt; kurz Vitamine vermitteln das Charisma von Elexieren. Gewiss, als Antioxidantien können sie durch Bindung freier Sauerstoffradikale die NO-Spiegel im Blut erhöhen. Dazu sind aber große Mengen von Nöten, wie sie im Alltag kaum zu erreichen sind. Ihre Wirkungslosigkeit gegen Herzinfarkt, Hirnschlag und Krebs, wie sie an Zehntausenden von Patienten belegt wurde[12], hat dem Konsum dieser begehrten Elixiere keinen Abbruch getan, vielmehr gehören Vitamine in den USA weiterhin zu den am meisten verkauften *food additives* – auch hier hat der Zauber des Worts wider besseres Wissen überlebt.

Im Gegensatz dazu erwies sich Ungeliebtes als vielversprechend: Lebertran ist den Älteren seines abstoßenden Geschmacks wegen aus Kindertagen in unguter Erinnerung:

> Werter Bürger, denk daran, wenn's kühl wird, dann nimm Lebertran, denn dann wirst Du alt und Grau, und hast was von der Tage Tau.

Die markigen Worte erwiesen sich als visionär: Vormals wegen seines Gehalts an Vitamin A und D verordnet, gelten heute die im Fischöl enthaltenen Omega-3-Fettsäuren als entscheidend; auch sie fördern die Bildung

---

11   Max Frisch: Montauk. Suhrkamp, Frankfurt, 1975, S. 187–188.

12   Heart Protection Study Collaborative Group: MRC/BHF heart protection study of antioxidant vitamin supplementation on 20536 high-risk individuals: A randomized placebo controlled trial. Lancet 360, 23–33, 2002.

von NO in Gefäßen und Blutplättchen und vermindern – wie uns die Eskimos bis heute vorleben – Herzinfarkt und Tod. Eine Untersuchung aus Italien an Tausenden von Infarktpatienten konnte ihre Wirkung auch in unserem Kulturkreis belegen.[13] Allen Hinweisen zum Trotz: Sei es die Kindheitserinnerung an den Geschmack des Lebertrans oder der behindernde Geruch des Extrakts, der sich beim Aufstoßen besonders aufdringlich meldet, die Verwendung des Fischöls jedenfalls blieb hinter den Erwartungen zurück. Wenn der Gedanke nicht mit der Medizin Schritt hält, scheint die Wissenschaft nichts zu bewirken: Vitamine werden mit Früchten, Frische, Zitronen verbunden, die übelriechenden Öle aus toten Fischen überzeugen trotz aller Evidenz wenig.

Vom Geschäftsmann zum Menschenfreund

Doch zurück zu Alfred Nobel selbst: Was brachte ihn schließlich dazu, den nach ihm benannten Preis zu stiften? Sicher, Spenden lag ihm am Herzen: Bereits zu Lebzeiten hatte er das königliche medizinisch-chirurgische Institut am Hantverkergatan in Stockholm in Erinnerung an seine Mutter Andretta mit der damals stattlichen Summe von fünfzigtausend schwedischen Kronen bedacht. Vielleicht spielten später in seinem Leben auch seine eigenen gesundheitlichen Probleme eine Rolle. Entscheidend war zuletzt – *chercher la femme* – Bertha von Suttner, die nun standesgemäß mit einem Aristokraten vermählte Gräfin Kinsky; sie hatte sich zu Ende des 19. Jahrhunderts zu einer beachteten Friedensaktivistin entwickelt, nicht zuletzt aufgrund ihres Buches *Lay down your arms*. Ihre jeder Waffenwirkung gegenüber kritische Haltung beförderte das schlechte Gewissen des Erfinders des Nitroglycerins, der sein Lebenswerk zunehmend in kriegerischen Ereignissen entwertet sah.

Wie dem auch sei: In seinem Testament vom 27. November 1895 bestimmte Alfred Nobel, dass der größte Teil seines stattlichen Vermögens in eine Stiftung einzugehen habe, dessen Zinsen in fünf Teilen denjenigen Personen zugute kommen sollten, welche im Vorjahr die für das Wohl der Menschheit bedeutendste Entdeckung in der Physiologie und Medizin gemacht hätten. Das königliche medizinisch-chirurgische Institut, heute das *Karolinska Institutet* in Stockholm, wurde damit be-

auftragt, jedes Jahr die Gewinner des Preises zu bestimmen. Als Nobel am 10. Dezember 1896 in seinem Heim in San Remo starb, wurde der letzte Wille des berühmten Erfinders weltweit beachtet – und von der Familie in Frage gestellt; ja selbst in seiner Heimat wurde mit Erstaunen zur Kenntnis genommen, dass jeder – nicht nur Schweden, wie man es zu jener Zeit erwartet hätte – für den Preis in Frage käme. 1901, fünf Jahre nach seinem Tod, wurden die ersten Nobelpreise in Stockholm verliehen. Seine Muse Bertha von Suttner wurde 1905 mit dem Friedensnobelpreis bedacht.

Der Kreis schließt sich

Alfred Nobel veränderte die Welt nicht nur als beeindruckender Erfinder von Sprengstoffen, sondern auch als Stifter des bis heute bedeutendsten Preises für Wissenschaft, Literatur und Humanität. Sein Beitrag zum Tunnel- und Straßenbau war vielleicht größer. Mit dem Preis aber schuf er anhaltend Anreize für die höchsten Leistungen der Menschheit. Er schuf einen neuen Adel, die Erwählten der Wissenschaft, an denen sich in der Folge ganze Generationen auszurichten begannen. In einer Welt, in der es weiterhin, ja zunehmend größerer Anstrengungen für Außergewöhnliches bedarf, wurde er nach seinem Tod zu einem großen Förderer unserer Kultur.

Mit der Verleihung des Nobelpreises 1998 für Medizin und Physiologie an Furchgott, Ignarro und Murad schloss sich ein weiterer Kreis: Was Alfred Nobel nicht glauben konnte ist heute Gewissheit. Die Entdeckung eines körpereigenen Nitrates war intellektueller Sprengstoff und ist es für Biologie und Medizin geblieben.

---

13 GISSI-Preventione Investigators: Dietary supplementation with n-3 polyunsaturated fatty acids and vitamin E after myocardial infarction: Results of the GISSI-preventione trial. Lancet 3354, 447–455, 1999.

4 *παντα ρει* – Alles fließt neu betrachtet

Heraklit von Ephesos lebte um 500 vor Christus und gehört zu den ersten Philosophen des Abendlandes. Seine dunklen Gedanken kommen in Bildern daher, die unser Denken bis heute bestimmen. Von ihm stammt der Begriff Logos, nicht im Sinne von Wort, sondern von Vernunft, Idee und Weltgesetz[1]. Wir würden heute von Theorie sprechen. Sein Konzept der Einheit der Gegensätze und vom Krieg als Vater aller Dinge – ein erstes Modell der dialektischen Entwicklungslehre – hat Denker bis Hegel und Nietzsche und Forscher wie Darwin inspiriert.

Dunkle Bilder

Von Bildern geleitet, tastete sich sein Denken metaphorisch an die Wirklichkeit. Bild des Lebens war ihm der Fluss: *panta rei* – »alles fließt, nichts besteht«. Fließende Gewässer, die immerzu strömen, nie die gleichen Wasser führen, sich stetig ändern und doch immer gleich bleiben, waren ihm Gleichnis der Zeit, des Vergehens und Erneuerns. Es sei unmöglich »zweimal in den gleichen Fluss zu steigen, denn neue Wasser sind inzwischen heran geströmt und auch wir selber sind beim zweiten Mal Andere geworden«. Das philosophische Staunen vor dem Selbstverständlichen, das Bild als Ausgangspunkt des Denkens, ist nicht nur im Umgang mit den letzten Dingen dienlich, sondern bestimmt unser Verstehen insgesamt.

Anders gefragt: Warum fließt alles und steht nicht einfach still? Für Gewässer fällt uns die Antwort leicht. Doch fließt in unserem Körper ein anderer Saft; das macht die Antwort schwieriger: Im Blutkreislauf des Menschen, ja aller Lebewesen ist dies nicht nur wichtig, sondern das Problem schlechthin. Fluss, hier Blutfluss, heißt Leben, Stillstand bedeutet Tod. Blut ist gewiss ein besonderer Saft[2] – die Bedeutung dieser Worte beginnen wir aber erst heute zu erfassen. Schon als Kinder haben wir gelernt, dass das Blut gerinnt, wenn es aus dem Körper tritt. Warum dem so ist, wurde erst in den letzten Jahren klar. Ja, Blut ist ein besonderer Saft: Nicht nur bringt es Sauerstoff und Nährstoffe in die Organe, die wir zum Leben brauchen, es enthält auch Zellen und Eiweiße, welche die Blutgerinnung, den Wundverschluss vermitteln. Warum also bleibt es flüssig, warum gilt *panta rei* und warum gerinnt, wir wie wir diese Zeilen lesen, unser Blut nicht in unseren Adern, warum steht Herz und Kreislauf nicht einfach still?

Jäger und Sammler

Es scheint als gerinne das Blut, wie wir es sehen, im Augenblick wie es aus dem Körper tritt – und dies macht Sinn. Die Evolution hat uns als Jäger und Sammler gestaltet – und ein Blick zurück in unsere Entwicklungsgeschichte hilft, unseren Körper zu verstehen, selbst in einer Zeit, in welcher die Kreationisten wieder Aufwind spüren (▶ Kapitel 12). Als Jäger und Sammler drohte uns durch Verletzung Gefahr. Bei Jagd und Kampf zu verbluten war die Bedrohung der Zeit, und dafür hat die Natur uns gut gerüstet und das Blut gerinnbar gemacht. Die Blutegel kannten das Problem und gaben dem besonderen Saft, von dem sie sich ernähren, seit jeher mit ihrem Speichel das gerinnungshemmende Hirudin bei. Noch heute brauchen wir, wenn wir Blut entnehmen, gleichfalls einen Gerinnungshemmer wie Heparin oder Citrat als Zusatz, um es im Reagenzglas außerhalb des Körpers für eine Untersuchung flüssig zu erhalten. Das Blut enthält eine Kaskade von Eiweißen, die Gerinnungsfaktoren, die entweder angeregt durch den in der Gefäßwand gebildeten Gewebefaktor oder durch Berührung fremder Oberflächen sich gegenseitig hochschaukeln und schließlich über eine Aktivierung von Faktor IX und X und mit Hilfe von Faktor V das zentrale Enzym Thrombin entstehen lassen, welches das in langen Strängen vernetzte Fibrin bilden. Fibrin schließlich bindet die sich verklumpenden Blutplättchen aneinander und formt ein festes Gerinnsel – die Thrombose ist gemacht.

Die kernlosen Blutplättchen schießen, wenn sie sich im fließenden Blut befinden, in ihrer Scheibenform UFOs gleich, mit hoher Geschwindigkeit – genau gemessen in Ruhe mit einem Meter pro Sekunde – am Rande der Blutsäule nahe der Wand durch die Gefäße.

---

1 Heraklit: Fragmente. Herausgegeben von Bruno Snell. Artemis und Winkler. Patmos Verlag GmbH, Artemis und Winkler Verlag, Düsseldorf und Zürich, 2000.

2 Johann Wolfgang von Goethe: Faust. C.H. Beck, München, 1986, S. 58.

Sie sind vollgepackt mit Substanzen, welche die Gefäße verengen und Gerinnsel entstehen lassen. Eine Verletzung zieht die Plättchen unwiderstehlich an; sie bilden Seesternen gleich Arme (in der Fachsprache *Pseudopodien*, falsche Füße genannt) aus und setzen ihren Inhalt frei – und das verletzte Gefäß verengt und das Gerinnsel verfestigt sich unter Wirkung des Fibrins und verschließt die Wunde in der Wand. Damit gelingt es, den Blutverlust gering zu halten und das Verbluten zu verhindern.

Auch hier haben Schlangen, seit Asklepios' Zeiten Begleiter der Ärzte, zumal eine bestimmte Art dieser Spezies, eine bedrohliche Viper *Echis carinatus* mit Namen, das biologische Prinzip für ihre Zwecke genutzt: Ihr Gift heftet sich an die erst vor kurzem entdeckten Fibrin-Bindungsstellen der Blutplättchen, an die Glykoprotein IIb/IIIa Rezeptoren, und lähmt so die blutstillenden Zellen des Körpers. Die von ihr gebissenen Opfer, meist Mäuse oder Ratten, bluten ungehemmt und sterben im Kreislaufschock, bevor sie von ihr verschlungen werden. Was diese Apotheker der Evolution für sich entwickelten, wird seit kurzem für Kathetereingriffe am Herzen genutzt.

Blaublütiges Schicksal

Wie gefährlich ein Versagen des Gerinnungssystems sein kann, zeigt sich bei der Bluterkrankheit, einer vererbten Störung des Gerinnungssystems, bei welcher schon kleinste Verletzungen des spielenden Kindes zu bedrohlichen Blutungen führen; eine Laune der Natur, eine zufällige Mutation der Desoxyribonukleinsäure im männlichen X-Chromosom an entscheidender Stelle, wo sich die Gene für die Gerinnungsfaktoren VII und IX finden. Eine kleine Veränderung in der Basenreihenfolge der Erbsubstanz wie sie beim Ablesen während einer Zellteilung auftreten kann. Ein solcher Zufall kann bei den Betroffenen zu einer schwer beeinträchtigten Gerinnung führen. Bis die moderne Chemie, dann die Gentechnologie die fehlenden Eiweiße allseits verfügbar machten, sind die meisten dieser Kinder früh verstorben.

Selbst in wohlbehüteter Umgebung, wie sie der kleine Zarewitsch Alexej, Sohn des letzten russischen Zaren Niklaus II., erleben durfte, wurde aus Verzweiflung über die damals machtlose Heilkunst Rat bei vermeintlichen Heilern wie dem Mönch Gregori Efimovic Rasputin (1869–1916) gesucht. Wo die Medizin versagte, nahm man bei Schamanen Zuflucht. Rasputin, ein großgewachsener Mann mit langem in der Mitte gescheiteltem

fetten Haar, dem struppigem schwarzen Bart eines Metropoliten und den durchdringenden graublauen Augen eines Propheten, richtete sich nach langen Wanderjahren im Osten Russlands 1903 in St. Petersburg in einer kleinen Mietwohnung ein Sprech- und Schlafzimmer ein und zog bald Frauen aller Stände in seinen Bann. Seine Wunderheilungen, Prophezeiungen und spirituellen *Séancen* wurden schon kurz nach seiner Ankunft *das* Stadtgespräch in der russischen Metropole. Am 31. Oktober 1905 wurde er – wahrscheinlich auf Empfehlung von Anya Virubova, die er nach einem schweren Zugunglück auf wundersame Weise aus dem Koma erweckt hatte – dem russischen Herrscherpaar vorgestellt. Rasputin beeindruckte beide von Anfang an. Und Bedarf für einen Wunderheiler war gegeben: Beim Spielen führte jedes kleinste Versehen beim russischen Thronfolger zu blutigen Ergüssen und Schmerzen in Knie und Ellbogen. Die Mutter, Zarin Alexandra Feodorovna, litt bei jeder Krise ihres einzigen Sohns, des lang ersehnten und erst nach über zehnjähriger Ehe und vier Mädchen 1904 geborenen Zarewitschs unter unerträglichen Schuldgefühlen – denn sie wusste, dass sie die Überträgerin der Erkrankung war.

Alexandra Feodorovna war als Princess Alix in England und Enkelin von Königin Viktoria zur Welt gekommen. Die Frauen der königlichen englischen Familie, unter ihnen Königin Viktoria von England selbst, waren Trägerinnen des schicksalshaften Gendefektes. Dank der zweiten, gesunden Kopie ihres weiblichen X-Chromosoms, über die ihre männlichen Nachfahren nicht verfügten, blieben die Trägerinnen von der Krankheit verschont, doch trugen sie die Bluterkrankheit in die Königshäuser Europas. Viktoria hatte neun Kinder, vier Söhne und fünf Töchter. Von den Söhnen waren Bertie, Alfred, und Arthur gesund, während Prinz Leopold als erster in der Familie die Bluterkrankheit von seiner Mutter ererbt hatte. Von Viktorias Töchtern waren mindestens deren zwei, Alice und Beatrice Überträgerinnen des Erbleidens. Alice, ihr drittes Kind, heiratete Prinz Ludwig IV. von Hessen und gebar ihm fünf Töchter und zwei Jungen; Friedrich, der Jüngste starb mit drei Jahren an den Folgen eines Sturzes – ein Schlag auf den Kopf hatte das ungerinnbare Blut in den Subduralraum zwischen der harten Hirnhaut und dem Schädelknochen austreten lassen, was in jener Zeit die medizinische Kunst überforderte. Friedrich war nach seinem Onkel Leopold der zweite Bluter in der königlichen Familie; seine Schwester Alix – und dies war für die europäische Geschichte bedeutsam – war wie ihre

Schwester Irene Trägerin der genetischen Mutation. Alix heiratete 1890 den russischen Zaren Niklaus II. und wurde Zarin Alexandra Feodorovna.

Der vergötterte kleine Zarewitsch überstand die Geburt ohne Probleme und auch die früheste Kindheit verlief für die Familie sorgenlos; sobald er aber die ersten Schritte wagte, sich beim Spielen verletzte, beim Gehen einen falschen Tritt tat, unachtsam stolperte, litt mit ihm der ganze Hof. Sein Blut floss ungehindert aus jeder Wunde. Wer konnte zu jener Zeit die komplexen Vorgänge der Gerinnung verstehen, erfassen, warum das Blut bei diesen Patienten ohne zu gerinnen scheinbar ohne Ende aus jeder Verletzung trat? Eine Heilung hätte es selbst dann nicht gegeben, niemand kannte die in der Leber gebildeten Gerinnungsfaktoren, noch hätte man sie aus dem Blut für eine Behandlung zu gewinnen vermocht. Stattdessen nahm man bei charismatischen Magiern Zuflucht, die glaubhaft versprachen, die Natur außer Kraft zu setzen.

Wäre die europäische Geschichte anders verlaufen, hätte sich Alexandra nicht in die Arme dieses Scharlatans geworfen? Niklaus II., ein von den Problemen der Zeit überforderter und von seiner Frau stark beeinflusster Monarch, geriet unter dem Eindruck der Leiden seines Sohnes und den Tumulten der Zeit, vom japanisch-russischen Krieg über die soziale Unrast seines Reiches bis zum ersten Weltkrieg und der Revolution zunehmend in den Bann des betrügerischen Priesters. Für Alexandra war Rasputin ein Gesandter Gottes, der als Einziger ihrem Sohn zu helfen wusste. Im August 1912 erlitt der Zarewitsch erneut eine schwere innere Blutung, die Hofärzte hatten ihn bereits aufgegeben, die letzte Ölung war erteilt. Da telegraphierte Alexandra verzweifelt an Rasputin und bat ihn um Hilfe – und der charismatische Heiler beruhigte sie sofort, die Blutung werde halten. Und wirklich, sei es Zufall oder Fügung: Was die Ärzte der Zeit nicht vermochten, gelang mit den Gebeten des sibirischen Mönchs. Dass die Blutung meist irgendwann ohnehin innehielt, und die Gebete keine wirkliche Behandlung des Leidens bewirken konnten, schien keiner Erwägung wert. Der scheinbare Heilerfolg des Magiers erlaubte es ihm, sich in die Staatsgeschäfte einzumischen und trotz Warnungen angesehener Politiker des Hofes in kritischer Zeit Entscheidungen des Monarchen mit zu beeinflussen, bis er am 16. Dezember 1916 von Fürst Felix Jussupow und vier Mitverschwörern zunächst mit zyankalihaltigem Kuchen vergiftet, dann – als sich dies als unwirksam erwies – erschossen und schließlich in der eisigen Neva ertränkt wurde – selbst das Sterben des Zauberers war ungewöhnlich.

Zuviel des Guten

In der rauen Frühzeit hatten Menschen mit besonders wirksamer Gerinnung einen Überlebensvorteil, da sie auch schwere Verletzungen mit geringem Blutverlust überstanden. Damit häuften sich im Laufe der Evolution gerinnungsfördernde Gene, welche wir heute lieber nicht in uns wüssten. Die Zeit des Heldentums mit Jagd und Krieg erforderte andere Eigenschaften als die Moderne. Heute steht Gegenteiliges im Vordergrund: In unserem Alltag sitzen wir stundenlang vor Bildschirmen, verbringen ganze Tage in Sitzungen oder eilen im Flugzeug liegend zur nächsten Verpflichtung, ohne uns zu bewegen. Das Blut steht in den Beinen, wir werden Opfer des *Economy class syndrome*, eine Thrombose stellen sich ein, die sich nach der Ankunft bei der Gepäckabgabe zu einer Lungenembolie auswachsen kann.

Wie lässt sich das Blut in den Gefäßen flüssig erhalten, wie unerwünschte Gerinnsel im Kreislauf vermeiden? Die Verletzung zeigt, dass Blut gerinnen kann, ja unter gewissen Umständen zum Überleben gerinnen muss; sie verdeutlicht aber auch die Gefahr, welche von diesem Ereignis ausgehen kann. Ein Gerinnsel an unerwünschter Stelle heißt in den Herzkranzgefäßen Infarkt, vielleicht Tod, im Hirnkreislauf sind Schlaganfall und Lähmungen die Folge, in den Venen des Beines Schwellung und Lungenembolie. Gerade weil wir keine Helden mehr sind, sondern meist ohne Verletzungen und Infekte als sitzende Mitglieder westlicher Gesellschaften immer älter werden, bedroht uns die Gerinnselbildung, die uns in Vorzeiten vor dem Verbluten schützte.

Dickes Blut und Gerinnsel entstehen, soviel hatte bereits Rudolf Virchow im 19. Jahrhundert erkannt, wenn das Blut selbst zur Gerinnung neigt (und die moderne Medizin hat zahlreiche genetische Mutationen als Ursache entdeckt), wenn eine verletzte oder kranke Gefäßwand das Blut zum Gerinnen bringt, oder wenn ein stark verlangsamter Blutfluss den besonderen Saft erstarren lässt – diese Trias umschrieb das Wesentliche.

Zunächst das Blut – zu viel des Guten bringt auch hier nichts Gutes: Zu viele Gerinnungsfaktoren, Blutplättchen und rote Blutkörperchen werden den Bedürfnissen nicht gerecht. Die Polyglobulie, eine Übermenge an roten Blutkörperchen, hat mit den Helden der Tour de France, welche sich das blutbildende Hormon Erythropoetin zu Nutze machen, unrühmliche Bekanntheit erlangt. In großer Höhe erlaubt Erythropoetin eine Akklimatisation; dank diesem Hormon können wir auch in dünner Luft behaglich atmen. Eine Vermehrung roter Blutkörperchen kann sich beim älteren Patienten mit hohem Blutdruck und bei Krebserkrankungen des Blutes (*Polyzythämia vera*) auch ohne ersichtlichen Grund einstellen. Der Rennfahrer oder Langläufer, welcher sich unerlaubterweise das blutbildende Hormon zu Nutze macht, will die Sauerstofftransportfähigkeit seines Blutes und damit seine Leistungsfähigkeit erhöhen. Das Blut wird aber auch dickflüssiger, der Widerstand im Kreislauf nimmt zu. Als Folge steigt der Blutdruck wie die Gerinnselneigung. Dennoch stirbt nicht jeder gedopte Sportler an diesen Folgen. Aber es gibt sie, die gedopten Rennfahrer der Tour de France und anderer Radrennen, Athleten, welche jung an einem Herzversagen verstarben: Bert Oosterbosch, Rad-Weltmeister mit 32 Jahren, Pieter Hagherdooven, belgischer Champion mit 39 Jahren, Joachim Halupczok, auch er Weltmeister, verschied mit 32 Jahren, und Jan Dragjer gar mit dreißig – um nur einige zu nennen.

Das Zuviel des Guten, die Überschwemmung mit dem eigenen Saft, lässt sich heute genetisch herstellen, zum Beispiel durch Einbringen des Gens für Erythropoetin in einen Organismus. Erythropoetintransgene Mäuse bilden zu viel rote Blutzellen in ihrem Körper. Der »besondere Saft« wird zäh und dick. Obschon dies nach den Gesetzen der Physik den Blutdruck erhöhen sollte, haben diese Tiere einen normalen Druck und sind gesund. Warum fließt das Blut dennoch, warum gilt παντα ρει? Die Innenhaut gesunder Gefäße spürt die Dickflüssigkeit des Blutes, setzt NO frei und die Gefäße erweitern sich. Viele Gene besitzen in ihrem Promoter, dem Genschalter, eine Sequenz ihrer Erbsubstanz, welche auf die Scherkräfte des Blutes anspricht, *shear stress responsive elements* genannt; mit diesem Sensor können sie sich anpassen und Eiweiße wie die Nitric Oxide Synthase bilden. So wird ein hoher Blutdruck und eine »Überschwemmung« des Kreislaufs verhindert – das körpereigene Nitrat (▶ Kapitel 3) erweitert die Gefäße. Wenn wir aber altern – und Sportler tun dies gleichfalls – kommt es zu Schwierigkeiten: Der Kreislauf kann die erhöhte Blutmenge, das zähe Blut nicht mehr bewältigen; es droht Kreislaufkollaps, Infarkt und Tod. Von den transgenen Mäusen lernen wir, was sich bei gedopten Sportlern ereignen kann.

Der gefrorene Fluss

Heraklits Fluss kann auch gefrieren – im Kreislauf die Gerinnselbildung, die Thrombose. Warum verschließt sich ein Gefäß? Warum bildet sich im Inneren des Gefäßes ohne sichtbare Verletzung ein Gerinnsel und führt zu Krankheit und Tod? Beispielsweise erleichtert Stase, wie sie bei einer Behinderung des Blutflusses auftritt, die Gerinnung.

Kurz nach seinem achtzigsten Geburtstag, er hatte noch die Druckfahnen zu seinem letzten Roman, den *Bekenntnissen des Hochstaplers Felix Krull*, durchgesehen und war in Holland mit dem Kommandeur-Kreuz des Ordens von Oran-je-Nassau geehrt (»…, schöner Halsorden, den der Minister mir umlegte. Wiederum großer Applaus«[3]) und von der Königin persönlich zum Tee empfangen worden, bemerkte Thomas Mann bei einem Spaziergang am Strand von Noordwijk, eine starke Schwellung seines linken Beines[4]. »Es hat sich aber Rheuma im linken Bein, dann in beiden, hergestellt, der mich im Gehen behindert.«[5] Der zugezogene Arzt Herman Colenbrander aus Leyden, medizinischer Direktor der damals neueröffneten Rheumaklinik, diagnostizierte eine Thrombophlebitis des linken Oberschenkels, eine Gerinnselbildung in der linken Beckenvene. Der Patient selbst notierte am 22. Juli 1955 auf den letzten Seiten seines akribisch geführten Tagebuches:

> Der »Rheumatismus«, der sehr schmerzhaft wurde, stellte sich bei Untersuchung durch den lokalen Rheumatologen als ganz etwas anderes, nämlich als ziemlich schwere Circulationsstörung durch Venenentzündung in der Leistengegend heraus. Bestätigung der Diagnose durch den Leidener Professor Mülder. Absolutes Stilllegen, keinen Schritt gehen. … Die in ihren Formen und Forderungen völlig unvertraute Krankheit kam so überraschend. Dauer der Behandlung bis zu 6 Wochen![6]

Das Ehepaar Mann beschloss, alle weiteren Verpflichtungen abzusagen und sofort mit der Ambulanz nach Amsterdam und von da mit dem Flugzeug nach Zürich zurückzukehren. Man wandte sich an Wilhelm Löffler (1887–1972), Ordinarius für Innere Medizin an der Universität und Chefarzt am Kantonsspital, eine anerkannte Kapazität seines Fachs und selbstbewusster Erst-

---

3 Thomas Mann: Tagebücher 1953–1955, S. Fischer, Frankfurt am Main 1995, S. 353.
4 zitiert nach: Alfred Bollinger und Beat Rüttimann: Das Aneurysma aus medizinhistorischer Sicht. VASA 31, 281–286, 2002.
5 Thomas Mann: Tagebücher 1953–1955, S. Fischer, Frankfurt am Main 1995, S. 359.
6 Thomas Mann: Tagebücher 1953–1955, S. Fischer, Frankfurt am Main 1995, S. 359.

beschreiber einer nach ihm benannten Herzklappener-krankung (*Löfflersche Endokarditis*), den Thomas Mann dank der Vermittlung Emil Oprechts kannte. Der er-schien noch am Samstagabend in Begleitung seines Oberarztes Dr. André-Ferdinand Esselier und des für die Privatstation verantwortlichen Assistenten Dr. Arn-stein. Der Großschriftsteller und der bekannte Medi-ziner schienen sich zu verstehen: »Prof. Löffler, sympa-thische Berühmtheit, etwas Primadonna, aber ange-nehm.«[7] Die Diagnose wurde bestätigt und – im Stile seiner Zeit – mit strikter Bettruhe, Alkohol- und Essig-wickeln, Penicillin und Heparin behandelt. Nur das Letztere hat überlebt – dennoch war der berühmte Pa-tient durchaus zufrieden: »Exakte Pflege. … Gute, ja erstaunliche Fortschritte in diesen 6 Tagen, …« Unter der Behandlung bildete sich die Schwellung offensicht-lich zurück. Doch Zuversicht wollte sich nicht einstel-len: »Oft große Niedergeschlagenheit. … Rauche kaum, 3 Cigaretten. Das Wetter kühl und regnerisch. … Lasse mir's im Unklaren, wie lange dies Dasein währen wird. Langsam wird es sich lichten. … Verdauungsproblem und Plagen«, so die letzten kargen Zeilen des großen Stilisten. Der Autor des Zauberbergs, der um die Gefahr nicht enden wollender Klinikaufenthalte wusste, sah ungeduldig seiner Entlassung entgegen, als ihn am 12. August 1955, knapp einen Monat nach den ersten Beschwerden in Holland, ein Unwohlsein und ein Schweißausbruch überfielen, die in einen Kreislaufkol-laps mit kaum tastbarem Puls und nicht messbarem Blutdruck mündeten und die verantwortlichen Ärzte in helle Aufregung versetzten. Nach Gabe von Blutkonser-ven, blutdrucksteigernden Mitteln, Kortison und dem damals üblichen Strophantin erlangte Thomas Mann noch einmal das Bewusstsein, um am späteren Abend erleichtert durch das verabreichte Opiat für immer zu entschlafen.

Die Ärzte waren ob des unerwarteten Ablebens des berühmten Schriftstellers ratlos, was war vorgefallen? Man vermutete einen Herzinfarkt, eine Lungenembolie (obwohl dies so viele Wochen nach dem Erstereignis ungewöhnlich gewesen wäre) oder eine Ruptur einer großen Arterie. In einer Zeit, in der die medizinische Diagnostik nicht viel über die körperliche Untersu-chung hinausging und damit naturgemäß beschränkt blieb, konnte nur die Autopsie Aufschluss bringen. Er-staunlich immerhin, dass man kein Elektrokardio-gramm abgeleitet hatte, wie dies zu gleicher Zeit bei Eisenhower geschehen war (▶ unten), um die Diagnose eines Herzinfarktes zu stellen oder zu verwerfen. Viel-leicht rächte sich Löfflers Verachtung für die Leistungen von Max Holzmann, dem Pionier der Elektrokardiogra-phie in Zürich. Sicher, die Erkenntnis hätte nicht viel gebracht, therapeutische Mittel wären bei einem Herz-infarkt nicht verfügbar gewesen. Auch eine Darstellung der großen Arterien wäre in den fünfziger Jahren nicht möglich gewesen – weder Ultraschall noch Computer-tomographie oder Magnetresonanz standen zur Verfü-gung. Auch war die Gefäßchirurgie noch nicht so weit, um wirksam einzugreifen.

Die Familie gab nach einigem Zögern die Erlaubnis zur Autopsie, wollte aber das Gehirn – wohl als Folge der Debatte um Einsteins Organ – davon ausgenommen wissen. Es muss ein befremdliches Gefühl gewesen sein, den Autor des Zauberbergs und des Doktor Faustus vor sich auf dem Seziertisch zu wissen. Christoph Hedinger, der spätere Ordinarius für Pathologie, nahm die Sektion vor und fand ein ruptiertes Aneurysma der *Arteria iliaca sinistra* – eine aufgebrochene Erweiterung der lin-ken Beckenarterie also, mit ausgedehnter Blutung in den Bauchraum, an welcher Thomas Mann verschieden war. Die Beinschwellung war somit Folge eines Aneu-rysmas, eine Ausweitung der Arterie hatte die parallel zu ihr laufende Beckenvene zusammengedrückt, den Abfluss des Blutes aus dem Bein behindert und das Ge-rinnsel ausgelöst[8]. Bei Thomas Mann fielen Blutung und Thrombose zusammen, beide hatten zur Katastro-phe geführt.

The billion dollar heart attack

Häufiger steht der Blutfluss an noch bedrohlicherer Stelle still: Der Herzinfarkt, verursacht durch ein Ge-rinnsel in den Kranzgefäßen, ist das Leiden unserer Zeit. Bereits Ramses II. litt im hohen Alter, wie er uns als nahezu viertausend Jahre erhalten gebliebene Mu-mie wissen ließ, unter Arteriosklerose, der Gefäßverkal-kung, welche damals nur die Privilegierten traf, welche bereits in jenen Zeiten die Gnade der Langlebigkeit er-fahren durften. Doch die Krankheit wurde wenig beach-tet, Hunger und Seuchen waren die Plagen der Zeit.

Noch bis in die unmittelbare Neuzeit sah es nicht viel besser aus: Als Dwight S. Eisenhower, Sieger des Zweiten Weltkrieges und bald danach Präsident der USA am 23. September 1955 beim Golfspiel im *Cherry*

---

7 Ebenda, S. 361.

8 T. Sprecher, E. O. Wiethoff: Thomas Manns letzte Krankheit. Tho-mas Mann Jahrbuch, Klostermann, Frankfurt, 1997, 249–276.

Hills Country Club in der Nähe von Denver von einem Unwohlsein befallen wurde, hielt er seine Beschwerden zunächst für eine Verdauungsstörung.[9] Sein Leibarzt, Dr. Howard Snyder, scheinbar keine Leuchte seines Fachs, diagnostizierte eine Gastroenteritis und wartete zehn Stunden, bevor er seinen prominenten Patienten in ein Spital einwies. Als man sich des Problems bewusst geworden war, holte man die besten Herzspezialisten des Landes, den berühmten Kardiologieprofessor Paul Dudley White vom Massachusetts General Hospital der *Harvard University* aus Boston ans Bett des Präsidenten. Anders als Goethes Leibarzt Vogel (▶ S. 48) konnte White die Diagnose Herzinfarkt stellen, man kannte die Krankheit inzwischen. Willem Einthoven (1860–1927), der geniale holländische Physiologe, hatte zuvor in Leyden das Elektrokardiogramm entwickelt[10] und 1924 dafür den Nobelpreis erhalten. Eisenhowers Ärzte hatten jedoch kaum mehr zur Hand als Goethes Physikus; in Unkenntnis einer wirksamen Behandlung verordneten sie wochenlang strikte Bettruhe, später setzte man den Präsidenten in den Rollstuhl – das Eine war so unwirksam und falsch wie das Andere. Auch den zweiten Infarkt konnten sie nicht verhindern; immerhin beim Dritten ließ sich Eisenhowers Leben trotz Auftreten des gefürchteten Kammerflimmerns dank des zwischenzeitlich verfügbaren Defibrillators mit einem Elektroschock retten (▶ S. 54). Seither kamen Aspirin, Thrombolytika, welche Gerinnsel in den Herzkranzgefäßen auflösen und schließlich die Ballonerweiterung, die wirksamste Behandlung verschlossener Herzkranzgefäße, hinzu (▶ S. 50–51) – ein beeindruckender Fortschritt auch hier: Während zu Eisenhowers Zeit jeder zweite bis dritte Patient im Spital verstarb, ist es heute nicht einmal jeder Zehnte – der Infarkt ist in geübten Händen heute kaum noch einer Aufregung wert.

Damals aber, am Montag, den 26. September 1955, drei Tage nach Eisenhowers erstem Infarkt, griff an der *Wall Street* Panik um sich: Die Aktienkurse fielen scheinbar ins Uferlose, über sieben Millionen Papiere wechselten die Hand; am Ende des Tages hatte der Dow Jones 32 Punkte eingebüßt. Der Fall der Aktienkurse um 6% innerhalb eines Tages war der größte seit dem schwarzen Donnerstag von 1929, ein Verlust von vierzehn Milliarden Dollar. Wenn man sich der damaligen Sterblichkeit des Herzinfarktes erinnert, eine angemessene Reaktion der Börsen. Schließlich erholte sich alles – *Wallstreet* wie der prominente Patient. Eisenhower gewann im nächsten Jahr mit seinem Vize Richard Nixon die Wahlen *by a landslide. President sweeps all the North and West, scores in South,* wie die *New York Times* am 7. November 1956 vermeldete.

Lapis Philosophorum

Πανατ ρει blieb der Stein der Weisen der Medizin:[11] Wie könnte es gelingen, die Verklumpung des Blutes zu verhüten, ohne dass es zu den gefürchteten Blutungen in Hirn, Haut und Magen kommt? Eine Reihe von Elixieren verschiedenster Provenienz wurden erprobt: Zunächst verschiedene Rattengifte wie Warfarin und Ähnliches – allesamt Hemmer der Vitamin K-abhängigen Bildung von Gerinnungsfaktoren in der Leber – die als Blutverdünner bis heute Verwendung finden. Schwere Blutungen gehören aber weiterhin zu den bedrohlichen Nebenwirkungen dieser Therapie. Wie einst Odysseus sein Schiff an der Meerenge von Messina zwischen Skylla und Charybdis vorbeibringen musste, muss der heutige Arzt das Blut zwischen Gerinnung und Blutung halten. Aspirin wurde in der niedrigen Dosierung zwar für den Magen schonender, Blutungen seltener, doch blieb seine Wirkung hinter den Erwartungen zurück. Die Viper *Echis carinatus* (▶ S. 70) gab uns die Superaspirine, die die Blutplättchen bei Infarktpatienten vollständig hemmen, doch nur als Infusionsbehandlung im Spital; eine Tablettenform dieser neuen Medikamente für die Langzeitbehandlung gelang bis heute nicht. Die Thrombinhemmer schließlich – Moleküle, die das entscheidende Enzym der Gerinnungskaskade außer Kraft setzen – sind die neueste Hoffnung; bei gleicher Wirkung scheinen Blutungen weniger häufig. Ähnliches gilt für die jüngst entwickelten Faktor X-Hemmer, die auch in Tablettenform wirksam sind. Ob damit die Überlistung der Natur gelingt, steht noch in den Sternen.

Fluss heißt Leben

Die Frage, warum alles fließt, das philosophische Staunen vor dem Selbstverständlichen, führt uns zum Verständnis von Leben und Tod. παντα ρει ist nicht fest gegeben, ist ständig bedroht, der Fluss ändert sich unaufhörlich, ist niemals gleich.

---

9   Clarence G. Lasby: Eisenhower's Heart Attack, University Press of Kansas, Kansas, USA, 1997, pp. 67–112.

10   Franz H. Messerli, Adrian W. Messerli, Thomas F. Lüscher: The billion dollar heart attack this week 50 years ago. New Engl. J. Med. 2005.

11   Lapis philosophorum – Stein der Weisen (arab. *El Iksir*; spatter dt. Elixier): Die ersehnte Substanz der Alchemisten, mittels der sich aus unedlen Metallen Gold und Silber gewinnen ließ.

III Innensicht

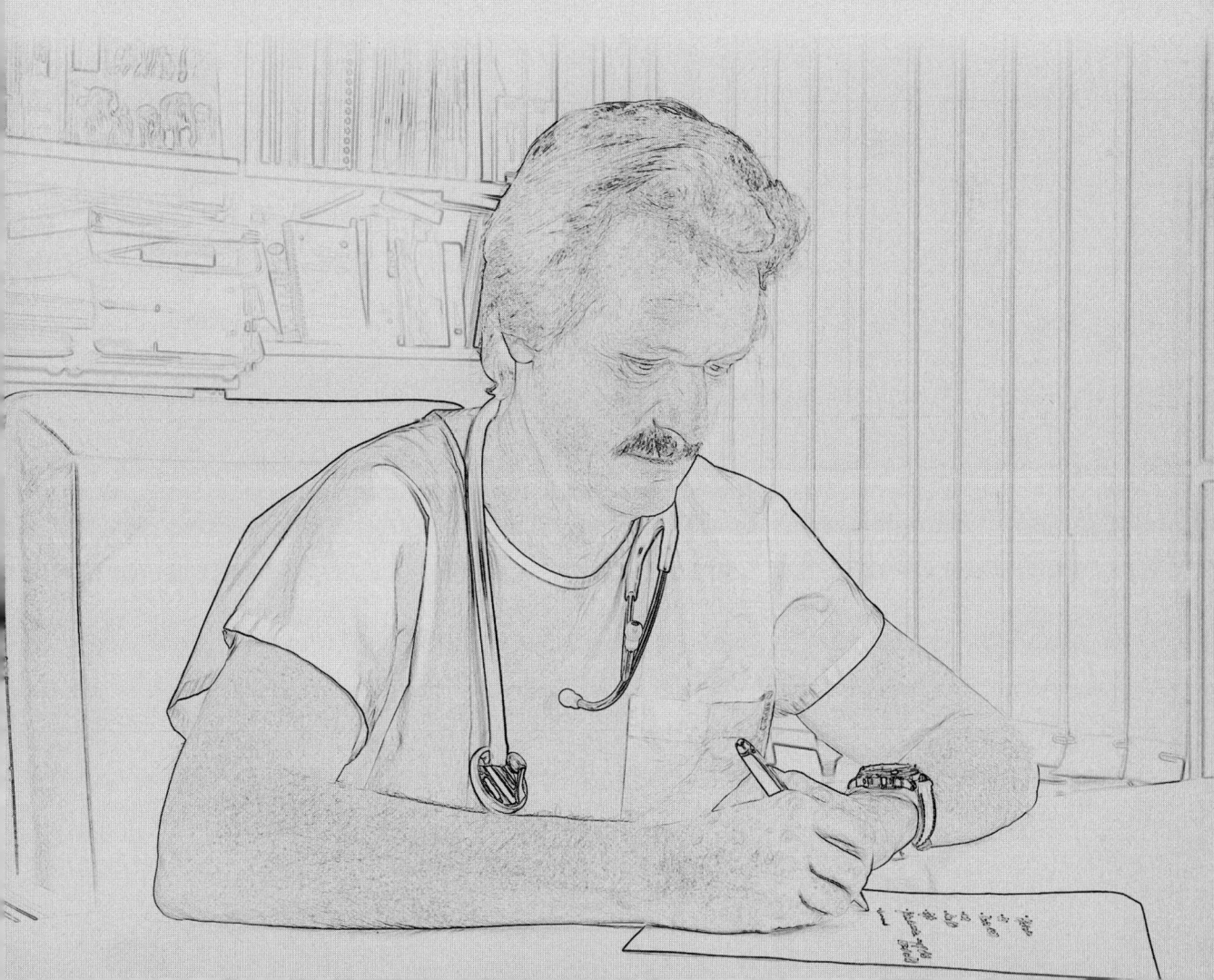

5 Ist die Medizin eine exakte Wissenschaft?[1]

»As soon as questions of will or decision or reason or choice arise, human science is at a loss«
Noam Chomsky

Die Frage scheint verstaubt – und dennoch ist sie aktueller denn je. Die wissenschaftliche Legitimation der Medizin ist keine akademische Diskussion, sondern ein praktisch relevanter Disput. Wenn einer der fachkundigsten Ökonomen der Schweiz wie Jürg Sommer[2] feststellt, dass die bisherigen Untersuchungen zur Frage, was eine angemessene medizinische Versorgung wäre, in erster Linie veranschaulichten, »dass die Medizin offensichtlich keine exakte Wissenschaft ist«, so trifft dies das Fachgebiet und die darin Tätigen ins Mark. Wir wollen eine wissenschaftlich begründete, angemessene und finanzierbare Medizin. Dennoch gibt es zwischen Ärzten große Meinungsverschiedenheiten darüber, was eine angemessene medizinische Versorgung wäre. Wie also kann unter diesen Umständen eine Diskussion über Tarife, Rationalisierung und Rationierung sachlich geführt werden? Oder ist der Vorwurf unberechtigt?

Erfahrung und Gewissheit

Was ist eine exakte Wissenschaft? Was wir heute Wissenschaft nennen ist ein Verfahren, das überprüfbares Wissen schafft; Gewissheit und Einsicht entstehen hier ohne religiöse, metaphysische oder mythologische Grundannahmen, sondern allein mit Hilfe logischen Denkens und der Beobachtung der Natur (▶ Kapitel 2). Der große französische Physiker Pierre-Simon Marquis de Laplace (1749–1827) brachte es auf den Punkt, als er Napoléon den Lauf der Planeten erklärte. Auf die Frage des *Empereur*, warum Gott in seinen Berechnungen nicht vorkäme, antwortet Laplace: »*Je n'ai pas besoin de cette hypothèse.*«

Das Urbild einer exakten Wissenschaft ist die Physik, Chemie und in jüngster Zeit die Molekularbiologie.

Seit Popper wissen wir, dass es die Widerlegbarkeit, die Falsifizierbarkeit ist, welche wissenschaftliche Aussagen überprüfbar macht[3]. »Alle Schwäne sind weiß« ist ein widerlegbarer Satz (und seit der Entdeckung schwarzer Schwäne in Australien wissen wir, dass er falsch ist), während die Aussage »Engel sind unsichtbar« sich wissenschaftlicher Überprüfung entzieht – nur Beobachtbares lässt sich widerlegen (▶ Kapitel 2).

Entspricht der Grundsatz der Falsifizierbarkeit auch der Logik der Forschung, so ist dieser Gedanke im Alltag der Forscher nur eine regulative Idee; wirklich suchen Wissenschaftler ihre Annahmen zu beweisen, streben nach einer Bestätigung ihrer Voraussagen: Ihr Streben ist belegen und nicht widerlegen. Dennoch sind sie sich der grundsätzlichen Vorläufigkeit ihres Wissens bewusst, anerkennen den Vermutungscharakter ihrer Aussagen, die sich laufend der Erfahrung zu stellen haben, sich gegen und mit ihr bewähren und gegebenenfalls neuen und besseren Konzepten zu weichen haben – Entwerfen und Verwerfen ist das Geschäft der Wissenschaft[4].

Können wir dies für die Medizin in Anspruch nehmen? Zweifellos hatte beispielsweise Harvey in seiner 1616 erschienenen Schrift *De motu cordis* eine Theorie des Kreislaufs vorgebracht, die an Eleganz und Erklärungskraft Galens Vorstellungen bei weitem übertraf (▶ Kapitel 2). Er hatte dazu gewichtige Befunde vorgelegt, die das neue Paradigma stützten: Das Blut pulsierte aus den eröffneten Arterien und floss nur langsam aus den Venen vivisezierter Tiere, die verfügbare Blutmenge war beschränkt; weiter erschien – wie in einem Kreislauf erwartet – in den Arterien eingespritzte Flüssigkeit in den anatomisch benachbarten Venen und Poren ließen sich in der Scheidewand des Herzens nicht finden – alles Befunde, die mit Galens Theorie nicht vereinbar waren (▶ Kapitel 2). Insofern waren Galens Vorstellungen durch Beobachtungen an der Natur widerlegt, ein neues Paradigma bestimmt seither unsere Vorstellungen.

1 Stark erweiterte und überarbeitete Version eines in einer medizinischen Zeitschrift erschienen Artikels (Thomas F. Lüscher: Ist die Medizin eine exakte Wissenschaft? Schweiz. Ärzte Ztg. 82, 7–9, 2001).

2 Jürg H. Sommer: Gesundheitssystem zwischen Plan und Markt. F.K. Schattauer Verlagsgesellschaft, Stuttgart 1999, S. 13.

3 Karl R. Popper: Logik der Forschung. J.C.B. Mohr (Paul Siebeck), Tübingen 1973, S. 47–59.

4 Karl R. Popper: Conjectures and refutations. The growth of scientific knowledge. Routledge and Kegan Paul, London, 1974, S. 3–32.

Für das Verständnis von Seuchen, von übertragbaren Erkrankungen, war die Entdeckung von Mikroben, Bakterien und Parasiten ähnlich bedeutsam. Entscheidend war die Entwicklung des Mikroskops wie die Verfügbarkeit von Färbemethoden, die die unsichtbare Welt der Einzeller unserem Auge sichtbar machten. Die Entdeckung dieser verborgenen Welt veränderte unser Leben wie kaum etwas zuvor. Was einst schicksalshafte Geißel der Menschheit war, wurde durch Hygiene vermeidbar. Leitend für dieses neue Denken waren Louis Pasteurs (1822–1895) Experimente, die erstmals mikroskopische kleine Lebewesen für Gärung und Fäulnis verantwortlich machten. Joseph Lister (1827–1912) übertrug diese Erkenntnisse auf Wundeiterungen und führte ein Mindestmaß an Sauberkeit bei Eingriffen und 1867 das desinfizierende Phenol in das Handwerk der Schärer und Schneider ein – die aseptische Chirurgie war geboren. Vollendet wurde diese neue Sichtweise nicht durch die Beobachtung unter dem neu eingeführten Mikroskop, sondern durch Versuche, die wir heute in den Kochschen Kriterien zusammenfassen: Nicht nur forderte Koch, dass die von ihm dank neuer Färbungen erstmals beschriebenen Tuberkelbakterien in den Granulomen erkrankter Lungen, den Ausscheidungen und Geweben der Patienten nachweisbar sein sollten, vielmehr sollten sich die Erreger der Schwindsucht auch auf Meerschweinchen übertragen können. Und in der Tat entwickelten die mit den Keimen angesteckten Tiere die typischen Zeichen der Tuberkulose und übertrugen die Infektion auf ihre Artgenossen – Gewissheit wurde in der Heilkunst zusehends naturwissenschaftlich definiert.

Das Einmalige und Gemeine

Die klinische Medizin jedoch war lange vom Anspruch einer Wissenschaft weit entfernt. Heilkunst war nicht von Anbeginn exakt, ja sie hielt auf sich, dass gerade das Ungenaue und Unbestimmte ihr angemessen sei. Die Selbstwahrnehmung der ärztlichen Tätigkeit als Kunst, ja als Geheimwissenschaft der Erfahrenen und Begabten, die allein die Unvergleichbarkeit eines jeden Patienten in seiner Einzigartigkeit zu erfassen vermochten, war bis in die Neuzeit die bestimmende Haltung – je weniger praktische Erfolge eine Wissenschaft aufweist, desto heftiger hält sie sich für eine Kunst.

Noch im Jahre 1837 stritten sich in Paris Risueno d'Amador und Pierre Charles Alexandre Louis in der *Académie Royale de Médecine*, welche Louis XVIII 1820 ins Leben gerufen hatte, über die Frage, ob Medizin als Kunst oder als exakte Wissenschaft zu betrachten sei[5]. Zwar hatte die Schaffung von Kliniken nach der französischen Revolution eine patientennahe Ausbildung der Ärzte mit sich gebracht und die körperliche Untersuchung wie auch Autopsie aufgewertet – und damit der klinischen Beobachtung zum Durchbruch verholfen. Ärzte wie Risueno d'Amador beharrten jedoch auf der Einmaligkeit jedes Patienten und wollten weder Zahlen noch Statistik gelten lassen – *L'homme moyen n'existe pas!*

Ihre Krankengeschichten glichen in ihrer epischen Breite eher Romanen als der heutigen knappen Erfassung klinischer Befunde. Louis hielt dieser Sichtweise genaue Zahlen über Erkrankungen und ihren Verlauf, Mittelwerte und deren Verteilung, beispielsweise zur Häufigkeit von Cholera und Typhus im Paris jener Tage, wie auch quantitative Angaben zur Wirkung des Aderlasses und anderer damals gängiger Maßnahmen entgegen, während d'Amadour diese Befunde für unsicher und für den einzelnen Patienten für wertlos hielt. Was wusste man über den Einzelnen, wenn die Statistik 100 Todesfälle bei 1000 Erkrankten ausmachte? Selbst wenn die mittlere Schuhgröße der Franzosen zu erheben war – so wurde argumentiert – so müsse doch ein rechter Schuhmacher für Jeden den passenden Schuh herzustellen wissen. Sicher, das Allgemeine ist gelegentlich einfacher zu fassen als das Spezielle: *Il est plus aisé de connaitre l'homme en general que de connaitre un homme en particualier*, wie es LaRochefoucauld fasste.

Diese Debatte ist bis heute nicht verstummt; ja, Hahnemanns Schüler beharren immer noch auf der Unvergleichbarkeit eines jeden Patienten und entziehen sich dadurch jeder wissenschaftlichen Prüfung. Die messende Medizin aber erwarb sich nicht zuletzt dank der durch die Arbeiten bedeutender Mathematiker aufkommende Statistik und Wahrscheinlichkeitsrechnung langsam aber stetig das Ansehen, das ihr heute zukommt.

Wandel der Gewissheit

Ein Weiteres war nicht von der Hand zu weisen: Die Einsicht, wie zufällig, ja häufig nicht nachvollziehbar die Heilkunst der großen Ärzte war. Das klinische Urteil war episodisch geprägt, die Wahrnehmung durch die Undurchdringlichkeit des Körpers beschränkt, der Chirurg erinnerte sich nur an seine erfolgreichen Fälle und verdrängte seine Fehlschläge – kurz die Subjektivi-

---

5 J. Rosser Mathews: Quantification and the quest for medical certainty. Princeton University Press, Ewing, NJ, USA, 1995, pp 14–38.

tät des klinischen Urteils und seine Beeinflussung durch Erwartungen, Vorurteile, Eitelkeiten, Erfolg und Einkommen ließ sich nicht länger zur Seite schieben. *Bias* – die schiefe Wahrnehmung der Wirklichkeit durch Arzt und Patient wurde zum Thema. Cromwell, sonst auch nicht ein Mann des Zweifels, hatte uns schon Jahrhunderte vorher gemahnt: *I beseech you, gentlemen, consider it possible that you may be mistaken.*

Gewissheit ließ sich fortan nicht mehr gleich erlangen: Ihre Natur war in Wandlung begriffen, zunehmend war das Gewicht genauer Zahlen und nicht der Ruf des Arztes gefragt. Dazu trugen auch die Erfolge der großen experimentellen Mediziner wie Claude Bernard und Helmut von Helmholtz bei, die sich im Labor anschickten, die Medizin zu einer Naturwissenschaft zu machen. Die angewandte Grundlagenforschung von der Physiologie zur Optik und Bakteriologie brachte ein neues Denken in die Medizin, das auch am Krankenbett sein Recht forderte.

Die Verfeinerung des klinischen Urteils, nicht zuletzt durch die Einführung des Stethoskops (▶ S. 43), des Augenspiegels, der Fiebermessung und der Untersuchung von Körpersekreten, ließ auch in der Heilkunst ein immer exakteres Urteilen zu. Was Ulrich, dem Mann ohne Eigenschaften, abhanden gekommen war, die Anwendung seiner Möglichkeiten[6], wurde schließlich zum Geschäft dieser Wissenschaft. Dies führt uns das Entscheidende angewandter Forschung vor Augen, was die Glaubwürdigkeit wissenschaftlich begründeten Handels ausmacht: Warum überzeugt die moderne Physik – weil sie das Fliegen ermöglichte, nach New York, aber auch auf den Mond. Warum überzeugt die moderne Medizin – weil sie durch Impfung und Medikamente Infektionskrankheiten besiegte und die Sterblichkeit des Herzinfarktes nachhaltig zu senken vermochte. Es ist nicht allein der Bestand einer Theorie, die schiere Tatsache, dass sie bisher nicht widerlegt wurde[7], was an ihr überzeugt, es ist vielmehr ihr praktischer Erfolg. Kurz: Die Auswirkungen evidenzbasierter Medizin. Evidenz, vom lateinischen *evidens* oder zu deutsch herausscheinen, die zur Gewissheit führende Einsicht ist nicht nur eine Frage der Logik, sondern auch der praktischen Überzeugung. Es ist letztlich wie in der Meteorologie – eine Theorie ist so glaubwürdig wie ihre Vorhersagekraft.

Gewissheit in der Heilkunst

Wie gut ist die Evidenz in der Medizin? Gewiss, anfänglich stützte sie sich ausschließlich auf das Urteil eines Einzelnen, auf den charismatischen Heiler, dessen Legitimation auf eindrücklichen Episoden und nicht auf Zahlen beruhte. Mit Pierre Charles Alexandre Louis kamen die Zahlen in die Medizin. Doch selbst Zahlen alleine reichten nicht: Entscheidend wurde der direkte Vergleich einer Maßnahme mit einer anderen oder einem Placebo (▶ Kapitel 1).

Als erster wagte sich der Schotte James Lind an ein solches Experiment.[8] Als Arzt an Bord der HMS Salisbury hatte er es mit einer rätselhaften Krankheit der Seefahrer zu tun, welche zu Zahnfleischblutungen, Zahnverlust, Schwäche, Schmerzen sowie Flecken und Pusteln der Haut führte. Am 20. Mai 1746 wählte Lind zwölf Seeleute mit Skorbut aus, brachte sie in Hängematten im selben Teil des Schiffs unter und sorgte für die gleiche Kost bei allen Studienteilnehmern. Dann teilte er die kranken Seeleute in sechs Paare ein, denen er entweder täglich Apfelmost, Schwefelsäure, Essig, Meerwasser, eine Mischung aus Senf, Knoblauch und Radieschenwurzeln oder Orangen und Zitronen verabreichte. Eine weitere Gruppe von Matrosen diente als Kontrollgruppe und erhielt keine zusätzlichen Mittel. Obwohl der Versuch zwei Wochen dauern sollte, waren die Schiffsvorräte an Zitrusfrüchten bereits nach sechs Tagen erschöpft. Dennoch waren die Ergebnisse klar: Die Matrosen, die Orangen und Zitronen erhalten hatten, hatten sich fast vollständig erholt. Leider versäumte es Lind, seine Ergebnisse umgehend zu veröffentlichen und schrieb erst Jahre später ein Buch, das zunächst wenige Leser fand. Erst 1780 machte der Arzt Gilbert Blane Linds Ergebnisse bekannt und verschaffte der britischen Flotte durch die Verhütung des Skorbuts in der Kolonialisierung der Welt einen nachhaltigen Vorteil.

Der erste kontrollierte klinische Versuch wurde dennoch vergessen. Die entscheidende Wende in der klinischen Forschung kam vorbereitet durch die Pariser Debatte erst 1946 zustande, als Sir Austin Bradford Hill (1897–1991), ein englischer Epidemiologe, den kontrollierten klinischen Versuch erneut und nun nachhaltig in die Medizin einführte. Damals war die Tuberkulose die Volksseuche, die auf dem »Zauberberg« mit Höhenluft und Liegekuren behandelt wurde. Als Selman Waksman 1943 – dank unermüdlichen Versuchen seines damals

6 Robert Musil: Der Mann ohne Eigenschaften. Rowohlt Verlag, Hamburg, 1970, S. 47.

7 Karl R. Popper: Logik der Forschung. J.C.B. Mohr (Paul Siebeck), Tübingen 1973, S. 47–59.

8 Zitiert nach: Simon Singh, Edzard Ernst: Gesund ohne Pillen. Was kann die alternativmedizin? Carl Hanser Verlag, München, 2008, S. 28–34.

23-jährigen Doktoranden Albert Schatz[9], der bei der Nobelpreisverleihung fehlte – mit Streptomycin eine Substanz entdeckt hatte, die das Wachstum der Tuberkelbakterien erstmals hemmte, erschien eine Heilung in Sicht. Doch wie sollte die Wirksamkeit des neuen Wundermittels belegt werden? Der *Medical Research Council* in England stellte die Mittel für eine Prüfung an Patienten zur Verfügung. Hill war entschlossen, in diesem klinischen Experiment die Unwägbarkeit und Beeinflussbarkeit des klinischen Urteils, die Hoffnungen und Erwartungen der beteiligten Ärzte und Patienten, die unseren Blick auf das Geschehen trüben, ebenso auszuschalten wie die Zufälligkeiten des natürlichen Verlaufs der Erkrankung selbst. Um die Wirksamkeit von Streptomycin zu prüfen, entwickelte Hill das Prinzip der Randomisierung, der zufälligen Zuteilung der Patienten – in diesem Fall solche mit Lungentuberkulose – zur bisher üblichen Behandlung beziehungsweise einer neuen Maßnahme, die es zu testen galt. Der Versuch mit 52 Kontrollen, welche mit der damals üblichen Bettruhe behandelt wurden, und 55 Patienten, welche täglich vier Injektionen von je 2 Gramm Streptomycin erhielten, dauerte sechs Monate: Wie Hill 1948 im *British Medical Journal* berichtete, starben in der Streptomycingruppe 4 Patienten oder 7%, in der Kontrollgruppe aber 14 Patienten oder 27%. Die Autoren schlossen aus ihren Befunden:

> The difference between the two series is statistically significant; the probability of it occurring by chance is less than one in a hundred.[10]

Da waren sie, die Begriffe der modernen Medizin: Signifikanz und Wahrscheinlichkeit. Das Gewicht der Evidenz lag von nun an in Zahlen und ihrer Bewertung.

Das Paradigma des klinischen Versuchs

Hills Versuch war paradigmatisch im Kuhnschen Sinne[11]: Sein methodisches Vorgehen war von nun an leitend für die klinische Erprobung von Medikamenten, Interventionen und chirurgischen Eingriffen. Die Normalwissenschaft, die diese Revolution hervor-

brachte, verwandte dieses Modell in der Folge in zahllosen randomisierten und kontrollierten Studien mit jüngst bis zu fünfzig Tausend Patienten und veränderte damit die wissenschaftlichen Grundlagen ärztlichen Handelns. Pierre Louis hätte seine helle Freude gehabt.

Dabei waren es zu Beginn weder die akademischen Institutionen noch die forschende Industrie, die den klinischen Versuchen zum Durchbruch verhalfen, sondern die nationalen Zulassungsbehörden, allen voran die *Federal Drug Administration* in den Vereinigten Staaten. Diesen ging es ihrer Aufgabe gemäß weniger um die Wirksamkeit von Medikamenten als um deren Sicherheit, um den Schutz des Patienten, dessen Bedeutung der Thalidomidskandal von 1963 der breiten Öffentlichkeit bewusst gemacht hatte. Der Anblick mikrosomisch missgestalteter Kinder erforderte politisches Handeln. Mit der Erfassung der Sicherheit von Medikamenten wurde auch der Nachweis ihrer Wirksamkeit erbracht, nicht immer nach den Erwartungen der Forscher: Während die Cholesterinsenker sich als äußerst wirksam erwiesen, scheiterten die Östrogene, Vitamine und Antiarrhythmika in randomisierten Trials.

Wo stehen wir heute? Wir verstehen Infektionen, wissen viel über Herz- und Gefäßerkrankungen und ihre Folgen, erfassen Krebsleiden erst im Ansatz und erahnen kaum die Komplexität degenerativer Erkrankungen des Hirns. Das entspricht auch den Möglichkeiten der heutigen Medizin: Wir heilen Infektionen, behandeln erfolgreich Herz- und Kreislaufleiden, wenn wir sie auch noch nicht heilen, zögern trotz Fortschritten bei vielen Krebsbehandlungen und verzweifeln bei degenerativen Erkrankungen des Hirns wie Alzheimer und amyotropher Lateralsklerose.

Wissen und Handeln

Was hat dies alles mit Rationalisierung und Rationierung zu tun? Zunächst nichts – und dennoch scheint es sinnvoll, diese Debatte auf der Grundlage evidenzbasierter Medizin zu führen. Wenn wir uns entschließen sollten, unsere tägliche Arbeit nicht nur zu rationalisieren, sondern zu rationieren, das heißt zu beschränken und gewissen Patienten diagnostische und therapeutische Maßnahmen aus Kostengründen vorzuenthalten, dann wäre es – sofern es wirklich unabdingbar werden sollte – ein moralisches Gebot, dass dies vernünftig zu erfolgen hätte. Oder wie sich Kant ausdrückte:

---

9   Nobel Century. Science 288–291, 2001.

10 Austin B. Hill: Streptomycin treatment of pulmonary tuberculosis: A Medical Research Council investigation. Brit. Med. J. 769–773, 1948.

11 Thomas S. Kuhn: Die Entstehung des Neuen. Studien zur Struktur der Wissenschaftsgeschichte. Suhrkamp Verlag, Frankfurt 1977, S. 68–78.

»Der kategorische Imperativ ist also nur ein einziger, und zwar dieser: handle nur nach derjenigen Maxime, durch die du zugleich wollen kannst, dass sie allgemeines Gesetz werde«.[12]

Folgen wir Kant, so wäre es für einen guten Arzt unzumutbar, bedürftigen Patienten das Beste, was seine Heilkunst zu bieten hat, vorzuenthalten. Und wenn es dennoch geschehen müsste, so müssten wir zwingend vernünftig, entsprechend unserer sittlichen Urteilskraft vorgehen. Doch wie ließe sich dies bestimmen? Dies führt uns zurück zum eingangs erwähnten Vorwurf: Ist die Medizin eine exakte Wissenschaft? Die medizinische Forschung darf sich durchaus mit den klassischen Naturwissenschaften messen. Die molekularen Mechanismen einer zunehmenden Zahl von Erkrankungen sind aufgeklärt, in der Diagnostik stehen modernste Geräte zur Verfügung, die die neuesten Erkenntnisse der Physik, Biochemie, Biologie und Genetik nutzen, die therapeutischen Möglichkeiten wachsen von Jahr zu Jahr und werden in immer raffinierteren Protokollen untersucht und in ihrer Wirksamkeit belegt.

Warum also der Vorwurf? Hat die Uneinigkeit der Mediziner damit wirklich etwas zu tun? Sicherlich nicht. Hier irrt der Autor.[13] Unter Fachleuten jeden Faches herrscht in praktischen Fragen keine Einigkeit. Die Tatsache, dass jemand Physiker ist, stellt ebenso wenig sicher, dass er sich für Atomkraftwerke einsetzt, wie nicht jeder Biologe für die breite Anwendung der Gentechnologie Stellung nimmt.

Friedrich Dürrenmatt hat die Wertediskussion zu den Folgen der Wissenschaft in grotesk komödiantischer Art sinnigerweise ins Irrenhaus verlegt: »Eine solche Geschichte ist zwar grotesk, aber nicht absurd (sinnwidrig)«[14]. Johann Wilhelm Möbius, der genialste Physiker seiner Zeit, Entdecker der Weltformel, zieht sich im weltberühmten Sanatorium *Les Cerisiers*« die Narrenkappe an, um den Auswirkungen seines Denkens zu entgehen. »Entweder bleiben wir im Irrenhaus oder die Welt wird eines«. Das Stück hat »nicht den Inhalt der Physik zum Inhalt..., sondern nur ihre Auswirkung.[15]«

Was lehrt uns dies für die Medizin? Erkenntnis und Handeln, Aussagen und Werte sind nicht das Gleiche. Wenn wir auch anstreben, unser Handeln auf rationale Grundlagen zu stellen, so lässt sich das eine nicht zwingend aus dem anderen ableiten, kurz die reine und praktische Vernunft sind ungleiche Brüder.

Wirkung und Angemessenheit

Nehmen wir die Gefäßverkalkung oder Arteriosklerose als Beispiel: Wir wissen, dass sie mit Cholesterin zusammenhängt und dass wir mit Medikamenten, den Statinen, welche seine Bildung in der Leber hemmen, Herzinfarkte und Hirnschläge verhindern können (▶ S. 51) – und dazu verfügen wir über genaue Zahlen. Wir sind heute in der Lage, aufgrund großer randomisierter Studien – somit »Evidenz-basierter Medizin« – an Zehntausenden von Patienten die Wirksamkeit dieser Medikamente zu berechnen: Um nach einem Herzinfarkt innerhalb von fünf Jahren einen erneuten Infarkt, wie es Eisenhower widerfuhr (▶ Kapitel 4), zu verhindern, müssen etwa 25 Patienten behandelt werden. Beim noch Gesunden mit hohem Cholesterin brauchen wir dazu etwa 100. Würden wir die gesamte erwachsene Bevölkerung behandeln – vielleicht nicht so absurd wie es auf den ersten Blick klingen mag, da doch in westlichen Ländern fast die Hälfte an dieser Erkrankung stirbt – so müssten wir über diesen Zeitraum weit über fünfhundert Personen den Medikamenten aussetzen, um einen Todesfall, Herzinfarkt oder Hirnschlag zu verhindern. Diese Zahlen verwirren, ja enttäuschen – man hätte mehr erwartet. Das alte Dilemma taucht in neuer Form wieder auf: Der Einzelne und die Gruppe; wir erinnern uns an die Debatte zwischen d'Amador und Louis im Paris des 19. Jahrhundert – das Problem bleibt das Gleiche: Was sich für ein Kollektiv als nützlich erweist, hat für den Einzelnen nicht den gleichen Wert. Die Wahrscheinlichkeit, dass ein bestimmter Patient von der Behandlung einen Nutzen erlangt, erscheint uns ungemein kleiner als die Wirkung in der Gruppe. Umso schwerer fällt uns Bewertung und Entscheidung.

Die Unsicherheit des Urteils

Was ist nun also angemessen? Was ist bezahlbar, was zu teuer? Die Antwort ist nicht aus dem Wissen über die Erkrankung oder der Wirkung der Medikamente zu gewinnen. Die bekannte Schwierigkeit der Begründung wertenden Urteilens außerhalb transzendenter Offenbarung zeigt sich auch hier (▶ Kapitel 16).

12 Immanuel Kant: Die Kritik der praktischen Vernunft. In: Immanuel Kant: Die drei Kritiken. Alfred Kröner Verlag, Stuttgart 1969, S. 247–248.
13 Jürg H. Sommer: Gesundheitssystem zwischen Plan und Markt. F.K. Schattauer Verlagsgesellschaft, Stuttgart 1999, S. 13.
14 Friedrich Dürrenmatt: Die Physiker. Komödie. Diogenes, Zürich, 1998, S. 92/10.
15 Ebenda, S. 92/15.

In unserem Beispiel könnte man empfehlen, nur Hochrisikopatienten zu behandeln, weil wir hier mit teuren Medikamenten in kurzer Zeit am meisten erreichen. Ein anderer wird einwenden, dass – obwohl kurzfristig viele zu behandeln sind – über Jahrzehnte beim Durchschnittspatienten, ja beim Gesunden am meisten zu gewinnen sei. Und wirklich: Sind Blutdruck, Cholesterin und Blutzucker im Alter von fünfzig Jahren normal, so braucht in den nächsten 35 Jahren nur jeder Zwanzigste Herzinfarkt oder Tod zu fürchten; umgekehrt ereilt die Meisten mit erhöhten Werten dieses Schicksal. Somit könnte man maliziös bemerken, dass die Bedeutung der Hochrisikopatienten daher rührt, dass sie im Zeitraum, in welchem Publikationen entstehen (und in welchem sie den verantwortlichen Autoren am meisten zum Nutzen gereichen; ▶ Kapitel 7), eher verwendbare Ergebnisse ergeben. Gleichviel, wirklich stehen wir wie bei einem Rentenabschluss vor einer grundsätzlichen Entscheidung: Will ich mit wenig frühzeitig und anhaltend investieren oder ist es sinnvoller zu warten und spät sehr viel – oder wenn einem das Glück hold ist – vielleicht gar nichts zu bezahlen?

Was lässt sich daraus lernen? Selbst wenn die Erkrankung verstanden und die Wirksamkeit der Behandlung belegt ist und wir somit wissen, was wir tun (das heißt was wir mit welchem Aufwand erreichen), bleibt ein Werturteil, welches ärztliches Handeln erst ermöglicht. Was viel, was wenig, was angemessen (*appropriateness*) oder übertrieben ist, lässt sich nur in einem kulturellen, ökonomischen und politischen Umfeld bestimmen. In Südostasien fallen solche Werturteile anders aus als in Europa. Selbst in England und Deutschland, in Polen oder Spanien werden die Akzente unterschiedlich gesetzt. Gerade weil Angemessenheit ein Werturteil, somit eine Bewertung ärztlichen Handelns ist, und nicht einen objektiven Sachverhalt umschreibt, hat sie mit der Exaktheit einer Wissenschaft nichts tun. Deshalb die Uneinigkeit.

Einsicht und Autismus

Dennoch ist der Vorwurf nicht unberechtigt. Die Uneinigkeit geht über das Maß hinaus. Zwar gibt es heute Richtlinien – *Guidelines*, wie sich von Expertengremien geschaffene Empfehlungen in der Sprache der Wissenschaft nennen – welche versuchen, das erworbene Wissen in Handlungsanweisungen zu übersetzen. Doch dieses Bemühen brachte nicht die angestrebte Einigkeit, die man sich erhofft hatte.

Gewiss, die Medizin als praktisch-instrumentelle Wissenschaft verweist zu Recht nicht nur auf Wissen,

auf die Meinung von Experten, sondern auch auf persönliche Erfahrung, auf das Urteilsvermögen des Einzelnen. Der gesunde Menschenverstand des praktisch Tätigen ist durchaus erforderlich: Die Umsetzung des in klinischen Studien Erprobten auf den Patienten, der vor einem sitzt, braucht die kritische Abschätzung des Erfahrenen. Die Umsetzung vom Allgemeinen auf das Besondere ist kein strikt deduktiver Prozess, sondern bedarf des Ähnlichen (▶ Kapitel 8), des bereits Begegneten, um sich ein Urteil zu bilden – das Gewicht der Erfahrung zählt.

Nicht immer aber zielt dieser Prozess auf das gegenwärtig verfügbare Wissen alleine ab: Die Bedeutung des Eigenen kann gelegentlich so stark überwiegen, dass autistisch-undiszipliniertes Denken, wie es Eugen Bleuler[16] bereits vor hundert Jahren bei seinen Kollegen ortete, überwiegt. Autismus, die krankhafte Selbstbezogenheit – hier das Festhalten am einmal erworbenen Denken – wird durch Gewohnheit, welche es uns erschwert Neues zu übernehmen, ebenso beeinflusst wie durch magische Restbestände unseres Denkens. Die Akzeptanz des Neuen ist dabei nicht ausschließlich ein Problem der Medizin: Wie Thomas Kuhn maliziös bemerkte, werden neue Theorien nicht alleine durch Überzeugung allgemeines Wissensgut, sondern auch durch das Aussterben ihrer Kontrahenten.[17]

Schließlich bleibt selbst Magisches im wissenschaftlich geschulten Denken heutiger Ärzte hängen; beispielsweise im Hang zur Verschreibung niedriger Dosierungen jedweder Medikamente unabhängig von der objektiv nachgewiesenen Dosis-Antwort-Beziehung und dem Molekulargewicht der verwendeten Substanz – Zahlenmystik der modernen Art. Dennoch hat »Evidenz-basierte Medizin« die Heilkunst verändert, weil sie die Regeln zur Gewinnung des Neuen, das Gewicht der Evidenz und seiner Bewertung in das ärztliche Denken eingebracht hat.

Umsetzung und Anwendung

Das Problem liegt also in der Umsetzung des Wissens in den Alltag. Die Medizin hat Erkenntnisse und beeindruckende Technologien hervorgebracht – und nun stellt sich die Frage nach ihrer vernünftigen Verwendung. Hier wird nie der gleiche Konsens erreicht wer-

---

16 Eugen Bleuler: Das autistisch-undisziplinierte Denken in der Medizin und seine Überwindung, Springer-Verlag, Berlin Heidelberg New York, 1966.

17 Thomas S. Kuhn: Die Entstehung des Neuen. Studien zur Struktur der Wissenschaftsgeschichte. Suhrkamp Verlag, Frankfurt, 1977.

den wie in der Medizin als Wissenschaft. Die Uneinigkeit bei der Beurteilung von Angemessenheit entsteht, weil das Ausmaß der Wirksamkeit, die Verhältnismäßigkeit der Risiken im Vergleich zum erwarteten Nutzen, kurz das medizinische und ökonomische Kosten-Nutzen-Verhältnis und der Sinn ärztlichen Handelns nicht von allen gleich bewertet wird. Das ist im Alltag nicht anders: Eine Reise ist den einen beschwerlich und teuer, den anderen ein unbezahlbares Erlebnis. Dennoch: Dieser Werterelativismus muss angegangen werden, wenn eine Diskussion um Rationalisierung und Rationierung vernünftig stattfinden soll (▶ Kapitel 16), da wir sonst unsere Entscheidungen der Willkür preisgeben.

Lasst sich angemessene Medizin bei aller Unschärfe überhaupt genauer bestimmen? Angemessenheit nimmt Bezug auf (1) die Evidenz, welche für ein diagnostisches oder therapeutisches Verfahren verfügbar ist (Ist die Methode belegt?); (2) die Effizienz (Ist sie wirksam?); (3) die damit verbundenen Risiken (Ist sie sicher?) und (4) schließlich die Kosten (Was muss dafür bezahlt werden?). Alle diese Größen müssen bewertet und in unsere Entscheidungen eingeflochten werden.

Zunächst gilt es, verschiedene Stufen der Evidenz zu unterscheiden – nicht alles ist gleich belegt: Am gewichtigsten sind kontrollierte Studien, in welchen die Wirkung einer neuen Behandlung unvoreingenommen, möglichst an Hunderten oder gar Tausenden von Patienten verblindet mit der bisherigen Therapie oder einem Scheinmedikament (Placebo) in der Tradition von Hill (▶ S. 80) verglichen wurde. Kohortenstudien, welche Patientengruppen über längere Zeit verfolgen und den natürlichen Verlauf von Erkrankungen und nicht die Wirkungen einer neuen Behandlung zu erfassen suchen, bilden zwar die Wirklichkeit eines Leidens wie auch der ärztlichen Tätigkeit besser ab, verfügen aber nicht über eine unbehandelte Vergleichsgruppe, auf deren Hintergrund erst ein ausgewogenes Urteil möglich wird. Metaanalysen schließlich, welche meist verschiedene kleinere Studien zu einem bedeutenderen Ganzen zusammenfassen, sind in ihrer Aussagekraft beschränkt, da sie nicht nur das Gewicht der Zahlen, sondern auch deren Fehler in sich anhäufen. Es ist wie bei der Fischsuppe: *Metaanalysis is like a bouillabaisse – no matter how much fresh seafood you add, one rotten fish makes it stink.*[18] Die persönliche Erfahrung des

Arztes, welche jahrhundertelang die Heilkunst prägte, steht heute auf der untersten Stufe der Evidenz – weil sie notwendigerweise beschränkt und voreingenommen, wenn auch nicht wertlos ist.

Nicht bei allen Erkrankungen ist der gleiche Evidenzgrad verfügbar; evidenzbasierte Medizin hat einen verhängnisvollen Hang zum Häufigen – weil es den klinischen Alltag beherrscht, die Rekrutierung von Studien-Patienten vereinfacht und schließlich auch weil es einen Markt schafft, in dem die für Neuentwicklungen nötigen Investitionen getätigt werden. *Orphan Diseases*, die Erkrankungen der Wenigen, die gewiss beim Betroffenen nicht weniger Leid schaffen, haben es schwerer. In jedem Fall aber sollte die jeweils beste Evidenz genutzt werden; wo sie uns fehlt, bleibt nur die persönliche Erfahrung und das, was wir für unseren gesunden Menschenverstand halten.

Evidenz und Übertragbarkeit

Ist Wissen verfügbar, dann stellt sich das Problem der Übertragbarkeit: Entspricht der Patient, der vor mir sitzt, den in den Studien Untersuchten? Meist nur annäherungsweise: Beim Einschluss von Patienten in Studien entscheidet der Untersucher wie der Patient. Ärzte neigen zum Einschluss einfacherer Krankheitsbilder, schließen schwer kranke Patienten häufig aus; der Patient entscheidet nach seinem Gutdünken über die Teilnahme – Studien bilden die Wirklichkeit in verzerrter Weise ab. Meist wird nur jeder zwanzigste Patient in ein Protokoll eingeschlossen. Entsprechend ist die Sterblichkeit des Herzinfarkts in Studien nur halb so hoch wie sie sich im Alltag findet. Die für die praktische Heilkunst verfügbare Evidenz ist somit Abbild einer ausgewählten Wirklichkeit, der Schattenwurf eines Teils des Ganzen. Die ärztliche Kunst des abgewogenen Urteils, das umsichtige Übertragen des Wissens vom Untersuchten auf das greifbar Wirkliche, bleibt daher entscheidend – das macht ihn aus, den guten Arzt.

Die Grenze des Angemessenen

Doch dies allein genügt nicht: Wie viel Treffsicherheit oder Wirksamkeit ist angemessen? Der statischen Signifikanz eines Ergebnisses muss eine klinische Relevanz zugeordnet werden. Doch wie soll dies geschehen? Der Umsetzungsprozess medizinischen Wissens setzt Werturteile voraus, welche die in Studien beobachtete Wirksamkeit, die ermittelte Sicherheit wägen und schließlich die Angemessenheit der untersuchten Behandlung im Spiegel von Aufwand und Kosten im Vergleich zum bis-

18 Franz H. Messerli, Persönliche Mitteilung, American Heart Association, Anaheim, Ca., 1998.

her Verfügbaren werten. Die Schwierigkeit liegt in den Grautönen – Wirksamkeit, Sicherheit und Nutzen reihen sich in einem Kontinuum auf, die Handlichkeit des Schwarz und Weiß steht nicht zur Verfügung.

Was meinen wir, wenn wir eine Maßnahme als kostengünstig einstufen? Was kostet ein verhinderter Zweit-Infarkt wenn wir dazu 24 Patienten über 5 Jahre behandeln müssen? Rund hunderttausend Franken, wenn wir den Tagespreis für den Cholesterinsenker bei 2.10 CHF ansetzen. Was kostet ein verhinderter plötzlicher Herztod bei einem Patienten, der bereits ein solches Ereignis überlebt hat? Ein Defibrillator kostet etwa 50'000 CHF, 9 Patienten gilt es über ein Jahr zu behandeln, um ein Zweitereignis zu verhindern, somit eine halbe Million. Ist das viel oder wenig? Ein Pole wird dies anders sehen als ein Arzt aus der reichen Schweiz.

Dennoch: Ärzte müssen sich über die Treffsicherheit und Wirksamkeit ihrer Handlungen Gedanken machen. Daraus sind Richtlinien – *Guidelines* in der angelsächsisch bestimmten Welt – entstanden. Zuständig für dieses Urteil fühlen sich Fachleute und Gesellschaften, die sie vertreten. Doch Richtlinien entstehen nicht in einem luftleeren Raum; Angemessenheit und Richtigkeit beziehen sich immer auf einen kulturellen Rahmen, der sich ständig wandelt – kurz ein *moving target*. Angemessenes lässt sich nie ohne Abwägung von Aufwand und Kosten denken – und hier ist ökonomisches Fachwissen wichtig, wenn sich die Wertung selbst letztlich auf zeitlich begrenzt gültige Werte stützt (▶ Kapitel 16). Die medizinische Ökonomie versucht Kosten und Nutzen in Beziehung zu setzen und die Frage zu beantworten wie viel Linderung oder Lebensverlängerung uns eine ärztliche Handlung kostet beziehungsweise kosten darf. Dazu sind Begriffe wie *quality of life years gained* eingeführt und die Kosten für verschiedene Verfahren berechnet worden. Zuletzt bleibt aber auch hier ein Werturteil für die Bewertung entscheidend.

Wer ist zuständig?

Gerade weil wir mit der Frage nach dem rechten Handeln die Sachlichkeit verlassen und in das Gebiet der Wertung geraten, stellt sich die Frage der Zuständigkeit: Die Festlegung angemessener Leistungen und Kosten ist kein naturwissenschaftliches Urteil, kann niemals durch Medizin und Ökonomie alleine erfolgen – sie können uns dazu nur die nötigen Voraussetzungen liefern. Vielmehr ist ein gesellschaftlicher Prozess erforderlich, ein Diskurs der Wertefindung (▶ Kapitel 16),

welcher Patienten, Laien und vor allem Politiker einbindet. Wie viel soll das Gesundheitswesen kosten? Das ist eine politische und keine medizinische Frage. Wie viel wollen wir uns leisten? Sind zehn Prozent des Bruttosozialproduktes viel oder wenig? Steht es uns an, medizinische Leistungen zu beschränken, wenn wir für Militär und Landwirtschaft Milliarden verschwenden? Wäre es denkbar, dass die Gesundheit bald ein Viertel, ja vielleicht einen noch bedeutenderen Anteil unserer gesellschaftlichen Leistung ausmacht? Und falls es dazu käme, wäre dies so schlimm? Im medikokratischen Zeitalter werden die Kosten für Gesundheit eine Stellung einnehmen, wie sie in vergangenen Zeiten für den Bau von Kathedralen verwendet wurden – das Anliegen bleibt das Gleiche, nur der Weg ist ein Anderer. Was uns zur Sicherung des Seelenheils für ein in Aussicht gestelltes Jenseits recht war, sollte uns für die Gesundheit im heute beherrschenden Diesseits nur billig sein.

Wenn sich die Politik um diese Frage und ihre ethischen Folgen drückt, kann die Debatte um das Gesundheitswesen nicht vernünftig geführt werden. Es ist unangemessen, den Ärzten Probleme zuzuspielen ohne die politische Wertfrage zu stellen – so lässt man eine unsichtbare Rationierung und heimliche Zweiklassenmedizin gedeihen (▶ Kapitel 16). Andererseits ist es Aufgabe der Fachleute, die Folgen solch politischer Rahmenentscheidungen für die Verfügbarkeit, Qualität und Wirkung ärztlichen Handelns darzulegen, und dies kann nur auf der Grundlage einer wissenschaftlich fundierten Medizin und rational erarbeiteter *Guidelines* erfolgen. Nur dann könnte die Frage sinnvoll diskutiert werden, ob eine Gesellschaft mehr für Gesundheit ausgeben will, oder ob sie es für moralisch vertretbar hält, die Folgen einer Einschränkung auf sich zu nehmen. Wenn eine solche Einschränkung uns unvermeidbar würde, dann müssten die Regeln ein allgemeines Gesetz sein, somit für alle gelten; wenn sie nur für gewisse Patienten (wohl für die Grundversicherten) gälten, wäre sie sittlich nicht zu vertreten.

Qual der Wahl

As soon as questions of choice arise, human science is at a loss – weil es mehr braucht als Wissenschaft, nämlich begründ- und nachvollziehbare Regeln ihrer Anwendung, die in einer bestimmten Lebenswelt unter historisch jeweils eigenen politischen Rahmenbedingungen entstehen. Diese letztere Entscheidung muss an die weitergeleitet werden, welche die Verantwortung tragen, nämlich Politiker und Volk. Beide müssen dabei die Folgen ihres politischen Handelns bedenken. Es ist wie bei Dürrenmatts Physikern:

> Der Inhalt der Physik geht die Physiker an, die Auswirkung alle Menschen. Was alle angeht können nur alle lösen. Jeder Versuch eines Einzelnen zu lösen, was alle angeht, muss scheitern[19].

Daher ist die Wertfrage auch in der Heilkunst mehr: Weil nämlich mit der Frage nach dem Sinn der Medizin zuletzt die Frage nach dem Sinn des Lebens zur Debatte steht.

---

19 Friedrich Dürrenmatt: Die Physiker. Komödie. Diogenes, Zürich, 1998, S. 92.

6 Das Ganze und seine Teile[1]

Das Ganze und seine Teile deutet auf eine philosophische Ausführung hin. Doch das Thema ist naturwissenschaftlich geprägt: Wir wollen uns die Frage stellen, wie Forschung, in diesem Zusammenhang klinische Forschung, Sinn und Zweck findet und sich begründen kann. Also doch Philosophie, wenn auch angewandte.

Zergliedern und Schneiden

Das Ganze ist ohne seine Teile nicht denkbar, die Teile müssen sich aber auch zum Ganzen fügen. Das Ganze ist mehr als seine Teile; die Teile reifen gewissermaßen, wie sie sich zum Ganzen finden. Was sind die Teile, was das Ganze? Wissenschaft ist durch das Teilen erst möglich geworden; am Ganzen hätte sie sich – wie die reinen Denker vor ihr – verloren. Erst die Bescheidung auf kleine Fragen führte schrittweise zum Erfolg. Das griechische Wort $\alpha\nu\alpha\lambda\psi\sigma\varepsilon$, und in seiner Folge das latinisierte Fremdwort *Analyse*, steht für Auflösung, Zergliederung; es bildet den Anfang wissenschaftlichen Denkens.

In der Renaissance war es bildlich das Messer der Anatomen, das Zugang zu den Körperteilen schaffte und die Zerlegung des Körpers in seine Teile, Höhlen und Organe, zuletzt in die Gewebe möglich machte (▶ Kapitel 2). Die Erfindung des Mikroskops ließ uns dann die Grenzen unserer Augen überwinden und das Teilen weiter treiben. Damit wurden erstmals die Zellen, die Bausteine des Körpers sichtbar – die Macht des Teilens wurde in ungeahntem Masse erweitert. In der Molekularbiologie schließlich halfen Restriktionsenzyme, mit denen sich die ellenlange Erbsubstanz – wir wissen heute, dass es sich um die vom Schweizer Physiologen Friedrich Miescher 1868 entdeckte Desoxyribonukleinsäure handelt – in bearbeitbare Stücke schneiden ließ, dem Wissen weiter; nur in überschaubaren Teilen ließ sich der genetische Code entschlüsseln.

Bedeutend waren auch Begriffe, die das Ganze zergliedern halfen; die Abstraktion – abgeleitet vom lateinischen Verb *abstrahere* für abziehen, entnehmen, dann auch verallgemeinern – schuf erst die Worte, die es zum Bezeichnen des Ausgegrenzten brauchte. Im Unterschied zu den Naturwissenschaften waren es in der Medizin nicht nur messbare Größen wie Gewicht, Säuregrad oder Druck, sondern Begriffe, die eine Reihe von Befunden fassten, die sich bei einem Leiden häufig, wenn auch in unterschiedlichem Ausmaß fanden (▶ Kapitel 5 und 8). Gewiss, wir messen heute Blutdruck, alle erdenklichen Blutwerte, Sauerstoffsättigung und anderes mehr. Die Heilkunst jedoch begann mit dem, was wir heute als *Syndrom* bezeichnen, wörtlich dem Zusammenlaufen von Befunden zu einem Bild. Die Unschärfe dieser Bilder, die Ähnliches zusammenführen, prägt das Denken in der Heilkunst bis heute (▶ Kapitel 8).

Ein Wort wie beispielsweise Epilepsie (griechisch von $\varepsilon\pi\iota\lambda\alpha\mu\beta\alpha\nu\varepsilon\iota\nu$ für überwältigt, ergriffen werden, zu deutsch Fallsucht) wirft den Ballast des Besonderen ab, um zu dem zu gelangen, was allen Patienten mit diesem Leiden gemeinsam ist. Epilepsie ist nicht ein bloßer Sturz, auch nicht wenn er mit Bewusstlosigkeit einhergeht. Erst wenn wir das anfallsweise Verkrampfen der Muskeln, den Speichelfluss, Zungenbiss und Stuhlabgang, die danach folgende Erschöpfung mit verzögertem Erwachen und in neuerer Zeit das damit verbundene elektrische Gewitter im Hirn, wie es sich uns heute im Elektroenzephalogramm zeigt, als das Verbindende der an dieser Krankheit leidenden Patienten erkennen, können wir von dieser Erkrankung sprechen. Dabei ist uns bewusst, dass sich nicht alle Symptome in immer gleichem Maß finden, ja dass ein Sturz in anderer Form auch zu Herzleiden und anderen Krankheiten gehören kann. Dennoch lässt sich damit noch Jahrhunderte nach Cäsars Fall in der Schlacht von Thapsus die Diagnose stellen, wie es auch Shakespeare im »Julius Cäsar« tat:[2]

> Er fiel auf dem Marktplatz nieder, hatte Schaum vor dem Munde und war sprachlos.

Dass wir über Jahrhunderte hinweg eine Krankheit erkennen können, beeindruckt, doch ist für das Verständnis ihrer Ursachen noch nichts gewonnen, über Wissen im strengen Sinne verfügen wir damit nicht. Immerhin wie wir das Bedeutungslose, nicht Vergleichbare weg-

---

1 Stark überarbeitete Version der Rektoratsrede am Dies Academicus der Universität Zürich, 29.4.1998: Das Ganze und seine Teile – oder von der Zelle zum Patienten und zurück. In: Jahresbericht der Universität Zürich 1997/98, S. 5–24.

---

2 William Shakespeare: Julius Cäsar. Reclam Bibliothek, Stuttgart, 1966, S. 14.

trennen, schaffen wir, wenn auch nicht eine Genauigkeit wie in den Grundlagenwissenschaften, so doch ein im Alltag verwendbares Bedeutungsfeld für ein bestimmtes Krankheitsbild (▶ Kapitel 8). Mit dem gewonnenen Wort lässt sich miteinander reden, im Verständnis weiter schreiten und die Natur der Erkrankung erkunden.

Bausteine des Ganzen

Analyse und Abstraktion, wie sie in den Naturwissenschaften zur Anwendung kamen, wurden auch in der Medizin das Eigentliche des Wissensvorgangs. Damit gelangte man vom Organismus zu den Organen und zu ihren Bausteinen: *Omnis cellula e cellula*. Damit sind wir bei der Zelle, bei Rudolf Virchows Axiom, das im 19. Jahrhundert einen vorläufigen Endpunkt des Zergliederns bildete – gewissermaßen ein *cogito* der naturwissenschaftlichen Medizin. Seither besteht der Mensch, ja die gesamte belebte Natur aus dieser letzten Einheit. Was liegt also näher, als diesen letzten Baustein, die Zelle, zu verstehen, um das Ganze zu erklären?

Doch sind diese Bausteine nicht alle gleich: In einem Blutgefäß beispielsweise finden sich nahe beisammen Endothel- und Gefäßmuskelzellen sowie Fibroblasten – Zellen, welche untereinander verwandt, jedoch keineswegs gleich gestaltet sind. Sie unterscheiden sich in wichtigen Aspekten: Die eine sorgt für eine glatte Innenfläche, die andere vermag sich zu verengen oder zu erschlaffen, während die dritte dem Gewebe den Halt vermittelt, den es braucht. Und dabei ist ihr Anderssein aufeinander ausgerichtet, vernetzt, wie sich die Teile zum Ganzen finden. Die Komplexität wächst weiter, wenn wir Gewebe zusammenfügen: Das Organ lässt sich erst im Organismus verstehen. Das Herz wird im Körper vom Blutzufluss aus den großen Venen, den Nervengeflechten des Hirns, von Hormonen der Nebenniere wie solchen seiner Vorhöfe gesteuert. Ist es schließlich ein Patient, welcher unsere Aufmerksamkeit als klinischer Forscher erregt, so besteht er gewiss aus Milliarden Zellen, doch bewegt er sich in einer Familie, Gruppe, Gesellschaft und Kultur – und alles dies prägt seinen Körper ebenso.

Somit wird klar: Erkenntnis, die im Teil gewonnen wurde, kann aber muss nicht für das Ganze gelten. Wie sich die Teile zum Ganzen finden, gewinnen sie unvorhergesehene Eigenheiten. Ein Granitblock aus der Römerzeit führt uns nicht zwingend die Gestalt des antiken Tempels, dessen Teil er vormals war, vor Augen. Desgleichen besteht ein Zuckermolekül zwar wie viele Bausteine des Lebens aus Kohlen-, Wasser- und Sauerstoffatomen; dennoch lässt sich aus der Kenntnis dieser Teile weder das Süße des Zuckers noch sein Nährwert im Gewebe vorhersagen. Beim Körper gilt das Gleiche: Obschon die Zelle die letzte Einheit des Lebens ist, lässt sich das Organ, der Organismus aus seinen Zellen alleine nicht verstehen – das Ganze ist mehr als seine Teile. Alle Zellen – wir haben es gesehen – sind sich ähnlich, alle verfügen sie über einen Kern mit all unseren Genen, eine Zellmembran, Organellen und Signalübertragungsstoffen – und dennoch hat eine Haarzelle der Haut mit dem Endothel, das die Gefäße auskleidet oder einem Neuron des Hirns nur das Grundgerüst gemein. Bei gleicher Erbsubstanz bilden Zellen des Körpers die verschiedensten Eiweiße, um den ihnen in den Organen zugewiesenen Aufgaben nachzukommen, die Gene werden wie in einem Orchester die Instrumente nur dann eingesetzt, wenn es die Partitur vorsieht. Im Zellverband, im Organ wandeln sich daher die Zellen, durch den Kontakt mit anderen Zellen werden sie erst sich selbst, eben eine Muskel- oder eine Nervenzelle – das Ganze wächst über sich hinaus, je nachdem, wie sich seine Teile zusammenfinden. Das Ganze und seine Teile bringt uns zur Erkenntnis, dass im Teil gewonnenes Wissen nicht zwingend für das Ganze gelten muss. Gewiss, ein Anfang ist gemacht, doch das dabei gewonnene Wissen muss sich im Ganzen erst bewähren.

Was ist klinische Forschung?

Das Ganze, welches wir hier besprechen wollen, ist die klinische Forschung, die Teile die Grundlagen, welche sie ermöglichen. Wie lässt sich die Komplexität des menschlichen Körpers verstehen? Wir wollen versuchen, in einem ersten Schritt klinische Forschung zu bestimmen, die ihr eigenen Anforderungen und Probleme an einem Beispiel zu verdeutlichen, um schließlich Lehren zu ziehen und Vorschläge zu ihrer Gestaltung zu machen.

Klinische Forschung ist das Bemühen, die Entstehung von Erkrankungen zu verstehen, auf der Grundlage der Wissenschaften, und dieses Wissen zur Entwicklung wirksamer Behandlungen für Kranke zu verwenden – für ärztliche Handlungen, die wissensbasiert, nachvollziehbar und in ihrer Wirkung überzeugend sind. Dabei kann klinische Forschung, muss aber keineswegs direkt patientenorientiert sein. Was klinische Forschung ausmacht, ist die Fragestellung, nicht die experimentelle Situation. Klinische Forschung, das ist ebenso die Untersuchung von Patienten mit einer bestimmten Erkrankung, wie eine Studie an kultivierten Zellen zur Erforschung der molekularen Mechanismen eines Leidens. Es ist gerade diese Vielstufigkeit, welche klinische Forschung ausmacht und ihre Probleme schafft. Klinische Forschung ist nicht auf eine Methodik beschränkt; sie verwendet sowohl die Techniken der Molekular- und Zellbiologie, wie auch der Biochemie, Physiologie, Pharmakologie, Epidemiologie und Biometrie. Auch die Geisteswissenschaften können beigezogen werden, so es um Fragen der Psychologie oder – heute mehr denn je – der Ökonomie geht. Kurz: Klinische Forschung ist Vielfalt, ein Schnittpunkt, der sich durch die Fragestellung und nicht die Methodik bestimmt.

Diese Vielfalt ist Chance und Herausforderung zugleich. Chance, als es ihr freisteht, alle verfügbaren wissenschaftlichen Möglichkeiten von der Molekularbiologie bis zur klinischen Epidemiologie zu nutzen. Beispielsweise lässt sich die Wirkung von Nikotin auf ein Gen in Zellen der Bronchialschleimhaut in einer Kulturschale eines Brutschrankes ebenso untersuchen wie die Häufigkeit von Rauchern mit Lungenkrebs in der Bevölkerung. Herausfordernd ist diese Vielfalt, weil die Integration der verschiedenen Forschungsebenen nicht einfach gelingt. Die Auftrennung des Ganzen, obschon der Wissenschaft eigen, ist zugleich auch ihr Problem. Auch in der wissenschaftlichen Medizin beginnt das Teilen mit der Freilegung des Forschungsgegenstandes, seiner Zergliederung in immer kleinere Einheiten, die es zu beschreiben und verstehen gilt. Dadurch werden die Teile, sei es ein Gewebe, Zellen oder ein Eiweiß, unter immer besser beherrschbaren Bedingungen untersucht, um möglichst viele Einflüsse auszuschalten. Damit ähnelt die experimentelle Situation immer weniger dem komplexen Zusammenspiel des Ganzen im Körper. Doch nur so konnte sich wiederholbares und überzeugendes Wissen entwickeln. Die Frage nach dem Ganzen und seinen Teilen blieb dabei aber nicht selten auf der Strecke, eine Frage, die sich in der klinischen Forschung, die sich einen höchst vielfältigen Gegenstand, den Menschen, zum Studium vorgenommen hat, in besonderer Schärfe stellt.

Versinnbildlicht zeigt sich dieses Dilemma in der indischen Parabel der zwölf blinden Männern und dem Elefanten: Jeder der zwölf Blinden, es können durchaus auch Frauen sein, aber die indische Tradition sieht hier Männer vor, tastet einen Teil des Elefanten, den Schwanz, die Beine, den Rücken, den Kopf, die Ohren oder den Rüssel; wenn jeder für sich seine Eindrücke beschreibt, so schildert jeder ein anderes Tier, der wirkliche Elefant kommt in den Einzelbeschreibungen nicht zum Vorschein.

Stufen der Forschung

Wie ist dies alles zu bewältigen? Die Ebenen der klinischen Forschung, welche ihre Vielfältigkeit veranschaulichen, lassen sich wie folgt darstellen: Interessieren wir uns als klinische Forscher beispielsweise für die koronare Herzkrankheit, welche Angina pectoris und Herzinfarkt verursacht, so sehen wir zuerst ein Individuum, einen Menschen, einen Organismus, welcher unter dieser Krankheit leidet. Dabei lebt dieser Patient nicht im luftleeren Raum, sondern in einer bestimmten Kultur, die sein Verhalten, seine Ernährung, körperliche Aktivität und Rauchgewohnheiten bestimmt. Bleiben wir beim Körper, so erkennen wir weiter das Organ, das Herz, welches von der Krankheit befallen wird. Wir wissen schließlich – wie wir es durch die Autopsie von John Hunter gelernt haben (▶ S. 48) – dass es die Herzkranzgefäße sind, welche Verkalkungen und Einengungen entwickeln. Diese Verengungen behindern den Blutfluss, zumal unter körperlicher oder seelischer Belastung, wenn Brustenge oder *Angina Pectoris* auftritt; wenn sich die Gefäße ganz verschließen, kommt es zu Herzinfarkt, Herzschwäche und Tod. Wie wir in die Tiefe dringen, den Organismus zergliedern, sind wir bei einer kleinen Einheit, dem Herzkranzgefäß angelangt; doch selbst dies ist noch ein Gewebe, ja ein Organ. Wenn wir den Infarkt erfassen wollen, so müssen wir den Ort des Geschehens genauer verstehen, somit in die Zellen und ihre genetische Regulation dringen.

Aus was besteht ein Blutgefäß? Wir haben gelernt, dass Gefäße nicht einfach Röhren sind, welche das Blut in Herz, Hirn und Nieren führen, sondern fein regulierte Organe. Anatomisch bestehen sie aus Endothelzellen, welche die Innenhaut bilden[3], sowie Muskel- und Bindegewebszellen, welche die Gefäßwand formen. Diese Zellen, beispielsweise Gefäßmuskelzellen, lassen sich außerhalb des Körpers in Kulturschalen züchten und auf ihre Eigenschaften hin untersuchen. Interessieren wir uns nun für eines ihrer Produkte, wie zum Beispiel das Enzym Calcium ATPase, ein Eiweiß, welches für den Stoffwechsel dieser Zellen bedeutsam ist, so können wir dieses Enzym mit spezifischen Antikörpern zur Darstellung bringen, ja Ort und Menge in einer Zelle

---

3 Thomas F. Lüscher, Paul M. Vanhoutte The endothelium: Modulator of cardiovascular function. CRC Press, Boca Raton, Fl. 1990, pp. 1–215.

bestimmen. Wir können uns schließlich für seine Regulation interessieren und die Promoterregion, das heißt den Schalter seines Gens studieren. Dabei lässt sich feststellen, welche Einflüsse die Expression dieses Enzyms bestimmen, das Gen, welches für dieses Eiweiß kodiert, an- und abschalten. Damit sind wir auf der untersten Ebene angelangt; wir könnten aber auch hier beginnen und uns fragen, ob dieses Enzym für die Gefäßmuskelzellen, für ein Blutgefäß, für die Herzfunktion von Bedeutung ist und ob eine Störung in der Funktion dieses Enzym krank machen könnte, kurz ob dieses Eiweiß bei Herzkrankheiten eine Rolle spielt: Von der Zelle zum Patienten und zurück.

Die Unschärfe der Teile

Diese vertikale Vernetzung der klinischen Forschung scheint überzeugend und klar. Und dennoch ist jeder Schritt voller Schwierigkeiten. Wie wir das Ganze zerlegen, verändern sich die Teile, die wir betrachten – gewissermaßen eine Unschärferelation der Biologie. Zellen in Kultur verhalten sich im Brutschrank anders als innerhalb eines Gewebes im Körper, exprimieren gewisse Moleküle stärker und andere kaum, weil der Einfluss anderer Zellen, die Wirkungen von Hormonen und Nerven ausgeschaltet ist. Dies kann je nach Fragestellung nützlich oder problematisch sein; immerhin macht es Fragestellungen angehbar, indem es die unübersehbare Vielfältigkeit der Einflüsse beschränkt.

Wen wundert's daher, dass vielerorts Schwierigkeiten bei der Umsetzung des Wissens der Grundlagenforschung in die klinische Praxis beklagt werden. Dabei wäre die Ausgangslage zumindest für kleine Länder wie die Schweiz, aber auch Holland und Israel geradezu ideal: Wie Zitationsanalysen[4] immer wieder zeigen, liegt die Grundlagenforschung dieser kleinen Länder international an der Spitze, während große Länder wie Deutschland und selbst die USA weit weniger gut abschneiden. Sowohl gemessen an der Publikationsleistung, sei es der Anzahl der Publikationen wie deren Resonanz, das heißt dem Zitationsindex ihrer Forscher (▶ Kapitel 7), und auch gemessen an der Zahl von Nobelpreisträgern pro Kopf der Bevölkerung finden sich die kleinen Länder in den vordersten Rängen. Auch was die Entwicklung neuer Moleküle durch die forschende pharmazeutische Industrie betrifft, mischt die kleine Schweiz noch vorne mit.

Auch die klinische Forschung lässt sich – zumindest in einigen Bereichen – durchaus sehen: So hat die kleine Schweiz große Leistungen wie die Entdeckung des Stoffwechselhormon *Insulin-like growth factor*, die weltweit erste Ballonerweiterung einer Koronarstenose[5] oder die Entwicklung der orthopädischen Chirurgie auszuweisen. Doch die rege Publikationstätigkeit klinischer Forscher erhält insgesamt – von Ausnahmen abgesehen – eine geringe Resonanz: Ein Drittel aller Arbeiten werden kaum je zitiert,[6] viele Forschungsprogramme führen weder zu einem Patent noch beeinflussen sie den Alltag der Kliniker. Ein bedeutendes Defizit zeigt sich beim letzten Schritt, der Umsetzung an das Krankenbett, den Multizenterstudien, in welchen an Hunderten oder Tausenden von Patienten neue Behandlungen letztlich geprüft, ihre Wirksamkeit erprobt und ihre Umsetzung in den klinischen Alltag ermöglicht wird (▶ S. 79–80). Hier finden wir Schweizer und auch Europäische Zentren, von Ausnahmen abgesehen, meist nur als *innocent bystanders* und nicht als gestaltende Kräfte.

Endothelforschung als Beispiel

Doch betrachten wir den Prozess der klinischen Forschung an einem Beispiel. Wie könnte so etwas ablaufen und was könnten wir daraus lernen? Wir schreiben das Jahr 1980. Die koronare Herzkrankheit ist – nach dem Sieg über die meisten Infektionskrankheiten – längst zur häufigsten Todesursache in Europa und der westlichen Welt geworden. Die Koronarstenose und -verschluss sind als Ursachen von Angina pectoris und Infarkt bekannt. Die Bypassoperation hat ihre Wirksamkeit bewiesen, die Ballondilatation wurde gerade von Andreas Grüntzig in Zürich erstmals eingesetzt (▶ S. 50). Und dennoch liegt eine Lösung des Problems in weiter Ferne. Die Sterblichkeit der Erkrankung sinkt nur wenig, die Bypassgefäßerkrankung schränkt die Erfolge der Operation ein, die Ballondilatation führt zwar bei einem erheblichen Teil der Patienten zum Erfolg, ein Drittel aber entwickelt bereits nach wenigen Monaten Narben, die das behandelte Gefäß wieder verengen – der Erfolg der Eingriffe scheint beschränkt (▶ Kapitel 2).

Es wird offensichtlich, dass Gefäße keine starren Schläuche, vielmehr lebende Organe sind. Nur ein bes-

4 ISI (Institute for Scientific Information) web of knowledge

5 Bernhard Meier, Thomas F. Lüscher, Adolf Bachmann: 25 years of angioplasty: almost a fairy tale. Lancet 361, 527, 2003.

6 Jennifer Fahrni, Jen Hellermann, Thomas F. Lüscher: Die wissenschaftliche Produktivität der Schweiz. Eine bibliometrische Analyse am Beispiel kardiologischer und onkologischer Forscher. Kardiovask. Med. 7, 238–246, 2004.

seres Verständnis ihrer Biologie kann die Behandlung weiterbringen. In diesem Jahr führte – wir haben bereits darüber gesprochen (▶ Kapitel 3) – der Pharmakologe Robert Furchgott in New York, das heißt eigentlich sein Laborant, ein scheinbar belangloses Experiment an der isolierten Hauptschlagader des Kaninchens durch. Das Axiom *Science is a history of mistakes* galt auch hier: Zwar machte Furchgotts Laborant beim Pippetieren den besagten Fehler (▶ S. 64–65), doch war es nicht sein Missgeschick, die Verwechslung von Noradrenalin und Azetylcholin, die zu einer neuen Sichtweise führte. Dazu brauchte es den brillanten Kopf: *le hasard ne touche que l'esprit preparé* – Robert Furchgott postulierte, wie wir sahen, einen Relaxationsfaktor, welcher, im Endothel der Gefäßwand gebildet, durch Acetylcholin freigesetzt wird und die Gefäße erweitert. Seines Rätsels Lösung hieß zunächst *Endothelium-derived Relaxing Factor* oder EDRF – worin er nicht ohne Schalk seine Initialen verbarg.[7] Nun stellte sich die Frage: Was ist die chemische Identität dieses Faktors (▶ Kapitel 3) und wie wird er in der Zelle gebildet? Und vor allem: Wenn das Endothel, welches offensichtlich bei Patienten mit koronarer Herzkrankheit verändert ist, einen Faktor freisetzt, der die Gefäße erweitert, könnte die Beeinträchtigung seiner Bildung in diesen Zellen bei dieser Erkrankung eine Rolle spielen? Die Forschung ging also schon hier in beide Richtungen: nach unten und nach oben.

Der Schritt vom Tier zum Menschen

Für die klinische Forschung galt es noch, ein besonderes Problem zu lösen, nämlich: Gilt was beim Kaninchen gefunden wurde auch beim Menschen? Die Speziesunterschiede, die Verschiedenheit der Arten, machen eine Übertragung der gewonnenen Ergebnisse auf den Menschen nicht selbstverständlich. Gewiss hat Charles Darwin und danach die moderne Biologie und Genetik uns zurück ins Tierreich gebracht; die Molekularbiologie hat seine Vision einer einheitlichen Herkunft aller Arten[8] durch die Entdeckung einer allen Lebewesen gemeinsamen Erbsubstanz, der Desoxyribonukleinsäure, fast schon unwiderruflich gemacht. Die Unterschiede sind damit geringer als erwartet: Mäuse, Ratten, Schweine und Primaten sind uns genetisch näher, als uns lieb ist. Immerhin sind Tierversuche damit sinnvoll,

nur was ähnlich ist, lässt sich vergleichen. Notwendig ist es zweifellos: Um den intakten Organismus untersuchen zu können, sind wir aus praktischen und ethischen Gründen oft gezwungen auf andere Arten auszuweichen, Tiermodelle von Erkrankungen also, welche den Leiden des Menschen mehr oder weniger nahe kommen. Dennoch sind diese Modelle, so nützlich sie auch sein mögen, mit Vorsicht zu genießen: Bei der Erforschung der Restenose beispielsweise, der narbigen Wiedereinengung nach Ballonerweiterung von Gefäßen (▶ S. 56), haben uns die Ergebnisse, welche an der Halsschlagader von Nagern gewonnen wurden, in die Irre geführt. Selbst wenn wir uns auf Zellen beschränken, so stehen uns für unsere Untersuchungen vielleicht wirklich kultivierte Zellen des Menschen zur Verfügung, möglicherweise sind es aber nicht die Richtigen. Sie stammen nicht selten von der stets verfügbaren Nabelschnur und nicht von der Herzkranzarterie, welche uns wirklich beschäftigt, aber kaum erhältlich ist. Kurz: Die Umsetzung experimenteller Befunde auf den Menschen ist ein steiniger Weg.

Ein Beispiel der grauenvollen Art hat sich kürzlich ereignet: Am 13. März 2006, um acht Uhr morgens, begaben sich acht gesunde Freiwillige in das *Northwick Park Hospital* außerhalb Londons, um an einem sogenannten Phase I-Versuch teilzunehmen. Auf dieser ersten von vier Stufen der klinischen Entwicklung wird die Verträglichkeit einer neuen Substanz, ihre Verteilung im Körper, ihr Abbau und Ausscheidung untersucht. Von den acht Probanden sollten sechs die aktive Substanz erhalten – in der Laborsprache TGN1412 genannt – einen monoklonalen Antikörper gegen den CD28 Rezeptor an weißen Blutzellen, den sogenannten T-Lymphozyten. Zwei Freiwillige waren für die Placebogruppe vorgesehen.[9] Tierversuche ließen die klinischen Forscher hoffen, dass damit einst Patienten mit einer bestimmten Form von Blutkrebs, der sogenannten chronischen lymphozytären B Zell Leukämie und vielleicht auch solchen mit Multipler Sklerose oder Rheumatoider Arthritis behandelt werden könnten. Bis zu fünfhundertfach höhere Dosierungen des Antikörpers hatten sich bei Kaninchen und Affen als wirksam und sicher erwiesen. Die gesunden Freiwilligen aber, welche an diesem Märzmorgen eine einzelne Dosis erhielten, mussten mit Multiorganversagen auf die Intensivstation verlegt und beatmet werden. Der Antikörper hatte völ-

7 Robert F. Furchgott, J.V. Zawadski: The obligatory role of endothelial cells in the relaxation of arterial smooth muscle by acetylcholine. Nature 299, 373–376, 1980.

8 Charles Darwin: Die Abstammung des Menschen. Alfred Kröner Verlag Stuttgart, 2002.

9 Alistair J.J. Wood, Janet Darbyshire: Injury to research volunteers – The clinical research nightmare. New Engl. J. Med. 354, 1869–1871, 2006.

lig unerwartet in ihrem Körper einen Entzündungssturm ausgelöst, der die Funktion von Leber, Niere, Lunge und Kreislauf aufs Schwerste beeinträchtigte; ja die Aktivierung der Gerinnung, wie sie unter diesen Umständen auftritt, hatte zu schweren Durchblutungsstörungen der Finger und Zehen geführt. Einen Monat später konnten fünf der sechs Probanden das Spital wieder verlassen und der Sechste schien sich zu erholen. Dieser schwerwiegende, wenn auch in diesem Ausmaß äußerst seltene Zwischenfall, der eine heftige Debatte zur Ethik und Regulierung klinischer Forschung auslöste, zeigt die Schwierigkeiten, die sich beim Überschreiten der Artgrenzen ergeben können – was für Nager gilt, muss für den Menschen nicht zwingend gelten.

Doch zurück zu unserem Beispiel, das sich weniger dramatisch darstellte: Dennoch musste auch hier der Beweis am Menschen erbracht werden. Und wirklich: In isolierten menschlichen Gefäßen, welche Leichen entnommen worden waren, ließen sich endothelabhängige Erweiterungen der Gefäße mit Acetylcholine nicht auslösen; damit entstanden Zweifel an der Bedeutung von Furchgotts Befunden, welche er an der Hauptschlagader des Kaninchens gewonnen hatte. Schließlich aber ließen sich an Arterien, welche während einer Operation frisch entnommen worden waren, endothelabhängige Relaxationen auch in menschlichen Gefäßen[10] und einige Jahre später auch an den Vorderarmgefäßen gesunder Freiwilliger nachweisen.[11]

Noch bedeutsamer waren in der Folge die Beobachtungen zahlreicher Arbeitsgruppen, dass endothelabhängige Erweiterungen der Blutgefäße bei Patienten mit Bluthochdruck, hohem Cholesterin und Zuckerkrankheit gestört waren. Es wurde klar: Beim Endothel, das die Innenseite aller Blutgefäße wie eine Tapete auskleidet, musste es sich um *das* Zielorgan von Risikofaktoren für Herz- und Kreislauferkrankungen handeln, gewissermaßen um einen *final common pathway*. Die Entdeckung des freien Radikals Stickstoffmonooxid oder Nitric Oxide (NO), ein kleines und äußerst instabiles Molekül aus der Ursuppe des Lebens, als Mediator der endothelabhängigen Gefäßerweiterung durch Robert Furchgott und ihre Bestätigung durch Salvador Mocada (▶ Kapitel 3) brachte die Wissenschaft weiter.

Vom Urmolekül zum Schlangengift

Kurz vor diesem Durchbruch versuchte eine Arbeitsgruppe um Robert Highsmith in Cincinnati, einer Kleinstadt im mittleren Westen der USA, in kultivierten Endothelzellen die chemische Natur des Relaxationsfaktor EDRF zu klären – ein nach den ersten Berichten folgerichtiges Experiment. Zu ihrer Verblüffung beobachten sie aber in ihren Experimenten, dass die für diesen Zweck verwendeten Zellen isolierte Gefäße, welche mit ihnen in Kontakt gebracht wurden, verengten und nicht – wie sie erwartet hatten – erweiterten. Sie trugen daher nichts zur chemischen Natur von EDRF bei, sondern machten die Sache noch komplizierter und entdeckten einen bisher unbekannten endothelialen Kontraktionsfaktor – also eine gefäßverengende Substanz. Trotz der völlig überraschenden Ergebnisse (oder vielleicht gerade deshalb) wurde ihr Manuskript von der renommierten Zeitschrift *Science* abgelehnt. Ein junger Japaner im fernen Tsukuba, der auf der Suche nach einem Thema für seine Doktorarbeit in der Bibliothek auf ihre schließlich im weniger bekannten *American Journal of Physiology* veröffentlichte Arbeit gestoßen war[12], identifizierte diesen neuen Faktor umgehend als ein bisher unbekanntes Eiweiß mit 21 Aminosäuren und nannte es Endothelin[13].

Heute wissen wir, dass Endothelzellen, welche in Kultur gezüchtet werden – wie es für diese Experimente nötig war – die Expression der Nitric Oxide Synthase, welche das freie Radikal Nitric Oxide bildet und das eigentliche Ziel der Forscher aus Cincinnati war, herunter regulieren und stattdessen große Mengen von Endothelin bilden. Somit verstärkte die Kultur eine Eigenschaft dieser Zellen derart, dass sie entdeckbar wurde. Damit war das Ying-Yang Prinzip der Endothelfunktion mit einem Relaxations- und einem Kontraktionsfaktor geboren, welche die Gefäße erweitern und verengen. In rascher Reihenfolge wurde das Gen kloniert, der Stoffwechselweg der Bildung von Endothelin charakterisiert und die Rezeptoren, das heißt die Bindungsstellen für das Eiweiß an den Zellen, kloniert. Eine ähnlich rasante Entwicklung machte auch Nitric Oxide durch (▶ Kapitel 3).

---

10   Thomas F. Lüscher et al.: Difference between endothelium-dependent relaxations in arterial and in venous coronary bypass grafts. New Engl. J. Med. 319, 462–467, 1988.

11   Lilly Linder et al.: Indirect evidence for the release of endothelium-derived relaxing factor in the human forearm circulation: Blunted response in essential hypertension. Circulation 81, 1762–1767, 1990.

12   K.A. Hickey et al.: Characterization of a coronary vasoconstrictor produced by cultured endothelial cells. Am. J. Physiol. 248. C550–C556, 1985.

13   Masashi Yanagisawa et al.: A novel potent vasoconstrictor peptide produced by vascular endothelial cells. Nature 332, 411–415, 1988.

Von der Zelle zum Organismus

Nun galt es, diese an Zellen erhobenen Befunde auf den intakten Organismus und Patienten zu übertragen. Man ging davon aus, dass Nitric Oxide und Endothelin unmittelbar am Ort ihrer Entstehung, somit in der Gefäßwand, ihre Wirkung entfalten, also ein autokrines und parakrines System darstellen – ganz im Gegensatz zu anderen Regulatoren des Kreislaufs, welche zirkulierende Hormone sind und damit endokrin wirken. In der Tat wird in kultivierten Zellen Endothelin und Nitric Oxide überwiegend zur Gefäßwand hin und nicht ins Innere des Gefäßes freigesetzt. Nitric Oxide, als freies Radikal eine chemisch äußerst instabile Verbindung mit einer Halbwertszeit von nur wenigen Sekunden, kann seine Wirkung – so schien es – nur in unmittelbarer Nähe des Ortes seiner Entstehung entfalten. Dennoch wurden sowohl die Spiegel von Nitric Oxide wie Endothelin im Blut von Patienten bestimmt, was für das Eiweiß Endothelin mittels Radioimmunoassay – einer bereits für die Bestimmung des Insulins entwickelten Methode zum Nachweis von Eiweißen im Blut – leicht gelang. Bei einer Reihe von Kreislauferkrankungen des Menschen wie Gefäßverkalkung oder Arteriosklerose, Herzinfarkt, sowie Herz- und Nierenversagen erwiesen sich die Spiegel von Endothelin als erhöht.

Damit stellte sich die Frage nach der Bedeutung dieser neuen Mediatoren. Untersuchungen an den Vorderarmgefäßen von Gesunden ergaben, dass in die Armarterie verabreichtes Azetylcholin – ein Furchgottsches Experiment am Menschen – wie erwartet die Freisetzung von Nitric Oxide erhöhte und eine ausgeprägte Zunahme der Vorderarmdurchblutung bewirkte[14]; umgekehrt verminderte die Infusion schon geringster Mengen von Endothelin den Blutfluss in den Gefäßen des Vorderarms aufs stärkste[15]. Möglicherweise, so die Überlegung, wurde daher in der Gefäßwand gesunder Menschen mehr Nitric Oxide und Endothelin gebildet als sich aufgrund von Messungen der Spiegel dieser Mediatoren im Blut erahnen ließ. Dies wurde durch neuentwickelte Messmethoden bestätigt, welche eine direkte Bestimmung der Spiegel von Nitric Oxide und Endothelin in der Gefäßwand erlaubten. Mehr noch, eine ausgesprochene anatomische Heterogenität ließ sich beobachten, das heißt gewisse Gefäßgebiete wiesen höhere Spiegel auf als andere; insbesondere nahm die Gewebekonzentration des Endothelins von den großen zu den kleinen Arterien stetig zu. In verschiedenen Tiermodellen, in welchen die Auswirkungen des Alterns, des hohen Blutdrucks und der Gefäßverkalkung untersucht wurden, zeigte sich schließlich, dass die Gefäßwand bereits starke Veränderungen dieser Stoffwechselwege aufweisen konnte, ohne dass sich dies im Blut nachweisen ließ. Große Gefäße, etwa die Hauptschlagader oder die Halsschlagader wiesen die ausgeprägteste Verminderung der Nitric Oxide Bildung auf, während andere Blutgefäße noch völlig normal erschienen – ganz den klinischen Beobachtungen an Patienten entsprechend.

Doch bis hierhin hatte man nur die Spiegel von neuen Substanzen gemessen, wenn auch am Ort des Geschehens, nämlich in den Blutgefäßen; ihre Bedeutung für den gesunden und kranken Organismus ließ sich damit noch nicht bestimmen. Zwei experimentelle Ansätze halfen weiter: (1) Die Transfektion beziehungsweise Ausschaltung der Gene für Nitric Oxide Synthase beziehungsweise Endothelin und (2) die Entwicklung spezifischer Hemmer von Nitric Oxide und Endothelin. Nager, bei welchen die Nitric Oxide Synthase entweder gentechnologisch (das heißt sogenannte eNOS knock-out Mäuse) oder pharmakologisch (durch Gabe einer falschen Vorstufe wie L-NMMA oder L-NAME[16], welche das Enzym Nitric Oxide Synthase hemmen) ausgeschaltet wurde, zeigten erwartungsgemäß eine Erhöhung des Blutdruckes und entwickelten Gefäßveränderungen sowie Gehirn- und Nierenschäden. Damit war bewiesen, dass Nitric Oxide ein entscheidender Regulator des Kreislaufes ist und dass sein Wegfall – wie es sich auch bei experimentellen Herz- und Kreislauferkrankungen beobachten ließ – Durchblutungsstörungen und Organschäden verursachte.

Es gab aber auch Überraschungen: Endothelin knock-out Mäuse zeigten bei der Geburt ausgeprägte Missbildungen im Schlund, Kiefer und Halsbereich; offensichtlich spielte Endothelin in der embryonalen Entwicklung des Organismus eine wichtige Rolle. Damit nicht genug: Knock-outs für den Endothelinrezeptor, das heißt Tiere, welche keine Bindungsstellen für das Eiweiß bilden können, entwickelten eine Darmerkran-

14 Lilly Linder et al.: Indirect evidence for the release of endothelium-derived relaxing factor in the human forearm circulation: Blunted response in essential hypertension. Circulation 81, 1762–1767, 1990.

15 Wolfgang Kiowski et al.: Endothelin-1-induced vasoconstriction in man: Reversal by calcium channel blockade but not by nitrovasodilators or endothelium-derived relaxing factor. Circulation 83, 469–475, 1991.

16 L-NMMA = L-N^G-monomethylarginin; L-NAME = L-N^G-argininmethylester, zwei Analoga der natürlichen Vorstufe L-Arginin, welche das Enzym Nitric Oxide Synthase hemmen.

kung, welche der Berliner Kinderarzt Harald Hirschsprung 1888 beschrieben hatte, nämlich eine ausgeprägte Erweiterung des Dickdarms mit entsprechenden Verdauungsstörungen bis zum Darmverschluss. Hier zeigte sich, dass die Transfektion (das heißt verstärkte Expression) wie auch die Ausschaltung von Genen (*knock out*) im intakten Organismus – wie sie heute zur Routine wurden – entscheidend zur Erkenntnisfindung beitragen können und zuweilen völlig unerwartete Ergebnisse zeitigen – die Genmanipulation entpuppte sich nicht als Schreckensvision, sondern als wichtiges Instrument im Wissensprozess. Genveränderte Mäuse haben uns mehr über die Auswirkungen einzelner Gene im Organismus gelehrt als irgendetwas anderes zuvor.

Von experimentellen Modellen zum Patienten
Wie aber sollten diese an Zellen und Tiermodellen gewonnenen Ergebnisse nun zum Eigentlichen, somit zum Kranken gebracht werden? Viele Leiden, zumal diejenigen des Herzens und des Kreislaufs, entwickeln sich erst beim Erwachsenen, ja meist erst im fortgeschrittenen Alter. Entsprechend müssen wir davon ausgehen, dass es beim Erwachsenen aufgrund noch zu bestimmender Einflüsse zu Veränderungen der Expression verschiedener Gene in der Arterienwand und damit zu Funktionsstörungen der Herzkranzgefäße und schließlich zu Angina pectoris und Infarkt kommt.

Wie lässt sich dieses Problem angehen? Ist es denkbar, gewisse Gene zu einem gewissen Zeitpunkt in einem Organismus überzuexprimieren oder zu hemmen, um ihren Einfluss zu bestimmen? Diese Technologie wird zunehmend verfügbar, ist aber immer noch aufwändig und schwierig. Immerhin lassen sich bereits heute einfach Umwelteinflüsse wie die Fett- und Zuckerzufuhr in der Nahrung bestimmen und neue Stoffwechselwege pharmakologisch hemmen, beispielsweise durch Moleküle, welche ausschließlich einen Rezeptor, das heißt eine Bindungsstelle für eine gewisse Substanz, blockieren. Die Entwicklung solcher neuer Substanzen liegt in der Regel nur in den Möglichkeiten der forschenden Industrie.

Gehen wir nun davon aus, dass ein Konzept, beispielsweise die Bedeutung des Endothels für die Entwicklung der koronaren Herzkrankheit, wie geschildert experimentell soweit gediehen ist, dass sich eine Überprüfung am Patienten aufdrängt. In unserem Beispiel hatte die forschende Industrie Anfang der 90er Jahre neue Moleküle, die Endothelinantagonisten entwickelt, welche spezifisch die Rezeptoren für dieses Eiweiß blo-

ckieren.[17] Hier ergab sich die Chance für eine produktive Zusammenarbeit (▶ Kapitel 9). In der Folge ließ sich zeigen, dass in isolierten Arterien wie auch der Hautzirkulation des Menschen die durch Endothelin verursachten Verengungen der Blutgefäße gehemmt werden, also dass die Endothelinblockade pharmakologisch wirksam ist.[18] In experimentellen Modellen ließ sich ihre mögliche klinische Anwendung untersuchen. Beispielsweise senkten diese neuen Medikamente im Modell der durch eine Salzdiät hervorgerufenen Hypertonie der Ratte nicht nur den Blutdruck, sondern verhinderten auch Gefäßveränderungen und Nierenschäden. Noch interessanter: Bei Mäusen, bei welchen durch knock-out, das heißt der Ausschaltung des Gens für das Apolipoprotein E, sich spontan eine Arteriosklerose entwickelt, ließ sich diese Gefäßerkrankung durch die neuen Medikamente hemmen.[19]

Wie weiter? Auch hier musste die Übertragbarkeit der Ergebnisse auf den Menschen in einem nächsten Schritt bewiesen werden. Dazu mussten die Substanzen vorerst auf ihre Verträglichkeit und Sicherheit an gesunden Probanden untersucht werden. Diese sogenannten Phase I-Studien (▶ S. 91 und Kapitel 9), welche nicht Wirksamkeit, sondern Verträglichkeit und Sicherheit von Medikamenten prüfen, werden in der Regel von der Industrie durchgeführt. Wenn es aber zur Testung am Patienten kommt, kann die forschende Industrie ohne klinische Zentren nicht auskommen; umgekehrt kann die universitäre Medizin selber keine Moleküle entwickeln und ist auf die forschende Industrie angewiesen. Falls es sich um ein interessantes Molekül handelt, welches das Zeug zum Medikament hat, entsteht dadurch die Möglichkeit für einen gemeinsamen Weg.

Nun gibt es aber Hunderte von Universitätskliniken, mit denen eine Zusammenarbeit möglich wäre. Vor Jahren konnten wir uns im Herzen Europas in Sicherheit wiegen, die Aufträge der forschenden Industrie in Basel, Leverkusen oder Ludwigshafen gleichsam erwarten – gut nachbarschaftliche Solidarität sozusagen. Heute spricht man in den Entscheidungsetagen Englisch, in

17 Martine Clozel et al.: Pathophysiological role of endothelin revealed by the first orally acrive endothelin receptor antagonist. Nature 365, 759–761, 1993.
18 René Wenzel, G. Noll, T.F. Lüscher: Endothelin receptor antagonists inhibit endothelin in human skin microcirculation. Hypertension 23, 581–586, 1994.
19 Mathias Barton et al.: Endothelin ETA receptor blockade restores NO-mediated endothelial function and inhibits atherosclerosis in apolipoprotein E-deficient mice. Proc. Natl. Acad. Sci. USA 95, 14367–14372, 1998.

Basel und auch anderswo. Ja, ein Großteil der pharmazeutischen Forschung findet in den USA statt; für die weltweite Einführung neuer Medikamente steht die Bewilligung der FDA, der *Federal Drug Administration*, im Vordergrund und nicht geographische Nachbarschaft, welche nur für wenige Prozent des Marktes steht – Globalisierung auch hier. Diese Entwicklung hat bereits zur einer für Europa schmerzlichen Verschiebung der Innovation geführt: So ging der Anteil der alten Welt am globalen Pharmamarkt innerhalb von 12 Jahren von etwa einem Drittel auf ungefähr ein Viertel zurück. Mehr noch: Europa, einst die Apotheke der Welt, die 1990 noch fast drei Viertel aller Ausgaben in Forschung und Entwicklung in Europa wusste, verfügt heute nur noch über gut die Hälfte.[20] Die flache Welt setzt sich auch in unseren Breiten durch. Was bedeutet dies für eine Universität mit Standort Schweiz oder auch Deutschland? Die Industrie wird sich akademische Partner von internationalem Ruf suchen, welche für hochstehende Forschung stehen und über Strukturen verfügen, welche ihnen eine rasche Durchführung klinischer Studien nach heutigen Vorgaben ermöglichen.

Doch zurück zu unserem Beispiel. Vorerst galt es, die Wirkung eines Endothelinantagonisten auf den Kreislauf des Menschen zu untersuchen. Bei Gesunden konnte zunächst gezeigt werden, dass eine Infusion dieser neu entwickelten Medikamente zu einer Erweiterung der Blutgefäße im systemischen und kleinen Kreislauf sowie zu einer Steigerung der Herzleistung führt, eine Wirkung, welche danach bei Patienten mit Herzschwäche noch eindrücklicher beobachtet werden konnte. Im Herzkatheterlabor konnte weiter bei Patienten mit Angina Pectoris gezeigt werden, dass eine Endothelinrezeptorblockade den Durchmesser der Herzkranzgefäße erweitert.[21] So konnten die ersten Stufen der klinischen Umsetzung erklommen werden.

Die Anforderungen von Evidence-based Medicine

Soweit so gut: Ist damit schon ein neues Therapiekonzept eingeführt? Im Zeitalter von Evidence-based Medicine sicherlich nicht. Was es heute braucht ist (1) eine genaue Einschätzung der richtigen Dosis neuer Medikamente, (2) ein Wirkungsnachweis auf sogenannte Surrogatendpunkte, das heißt Blutdruck, Herzleistung, körperliche Belastbarkeit und Beschwerden in einer größeren Patientenzahl und schließlich (3) Langzeitstudien an Hunderten und Tausenden von Patienten, in welchen die Wirkung auf klinische Ereignisse wie Herzinfarkt und Überleben randomisiert und kontrolliert nach den Vorgaben von Sir Austen B. Hill (▶ Kapitel 5) mit Placebo oder einem anderen Medikament verglichen wird.

Doch nicht immer kommt es wie es kommen sollte: Im oben geschilderten Falle kam es anders als man dachte. Gewiss, Endothelin war bei Patienten mit Herzschwäche nachweisbar erhöht; kein Zweifel, die Gabe von spezifischen Endothelinrezeptorantagonisten, Substanzen also, welche die Wirkung dieses Hormons an den Bindungsstellen in Herz und Kreislauf verhindern, verbesserten erwartungsgemäß die Herzfunktion bei Patienten mit Herzschwäche[22] – und dennoch ließ sich während einer Langzeitgabe der Medikamente wenig erreichen: Weder fühlten sich die Patienten wirklich besser, noch wurde ihre Leistungsfähigkeit erhöht, ja auch das vergrößerte Herz wurde unter dieser Behandlung nicht kleiner und am wichtigsten – das Überleben wurde nicht verbessert.[23] Immerhin konnte die Senkung des Blutdrucks durch Endothelinantagonisten zur Behandlung der seltenen pulmonalen Hypertonie, einer tödlich verlaufenden Erkrankung mit Bluthochdruck im Lungenkreislauf, genutzt werden.[24]

Was ist zu folgern?

Was ist aus diesen Ausführungen zu lernen? Die klinische Forschung ist ein komplexes Unterfangen, ein Prozess, der sich fachlich über mehrere Stufen, zeitlich über Jahre, ja Jahrzehnte zieht. Ein Unterfangen, das sich daher nur in einer vertikalen Vernetzung von Grundlagenforschung und Klinik und einer Quervernetzung von Universität mit der forschenden Industrie verwirklichen lässt – und das auf jeder Stufe scheitern

---

20 Tom McKillop: Does Europe's pharmaceutical industry have a future? *European Perspectives*. Circulation February 7, 2006, pp. 19–20.

21 René R. Wenzel et al.: Hemodynamic and coronary effects of the endothelin antagonists bosentan in patients with coronary artery disease. Circulation 98, 2235–2240, 1998.

22 Thomas F. Lüscher et al.: Hemodynamic and neurohumoral effects of selective endothelin A (ETA) receptor blockade in chronic heart failure: The heart failure ETA receptor blockade trial (HEAT). Circulation 106, 2666, 2002.

23 Inder S. Anand et al.: Long-term Effects of darusentan on LV remodeling and clinical outcomes – The Endothelin A Receptor Antagonist Trial in Heart Failure (EARTH) Lancet 364, 347–354, 2004.

24 R. Channick et al.: Effects of the dual endothelin receptor antagonist bosentan in patients with pulmonary hypertension: a placebo-controlled study. J. Heart Lung Transplant. 20, 262–263, 2001.

kann – und dem bei jedem Schritt das Scheitern droht – *conjectures and refutation*.

Wie an der Börse scheint das Scheitern wahrscheinlicher als der Erfolg. Ja nur eines von hundert Molekülen schafft den langen Weg zum Medikament. Nur wenige Schrittmacher, Stents und Katheter erleben ihre klinische Anwendung. Dennoch wurde vieles entwickelt und die Heilkunst in ungeahntem Maße bereichert (▶ Kapitel 2). Das Risiko ist also den Einsatz wert; und ein Risiko ist es bestimmt: Gelegentlich kann gar scheinbar Unproblematisches unerwartete Ergebnisse bringen: Tiefe Spiegel des schützenden Cholesterin, in der Fachsprache *High Density Lipoprotein* genannt, waren seit langem vor allem bei Rauchern und Diabetikern als Risikofaktor für den Herzinfarkt bekannt. Was lag näher, als die Spiegel des *High Density Lipoproteins* medikamentös zu erhöhen? Mit Torcetrapid gelang es *Pfizer* in Zusammenarbeit mit universitären Forschern aus den Niederlanden und den USA, eine solche Substanz zu entwickeln. Die Sache schien klar: Torcetrapid erhöhte die Spiegel dieses Lipoproteins erheblich, die Investoren kauften Aktien. Umso größer war die Überraschung, als in einer an nahezu zwanzig Tausend Herzpatienten umfassenden Studie die Sterblichkeit in der mit Torcetrapid behandelten Gruppe höher lag als mit Placebo, dem ehernen Vergleich[25]. Das Scheitern blieb nicht ohne Folgen: Für die Akademiker war es ein Grund zum Umdenken, für *Pfizer* ein Milliardenverlust.

Was ist der Beitrag der Universität zur klinischen Forschung? Die Berufung kreativer Köpfe, von Forschern mit Begeisterung, Hingabe und einem ausgeprägten Sinn für Zusammenarbeit über ihren ureigensten Fachbereich hinaus steht an erster Stelle. Ihre Ausbildung sollte klinisch eine gewisse Breite, in der Forschung aber einen festen Schwerpunkt und damit Tiefe haben – nur so lässt sich international beachtete Forschung treiben. Eine Breite wie sie sich klinische Forscher der Vorzeit, etwa der Kinderarzt Guido Fanconi oder der Internist Robert Hegglin in der Schweiz und auch ein Gotthard Schettler in Deutschland leisten konnten, ist heute nicht mehr zu haben – und wird an den erfolgreichen Eliteuniversitäten der USA seit Jahrzehnten nicht mehr erwartet. Mit einem Zuviel an Breite wird man unvermeidlich flach, weil heute Tiefe gefragt ist (▶ Kapitel 14). Was es vielmehr braucht ist die Fähigkeit zu vernetztem und teamorientiertem Denken, welches Forschungsgruppen mit Naturwissenschaftlern, Medizinern und gegebenenfalls anderen Fachkräften zusammenbringt und Kompetenzzentren möglich macht. Ein solch vernetztes Denken muss sich vertikal – von der Grundlagenforschung zur klinischen Anwendung – und horizontal – zwischen den klinischen Disziplinen, Universitäten und Industrie – bewegen. Nur so lässt sich erfolgreich Forschung betreiben.

Ihre Entfaltung ist nur innerhalb einer Struktur möglich, die die Universität bereitzustellen hat. Hier wird in Zukunft ein Netzwerk, eine Matrix als Organisationsform nötig sein, um die traditionell immer noch vorherrschende historisch gewachsene und geschichtlich überholte departementale oder Institutsorganisation zu ergänzen und letztlich abzulösen. Themen- oder organorientierte Zentren sind heute das Gebot der Stunde und nicht Institute und Departemente, die dem Denken der Vergangenheit verhaftet sind. Als Folge entsteht ein Bedarf an Neuem: Ausbildungsgänge, Lehraufträge und Lehrstühle mit fachübergreifendem Inhalt. Nicht Institute für Physiologie oder Biochemie, nicht Departemente für Innere Medizin (▶ Kapitel 14) helfen weiter, sondern Zentren mit Inhalt, wie sie das moderne *problem-oriented learning* fordert. *Neuroscience*, Herzzentren, Tumorzentren schaffen Verständnis, Interesse und Kontakte, welche die Vernetzung ermöglichen, Grenzüberschreitungen fördern und die Umsetzung klinischer Forschung erleichtern. An vielen europäischen Institutionen fehlt es noch an modernen Strukturen, an klinischen Forschungszentren (▶ S. 97), an einer Bereitschaft klinische Forschung wirklich ernst zu nehmen, kurz an der Begeisterung und am Durchhaltevermögen für die ureigenste akademische Tätigkeit auf internationaler Stufe, wie wir sie vor allem an Eliteuniversitäten der USA finden.

Forschungsgelder – ein entscheidender Ansporn auch im Wissenschaftsbetrieb, ja heute Voraussetzung sinnvoller Forschung überhaupt (▶ Kapitel 9) – sollten als wichtiges Steuerungsmittel der Universitätsleitung nicht fehlen. Damit lassen sich Schwerpunkte entsprechend den eigenen Stärken setzen – eine Maßnahme, welche heute im Zeitalter der globalen Konkurrenz unumgänglich geworden ist. Raum, Personal und Gelder sollten denjenigen zukommen, welche Neues schaffen, und nicht nach historisch gewachsenen Strukturen oder dem allseits beliebten Gießkannenprinzip verteilt werden. Die verfügbaren Drittmittel und die Forschungsleistung sollten als Beurteilungskriterium im Vordergrund stehen, und nicht Neigungen und Vorlieben der

25 Phillip J. Barter et al.: Effects of torcetrapib in patients at high risk of coronary events. N. Engl. J. Med. 357, 2109–2122, 2007.

Verantwortlichen vor Ort. Mit den im Internet rasch verfügbaren Zitationen eines jedes Forschers ist die wissenschaftliche Leistung messbarer geworden, ja die heute mögliche Wertung innerhalb eines bestimmten Fachgebietes erlaubt eine faire Beurteilung eines Jeden (▶ Kapitel 7). Die Erfassung von Drittmitteln misst im Wesentlichen das Gleiche; dabei sollten nicht nur die Beiträge nationaler Forschungsinstitutionen und der Europäischen Union zählen, sondern auch Industrieverträge, sofern sie der Entwicklung neuer Konzepte und Behandlungen dienen. Die Zusammenarbeit mit der forschenden Industrie – unter Berücksichtigung ethischer und rechtlicher Vorgaben (▶ Kapitel 9) – sollte erleichtert, ja bewusst gefördert werden. Das Interesse der forschenden Industrie an universitären Forschern und ihrem Tun unterstreicht deren Bedeutung und ist damit eine wichtige Auszeichnung. Somit: Der Mittelverteilung der Universität müssen meritokratische Kriterien zugrunde liegen; nur wenn eine Institution in die Erfolgreichen investiert kann sie langfristig überleben.

Nachwuchsförderung

Strukturen sind nur Gefäße, welche die Entwicklung von Kreativität erlauben; gerade deshalb sind sie nicht zu unterschätzen. Zuletzt braucht es aber Menschen, die sie mit Leben erfüllen, frische Kräfte zumal, die das einmal Erreichte weitertragen. Die Aus- und Weiterbildung von Nachwuchskräften ist in der klinischen Forschung besonders schwierig – und gerade deshalb verdient sie unsere Aufmerksamkeit. Die Entwicklung und Ausbildung umfasst sowohl klinische wie wissenschaftliche Aspekte und muss umsichtig über Jahre geplant werden. Es braucht Ausbildungsprogramme, welche früh Begabte erfassen und ihnen in nützlicher Zeit das nötige wissenschaftliche und klinische Rüstzeug zukommen lassen; nur auf diese Weise lässt sich sowohl in der Patientenbetreuung wie der Forschung Kompetenz aneignen. Es braucht leistungs-orientiert zu vergebende Stipendien für klinische Forschungsstellen nicht nur im Mittelbau, nein vor allem auch auf Assistentenstufe, welche besonders Begabten freistehen, um diesen anspruchsvollen Weg zu gehen ohne vorzeitig mutlos zu werden. Solche Stellen wären aber nicht fest an eine bestimmte Klinik oder Abteilung zu vergeben, sondern direkt an junge Ärzte und Forscher, welche sich einem Auswahlverfahren erfolgreich gestellt haben; damit stünde ihnen selbst die Wahl des Zentrums zu, an dem sie zu arbeiten gedenken.

In der verwirrenden Fülle von Möglichkeiten ist die Bedeutung von Vorbildern, den *role models* der angelsächsischen Welt, nicht zu unterschätzen. Eine Universität, die keine großen Köpfe unter sich weiß, kann ihre Jugend nicht für den langen Weg gewinnen. Das ist auf dem alten Kontinent ein nicht unerhebliches Problem: Eine Gesellschaft, die Eliten zunehmend feindlich gegenübersteht, vergisst, dass es immer herausragende Persönlichkeiten waren, die den Weg zu Neuem fanden. Nicht herrische Chefs sind gefragt, aber *leaders*, die das Gebiet bewegen und durch ihre Leistungen und ihren eigenen Lebensweg als Vorbild wirken (▶ S. 154). Wo sich die Stufen der Gesellschaft verflachen, verlieren sich auch Anreize Außergewöhnliches zu leisten.

Klinische Forschungszentren

Schließlich braucht es klinische Forschungszentren, welche patientenorientierte Forschung auf höchstem Niveau ermöglichen und koordinieren. Hier ist heute Professionalität gefragt; nur mit Kompetenz in der Gestaltung, Organisation und Durchführung von Großstudien kann ein klinisches Forschungszentrum bestehen. Nur wo Erfahrung im Umgang mit klinischen Großstudien besteht, Forschungsschwestern und -assistenten einen reibungslosen Ablauf ermöglichen und Forschungszentren mehrerer Spitäler koordiniert werden, lassen sich neue Behandlungen prüfen. Netzwerke professioneller Forschungszentren können sicherstellen, dass eine angemessene Anzahl von Patienten innert nützlicher Frist nach den heute erforderlichen Standards wie *Good Clinical Practice* rekrutiert werden können – so wird ernst zu nehmende klinische Forschung und Entwicklung erst ermöglicht.

Soll dies alles der Staat bezahlen, ein Staat welcher zunehmend um seine eigene Finanzierung kämpft? Ja und nein. Ja insofern als er die Grundvoraussetzungen schaffen sollte; aber er sollte seine Mittel bewusst einsetzen, dort wo sie am meisten bewirken, dort wo die Saat aufgeht. Nein insofern als durch die Forscher selbst bedeutende externe Mittel (*soft money*[26]; ▶ Kapitel 9) zu beschaffen sind. Die Universität als Mischkonzern also, ein Mischkonzern für den Tüchtigen, der bevorzugt Mittel und Freiraum erhält, um sich zu entwickeln. Externe Mittelbeschaffung bei staatlichen Institutionen, Stiftungen, privaten Donatoren und der forschenden

---

26　Der Begriff *soft money* umfasst Drittmittel von nationalen Institutionen (Schweizerischer Nationalfonds, Deutsche Forschungsgemeinschaft u.a.m.), Stiftungen, Donationen und Industrieverträge.

Industrie ist in großem Umfang erst möglich, wenn interne Unterstützung das Nötigste bereitstellt, um dem Zentrum seine Kernkompetenz und seine akademische Unabhängigkeit zu erhalten. Staatliche Mittel braucht es auch zwingend, um den gesellschaftlichen Auftrag der Universitäten nicht zu untergraben: Wissen im öffentlichen Interesse, Erkenntnisse über seltene Erkrankungen, wirtschaftlich Uninteressantes braucht es genauso wie Forschung in wirtschaftlich vielversprechenden Bereichen.

Krise der akademischen Medizin

Im Moment scheint guter Rat teuer: Allenthalben wird gar der Niedergang der akademischen Medizin beklagt.[27] Im Vereinigten Königreich beispielsweise scheint es zunehmend schwierig Positionen im Mittelbau, die sogenannten *Lecturerships*, zu besetzen. Viele Begabte verlassen frühzeitig den unsicheren akademischen Weg, um sich der Privatindustrie und -medizin zuzuwenden. Wo liegt das Problem? Gewiss, die Ausbildungszeit ist lang, der Zeitaufwand größer als für eine Karriere am Patientenbett. In einer schnelllebigen Zeit gereicht dies der Sache nicht zum Vorteil. Auch der Aufwand ist größer als je: In der flachen Welt sind die Anforderungen merklich gestiegen, die Gutachter großer Zeitschriften verlangen zunehmend mehr, die Annehmeraten sind entsprechend gesunken (▶ Kapitel 7). Weltweit hat sich die Zahl der Forscher vervielfacht; der Nachwuchs aus Asien hat sein Potential noch nicht erreicht, wird sich aber bald bemerkbar machen. In vielen Fächern sind Mediziner gegenüber Naturwissenschaftlern in Rückstand geraten, was eine Aufspaltung von Forschung und Klinik verstärkt. Forschungsgelder schließlich sind immer schwieriger einzuwerben, Anträge für Projekte, dann für Tierversuche und zumal solche für klinische Studien sind zu Büchern angeschwollen – kurz der administrative Aufwand scheint die Kreativität langsam zu ersticken (▶ S. 223–224). In Forschungsgesuchen muss zunehmend das bereits belegt werden, was man erforschen will; es ist als ob die Zeit großer Entdeckungen in unserer jedes Risiko meidenden Zeit nicht mehr gefragt wäre – und zuletzt: Der Hunger etwas zu erreichen, scheint im Westen erlahmt. Dann halten auch die staatlichen Mittel mit den steigenden Forschungskosten immer weniger Schritt: In Europa machen die Ausgaben für Forschung knapp 2%

des Bruttosozialproduktes aus, nur wenig mehr als die Hälfte, dessen was die Vereinigten Staaten an ihre Wissenschaftler vergeben. Zwar stagnieren auch jenseits des Atlantiks dank Irakkrieg und Hurricans die Mittel, doch sind sie seit den siebziger Jahren stetig gewachsen.[28] Als wäre damit nicht genug, erlahmen in der alten Welt auch die Investitionen der Industrie. Ja, große Trials finden zunehmend in den USA und China statt.[29] Europa, einst der Kontinent der Erneuerung und Kreativität, hat seine Führungsposition verloren.

Gewiss, Erfolg winkt dem Tüchtigen weiterhin, doch das Ansehen der Wissenschaft, das Prestige kreativen Schaffens hat in einer durch den Geldwert bestimmten Welt an Gewicht verloren – der Geist des Kapitalismus nimmt überhand. In technischen Fächern wie der Kardiologie und Chirurgie ist die Privatmedizin die neue Versuchung: Wo dem Begabten verfrüht ein Vielfaches des Salärs winkt, wird die Entscheidung für Herausforderndes nicht leichter. Wie will man seiner Frau erklären, dass man für wenig Geld jahrelang viel zu erreichen sucht, wenn es dem Nachbarn gelingt mit weniger mehr nach Hause zu bringen? Zuletzt ist in der alten Welt Rousseaus Geist neu erwacht (▶ Kapitel 16) und sät Zweifel über den Sinn des Forschens in unsere Gedankenwelt. Mag sein, dass am Ende des akademischen Weges mehr Genugtuung winkt, doch die Anreize für den langen Weg erlahmen, die heutigen Unwägbarkeiten haben diesem Lebensentwurf in der Welt der Schönen und Reichen nicht geholfen – ja die Sattheit Europas, der nachlassende Hunger nach Neuem, könnte sich in der globalen Welt zum Problem auswachsen. Wenn wir die erfolgreichen Entdecker der Geschichte betrachten, so war es neben ihrem Talent mindestens ebenso ihre Beharrlichkeit, ja Verbissenheit, die sie Großes leisten ließ. Dieser Drang lässt bereits im Gymnasium nach: Die heutigen Schüler sind zu weich für die harten Fächer. Es fehlt in der alten Welt zunehmend an Ingenieuren, Naturwissenschaftlern und akademischen Ärzten.

Was wäre zu tun?

Sicher können wir, so wir uns um das Fortkommen der alten Welt noch kümmern, dies nicht so stehen lassen. Was wäre also zu tun um diese Entwicklung abzuwen-

27   Desmond J. Sheridan: Reversing the decline of academic medicine in Europe. Lancet 367, 1698–1701, 2006.

28   Joseph Loscalzo: The NIH budget and the future of biomedical research. NEJM 354, 16, 1665–1667, 2006.

29   Tom McKillop: Does Europe's pharmaceutical industry have a future? *European Perspectives*. Circulation February 7, 2006, pp. 19–20.

den? Kein Zweifel, an Originalität und Erfindergeist hat es in Europa bis heute nicht gefehlt; es sind diese Werte, die es wieder aufzurichten gilt. Der Wille zur Erneuerung, zur Gestaltung des sich Ereignenden müsste wie in alten Zeiten wieder an Wert gewinnen. Nur wer Etwas vor sich weiß und nicht nur das Erreichte selbstzufrieden genießt, nur dem ist eine Zukunft beschieden. Dazu gälte es eine Kultur der Begeisterung (wie sie die Amerikaner kennen; ▶ Kapitel 12), ein Streben nach dem noch nicht Erdachten zu erhalten und der nächste Generation als Wert zu vermitteln. Nur so ließe sich der Schwung erhalten, den unsere Kultur über Jahrhunderte zu schaffen wusste. Geld kann alleine, seinem heutigen Gewicht zum Trotz, eine Kultur nicht weiterbringen.

Die zwölf blinden Männer und der Elefant

Was ist klinische Forschung? Die Zusammenführung der zwölf blinden Männer bleibt eine anspruchsvolle Aufgabe, ein Wagnis. Die Vernetzung eines vielseitigen und sich ergänzenden Teams und angemessene Drittmittel sind aber heute die einzige Möglichkeit, klinische Forschung zu betreiben, ohne an ihren Schwierigkeiten zu verzweifeln. Wenn es gelingt, bekommen wir den Elefanten in seiner vollen Größe zu Gesicht, ein Unterfangen, das sich lohnt, für die Patienten, Ärzte und Gesellschaft.

7 Die Sprache macht's, die Sprache schafft's[1]

Den Stil verbessern heißt den Gedanken verbessern –
und nichts weiter.
Friedrich Nietzsche

Gedanken lassen sich ohne Sprache nicht vermitteln, ja Sprache ermöglicht erst das Denken. Der Mensch ist das einzige Wesen, das sich eine Sprache gegeben hat. Gewiss, Körperhaltung und Gesten dienten bereits niederen Tieren zur Verständigung, Vögel und noch eindrücklicher Delphine und Wale haben sich gar akustische Signale zu eigen gemacht. Eine Sprache im eigentlichen Sinne, die über Gesten und Warnrufe hinausgeht, haben aber selbst Primaten nicht entwickelt. Sicher können sich Schimpansen in Gefangenschaft eine Art Vor-Sprache aneignen, eine Reihe von Bezeichnungen und Befehlen verstehen. Die Ausdrucksmöglichkeiten der menschlichen Sprache mit ihrer Fähigkeit zur Verknüpfung von Ereignissen, zur Beschreibung von Handlungen und ihrer Einordung in Zeit und Raum haben dies aber weit hinter sich gelassen – erst mit ihr kam das handelnde Ich, Ursache und Wirkung, vorher und nachher, hier und dort ins Land.

Das gesprochene Wort und später das Geschriebene und Gedruckte ließ uns zudem an der Erfahrung anderer teilhaben, ja Wissen von Menschen erwerben, die wir nie gesehen, vielleicht Jahrhunderte vor uns gelebt haben – Sprache war der erste Schritt zur globalen Welt. Damit hat sich der Mensch in der Entwicklungsgeschichte einen bedeutenden Vorteil verschafft; die Sprache und das über sie vermittelte Wissen und Können erwies sich bald als neue gestaltende Kraft der Evolution.

Verständigung und Verständnis

Das Sprachvermögen des Menschen hat sich in einer unüberschaubaren Vielfalt entwickelt. Bei sicher verwandten Grundstrukturen hat zunächst beinahe jedes Dorf, jeder Stamm und danach jede Nation ihr eigenes Idiom herausgebildet. Mit zunehmender Nähe des Fremden wie sie sich mit steigender Mobilität ergab und mit den elektronischen Medien Teil unserer Lebenswelt

wurde, stellte sich das Problem der Verständigung über die eigenen Grenzen hinaus – so gesehen sind Idiome eine Behinderung in einer offenen Welt.

Kolumbus traf bei seiner Landung auf dem neu entdeckten Kontinent, bei seiner ersten Begegnung mit den Indianerstämmen auf diese Schwierigkeit. Zunächst war nur die Körpersprache verfügbar, mit all den damit verbundenen Unklarheiten. In seinem Bordbuch beschrieb er seine ersten Eindrücke, als die Ureinwohner der neuen Welt bei seiner Ankunft zum Strand eilten:

Ich denke, sie bedeuteten uns durch ihre Zeichen,
ob wir vom Himmel
kämen… Sie warfen sich auf den Sand und erhoben
die Hände gen Himmel.[2]

Die Verständigung über Sprachgrenzen und Kulturen hinweg war zunächst nur mit Gesten und Lauten möglich, deren Inhalt ebenso von den eigenen Vorstellungen und Erwartungen geprägt war wie vom wirklich Gemeinten. Kolumbus' fixe Idee, sich nahe der sagenumwobenen Stadt Cipangu des großen Khan zu befinden, ließen ihn Zeichen, Gesten und Laute der Indianer als Hinweise für seine Erwartungen und Hoffnungen deuten. »Babeque«, eine von den Ureinwohnern genannte Insel, wurde ihm zum Bild für das ersehnte Ziel; rastlos fuhr er von Bucht zu Bucht und Insel zu Insel, ohne das goldene Land zu finden.

Verständlich wird uns die Kluft zwischen Eingeborenen und Entdeckern, wenn wir der Unterschiede ihrer Sprachen gedenken: Kolumbus war es als Italiener in spanischen Diensten gewohnt, neue Sprachen zu erlernen; doch waren es lateinische Dialekte mit gleichem Grundriss und verwandten Begriffen. Das Idiom der Einwohner des neu entdeckten Kontinents konnte man nicht einmal zur indogermanischen Sprachfamilie zählen. Bei solcher Entfernung sind es nicht nur die Begriffe, die die Verständigung erschweren; vielmehr gliedern und sehen Sprachen die Natur, das Leben ihrer

---

1 Überarbeitete und erweiterte Fassung eines erschienenen Artikels (Schweiz. Ärzte Ztg. 81, 205–207, 2000).

2 Zitiert aus: Andreas Venzke: Christoph Kolumbus. Rowohlt Monographie, 1992, S.65–66.

Träger auf jeweils ihre Weise.[3] Die Indianer Nordamerikas, wie beispielsweise die Hopi sprechen in einer Sprache ohne Zeitbegriff; ja das zeitlose Hopiverb unterscheidet nicht zwischen Vergangenheit, Gegenwart und Zukunft eines Geschehens; was uns Tatsachen sind, sind ihnen Ereignisse – dass man sich in verschiedenen Sprachwelten nicht immer verstand, überrascht wenig.

Sprache als Heimat

Was früher Handelsreisende, Entdecker und Abenteurer betraf, beschäftigt uns heute nicht weniger: Können wir über Sprachgrenzen hinweg wirklich miteinander reden, lassen sich Gedanken in eine andere Sprache übersetzen? Die Frage der Übersetzbarkeit stellt sich im Alltäglichen nur vorübergehend; selbst in unzugänglichen Idiomen können wir uns nach einigem Bemühen verständigen, Essen bestellen oder nach der Straße fragen. Geht es um mehr, kommen wir schnell an eine Grenze: Sind Paul Celans Gedichte überhaupt übersetzbar, ist die Todesfuge in einer anderen Sprache lesbar? Wenn übersetzen nur eines wäre, nämlich »Quasi dasselbe mit anderen Worten sagen«[4], wäre die Sache einfach. Nicht selten gelangt aber nur das Wort und nicht das Gemeinte über die Sprachgrenze hinaus. »Schwarze Milch der Frühe..«[5] – wird das Sprachfeld im Englischen den gleichen Raum einnehmen, die vom Autor in seiner Muttersprache heraufbeschworenen Bilder wecken?

> Er ruft spielt süßer den Tod der Tod ist ein Meister
> aus Deutschland
> er ruft streicht dunkler die Geigen dann steigt
> ihr als Rauch in die Luft
> dann habt ihr ein Grab in den Wolken da liegt
> man nicht eng.

Es ist nicht allein die Sprache, das Beherrschen des Deutschen, die es zum Verständnis braucht – es ist die Zeit am Ende des zweiten Weltkrieges; Celan hatte gerade Berichte über das Lemberger Ghetto gelesen, es ist diese Zeit, aus der die Bilder, Anspielungen und Lautmalerei der Worte sich nähren und verständlich werden. Lässt sich das Ungeheuerliche der anklingenden Bilder, die Poesie des Unaussprechlichen in eine andere

Sprache übertragen? Das Übersetzungsprogramm von www.google.com überträgt »Schwarze Milch der Frühe« kopflos ins Englische: »Black milk the early one«. Die Poesie aber lebt vom Unausgesprochenen, ihre Worte weisen über sich selbst hinaus; das Bedeutungsfeld eines Ausdrucks ist von einer Sprache zur anderen zwar überlappend, doch niemals gleich. Bilder und Gedanken brauchen den Bezug zu gemeinsam Erlebten, zu Werten und einer geteilten Lebenswelt, um sich zu entfalten.

Kaum ein Schriftsteller – auch wenn er wie Thomas Mann, Elias Canetti oder Alexander Solschenyzin jahrzehntelang in einem fremden Kulturkreis zu schreiben gezwungen war – hat es gewagt, sich in seinen Texten der fremden Sprache zu bedienen, ja viele wurden von Angst bedrängt, im fremden Land das Schreiben zu verlernen. Österreichs großer Dichter Stefan Zweig hatte zwar in Brasilien eine sichere und behagliche Zuflucht vor den braunen Schergen des Dritten Reiches gefunden. Die südamerikanische Lebenslust, die Palmen und Rhythmen von Rio de Janeiro waren jedoch nicht seine Welt. Während des Karnevals 1942 fand man seinen leblosen Körper und den seiner jungen Frau: »Nachdem die Welt meiner eigenen Sprache für mich untergegangen ist und meine geistige Heimat Europa sich selbst vernichtet«, schien ihm das Leben nicht mehr lebenswert.

Sprache und Denken

Schließlich in der Philosophie: Lassen sich die dunklen Gedanken von Heideggers »Sein und Zeit« auf Französisch vermitteln? Wenn Heidegger auf das Eigentlichste zu sprechen kommt – das wir später auch aufgreifen wollen (▶ Kapitel 15) – stoßen wir bereits im Deutschen an unsere Grenzen:

> Im Sein zum Tode verhält sich das Dasein zu ihm selbst als einem ausgezeichneten Seinkönnen. Das Selbst der Alltäglichkeit aber ist das Man, das sich in der öffentlichen Ausgelegtheit konstituiert, die sich im Gerede ausspricht. Dieses muss sonach offenbar machen, in welcher Weise das alltägliche Dasein sein Sein zum Tode sich auslegt. … Wie verhält sich das Man verstehend zu der eigensten, unbezüglichen und unüberholten Möglichkeit des Daseins?[6]

---

3 Benjamin Lee Whorf: Sprache, Denken, Wirklichkeit. Beiträge zur Metalinguistik und Sprachphilosophie. RororoWissen, Rowohlt Verlag, Hamburg, 1976.

4 Umberto Eco: Quasi dasselbe mit anderen Worten. Carl Hanser Verlag, München – Wien, 2006.

5 Paul Celan: Gedichte. Suhrkamp, Frankfurt, 2004, S. 40

6 Martin Heidegger: Sein und Zeit. Max Niemeyer Verlag Tübingen. 2001, S. 252.

Gewiss, wir erahnen die dunkle Tiefe der Gedanken, die Gerichtetheit des Seins, das sie ansprechen. Die seherischen Worte genau zu erfassen, fällt selbst dem des Deutschen mächtigen Leser nicht leicht, will uns vielleicht bei der zweiten Durchsicht gelingen; ja manche Denker haben den Sinn solch orakelhafter Sätze schon im Deutschen in Frage gestellt. Der geneigte Leser erfasst jedoch, dass es Heidegger beim *Dasein* um den Menschen geht, um unser Leben oder *Sein*, insofern wir es als begrenzt erleben. Lassen sich solche Gedanken überhaupt in eine andere Sprache übertragen oder hat uns unterschiedliches Reden gegenseitig sprachlos gemacht? Im Französischen klingen Heideggers Gedanken nach www.google.com etwa so: »Son au décès l'existence se comporte à lui-même comme un excellent capacité être.« Sicher, Sartre hat Heideggers Gedanken verständnisvoller ins Französische übernommen und sich in »*L'être et le néant*«[7] auf seine Weise zu eigen gemacht; der Bedeutungswandel bleibt jedoch unverkennbar: Die wörtliche Übersetzung von Dasein, *être là*, ginge an der Sache vorbei, *l'homme* wäre zu banal. Sartre wählte *existence*, ein Begriff, den Heidegger aber getrennt verwendet. Schließlich, wo ist das *man* im Französischen geblieben? Die Verwandlung von Verben und Adverbien zu Substantiven mit neuem Sinn erlaubt das Deutsche, das Französische nicht.

Ausdruck und Gelehrsamkeit

Wissenschaft und Medizin haben ihre Sprache kaum je hinterfragt, ja ihre Bedeutung verdrängt. Das überrascht, zumal sich die Heilkunst – wie jede Wissenschaft von Rang – durch eine unzugängliche Fachsprache erst richtig erschuf. Jeder Student erlernt sie – wie Eliza Doolittle in George Bernard Shaws Pygmalion die Ausdrucksweise der englischen *Upper-Class*[8] – um dazuzugehören, gewissermaßen als Initiationsritus für den Zugang zu einem erlesenen Kreis. Wissenschaft beginnt und endet mit Reden in einer Sprache. Der lateinische Klang des Jargons vermittelt die erhebende Fremdheit, die nötige Abgrenzung gegenüber dem Alltäglichen und Gewöhnlichen, welche die Wissenden von den Unwissenden trennt: Sprache begründet einen Kreis von Gleichgesinnten, eine verschworene Gemeinschaft. Wie der Unterschied zwischen einer Dame und einem Blumenmädchen neben ihren Kleidern sich in ihrer Sprache gründet, schafft sich der geistige Adel durch ein

herrschendes Idiom. Die *scientific community* mag mit einem Paradigma beginnen – wie Thomas Kuhn meinte[9]; wirklich zu leben beginnt sie erst durch eine gemeinsame Sprache. Ihre *façon de parler* geht über einzelne Ausdrücke hinaus und wurde durch einen gruppenspezifischen Jargon der Eigentlichkeit, und in jüngster Zeit einen sich ungehemmt ausbreitenden Hang zu Abkürzungen wie *SIRS, DIC, CABG* oder *PCI*[10] bis zur Subkulturbildung vertieft. Die moderne Molekularbiologie ist diesen Weg am weitesten gegangen; wenn man ihre Chiffren wie *blot, PCR, mRNA, c-jun, jnk*[11] und noch Fremderes nicht verinnerlicht hat, bleibt man draußen vor der Tür. Und wirklich: Diese Begriffe gehören zur paradigmatischen Sicht der Wirklichkeit. Jede Wissenschaft schafft sich neue Weisen des Redens über die Dinge, ihre Begriffe zerschneiden auf bisher unerkannte Art die Wirklichkeit. Zwingend gehört zur wissenschaftlichen Sprache die Messbarkeit ihrer Worte; Sinn machen sie nur innerhalb eines bestimmten Paradigmas einer Forschungsgemeinschaft. Der Satz *eNOS expression mediates nitric oxide production and in turn activation of guanylyl cyclase*, wie er einer wissenschaftlichen Arbeit vorangehen könnte, kann nur in einer Welt verstanden werden, in der es Zellen gibt, die Gene exprimieren und in der Folge Eiweiße herstellen, die Wirkungen auf Aminosäuren ausüben und einfache Moleküle bilden, die wiederum Enzyme zu beeinflussen vermögen – vor der Zeit von Biochemie und Molekularbiologie wäre er unverständlich geblieben. Sprachen sehen die Wirklichkeit auf ihre Weise.[12]

Selbst die Psychoanalyse ist nicht durch die Couch, vielmehr durch Begriffe wie Trieb, Verdrängung, Widerstand, den Ödipuskomplex in die Welt gekommen. Nur wer zu diesen Eckpfeilern der Theorie zu stehen und den neugewonnenen Wortschatz richtig zu verwenden wusste, erwarb sich den Zugang zum erlesenen Kreis der Wissenden. Freud selbst hielt mit der ihm eigenen Strenge darauf, dass nur solch Erwählte das Recht

7 Jean-Paul Sartre: Das Sein und das Nichts. Rowohlt, Hamburg, 1952.
8 Berard Shaw: Pygmalion. Suhrkamp, Frankfurt 1990.
9 Thomas S. Kuhn: Die Entstehung des Neuen. Studien zur Struktur der Wissenschaftsgeschichte. Suhrkamp Verlag, Frankfurt 1977.
10 SIRS = Systemic Inflammatory Response Syndrome; DIC = Disseminated intravascular coagulation; CABG = Coronary artery bypass grafting; PCI = Percutaneous coronary intervention.
11 Blot = Elektrophoretische Auftrennung von Eiweissen oder Nukleinsäuren auf Membranen; PCR = Polymerase chain reaction; mRNS = messenger ribonucleic acid; JNK =c-jun N-terminal kinase.
12 Benjamin Lee Whorf: Sprache, Denken, Wirklichkeit. Beiträge zur Metalinguistik und Sprachphilosophie. RororoWissen, Rowohlt Verlag, Hamburg, 1976.

hätten, sich Psychoanalytiker zu nennen.[13] Mit ihrer eigenen Sprache gewinnt eine Gemeinschaft auch Macht: Ihre Worte teilen und bewerten die Welt gerade in der Psychiatrie auf neue Weise, sie bestimmen, wer normal oder ein Neurotiker, wessen Denken aufgeklärt oder von sublimierten Trieben bestimmt ist. Doch auch die somatische Medizin ist nicht davor gefeit: Der Begriff der Gesundheit (▶ Kapitel 13) unterliegt ähnlichen Gesetzen.

Als Folge dieser Entwicklung lässt sich über die Grenzen der Fachsprachen hinweg kaum mehr miteinander reden: Einem Wissenschaftstheoretiker erscheinen Heideggers Sätze ohne Sinn, ein Hegelianer folgt den Ausführungen Poppers nur stirnrunzelnd und mit wenig Respekt. Selbst in der Heilkunst füllen sich die Begriffe der Homöopathen für den Schulmediziner mit wenig Inhalt: Hahnemanns *similia similibus curantur* ist für den Allopathen[14] genauso unverständlich wie die Potenzierung, die durch die Verdünnungsreihen homöopathischer Arzneien entstehen soll; mit dem Energiebegriff der modernen Physik ist sie unvereinbar – die Verständnislosigkeit beginnt bereits bei Reden.

Gewinnen wir etwas durch das gelehrte Reden? Die durch eine gemeinsame Sprechweise entstehende Gruppenbindung schafft noch nicht zwingend Wissen: Die »essentielle Hypertonie« als Ausdruck dieses Phänomens – durch die Latinisierung entsteht noch kein Verständnis des Leidens. Die schnörkellose deutsche Übersetzung wäre ehrlicher, wenn auch wenig beeindruckend: erhöhter Blutdruck, wobei das Zuwort andeutet, dass wir nicht wissen, weshalb er zustande kommt. Dennoch ist mit dem Fachausdruck ein Anfang gesetzt, man weiß, wovon man spricht. Die Medizin des 18. Jahrhunderts hatte sich wie die Botanik der damaligen Zeit aufs Bezeichnen und Ordnen verlegt; was man sah wurde – bevorzugt im Lateinischen – zum Begriff, die Symptome des Kranken wie die Befunde der Leichenschau.[15] Wirklich verstanden hatte man damit die Leiden noch nicht, doch ließ sich der ärztliche Blick einfacher aufs das Wesentliche richten, die Befunde besser ordnen und gewichten.

Kälte und Genauigkeit

Das Unausgesprochene, der Überschuss des Gemeinten, das über das Unmittelbare des Wortes hinausgeht,

gewissermaßen in ihm schlummert, ist der Anspruch der Poesie. Auch die Philosophie lebt von der Ungenauigkeit ihrer Begriffe; erst im Zusammenhang des bisher Gedachten gewinnen ihre Sätze Sinn. Der Wissenschaft gilt umgekehrt die kalte Gefühllosigkeit des Ausdrucks als Merkmal ihrer Qualität. In der Medizin ist dies nachvollziehbar, hat sie doch mit dem Tod ihren Anfang genommen, mit der Geburt der pathologischen Anatomie und der Sektion kaum erkalteter Körper Verstorbener – das Leben wurde vom Tod her gedacht. Das Auge und mit ihm der ärztliche Blick versuchte hinter den Symptomen des Patienten im Inneren des Körpers, in den Organen die Ursachen der Leiden zu finden.

Gerade hier gilt Nietzsches Satz: Die Prägung genauer Begriffe für das bisher Ungesehene, ihre angemessene Verwendung macht – auch wenn dies selten eingestanden wird – den scharfsinnigen Pathologen ebenso aus wie den guten Kliniker und bedeutenden Forscher. Wie hätten die ersten Kliniker ohne einen genauen und reichhaltigen Wortschatz und ohne die Schöpfung neuer Begriffe die Beschwerden und Klagen der Patienten beschreiben, Unterschiede klinischer Krankheitsbilder wie auch die neuentdeckten Veränderungen an den Organen ihrer Kranken schildern können? Der Schmerz kann sich stechend, reißend, würgend äußern, dem Kranken lästig oder vernichtend erscheinen. Nur wem die Begriffe verfügbar sind, kann sich einer Diagnose nähern. Der richtige Ausdruck, die genaue Erfassung von Beschwerden hat in der somatischen Medizin durchwegs Tradition. Noch nach über zwei Jahrhunderten liest sich die prägnante Beschreibung der Angina pectoris von William Heberden aus dem Jahre 1772 mit Genuss:

»There is a disorder of the breast, marked with strong and peculiar symptoms, considerable for the kind of danger belonging to it, and not extremely rare, of which I do not recollect any mention among medical authors. The seat of it and sense of strangling and anxiety with which it is attended may make it not improper to be called angina pectoris«.[16]

Erst die genaue Umschreibung dieser Beschwerden erlaubte es, die Leichenbefunde an den Herzkranzgefäßen damit in Verbindung zu bringen (▶ S. 48) und die koronare Herzkrankheit als Begriff und Einheit zu erschaffen.

---

13 Ernest Jones: Sigmund Freud. S. Fischer, Homburg, 1969, S. 405–426.

14 Allopathie: Naturwissenschaftlich-basierte oder Schulmedizin, im Gegensatz zur Homöopathie.

15 Michel Foucault: Die Geburt der Klinik. Fischer, Frankfurt am Main, 1988, S. 102.

16 William Heberden: Some account of a disorder of the breast. Medical Transactions of the Royal College of Physicians of London. 2, 59–67, 1772.

Das Gute und Beste

Welche Sprache ist nun die Beste? Ist es das Französische für Literatur und Liebe, das Italienische für Librettos, das Deutsche für tiefe Gedanken und das Englische für *Business, Banking* und *Science*? Sicher weist zunächst jede Sprache genügend Vielfalt auf, um sich in allen Bereichen des Lebens auszudrücken. Doch hat jedes Idiom seinen Anspruch, ja es war das Identitätsstiftende gemeinsamen Sprechens, das Sprachen bis heute ihren Wert verleiht. Sprachen waren immer eng mit dem Selbstverständnis von Kulturen verbunden. In der Renaissance hat man die Sprache der kirchlichen Macht, das Lateinische, überwunden und den Nationalsprachen zu ihrem Recht verholfen. Was seither gesagt wurde, sollte von allen verstanden werden. Was mit Luthers Bibelübersetzung als Befreiung begann, wurde bald zu Ausgrenzung anders Sprechender. Ein übersteigertes Nationalgefühl, wie es sinnigerweise nach dem Franzosen Chauvin, dem schwärmerischen Verehrer Napoleons, benannt wurde, hat zu einer unverblümten Überschätzung der eigenen Sprache geführt: »*Ce qui n'est pas clair, n'est pas français.*«[17] Diese Unart ist nicht auf Frankreich beschränkt: Die alten Griechen nannten ihre Nachbarn *barbaroi*, wörtlich diejenigen, die, die heimische Sprache und Sitten nicht kannten. Bis heute steht dieser Ausdruck für die Werthaltung, welche sich in dem Begriffe fand.

Wenn wir Philosophie, Literatur, Musik und *Business* mit bestimmten Sprachen verbinden, mögen dies Clichés sein, doch spiegeln sie Bereiche wider, in welchen sich einzelne Kulturen besonders hervortaten. Liegt dies an der Sprache oder der Kultur, oder sind diese unauflösbar miteinander verflochten? Die Bedeutung einer Sprache lässt sich nicht vom politischen und wirtschaftlichen Einfluss des Landes trennen. Größe und Macht sind entscheidend: Ein kleines Land wird sein Idiom, das meist nicht in schriftlicher Form vorliegt, nur schwer zu Bedeutung führen – die Schweizer können ein Lied davon singen. Bei allem Einfluss großer Kulturen war die Wirkung zeitlich meist beschränkt: So hat das Lateinische die Römerzeit und das Mittelalter beherrscht, das Italienische im 18. und 19. Jahrhundert Musik und Opernwelt, danach das Französische die Diplomatie und die gebildete Gesellschaft wie das Amerikanische heute *Banking*, Medizin, Forschung und das *Internet*.

Ergab sich deshalb die Debatte um die Sprache in der Medizin und Wissenschaft? Gewiss, nationale Gefühle sind berührt. Das Englische wird von anderen Kulturen zuweilen als bedrohlich empfunden, nicht zuletzt weil es vom scheinbar unaufhaltsamen Einfluss einer ungeliebten Weltmacht kündet – Anti-Amerikanismus auch hier (▶ Kapitel 12). Und ohne Zweifel hat sich das Englische in den Naturwissenschaften, der Medizin aber auch im Bankwesen und in der Geschäftswelt in einem Masse durchgesetzt, dass man sich fragt, wo dies enden soll. Ein Verlust an Begrifflichkeit, an Sprachvermögen ist bei uns schon auszumachen, die bisher umfassenden europäischen Sprachen drohen zu nationalen Dialekten zu verkommen. Ein Mann von Welt drückt sich heute Englisch aus, hat Mühe, gewisse Worte im Deutschen zu finden, seine Muttersprache ist von Anglizismen durchsetzt.[18]

Kein Wunder, dass dies im Lande der Sprachreinheit zu Panik führte: Mitte der 90er Jahre sah es der französische Kulturminister als seine Mission an, dem Englischen in der Wissenschaft Einhalt zu gebieten. Das Gesetz, mit welchem französische Autoren gezwungen werden sollten, ihre Arbeiten zunächst in ihrer Landessprache zu veröffentlichen, scheiterte an den Realitäten und am Widerstand der Betroffenen; die beschränkte Wirkung des Französischen in einer globalen Welt ließ sich nicht länger leugnen. Immerhin in der *Loi Toubon* wurde unter Strafe die Verwendung von Anglizismen im Französischen untersagt. Frankreich wurde zum einzigen Land, das den Computer nicht in seinen Wortschatz übernommen hat: *L'ordinateur* ist die Antwort der *Grande Nation* auf die Globalisierung der Sprache. Ganz unverständlich ist keinem diese Angst vor dem Identitätsverlust, diese Ankündigung einer globalen Sprache, ja die Vereinnahmung des heimatlichen Idioms bedroht die eigene Welt. Im Grunde ist es eine Umkehr der Entwicklung, die in der Renaissance begann und Wissen zur Domäne der Volkssprachen machte; die Globalisierung nahm den Idiomen das Wissen wieder und gab es dem neuen Latein zurück. Was im Fachjargon anfing, hat bereits Eingang in den Alltag gefunden: Unsere Kinder finden alles *cool*, gehen ins *Dancing*, trinken *Coke* und tanzen zu *heavy metal music*, die ein englisch kalauernder *DJ* aufgelegt hat. Dann trifft man einen ehemaligen Mitarbeiter und hört verblüfft, dass er in einer holländischen Bank für *due dilligence* und *com-*

---

17 Antoine de Rivarol: De l'universalité de la langue française. Discours qui a remporté le prix de l'Académie de Berlin. Paris, Bally et Dessenne. 1964.

18 Konrad Paul Liessmann: Theorie der Unbildung. Paul Zsolnay Verlag, Wien, 2006, S. 132–139.

pliance zuständig ist; *ok*, das weltweit verbreitetste Wort, ist auch hier das Angemessenste – die neue *lingua franca* der flachen Welt hat uns eingenommen. Dass die neue Sprache – wenn wir Nietzsche folgen – auch den Geist ihrer Kultur mit sich bringt, ist die unvermeidliche Folge.

Sprache und Wirkung

Die Frage der Übersetzbarkeit wissenschaftlicher Arbeiten stellt sich heute nicht weniger als in Literatur und Philosophie – nur umgekehrt. Wie soll man NNT (*numbers needed to treat*) ins Deutsche übersetzen? Die Anzahl Patienten, welche behandelt werden müssen. Für was, fragt das Deutsche sofort, während das Englische vom Impliziten lebt. Wie soll ein Nature Artikel über »*Downregulation of betareceptors via a MAP kinase driven pathway*« übersetzt werden? Das Deutsche würde in der direkten Übersetzung plump wirken, in einer gewählteren Form überschraubt und langatmig. Hier hat sich ein Jargon entwickelt, eine Sprache, die, wie wir gesehen haben, der Gruppenbildung dient. Zusammengehörigkeit schafft Verständnis, die der Außenstehende sich erst mühsam aneignen muss, will er zu den Wissenden stoßen. Ausdrücke wie *c-kit*, *SIRT-1*, *NFκB* schrecken den Unvorbereiteten ab, dienen zunächst der Abgrenzung gegen gruppenfremde Einflüsse; gehört man einmal dazu, spürt man selbst die Erhebung, die sich einstellt, wenn man den Jargon der Eigentlichkeit der Molekularbiologie zu beherrschen beginnt. Das Englische hat sich zur medizinischen und wissenschaftlichen Fachsprache *par excellence* entwickelt, sodass die Frage ihrer Übersetzbarkeit überholt erscheint. In *Business*, Wissenschaft und Medizin, fließen immer mehr Anglizismen für scheinbar nicht Übersetzbares in unsere Alltagssprache ein. Der Fachjargon spricht von *papers* nicht von Manuskripten, von *clones* nicht von Tochterzellen, von *mixed connective tissue disease* und nicht von Übergangsformen der Bindegewebserkrankungen – der neue Slang lebt, denn er ist handlich und modern.

Die Dominanz des Englischen in Medizin und Forschung ist nicht alt. Im neunzehnten und vor allem zu Beginn des letzten Jahrhunderts herrschte das Deutsche. Entscheidend waren große Ärzte und Forscher – von Rudolf Virchow über Helmut von Helmholtz bis zu Robert Koch, Theodor Billroth, Conrad Röntgen, Theodor Kocher und Ferdinand Sauerbruch – ebenso wie die Größe und Bedeutung des deutschsprachigen Kulturraumes selbst. Zeitschriften wie die *Acta Medica Scandinavica* druckten zu jener Zeit ihre Artikel auf deutsch, wie die *Deutsche Medizinische Wochenschrift* in Japan gelesen wurde, ja das Deutsche war bis zum zweiten Weltkrieg Grundlage der japanischen Medizin. Entscheidend waren auch hier einflussreiche deutsche Ärzte wie Erwin von Bätz, Leibarzt des Kronprinzen Yoshihito und Professor der Medizin an der Universität in Tokyo, oder Julius Scriba (1848–1905), auch er am Ende des 19. Jahrhunderts Ordinarius für Chirurgie in Japans Metropole.

Der Zweite Weltkrieg brachte die Wende: Die massenhafte Emigration der deutschen Intelligenz nach Hitlers Machtübernahme und spätestens seit seinen Feldzügen und Vernichtungskampagnen führte die Vereinigten Staaten zu Einfluss und Macht. War es die Geschichte, Hitlers fatale Verachtung der Intelligenz, vorab der jüdischen, oder doch Notwendigkeit? »Distanz als die englische Nationaltugend – ihr Einfluss auf den Charakter der modernen Naturwissenschaften« notierte Elias Canetti in seinen Aufzeichnungen[19], als käme das Englische dem ärztlichen Blick am Nächsten. Wenn das Englische auch in der Wissenschaft spät zu herrschen begann, so vielleicht doch mit einem gewissen Recht – die sachliche Objektivität, ihre noble Distanz und pragmatische Offenheit sind der Sache gemäß.

Wie stellt es sich heute dar? Sicher, medizinische und wissenschaftliche Zeitschriften erscheinen noch in den Landessprachen, ihre Anzahl und Bedeutung ist aber dramatisch gesunken. *Current Science* listet alle wissenschaftlichen Zeitschriften weltweit, doch nichtenglische Publikationen machen nur noch einen kleinen Teil des Ganzen aus. Unter dem Eindruck des Zeitgeistes erscheinen deutsche Zeitschriften wie die traditionsreiche *Klinische Wochenschrift* und selbst die *Schweizerische Medizinische Wochenschrift* unter dem Titel *Clinical Investigator* beziehungsweise *Swiss Medical Weekly* auf englisch, rennen mit fast rührendem Eifer der Globalisierung hinterher, obschon sie sich vornehmlich an die heimische Leserschaft wenden. Forschungsgesuche, *grants* in der Sprache der neuen Welt, werden schon längst im neuen Latein verfasst. Auch jeder Kongress, der etwas auf sich hält, erklärt das Englische zu seiner Sprache.

Wissenschaft ist Kommunikation

Warum diese Dominanz des Englischen? Wissenschaft ist Kommunikation, Kommunikation zunächst inner-

---

19 Elias Canetti: Die Provinz des Menschen. Aufzeichnungen 1942–1972, Carl Hanser Verlag, München, 1973.

halb der eigenen *Community* – auch dies lässt sich im Englischen einfacher fassen (das Deutsche müsste auf die Gemeinschaft der auf gleichem Gebiet tätigen Kollegen zurückgreifen). Diese leben zunehmend weniger im gleichen Kulturkreis, sprechen meist nicht unsere Sprache. Ja, es gehört zu den eindrücklichsten Erlebnissen des akademischen Lebens, dass in Medizin und Forschung über kulturelle, politische und religiöse Grenzen hinweg enge berufliche und persönliche Kontakte entstehen, weil man sich in der gleichen Sprache und Gedankenwelt findet. Erfolgreiche Forschungsgruppen haben die Globalisierung längst vorweggenommen und wissen Mitarbeiter aus allen Ländern unter sich.

Kommunikation ist das Entscheidende: Ergebnisse, welche nicht veröffentlicht werden, gibt es nicht, erst mit ihrer Mitteilung erwachen sie zu Leben. Nur Ergebnisse, die gelesen, von anderen aufgenommen und weitergetragen werden, gestalten den Fortgang der Wissenschaft, nur Publiziertes existiert. Wer zögert, wird von seinen Konkurrenten überholt, und viel lässt die heutige Gegenwartsschrumpfung nicht mehr zu. Die weltweite Verfügbarkeit des Wissens treibt den Erkenntnisprozess mit zunehmender Eile voran. In der Normalwissenschaft[20] hat der Zeitdruck bedrückend zugenommen, ja selbst bei wissenschaftlichen Revolutionen liegen mehrere Forschergruppen zeitlich fast gleichauf.

Ein tragisches Beispiel ungerechtfertigten Zögerns ist Rosalind Franklin, welche schon 1951 bahnbrechende Experimente zur Struktur der Erbsubstanz, der Desoxyribonukleinsäure durchgeführt hatte – und im Kampf um die Erstbeschreibung unterlag. Bei der Entdeckung der DNA-Doppelhelix machte nicht sie Geschichte; zwar gaben ihre unveröffentlichten Röntgenkristallographiebilder, insbesondere die berühmte kristallographische Photographie 51, welche sie bereits acht Monate zuvor gemacht hatte, James Watson am 30. Januar 1953 bei seinem Besuch in ihrem Labor den entscheidenden Hinweis.[21] Kurz darauf verkündete Watson in einem *Pub* in Cambridge selbstsicher, das Geheimnis des Lebens entschlüsselt zu haben. Zweifelnd ihr Manuskript noch zurückhaltend, blieb Rosalind Franklin die Anerkennung versagt. Der Nachwelt blieben nur die Autoren der veröffentlichten Ergebnisse erhalten.[22] Am

Schluss ihrer epochemachenden Veröffentlichung in *Nature* im Jahre 1962 erwähnen Watson und Crick zwar »*We also have been stimulated by … the unpublished experimental results and ideas of … Dr. R. E. Franklin …*«, aber – in Stockholm bei der Verleihung des Nobelpreises für Medizin an Maurice Wilkins, Francis Crick und James Watson – fehlte die *dark lady of DNA*.

Ein weiterer großer Zögerer, wenn auch im reinen Denken, war Ludwig Wittgenstein (1889–1951; ▶ Kapitel 8)[23]. Gewiss, sein Leben, das von Unstetigkeit, Krisen, abrupten Wechseln und Selbstzweifeln geprägt war, ließ nichts anderes erwarten. Für seine Wirkung als Denker aber wurde es zum Problem. Nicht nur, dass er die Gedanken des *Tractatus logiko-philosophicus*, die ihn berühmt gemacht hatten, hinter sich ließ; er konnte sich auch nach sechzehnjähriger Arbeit nicht zur Veröffentlichung seines Spätwerkes entschließen. Das Geschriebene war ihm nie gut genug, um es der Öffentlichkeit zu überlassen. Schließlich konnten ihn nur seine Freunde dazu bewegen, das Unvollendete zu vollenden. »Ich hätte gerne ein gutes Buch hervorgebracht. Es ist nicht so ausgefallen; aber die Zeit ist vorbei, in der es von mir verbessert werden könnte«[24] schrieb er im Vorwort zum ungeliebten Werk.

Wenn der Mitteilung von Ergebnissen solche Bedeutung zukommt, warum dann nicht in der geeigneten Sprache – in der *lingua franca* der Moderne? Der Forschungserfolg amerikanischer Universitäten hat die Sprachenfrage längst entschieden; nur was Englisch – in der Sprache des Internets – in die Öffentlichkeit tritt, kann heute Wirkung entfalten. Das heißt nicht, dass Autoren aus weniger bedeutsamen Kulturen sich nicht erfolgreich zu Wort melden könnten; im Gegenteil, Forscher kleinerer Nationen wie beispielsweise der Schweiz, Schweden, Finnland und Dänemark werden trotz der Kleinheit ihrer Länder weltweit pro Kopf am meisten zitiert[25], gerade weil sie englisch und nicht in ihren Landessprachen publizieren – die Gnade der Kleinheit hat sie unerwarteterweise global gemacht.

Ist Beachtung messbar?

In der Forschung geht es vordringlich auch um Beachtung. Dabei ist der Kampf um Aufmerksamkeit nicht

20 Thomas S. Kuhn: Die Entstehung des Neuen. Studien zur Struktur der Wissenschaftsgeschichte. Suhrkamp Verlag, Frankfurt 1977.

21 Brenda Maddox: Rosalind Franklin: The dark lady of DNA. Harper Collins, 2002, pp. 190–206.

22 James Watson and Francis Crick: Molecular structure of nucleic acid: A structure for desoxyribose nucleic acid. Nature 1953, p. 737.

23 Ray Monk: Wittgenstein – Das Handwerk des Genies. Klett-Cotta, Stuttgart 1992.

24 Ludwig Wittgenstein: Philosophische Untersuchungen. Suhrkamp, Frankfurt 2003, S. 8.

25 A. Coppen and J. Bailey: Twenty most cited countries in clinical medicine ranked by population size. Lancet 363, 250, 2004.

allein ein Anliegen der Forscher selbst und ihres persönlichen Glücks; wenn dies auch für die Erbringung der nicht selten beachtlichen Leistungen bedeutsam ist, so gilt es doch – wie Rosalind Franklins Schicksal zeigt – ein Weiteres zu beachten: Der Kampf um Ideen, Theorien und Weltanschauungen wird – wie in der Natur – gnadenlos ausgefochten. Nur wer sich bemerkbar macht und als Erster überzeugt, kann in der Gedankengeschichte überleben – *the winner takes it all.*

Wenn die Sprache, das Mittel der Verständigung, deshalb so wichtig erscheint, lässt sich ihre Wirkung und die ihres Inhalts auch erfassen? Ist das Englische auch messbar einflussreicher oder täuscht der Eindruck? Messen lässt sich die Wirkung von Publikationen mit ihrem Zitationsindex. Zitieren – vom lateinischen *citare* (für herbeirufen, vorladen) – heißt zunächst, dem Anderen als Mitgestalter unseres Wissens, als Teil unserer Gedankenwelt Respekt zu zollen, seine Arbeit anzuerkennen. Wissenschaftliche Publikationen sind Collagen: Wie die Kunst des zwanzigsten Jahrhunderts, verleimen sie Gewusstes mit Neuem, führen Unerkanntes mit Bekanntem zusammen, montieren die jeweils verfügbare Wirklichkeit. Zitierte Arbeiten fließen in die Forschung Anderer ein, werden gelesen und regen zu Weiterem an. Wer zitiert wird, wird bemerkt: Nur was in das Schaffen anderer einfließt, von Kollegen und Konkurrenten aufgenommen und weitergeführt wird, existiert. Nun ist die Wahrscheinlichkeit, dass ein Artikel in einer wenig bekannten Zeitschrift in einer Sprache gelesen wird, welche nur wenige Mediziner oder Forscher beherrschen – beispielsweise auf polnisch, tschechisch oder deutsch – gering; umgekehrt wird eine Veröffentlichung, welche in englischer Sprache in einer bekannten Zeitschrift erscheint, vielfach größere Beachtung finden. Dies drückt sich im *Impactfactor* wissenschaftlicher Zeitschriften aus. Dieser gibt das Ausmaß der Zitierhäufigkeit von Publikationen einer Zeitschrift während einer Zeitperiode von drei Jahren bis zu 2 Jahre nach Erscheinen der Arbeiten an; er spiegelt die Wirkung wider, die ein Blatt in Medzin und Wissenschaften entfaltet, ja der *Impactfactor* ist zum *Ranking* von Zeitschriften schlechthin geworden. So liegt beispielsweise der *Impactfactor* der *Schweizerischen Medizinischen Wochenschrift* bei 1.5 derjenige der deutschen *Zeitschrift für Kardiologie* (die sich seit kurzem zeitgemäß *Clinical Research in Cardiology* nennt) bei 2.4, während amerikanische Publikationen wie *Circulation* oder *New Enland Journal of Medicine* Impactfactors von über 14.6 beziehungsweise 51 aufwiesen – die Sache scheint entschieden.

Ansehen und Wirkung

Das Ansehen von Zeitschriften wirkt sich zwingend auf die Annehmerrate, die *acceptance rate* eingereichter Manuskripte aus. Wer viel erhält, kann wählen: So nimmt *Circulation* nur jedes Zehnte, das *New England Journal of Medicine* nur jedes Zwanzigste Manuskript zur Veröffentlichung an – entsprechend groß ist die Freude, wenn man es schafft. Wie in einem freien Markt entscheiden Mediziner und Forscher nach Ansehen und Wirkung: Bedeutende Ergebnisse werden zu den anerkanntesten Zeitschriften gesandt; daher erhalten diese die vielversprechendsten Manuskripte und können sich die Allerbesten aussuchen. Es ist wie bei *Clubs*: Je exklusiver, desto heißer werden sie begehrt. Weniger gute Manuskripte werden nach einer ersten Ablehnung oder vielleicht aufgrund der Selbsteinschätzung der Autoren gleich direkt an weniger geschätzte Zeitschriften gesandt und veröffentlicht. Nicht-englischsprachige Zeitschriften erhalten daher – von Ausnahmen abgesehen – Mittelmaß oder ›me to‹-Produkte, das heißt Untersuchungen, welche bereits Bekanntes bestätigen. Das Ansehen dieser Zeitschriften zeigt sich auch in ihrer Wirkung: Veröffentlichungen in angesehen Journalen werden zitiert, bewegen die Welt. Bei Schriftstellern ist es nicht anders: Der Verlag entscheidet – von Ausnahmen abgesehen – mit über den Erfolg einer Erzählung oder eines Romans.

Probleme des Messens

Warum überhaupt messen? Der Wettkampf liegt im Blut des Menschen, nicht nur im Sport sind Ranglisten beliebt: Das Bankwesen kennt das AAA für die Besten, die Nobelpreise sind jedes Jahr eine Schlagzeile wert, selbst die Vermögendsten werden heute öffentlich gelistet – wieso also nicht ein *rating* der besten Forscher?

Man mag einwenden, dass der heutige Quantifizierungswahn an der Sache vorbeizielt, dass das Wissen an sich ein Wert sei und nicht seine Wirkung.[26] Diese Position lässt sich vertreten; auch in der Literatur zählt nicht die Auflage, die Leserschaft alleine. Konsaliks »Arzt in Stalingrad« mag Millionenauflagen ausweisen, dennoch wird Musils »Mann ohne Eigenschaften« in der Literaturgeschichte höher bewertet. In einer Welt steigender Kosten und sinkender Mittel kann man aber der Evaluation nicht mehr entgehen. Wenn Zitationen als Maßstab auch nicht das Beste sind, was wir uns wün-

---

26 Konrad Paul Liessmann: Theorie der Unbildung. Paul Zsolnay Verlag, Wien, 2006, S. 132–139.

schen könnten, so vermeiden sie doch ein schiefes Urteil voreingenommener Experten (die entweder Freunde oder Konkurrenten sind).

Die Sichtbarkeit der Wirkung, die im *world wide web* unter www.isi.com jederzeit und für alle abrufbar wurde, hat nicht nur Freunde gefunden; *ranking* stempelt die Evaluierten ab, gibt dem Forscher eine Zahl, mit der er leben muss. Dennoch gibt es Einwände, die es zu betrachten gilt: So wird beklagt, dass methodische Arbeiten überproportional zitiert würden, weil jeder sie verwendet. So ist beispielsweise die Proteinmessmethode nach Lowry ein Zitierriese, ohne dass Lowry[27] – vielleicht zu unrecht – als bedeutender Forscher betrachtet würde. Immerhin wurden Entdecker bahnbrechender Methoden wie des Radioimmunoassays oder der *Polymerase Chain Reaction* mit dem Nobelpreis bedacht.

Die Angst der Zukurzgekommenen bringt einen weiteren Einwand zu Tage: Gewiss, befreundete Forschergruppen mögen sich gegenseitig hochzitieren, *Mainstream*-Forschung mag ungebührliche Anerkennung finden; doch lässt sich die Spreu dennoch vom Weizen trennen: Ein Drittel aller Arbeiten werden niemals zitiert, vergammeln unbeachtet in den Regalen.[28] Viele bringen es auf gelegentliche Erwähnungen, während wenige Beachtung finden. So wurde die 1980 in *Nature* erschienene Arbeit von Robert Furchgott, für welche er 1998 den Nobelpreis für Medizin erhielt (▶ Kapitel 3), mehrere Tausendmal zitiert – das Exzellente lässt sich durchaus finden. Ja, man kann die Anwärter auf den höchsten Preis schon vorzeitig im Internet verfolgen.

Zuletzt finden sich kleine Fächer bedroht: Kein Zweifel, bibliometrische Größen benachteiligen kleinere Gebiete, ganz einfach weil weniger Forscher darin tätig sind. So liegt die Zitationshäufigkeit einer ophthalmologischen Zeitschrift und damit auch diejenige eines darin publizierenden Augenarztes allein aufgrund der Größe seines Faches tiefer als diejenige eines Herzspezialisten, welcher in *Circulation* seine Ergebnisse einer breiten Leserschaft vorstellen kann. Vergleiche innerhalb des Fachgebietes allerdings lassen sich trotzdem machen; so liefert das *Institut for Scientific Information* in Philadelphia neben den erfolgreichsten *Highly Cited Scientists* der gesamten Wissenschaft (0,5%; in der Regel

Forscher mit 15'000 und mehr Erwähnungen), auch die Ersten ihres Fachs, die *Top 1 Percent* jeden Gebiets. Zudem: Auch in einem kleinen Fach sind es heute die Zeitschriften mit dem höchsten Impact Factor, denen am meisten Ansehen zukommt. Und ganz zuletzt: Es ist auch einem Vertreter eines kleinen Fachgebietes wie der Nuklearmedizin oder der Augenheilkunde nicht verwehrt, sich im *New Enland Journal of Medicine* oder in *Nature* zu Wort zu melden.

Das Eine und das Andere

Wie dem auch sei: Das Ansehen wissenschaftlicher Zeitschriften wird stark von bibliometrischen Messgrößen beeinflusst, und umgekehrt bestimmen diese das Publikationsverhalten der Forscher. Dies gereicht Zeitschriften mit hohem *Impact*, welche ausschließlich auf Englisch erscheinen, zum Vorteil. Die Erkenntnis, dass bibliographische Messgrößen zwar nicht alles bedeuten, aber bei der Beurteilung von Medizinern und Forschern dennoch von Nutzen sind, hat sich inzwischen auch an Universitäten durchgesetzt, ja ist vielerorts zum Messwert für die Geld- und Mittelverteilung geworden (▶ Kapitel 6).

Die Frage bleibt bloß, was das Richtige ist: Zeitschriften – wir haben es gesehen – messen sich am *Impactfactor*, ihren kumulativen Zitationen der letzten Jahre. Doch gilt für Autoren auch das Gleiche? Ist der kumulative Impactfactor, wie ihn heute viele in ihren Curricula für ihre gesamten Veröffentlichungen zu berechnen pflegen, das Entscheidende? Wohl kaum; gewiss, er gibt den Publikationserfolg des Autors wieder, zeigt, dass er seine *peers* zu überzeugen und in den besten Journalen zu veröffentlichen weiß. Ob seine Arbeiten auch sein Gebiet bewegen, wissen wir damit noch nicht. In einer jeden Zeitschrift, selbst in renommierten Blättern wie *Nature*, werden nur wenige Arbeiten häufig zitiert. Was für die Zeitschrift der *Impactfactor* ist, ist daher für den Autor die Anzahl seiner Zitationen – denn nur sie geben seine Wirkung wieder. Diese Zahl lässt sich durchaus mit dem medianen Wert seines Faches vergleichen. Der Perzentilenwert im Fachgebiet offenbart zweifelsfrei das gesuchte Maß.

Wo finden sich die verkannten Genies dieser Welt? Bleiben sie unbeachtet, so werden sie auch mit diesem Messsystem nicht erkannt; sobald sie aber die Aufmerksamkeit, die ihnen zusteht, erlangen, spiegelt sich dies in ihrem Zitierwert wider.

27 Oliver H. Lowry, Nira J. Rosebrough, A. Lewis Farr, Rose J. Randall: Protein measurement with the folin phenol reagent. J. Biol. Chem. 193, 265–275, 1951.

28 Jennifer Fahrni, Jens P. Hellermann, Thomas F. Lüscher: Die wissenschaftliche Produktivität der Schweiz. Eine bibliometrische Analyse am Beispiel kardiologischer und onkologischer Forscher. Kardiovasc. Med. 7, 238–246, 2004.

Was bleibt dem Deutschen?

Was bleibt der deutschen Sprache in Medizin und Wissenschaft? Für die Forschung hat sich, wie wir sahen, die Sache entschieden. Sprache, Mitteilung und Veröffentlichung spielt aber nicht nur für die Übermittlung von Forschungsergebnissen eine Rolle. Im Alltag ist Sprache für den guten Arzt der Zugang zum Patienten; seine Beschwerden und Geschichte, seine Sorgen und Ängste lassen sich nur in seiner Muttersprache erheben – die Nuancen des Ausdrucks, das Gewicht der Worte hilft beim Fragen weiter. Die Schwierigkeit im Umgang mit Patienten, die weder Englisch noch die Landessprache sprechen, ist jedem Arzt bekannt. Auch das differentialdiagnostische Denken lebt von der sprachlichen Genauigkeit, der Klarheit der Begriffe. Wie will ich eine Diagnose stellen, wenn ich ihre Symptome nicht zu beschreiben weiß? Auch hier bleibt die Muttersprache dominant.

Sprache ist aber auch Vermittlung von Wissen im kleinen Raum: Während die Forschung sich längst für das Englische entschieden hat, bleibt den Landessprachen vorläufig das Lehren und Lernen. Studenten, niedergelassene und Spitalärzte wollen ihr Wissen im eigenen Idiom erwerben. Die Umsetzung des so Erlernten in den Alltag sollte in ihrer Sprache erfolgen – gerade weil es meist auch die Ausdrucksweise ihrer Patienten ist. Darauf wären medizinische Zeitschriften deutscher Sprache auszurichten.

Hat Deutsch eine Zukunft in der Medizin? Ja, aber wohl nur im Lehren und Lernen, im Umgang mit Patienten, während die Erforschung des Neuen dem Englischen gehört. Unabhängig von der Sprache gilt aber Nietzsches Wort vom guten Stil.

8 Wittgenstein und die ärztliche Kunst

Beim Gehen, wenn Gedanken fließen, der Blick in die Ferne schweift, wird Erkennen plötzlich zum Problem. Die Umrisse einer Gestalt, eines Tieres werden nur allmählich klar, man erlebt die Wahrnehmung als Prozess; wie man sich nähert, erarbeitet man sich Stück für Stück des Gegenstandes, erlebt, dass das Auge sich an Merkmale, an Konturen und erkennbare Muster heftet, die sich langsam zur Gestalt, zum Ganzen fügen. Nicht alles aber hilft uns weiter, einiges ist bedeutsam, anderes wenig wichtig.

Wie sich die Teile zum Ganzen fügen

Wenn der Hund, der uns begleitet, in der Ferne ein Tier erblickt, richtet er sich auf die Gestalt in seinem Blickfeld aus; sein Gang wird kraftvoll angespannt und langsam, er duckt sich, schiebt den Kopf nach vorn, spitzt die Ohren, bläht die Nüstern und kneift die Lider zu: Lange bevor ihn seine feine Nase sticht, erkennt er, um was es geht. Ist es eine Katze, ein Dackel, ein Fuchs oder ein Marder? Sein Verhalten verrät uns die Antwort. Doch wie kann er sie sich zugänglich machen? Beide, eine Katze wie ein kleiner Hund sind ähnlich groß, haben vier Beine, einen Kopf und einen Schwanz. Die Farbe hilft nicht zwingend weiter, zu vielfältig ist die Natur. Auch die Haare sind aus der Ferne kaum von Nutzen. Die Stellung des Schwanzes hilft schon weiter. Seine Bewegung wie die des Körpers – wir würden heute von *body language* sprechen – schafft Klarheit: Ist es der stramm wedelnde Schwanz eines Hundes oder der stolz nach oben geschwungene einer Katze? Bewegt sich der Körperschatten geschmeidig, würdig oder freudig und erwartungsvoll? Rasch wird die Sache klar, der Hund beschleunigt seine Schritte, stürmt verspielt und nicht als Jäger dem Erspähten zu. Die Nase wird ihm schließlich Gewissheit bringen, wenn ihm das Ohr nicht schon geholfen hat. So setzt sich Erkennen aus vielen Teilen zusammen, bis das Wahrgenommene zum Bilde wird. Dabei sind Augen, Ohren und dann die Nase leitend; im Gehirn fließen diese Reize – so viel ist heute bekannt – über zuführende Nervenstränge in verschiedene Bereiche des Organs, in Seiten- und Hinterlappen, Riechhirn und Hörrinde, und fügen sich in reich verästelten Nervennetzen zum Ganzen. Dabei ist das Gewicht einzelner Reize niemals gleich, ja die Bedeutung eines jeden Merkmals ist nach Maßgabe seiner Ähnlichkeit mit dem Erwarteten bedeutsam oder nicht.

Der Hund, man spürt es, geht nicht ohne Logik vor, doch weiß er um die Unschärfe der Befunde, kann gewichten, bis er Gewissheit findet – *fuzzy logic* scheint schon bei Tieren angelegt. Ist sein Hirn auch vorsprachlich gestaltet, so ist ihm doch ein Verständnis von Dingen verfügbar – jeder Hundebesitzer wird es bezeugen – das unserem nahe kommt. Ja ein beschränktes Vokabular, eine limitierte Zahl von Begriffen steht ihm durchaus zu. Wie bei Kindern sind ihm die Worte Sätze, die je nach Tonfall anderes meinen. Möglich, dass das Bild der Katze genetisch angelegt in seinem Hirn einen festen Platz hat; doch weiß er, dass sich nicht alle gleichen, dass es große und kleine, dicke und magere Katzen gibt, dass Katzen schwarz, weiß, getigert, wie auch braun gestreift daherkommen können; Katze versteht er ganz in dieser Art – und weiß auf diese Bilder entschlossen zu reagieren. Auch für den Hund besteht die Welt aus Merkmalen und Gestalten, welche nach Ähnlichkeiten geordnet sind. Das Besondere lässt sich nicht als Abbild eines Allgemeinen denken; das Ding an sich, wenn es diese Vorstellung denn gäbe, kann nur für Verwandtes, nicht für Gleiches stehen.

Der Sinn von Worten

Wie geht ein Wesen mit Sprache, der Mensch, mit diesem Vorgang um? Wie erlernen wir als Kinder den Sinn des Wortes Stuhl? Gewiss nicht dadurch, dass wir uns über das Wesen des Stuhls den Kopf zerbrechen. Vielmehr kommen wir nur weiter, wenn wir lernen, wie das Wort im Alltag verwendet wird. Zweifellos, es handelt sich um einen Gegenstand mit vier Beinen. Doch schon erinnern wir uns an Stühle mit drei Beinen, ja am Melchstuhl findet sich nur eines. Colanis Kreation, auf der sich fraglos sitzen lässt, hat weder Lehnen noch vier Beine – dennoch ist es gewiss ein Stuhl. Es ist eine Gruppe von Eigenschaften und seine Verwendung, die den Stuhl – wie für den Hund die Katze – erkennbar macht; doch sind die Merkmale nicht stets gleich – dennoch sind wir im Urteil sicher. Sobald die Übereinstimmung deutlich wird, stellt sich das Gefühl der Gewissheit ein. Es ist wie an einer Familienfeier: Einige Teilnehmer verbindet die fein geschnittene Nase, andere der wippende Gang, das explosive Lachen oder die nach vorn gebückte Haltung – die Erscheinungen ähneln sich, doch wird kein Merkmal sich bei allen finden.

Gelernt haben wir Begriffe nicht in der Logikvorlesung, wir erwerben sie im Alltag: Dies ist ein Stuhl. Ein Lernprozess, der sich entfaltet, erweitert, sich aber niemals schließt. Wittgensteins Sprachspiele[1] – der Versuch vom Hang zu Allgemeingültigem durch Beobachtung des alltäglichen Gebrauchs des Besonderen wegzukommen und zu einem neuen Verständnis zu gelangen – gehen von Familienähnlichkeiten aus und nicht von einem tieferen Wissen über das Wesen des Stuhls an sich. Ähnlich hält's der Hund mit seiner Welt, die sich aus Artgenossen, Feinden und Jagdobjekten zusammensetzt: Er hat keine Idee der Katze an sich, verfügt aber über eine Gruppe von Bildern, die es ihm erlaubt, rasch und sicher zu erkennen und zu handeln. Auch wir suchen nicht wie Platon in seinen Dialogen nach der Idee des Dings als solchem; kaum einer wüsste eine Antwort auf diese Frage – dennoch vermögen alle das Wort im Alltag sicher zu verwenden.

Rätsel lösen in der Medizin

Was hat dies mit Medizin zu tun? Ärztliches Handeln heißt zunächst Rätsel lösen. Patienten erzählen Geschichten, die es auszuloten gilt; sie berichten über ihre Leiden, die dem Arztbesuch zu Grunde liegen. Was der Patient erwartet, ist die Lösung seines Rätsels – ganz wie der Pharao, als er Joseph seiner bedeutungsschweren Träume wegen zu sich rief.[2] Wie hinter Traumbildern anderes steht, weist die Geschichte des Patienten für den geübten Arzt auf seine Krankheit hin – die Philosophen würden von Hermeneutik reden.

Ärztliches Erkennen ist zuallererst Hinschauen, Hören, Fühlen, dann der geübte Gebrauch von Begriffen, Merkmalen und Bildern, um zur ersten Vermutung zu gelangen. Wenn wir einen Patienten befragen, gehen wir durchaus logisch vor; nach ersten Hinweisen, versuchen wir durch Nachfragen laufend erste Vermutungen zu klären, vergleichen die Befunde und Beschwerden mit Bekanntem, den Leiden früherer Patienten, die uns wie die Fixsterne die Seefahrer leiten – nur die Diagnose, die man kennt, lässt sich stellen.

Die Antworten des Patienten sind aber nicht immer klar und weiterführend. Ein Hinweis lenkt zu einem Leiden, ein anderer verwirrt und lässt uns zweifeln. Das Passende, das Ähnliche gesellt sich zum Bilde, das wir uns vom Patienten machen. Es ist wie mit den Wörtern einer Sprache: Erst die Erfahrung lehrt uns, was es braucht, um von einer bestimmten Krankheit zu sprechen. Wie beim Stuhl ähneln sich die Befunde bei Patienten mit demselben Leiden, sind aber niemals gleich. Gewiss, es gibt akute und chronische Formen, schwere wie leichte Verläufe, klassische und weniger typische Erscheinungen einer jeden Krankheit – doch ihr Muster bleibt sich gleich. Praktische Medizin, zumindest wie sie sich im Gespräch entfaltet, ist nicht mit der Physik verwandt: Blei ist genau definiert, sein spezifisches Gewicht lässt keine Breite zu; die Symptome, die der Kranke schildert, sind schillernd und miteinander bestenfalls verwandt. Befunde, wurden sie auch mit genauesten Methoden erhoben, entsprechen nicht durchwegs dem Erwarteten, einiges findet sich oft bei Patienten mit der gleichen Diagnose, anderes lässt sich nur selten gewinnen. Somit: Patienten mit der gleichen Krankheit sind sich verwandt, doch Zwillinge sind sie nicht.

Der erste Eindruck

Beim ersten Eindruck, dem Eintritt des Patienten durch die Tür, erfassen wir Gestalt, den Gang, Haare, Haut und auch Gesicht. Das Alter, wir könnten es der Krankengeschichte rasch entnehmen, doch der Augenblick erzählt uns mehr als die gedruckte Zahl. Das wirkliche Alter, die Jahre, die der Körper zeigt, entnehmen wir aus Haltung, Gestalt der Schritte, der Haut und ihrer Farbe, Falten und Flecken, aus Haarpracht, Stimme und Verhalten. Doch keiner dieser Eindrücke kann für sich alleine stehen noch kann die Summe der Befunde uns weiterleiten – nein das Gewicht des einen, die grauen Haare, wird erst im Umfeld von Haut und Ausdruck, der Bewegung des Körpers seine Bedeutung finden, bis wir uns zur Schätzung wagen. Auffälliges wie ein Zittern der Hände wird bei einem kurzschrittig eintretenden wohlgekleideten älteren Herrn das Denken des Arztes auf die Parkinsonsche Krankheit lenken, während es ihn bei einem verwahrlosten Patienten ein *Delirium tremens* vermuten lässt. Wie in Prousts Welt lebt der beste Teil des Wissens des erfahrenen Arztes außerhalb des bewussten Gedächtnisses im schlaffen, feuchten Händedruck eines Fieberkranken, im spitzbleichen Gesicht eines Infarktpatienten, im erschöpften Atmen eines Asthmatikers, im Geruch des Leberversagens oder diabetischen Komas, somit überall dort, wo er das wiederfindet, was er zunächst als unwichtig zur Seite legte und

---

1   Ludwig Wittgenstein: Philospophische Untersuchungen. Suhrkamp, Frankfurt am Main, 2003.

2   Thomas Mann: Joseph und seine Brüder, Fischer Verlag, Berlin, 1975, S. 1065–1073.

das ihm dann beim Anblick eines neuen Patienten zufliegt und zu einer Diagnose führt.[3]

Ist ein Merkmal mit einem anderen gepaart, so stärkt dies seinen Wert. Ein erhöhter Blutdruck und eine tiefer Kaliumwert im Blut wird uns bei einem bisher gesunden jungen Mann einen Nebennierenrindentumor vermuten lassen, während ein gleicher Befund bei einem älteren Herzpatienten auf eine Nebenwirkung des Diuretikums weist. Ein Computer, auch wenn mit neuester Software ausgerüstet, wäre – zumindest heute noch – mit seiner starren Logik in keinster Weise zu einer solchen Leistung fähig, weil er das Gestalterkennen nicht beherrscht. Gewicht und Zahl der Teile ist bei klinischen Befunden nicht fest gegeben. Erkennen in diesem Sinne ist vom photographischen Vergleich meilenweit entfernt – die Unschärfe ihrer Logik lebt von Erfahrung und Wahrscheinlichkeit.

Beim Erheben der Beschwerden geht es ähnlich weiter: Wann spüren sie Druck auf der Brust? Die Antwort wird die nächste Frage leiten: Bei Anstrengung, in Ruhe, oder nachts im Liegen? Wo beginnt der Schmerz, in welche Körperteile strahlt er aus? Die Antwort wird durch erneutes Fragen deutlich, Fragen, die das Denken des Arztes leiten und sich nach Krankheitsbildern richten, die er kennt. Welchem Bild entspricht das Erzählte am ehesten? Ist es Rückfluss von Magensäure in die Speiseröhre, Asthma oder Angina pectoris? Bestenfalls nähert sich das im Gespräch Entstehende dem Klassischen, oftmals bleibt Unsicherheit, eine fragliche Ähnlichkeit lässt uns zweifeln. Warum ist dies in der Medizin so wichtig? Das Klassische lebt nur im Lehrbuch, im Alltag müssen wir Ähnliches erwarten, kaum Übereinstimmung wie sie die Physik und Chemie zu bieten weiß.

Kunst und Erfahrung

Ärztliche Kunst besteht im erfahrenen Gewichten, im gekonnten Zusammensetzen von Eindrücken, im Werten der Wahrscheinlichkeit (»Was häufig ist, ist häufig«), ob die Beschwerden dem Bilde eines bekannten Leidens gleichen. Wie ein Schriftsteller sich an seinem Wortschatz messen lässt, kennt der erfahrene Arzt die Vielfalt des gleichen Leidens. Dabei kann sein Wortschatz schrumpfen, sich erhalten oder auch erweitern. Der gute Arzt lernt stets dazu, kann mit der Vielfalt umgehen und nimmt laufend neue Krankheitsbilder in sein

Denken auf. Wie wir im Alltag neue Worte schufen (vom Tonband, Fernseher bis zum Computer und jüngst dem *Browser*), kennt die moderne Medizin Leiden, die es früher nicht gab: Vom *Aquired Immundeficiency Syndrome* (AIDS), über die Bovine Spongiöse Enzephalopathie (BSE; dem Rinderwahnsinn) bis zum *Apical Ballooning*[4] als Spielform des Herzinfakts. Nur wenn man laufend lernt, kann man ein Könner bleiben. Goethes Arzt, der den sterbenden Dichter mit Akribie beschrieb (▶ S. 48), hatte keine Ahnung von seiner Krankheit, faselte von Stickfluss und katharralischem Fieber, um Eindrücke zu ordnen, die heute ein jeder Student zu erfassen weiß.

Gestalten zu erkennen erlaubt gelegentlich kreative Abkürzungen des Denkens, *flashes* lassen uns umgehend das Richtige vermuten; doch die Eingebung kann auch zur Falle werden[5]: Die Überschätzung des Erwarteten, dessen was man täglich sieht und kennt, kann zu Zuteilungsfehlern führen, uns verleiten, Seltenes aber Bedeutsames vorzeitig zur Seite zu schieben. Ja, Ärzte neigen gerne dazu, sich rasch, manchmal übereilig festzulegen, Bestätigendes zu überwerten und Unpassendes zu verdrängen. Gefährlich kann es für Patienten werden, wenn ihr Arzt voreilig Seelisches hinter den Beschwerden sieht. Die 61-jährige Bettina Lauch zum Beispiel, die man zum wiederholten Male, diesmal wegen eines leichten Hustens sieht. In ihrem Fall konnte schon früher weder für ihre Brustschmerzen noch die Gelenkschmerzen etwas Fassbares gefunden werden – scheinbar ein psychosomatischer Fall. Ihr Jahre später aufgetretener Husten schien daher auch nicht der Rede wert, vielleicht eine leichte Erkältung oder ein nervöser Tic. Die Belastung durch die Proben für Händels Messias schienen eine psychosomatische Deutung zu stützen, zumal sich der Husten beim Singen am stärksten zeigte. Ein vorschnelles Urteil kann zu verhängnisvollen Fehlleistungen führen: Wer einmal psychosomatisch verstanden wird, bleibt häufig darin hängen. Erst das Thoraxröntgenbild brachte die böse Überraschung: Einen faustgroßen Tumor im linken Lungenflügel. Auch Hypochonder können körperlich erkranken.

Somit: Zum Erkennen in der Medizin gehört nicht nur der erste Eindruck, vielmehr das laufende Überden-

---

3 Marcel Proust: Im Schatten junger Mädchenblüte. In: Auf der Suche nach der verlorenen Zeit. Band 1, Suhrkamp, Frankfurt, 1974, S. 249–504.

4 Apical ballooning oder Taku Tsabo (japanisch für Oktopusfalle) ist eine Variante des Herzinfarktes, wobei die Herzkranzgefäße nicht verengt sind, sondern sich nur vorübergehend, meist aufgrund einer seelischen Kränkung verkrampfen.

5 Jerome Groopman: How doctors think. Houghton Mifflin Company, Boston – New York, 2007.

ken der Befunde. Der gute Arzt spürt, ob seine Beurteilung stimmt, das Bild sich rundet oder ein Rest von Zweifel bleibt. Hierzu ein weiteres Beispiel: Mit 63 Jahren war Walter Gutknecht nach einem Kreislaufzusammenbruch ins Spital eingeliefert worden. Hatte man erst Atmung und Kreislauf stabilisiert, ließ sich die Diagnose stellen: Herzinfarkt. Danach lief alles wie am Schnürchen, von der Koronarangiographie zur Intervention mit Ballon und Stent, der Überwachung auf der Intensivstation, bis zur Verlegung in ein normales Zimmer. Gewiss, er atmete weiterhin schwer, wie seine Frau besorgt bemerkte. Allein, alles schien in Ordnung, der Infarkt war dank schnellem Eingreifen klein geblieben – doch etwas stimmte nicht. Besserung wollte sich nicht einstellen, man vermutete eine Lungenentzündung, Antibiotika wurden eingesetzt. Doch auch diese Maßnahme überzeugte nicht; erst das aufgrund anhaltender Zweifel verordnete Computertomogramm des Brustraums brachte Klarheit: Ein Tumor hatte die Bronchien eingeengt, eine Lungenarterie war durch ein Gerinnsel verlegt. Erst als man sich vom Offensichtlichen gelöst hatte, wurde die Diagnose möglich: Husten und Rückenschmerzen seit einigen Monaten, Lungenentzündung, Herzinfarkt, Lungenembolie ließen sich alle als Folgen des Lungenkrebses mit Metastasen in den Wirbelkörpern fassen. Wie beim Schreiben das treffende Wort gilt es in der Diagnostik den *best fit* zu finden: Die anhaltende Unruhe, bis das Gesamtbild stimmt, macht den Könner aus.

Hybris und Angemessenheit

In der Vorzeit erschöpfte sich Medizin weitgehend im Fragen, die körperliche Untersuchung kam im Laufe der Zeit dazu. Technische Hilfsmittel wurden erst vor kurzem verfügbar. Selbst gegen Ende des 19. Jahrhunderts, als die Eltern des kleinen Marcels verzweifelt Docteur Cottard, eine etwas hölzerne aber geachtete Kapazität seines Faches, ans Bett ihres an Erstickungsanfällen leidenden Sohnes riefen, war es noch kaum anders:[6] Der Hausarzt der Prousts musste die Atembeschwerden des Jungen mit wenigen körperlichen Befunden und dem Gesamtbild in Einklang bringen, um eine Diagnose zu wagen. War es Asthma, eine Bronchitis, Nervenkrämpfe, Tuberkulose, eine Nahrungsmittelvergiftung oder ein komplexes Leiden? Sein sicherer Blick, der Auskultationsbefund über den Lungen, den er ge-

wiss erhob, zuletzt Intuition waren für ihn leitend. Weder eine Lungenfunktionsprüfung noch ein Röntgenbild des Brustraums stand ihm zur Seite (dazu musste Jahre später Conrad Röntgen erst die Grundlagen schaffen); Medizin war damals dem Orakel verwandter als einer wissenschaftlichen Disziplin.

Heute ist die körperliche Untersuchung nur der erste Schritt. Die Geschichte des Patienten, die Sinne des Arztes sind bedeutsam, doch begrenzt. Erst durch die Erweiterung von Hand, Ohr und Auge, durch den Blick ins Innere, gelang der nächste Schritt: Zunächst durch das Stethoskop (▶ S. 43), den Augenspiegel, die Entnahme von Blut und Körpersäften, dann mittels Röntgen, Ultraschall und Magnetresonanz wurden uns die Organe und ihr Wirken zugänglich; mit Bildern und Messungen gelingen heute Diagnosen, die es früher gar nicht gab. Beispielsweise der Mitralklappenprolaps: Der typische Click bei Auskultieren des Herzens konnte erst mit Ultraschall der in den Vorhof zurückweichenden Klappe zugeordnet werden.

Dabei wurden diese Mittel – nicht nur wie geschildert das Stethoskop (▶ S. 43), auch die bildgebenden Verfahren und Laborbefunde – nicht von allen freudig aufgenommen; zu stark war das klinische Urteil mit dem Selbstwert des Arztes verbunden – und bleibt es auf der Chefvisite bis zum heutigen Tag: Eine Institution aus einer Zeit, als noch einer Recht hatte. Das Zeremonielle gehörte fest dazu – keinen Verzug zulassend standen alle um zehn Uhr bereit, die Oberschwester in frisch gewaschener Schürze und gestärktem Kragen, die Assistenten mit zugeknöpftem weißen Kittel und straff gebundener Krawatte. Auch die Patienten lagen erwartungsvoll in frischen Lacken, im biederen Spitalhemd mit offenem Rückenteil, die Röntgenbilder am Fuße des Bettes bereitgelegt. Wenn er kam, der Eine und Bestimmende, dann immer raschen Schrittes; Hektik als Markenzeichen des Chefs.

»67-jähriger Mann mit Endokarditis« meldete der Assistent nach angemessener Vorstellung des Patienten im ersten Zimmer. Der Chefarzt nickte gemessen und interessiert, glitt mit dem Finger über die eifrig bereitgehaltenen Laborblätter und fragte nach den zu erwartenden Befunden. Fieber, ein neues Herzgeräusch waren bereits erwähnt worden; dann schnalzte er kennerisch: »Ist die Milz vergrößert?« Der Assistent – im Wissen, dass der Befund ebenso schwer zu erheben wie nach dem Lehrbuch zu erwarten war – verneinte ehrlich, ganz wie er sich selbst versichert hatte. Der Chef nun in der Rolle des Erfahrenen, gewohnt, das abschlie-

---

6   Marcel Proust: Auf der Suche nach der verlorenen Zeit. Suhrkamp Verlag, Frankfurt, Band I, 1967, S. 656–657.

ßende Urteil zu fällen, hieß den Patienten seitwärts mit angewinkelten Knien liegen, um das zu Erwartende zu tasten. Mit beiden Handflächen über die Bauchdecke wippend, mit der Miene eines Weinkenners beim Kosten eines teuren Tropfens, den Blick durch die dicke Hornbrille nach oben ins Nichts gewandt, ließ er leise vernehmen: »Eine Handbreit unter dem Rippenbogen«. Mit triumphierender Miene ging er zum Nächsten über.

Dabei wäre es früher geblieben; Gewissheit wurde durch den Erfahrensten geschaffen. Was der Chef hörte, was er spürte, war *state-of-the-art* – und damit wahr. Nicht so, seit sich die Sinne erweitern lassen: Der Ultraschall des Bauchraums – vom zweifelnden Assistenten verordnet – gab die Antwort: Die Milz maß genau 11 mal 7 mal 4 cm, war mithin normal groß.

Schwierige Rätsel

Die Endokarditis, eine lebensbedrohliche Entzündung der Herzklappen, meist verursacht durch Bakterien, zeigt beispielhaft, wie klinische Urteile zustande kommen – die Diagnose ist nicht leicht zu fassen, vieles gleicht Alltäglichem, einer banalen Grippe, wird verharmlost, bis es sich dramatisch äußert.

Gustav Mahlers (1860–1911) *maladie célèbre* veranschaulicht dieses Werden, ein Leben voller kleiner aber hartnäckig wiederkehrender Leiden, die schicksalhaft zur tödlichen Krankheit drängten. Seine Eltern hatten für ihre Zeit mit 62 und 52 Jahren noch ein rechtes Alter erreicht. Von ihren 14 Kindern aber überlebten nur deren sechs das Kindesalter, ein weiterer Bruder erlag mit 13 Jahren einer tuberkulösen Herzbeutelentzündung, sodass ein letzter Bruder und 3 Schwestern verblieben – eine auch für damalige Zeiten ungewöhnliche Frühsterblichkeit. Die genetischen Voraussetzungen waren damit nicht vielversprechend. Mahler war zeitlebens von kränkelnder Konstitution; doch es waren keine beängstigenden Leiden – zu verzeichnen waren Migräne und Hämorrhoidalblutungen[7]. Auffallend war seine ungewöhnliche Anfälligkeit für Halsentzündungen, über die er erstmals als Fünfundzwanzigjähriger in einem Brief an seinen Freund Friedrich Löhr berichtete. Aufgrund der Schwere des Verlaufs, den wiederholt nötig werdenden Eröffnungen von Eiteransammlungen im Bereiche der Gaumenmandel gefolgt von täglichen Höllensteinbepinselungen dürfen wir annehmen, dass es

sich um wiederkehrende Vereiterungen der Mandeln – in der Fachsprache um bakterielle Tonsillitiden – handelte und dass er bereits als Kind darunter zu leiden hatte.

> »Mein Hals ist noch immer in einem entsetzlichen Zustand, und ich befürchte, dass ich noch einen oder 2 Abszesse durchmachen muss«, schrieb er am 12. Juni 1897 an Anna von Mildenburg. »Ich soll einen vernachlässigten chronischen Rachen- und Nasenkatarrh haben…«[8]

Zunächst war dies eine durchaus normale Schwäche; ein Bezug zu einer später tödlichen Erkrankung war nicht auszumachen. Für die Mediziner seiner Zeit war der Zusammenhang zwischen Halsentzündungen und Herzleiden im späteren Leben genauso wenig offensichtlich wie heute für viele Afrikaner die Beziehung zwischen Geschlechtsverkehr und der Jahre später auftretendem Immunschwäche AIDS – die zeitliche Distanz schafft der Erkenntnis Hürden. Mahler hatte wohl als Knabe im Rahmen einer Angina ein rheumatisches Fieber durchgemacht, eine immunologische Reaktion des Körpers angeregt durch Streptokokken, den Bakterien, die der Entzündung der Mandeln zu Grunde liegen. Meist entwickelt sich die darauf folgende Entzündung der Herzklappen im Stillen, beeinträchtigt aber zunehmend deren Öffnung und Schließung. Zunächst spürt der Patient nichts – so auch Mahler, der bei Bergwanderungen allen voran stürmte und weder Atemnot noch Leistungsschwäche kannte.

Beunruhigende Töne aus dem Inneren

Als im Juli 1907 die Tochter Maria ihrer Krankheit in Maiernigg erlag, die Schwiegermutter einen Herzkrampf erlitten hatte und Alma ohnmächtig darniederlag – Mahler war gerade 47 Jahre alt – bat er den herbeigeholten Doktor Blumenthal, doch auch auf sein Herz zu hören. Der Landarzt meinte lakonisch: »Na, auf dieses Herz brauchen Sie aber nicht stolz zu sein.« Mahler ließ sich tief beunruhigt in Wien vom bekannten Herzspezialisten Professor Kovacs untersuchen, der einen angeborenen, kompensierten Herzfehler diagnostizierte. Ein weiterer Wiener Arzt, Doktor Hamperl, legte sich dann aufgrund des Auskultationsbefundes (ein bildgebendes Verfahren zur Darstellung der Herz-

---

7 Jens Malte Fischer: Gustav Mahler – Der fremde Vertraute. Zsolnay Verlag, Wien 2003, S. 24–61.

8 Zitiert nach: Jens Malte Fischer: Gustav Mahler – Der fremde Vertraute. Paul Zsolnay Verlag, Wien 2003, S. 400.

klappen stand damals nicht zur Verfügung) auf die Diagnose Mitralstenose[9] fest – ein mit seiner Vorgeschichte durchaus vereinbarer Befund. Ob auch Mahlers Beinzucken Ausdruck eines früheren rheumatischen Fiebers, somit einer *Chorea minor* war oder einfach ein Tic des nervösen Musikers, sei dahingestellt – das Herz jedenfalls war betroffen.

Mahler hielt sich nur vorübergehend an die Verhaltensregeln, die die damalige ärztliche Kunst für angemessen hielt; bald ließ er sich nicht mehr von Spaziergängen, Schwimmen und anderen körperlichen Aktivitäten abhalten. Doch konnte er sich nicht zu einer Mandeloperation entschließen – wie hätte er auch ahnen können, dass dieses immer wiederkehrende, aber scheinbar banale Leiden ihm einmal zum Verhängnis werden sollte? So lebte er denn mit seinen Übeln, von der Migräne bis zu Zahnabszessen, Leiden, die ihn nicht an seiner Arbeit noch an einer weiteren Reise über den Atlantik hinderten. Gewiss, das Publikum musste gelegentlich auf den Stardirigenten warten, wenn ihn eine hartnäckige Migräne überfiel. Auch der moderige Geruch seiner wiederholten Abszesse an Mandeln und Zähnen dürfte das Eheleben für seine liebesdurstige Frau Alma, spätere Gropius und Werffel, nicht anziehender gemacht haben – ja Alma, ein Mensch mit feiner Nase, notierte bereits im Vorfeld ihrer Verbindung, dass sie Mahlers Geruch nicht mochte. Doch immerhin: Dies waren keine vitalen Leiden.

Klimax des Leidens

Am 20. Februar 1911 holte ihn in New York erneut die scheinbar übliche Angina ein und Mahler konnte – ähnlich wie in München bei der Uraufführung der VIII. Symphonie – nur mit Mühe sein Konzert in der Carnegie Hall zu Ende führen. Unter Aspirin ging es ihm rasch besser; doch kehrte das Fieber zurück und tat dies in wiederholten Wellen. Man diagnostizierte zunächst Influenza; als Mahler kollabierte, geriet sein New Yorker Arzt Joseph Fraenkel in helle Aufregung, zumal sich sein Zustand von Tag zu Tag verschlechterte. Wir wissen nicht, ob auch Schüttelfrost dazukam, doch das wiederkehrende Fieber ließ nicht nach. Eine Kapazität in diesen Fällen, Professor Emanuel Lipman, wurde zugezogen und diagnostizierte eine *Endocarditis lenta*.

Wie kam Lipman zu dieser Diagnose? Gewiss, an Fachwissen fehlte es ihm nicht, schließlich wurde er aufgrund der nach ihm benannten ungewöhnlichen, aber im Falle von Mahler nicht vorliegenden Form einer Herzklappenentzündung später eine medizinische Berühmtheit. Doch wie ging er vor? Wie konnte er wiederkehrendes Fieber, die seit Jahren auftretenden Anginen, Hautblutungen, ein Herzgeräusch, das damals wohl so häufig war wie die übrigen Befunde, zur Diagnose fügen? Zweifellos musste er das Krankheitsbild als solches kennen; nur auf dem Hintergrund dieses unscharfen aber leitenden Bildes konnte er zu einem Urteil gelangen. Zuerst musste er sich vom bisher Diagnostizierten lösen. Wie in Wittgensteins Hasen-Ente-Kopf, einer Gestalt von Bleistiftlinien, in welcher wir entweder den offenen Schnabel einer rückwärtsschauenden Ente oder nach einem Aspektwechsel den nach hinten geneigten Kopf eines Hasen mit zwei langen Ohren erkennen, sind Erkrankungen Janusgesichter. Dem geübten Diagnostiker gelingt der Betrachtungswechsel: Fieber, Müdigkeit und Unwohlsein gehören ebenso zur alltäglichen Grippe wie zur gefürchteten Endokarditis. Es sind wiederkehrende heftige Temperaturschübe, ein neues Herzgeräusch, die auf eine Herzklappenentzündung weisen; doch waren diese Befunde in Mahlers Fall schon mehrmals aufgetreten. Schüttelfrost, wir dürfen annehmen, dass auch dies bei Mahler vorgelegen hatte, wies auf eine Bakteriämie, ein massenhaftes Auftreten von Mikroorganismen im Blut des Kranken hin. Die Vergrößerung der Milz, ebenso wie punktförmige Blutungen der Bindehaut und der Fingerkuppen führten Lipman weiter. Richtig beunruhigend war all dies bei einem Patienten mit vorgeschädigten Herzklappen, einem *Locus minoris resistentiae*[10], wie geschaffen für Bakterien, um sich darin einzunisten und sich der natürlichen Körperabwehr zu entziehen. Das Herzgeräusch war seit Jahren bekannt und daher nicht sicher einzuordnen; möglich, dass es besonders eindrücklich zu hören war, zum einen wegen der Blutarmut dieser Patienten, zum anderen aufgrund der Auflagerungen auf der kranken Klappe – es waren eine Reihe von Beschwerden und Befunden, die das Bild zum Kippen brachten, die Befunde plötzlich wie beim Hasen-Enten-Kopf zu einer neuen Gestalt zusammenfügten und Lipman zur Diagnose führten.

Es ist weder die Summe der Einzelbefunde noch deren logische Verbindung, die uns Gewissheit bringt. Es ist wie bei Wittgensteins Gedanken zum Begriff des Spiels: Kein Merkmal findet sich bei jedem – zu verschieden sind Schach und Golf – dennoch erfassen wir

---

9   Einengung der Mitralklappe des Herzens, meist durch entzündliche Verwachsungen beider Segel.

10   Lat. für Ort verminderten Widerstandes.

rasch den Ausdruck, wie wir uns verschiedene Beispiele vor Augen führen. Die Diagnostik der Endokarditis lässt sich – sobald die Heilkunst über den Begriff verfügte – in gleicher Weise erlernen.

In Gustav Mahlers Fall ließ sich, obschon die Heilkunst noch nicht weit gediehen war, ein entscheidender Laborbefund erheben: Der Nachweis der Bakterien, in seinem Falle die für diese Erkrankung typische Art *Streptococcus viridans*, vergrünende runde Einzeller also, gelang aus 20 ml Blut des Kranken durch Anlegen der eben erst eingeführten Technik der Blutkultur. Nach einigen Tagen ließen sich in den mit Bouillon gefüllten Petrischalen die damals gefürchteten Einzeller, die wie Seetang vergrünende Stränge von Kolonien bilden, in Reinkultur nachweisen, wie Lipmans Assistent Dr. George Baehr mit der Begeisterung des Fachmanns zu berichten wusste.

Die Diagnose, die es in der Medizingeschichte erst seit kurzem gab, war damals ein Todesurteil: Weder war Penicillin verfügbar – Fleming sollte das lebensrettende Antibiotikum erst über zehn Jahre später entdecken – noch wäre ein Klappenersatz möglich gewesen (die Herzchirurgie entwickelte sich erst fünfzig Jahre später). Mahlers hoffnungsloses Todesringen dauerte drei Monate. Der Komponist reiste zunächst – ganz im Stile unserer Zeit – zu einer Zweitmeinung nach Paris ans Institut Pasteur zum bekannten Bakteriologen Chantemesse – doch der konnte Lipmans Diagnose nur bestätigen und nicht helfen. Die Behandlungsversuche der zu Rate gezogenen Mediziner waren Ausdruck der Hilflosigkeit der Wissenschaft jener Tage. Unter Anteilnahme der Presse fuhr Mahler im Zug nach Wien, wo er am 18. Mai 1911 nach zunehmender Verschlechterung seines Zustandes, schließlich dem Auftreten einer Lungenentzündung im Koma verstarb.

Das Wesen oder der Weg ins Abseits

Gedanken über das Wesen der Endokarditis sind der Medizin fremd, sie würden ins Abseits führen. Kaum ein Patient ließe sich damit einer Behandlung zuführen. Anders als der Student der Philosophie, der sich mit Wesensfragen plagt, erlernt der Mediziner die Verwendung von Begriffen, den angemessenen Einsatz von Labortests, bildgebenden Verfahren und Untersuchungen, die es zu verordnen gilt. Was braucht es, um von Endokarditis zu sprechen? Körperliche Befunde wie Fieber, Schüttelfrost, ein neues Herzgeräusch, der Nachweis einer Blutarmut und vermehrten weißen Blutzellen, schließlich von Bakterien in der Blutkultur. Im Ultraschall sichtbare Auflagerungen auf den Herzklappen führen heute den Arzt weiter – die Suche nach dem Allgemeingültigen würde in dieser praktischen Wissenschaft, in der es Muster, Ähnlichkeiten und selten Übereinstimmungen gibt, ins Dunkel führen. Der Umgang mit dem Ungenauen, mit Unschärfen, die sich wie in Pissarros Bildern beim Zurückstehen erst zum Bilde fügen, ist der Kern der ärztlichen Kunst, selbst wenn die Teile genau gemessen und erhoben werden.

Wandel der Begriffe

Als wäre dies nicht verwirrend genug, müssen wir uns auch an den Wandel der Sprache gewöhnen. Was wir mit dem Begriff einer Krankheit meinen, was es zur Diagnose braucht, ist nicht festgeschrieben. Der Begriff der Tuberkulose ist heute semantisch zwar derselbe wie zu Laennecs Zeiten, als er das Wort gebrauchte[11]. Was einst aufgrund akustischer Befunde mit dem neu geschaffenen Stethoskop (▶ S. 43) blutigem Auswurf, vielleicht einem Blutsturz, sicher aber bei Mattigkeit, Fieber und Gewichtsverlust vermutet wurde, umfasste vieles, was wir heute nicht mehr darunter fallen lassen: Laennec und seine Zeitgenossen konnten die Tuberkulose nicht von Krebs, Lymphomen oder Leukämie unterscheiden, ja noch der große Pathologe des 19. Jahrhunderts Rudolf Virchow sah im Tuberkel einen Tumor. Nun, da sich die Diagnose auf den Nachweis säurefester Stäbchen – seit Robert Kochs Entdeckungen als Erreger der Schwindsucht anerkannt – stützt, ist die Krankheit eine andere: Von der Auszehrung zur Infektion. Geschichtlich wurde der Begriff mit zunehmendem Wissen, der wachsenden Zahl von Befunden immer mehr eingegrenzt. Die *polymerase chain rection* die den Nachweis spezifischer Gene des Mykobacteriums erbringt, erlaubt es gar, typische Formen von bisher Unbekanntem zu scheiden: Atypische Tuberkulosen, so bei AIDS-Patienten mit geschwächter Immunabwehr und ungewöhnlichem klinischen Verlauf, machen die Diagnose wieder schwierig. Was Tuberkulose meint, was für Befunde damit verbunden sind, lässt sich nur im geschichtlichen Rahmen fassen.

Leiden des Denkers selbst

Leiden begleitete auch Wittgensteins Leben; zunächst pubertäres, ein starker sexueller Drang, dann seine Ho-

---

11 René Laennec: De l'ausculation mediate ou traité dur diagnostic de maladies des poumons et du Coeur. Tome II, J.-A. Brosson et J.-S. Chaude. Paris 1819.

mosexualität und immer wieder seine Unstetigkeit[12]: Das Ingenieurstudium in Wien, der ungeliebte Dienst am Vaterland, dann ein Jahrhundertwurf[13], für den er nur schwerlich einen Verleger fand und in der Folge immer wieder Zweifel an sich selbst, ein verfehltes Leben als Dorfschullehrer in der österreichischen Provinz, die Erwählung nach Cambridge, anschließend weitere Qualen mit dem Geschäft des Denkens und seinem letzten Werk (▶ S. 107) bis hin zur Angst, dem Wahnsinn zu verfallen.

Zuletzt ereilte ihn Somatisches: Nach seinem Amerikaaufenthalt an der Cornell University als gefeierter, ja ehrfürchtig bewunderter Gastprofessor überfiel ihn in Cambridge am 25. November 1949 Unheilvolles.[14] Die Diagnose Prostatakrebs – eine unaufhaltsame Zellwucherung der Vorsteherdrüse, die sich zwischen der Blase und der Harnröhre findet – wie sie ihm sein Hausarzt Dr. Edward Bevan eröffnete, traf in nicht völlig unvorbereitet; sein Allgemeinbefinden hatte sich bereits vor der Reise verschlechtert. Immer wieder lesen wir in den Briefen von Müdigkeit und nachlassender Schaffenskraft. Bereits im Januar hatte er in Irland unter Verdauungsbeschwerden gelitten; man fand aber nichts Beunruhigendes und versah ihn mit der Diagnose »Gastritis« – ein Wort musste für Patient und Arzt gefunden werden. Die Heilkunst hasst das Unbestimmte, gerade wenn sie den Sachverhalt nicht versteht.

Kurz darauf litt Wittgenstein erneut unter allgemeiner Erschöpfung, Störungen der Verdauung und Schmerzen. Am *Trinity College* ließ sich der Verdacht auf eine Wucherung im Darm nicht erhärten; immerhin fand man eine unerklärliche Blutarmut. Seine Beschwerden sind im Detail nicht erhalten; es ist wahrscheinlich, dass er neben Schwierigkeiten beim Wasserlassen an den Tochtergeschwülsten des Tumors litt, die sich üblicherweise in den Knochen und mit Vorliebe in den Wirbelkörpern finden und zu Rückenschmerzen führen. Zu seiner Zeit, als weder Ultraschall noch Computertomographie oder Magnet Resonanz Imaging verfügbar waren, fußte die Diagnose auf einfachen Befunden: Dr. Bevan – so dürfen wir annehmen – spürte bei der klinischen Untersuchung, genauer beim Einführen seines Zeigefingers in Wittgensteins Mastdarm, den

harten Tumor und dessen grobe, höckrige Oberfläche im Dach der Darmwand, die keinen Raum für Zweifel ließ. Sicher veranlasste er ein Blutbild, das ihm die Blutarmut seines Patienten bestätigte, die er aufgrund der Blässe und Müdigkeit bereits vermutet hatte. Vielleicht ließ er auch ein Röntgenbild der Wirbelsäule machen, das ihm die knochenbildenden Metastasen in den Wirbelkörpern oder Beckenschaufeln vor Augen führte. Die heutige diagnostische Bestimmung der sauren Phosphatase, ein durch die Vorsteherdrüse gebildetes Eiweiß, war damals ebenso wenig verfügbar wie die gezielte Geweebentnahme aus dem Organ. Entsprechend waren solche Tumoren erst in fortgeschrittenen Stadien fassbar – und damit zu einem Zeitpunkt, der die Aussicht auf Heilung beschränkte.

Die lebensgeschichtliche Deutung seines Leidens ließ nicht auf sich warten: Unterdrücktes Triebleben, seine zumindest anfänglich verdrängte Homosexualität wurden als Ursache angeführt – die Vorstellung von Krebs als Folge unausgelebter Triebe lebt bis heute fort (▶ S. 17–18, 198). Prominente eignen sich besonders für solche Theorien, die unsere Wissenslücken mit Vorliebe dort füllen, wo die Wissenschaft versagt und nur beschreibend das Unglück begleiten kann.

Was Ludwig Wittgenstein entsetzte, war die Behandlung, die man ihm empfahl: Östrogene und eine Bestrahlung hielt man – wahrscheinlich weil der Tumor weit fortgeschritten war – für das Angemessenste. Gewiss, der Denker war weder Mediziner noch Biologe, doch als Ingenieur gebildet genug, um die Wirkung weiblicher Hormone in seinem Körper abzusehen, für einen Mann nicht dazu angetan, Zuversicht zu schöpfen. Auch die vorgesehene Strahlenbehandlung gab nicht zu Hoffnung Anlass. »Ich fände es übel«, schrieb er einem Freund, »mein Leben auf diese Weise zu verlängern.« – die Ärzte sprachen von sechs Jahren – »Sechs Monate dieses Halb-Lebens wären schon genug.«

Gleichviel: Wittgenstein fuhr Ende 1949 zu seiner Familie nach Wien und überließ sich der Krankheit, die er vor seinen Angehörigen verschwieg. Über Krebs, diese Metapher schmerzvollen Sterbens, sprach man damals noch weniger gerne als heute. Dennoch erholte er sich trotz einiger Erkältungen im kalten Winter. Am 23. März 1950 kehrte Wittgenstein nach England zurück, zunächst nach London und danach ins gewohnte Cambridge. »Seit März bin ich nicht im Stande, anhaltend gute Arbeit zu leisten …, die Kraft meiner Gedanken (lässt) deutlich nach, sie kristallisieren sich nicht deutlicher heraus, und ich werde sehr viel leichter müde.

12 Ludwig Wittgenstein: Geheime Tagebücher 1914–1916, Turia & Kant, Wien, 1992.
13 Ludwig Wittgenstein: Tractatus logico-philosphicus. Bibliothek Suhrkamp, Frankfurt, 1999.
14 Ray Monk: Wittgenstein – Das Handwerk des Genies. Klett- Cotta, Stuttgart 1992, S. 592.

… Meine Gesundheit ist in etwas labilem Zustand infolge einer dauernden leichten Anämie, die mich für Infektionen empfänglicher macht« schrieb er an seinen Freund Malcolm.[15] Schließlich nahm Wittgenstein trotz aller Bedenken Östrogene und willigte in die Bestrahlung ein. Anfang 1951 ging es ihm deutlich schlechter; er entschloss sich, zum Arzt seines Vertrauens, zu Dr. Bevan, zu ziehen – soweit ging damals der Beistand der ersten Begleiter des Patienten (▶ Kapitel 14). Wittgenstein verbrachte einen Großteil des Tages im Bett, im Februar wurde die Bestrahlungstherapie ebenso wie die Hormonbehandlung für aussichtslos erklärt. Er wusste, dass er nur noch wenige Monate zu leben hatte: »Jetzt werde ich arbeiten wie noch nie in meinem Leben.« Diesen Wochen kurz vor seinem Ende verdanken wir den Text Über die Gewissheit, dessen letzte Bemerkung vom 27. April datiert, bevor Wittgenstein im Koma versank. Sein letzter Satz an Frau Bevan, die Ehefrau seines Arztes, an seine engsten Freunde gerichtet, war versöhnlich: »Sagen Sie ihnen, dass ich ein wundervolles Leben hatte.« Wittgenstein starb ruhig: »Es ist seltsam – obwohl ich weiß, dass ich nicht mehr lange zu leben habe, denke ich nie an ein künftiges Leben.« Kurz nach seinem 62. Geburtstag entschlief er aus dieser Welt.

Tumoren als Enigma

Wittgensteins Arzt hatte ebenso wenig Ahnung vom Wesen seiner Krankheit wie wir heute; immerhin war ihm bekannt, dass es sich um einen häufigen und bösartigen Tumor älterer Männer handelte; seine Ursachen waren ihm so wenig erschlossen wie der modernen Medizin. Gewiss, nun kennen wir verschiedene Stadien und Stufen der Bösartigkeit, die Tumorzellen wurden unter dem Mikroskop und auch biochemisch aufs Genaueste erforscht, eine genetische Veranlagung wurde ausgemacht, die Prognose der Betroffenen lässt sich genauer berechnen – beim Verstehen sind wir jedoch nicht weiter gelangt. Warum diese schleimbildenden Zellen in dieser tief im Becken versteckten Drüse plötzlich unaufhaltsam zu wachsen beginnen, ist heute sowenig klar wie zu Dr. Bevans Zeiten. Normalerweise, soviel wissen wir nun, wird die Zellteilung durch eine Reihe von Eiweißen, Cell Cycle Regulatory Proteins mit fremden Namen wie p21, cyclin kinase, retinoblastoma protein und andere mehr im Gleichgewicht gehalten. Zellen werden dank diesen biochemischen Bremsen und

Schleusen nur dann gebildet, wenn man sie braucht. Wieso sich Tumoren ungebremst vergrößern, Tochtergeschwülste in Knochen und Organen bilden, bis sie den Körper, dem sie entstammen, zerstören, bleibt weiterhin ein Rätsel.

Dr. Bevan immerhin wusste mit dem Begriff umzugehen, hatte das Prostatakarzinom diagnostiziert und die richtigen Schlüsse gezogen. Die Behandlungen, die ihm zur Verfügung standen, waren beschränkt; die Krankheit, wenn sie erkennbar wurde, war zu seiner Zeit in einem Stadium, die keine Heilung zuließ. Der Tumor hatte unerkannt Ableger gebildet, was eine operative Entfernung der Krebsgeschwulst im Gesunden unmöglich machte. Bei der Früherkennung sind wir heute immerhin weiter: Die Bestimmung der sauren Phosphatase ist heute Teil jedes Check-ups für den reifen Mann. Ultraschall, Magnetresonanz, Positron Emission Tomography und wie sie alle heißen haben den Tumor in der Tiefe des Beckens schon frühzeitig sichtbar gemacht. Die Chirurgie weiß in diesem Stadium etwas zu leisten; Heilung ist verfügbar geworden. Auch die Bestrahlung ist im Vergleich zu den Geräten jener Zeit gerichteter, weniger schädlich für das gesunde Gewebe als für den Tumor selbst. Die Hormone aber taugen auch heute nur zur Palliation, der Linderung des Unabänderlichen. Entscheidend wäre die Erforschung der Ursachen des Tumors; dies bleibt Aufgabe laufender Forschung, nur sie könnte erbringen, was großen Denkern wie vielen kleinen Patienten bis heute versagt bleibt.

---

15   Ray Monk: Wittgenstein – Das Handwerk des Genies. Klett- Cotta, Stuttgart 1992, S. 598.

IV Außensicht

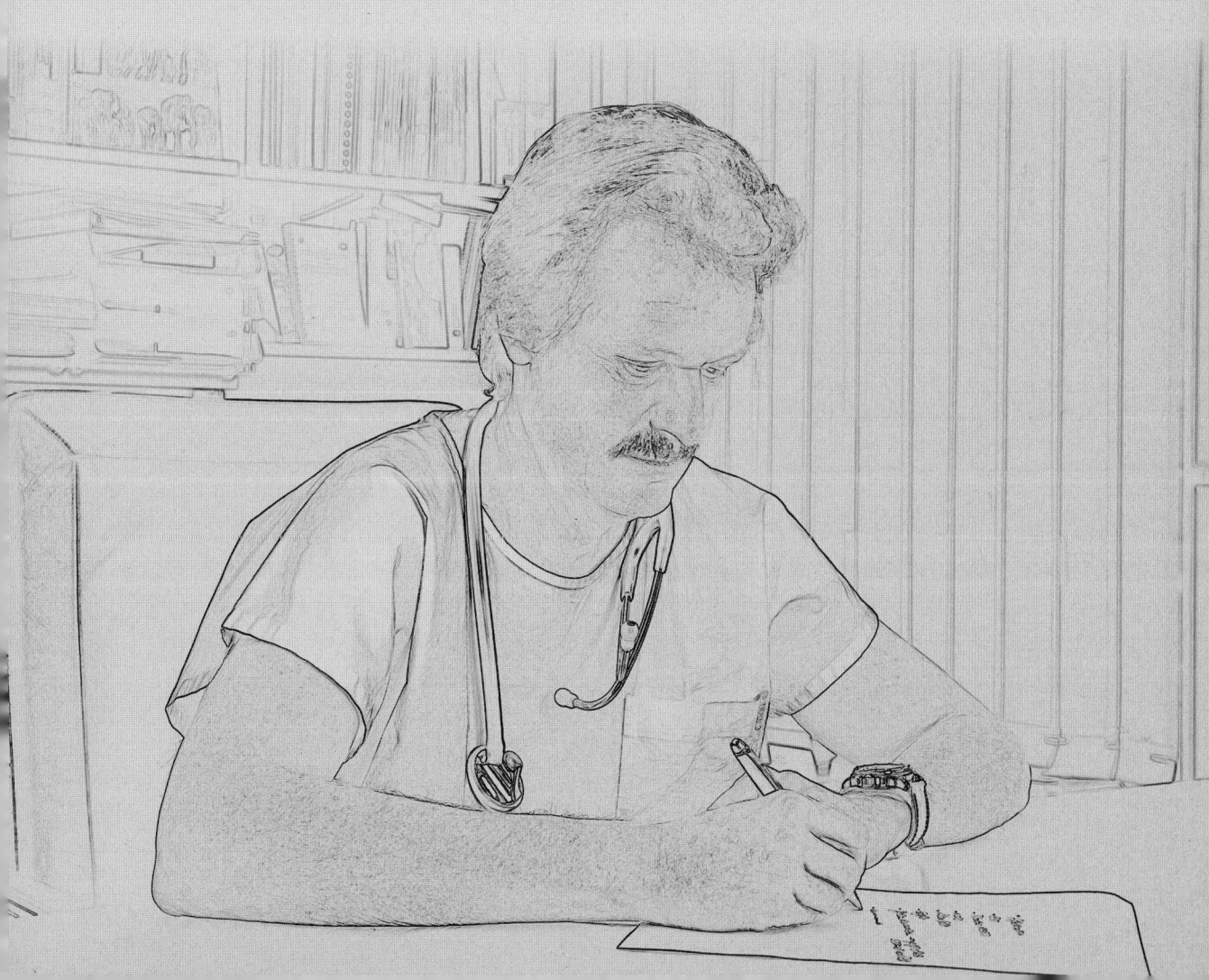

9 »Conflict of Interest« oder Interesse am Konflikt? Vom Umgang mit Erkenntnis und Interesse in der Medizin[1]

Im Anfang war das Wort

Und plötzlich ist es da: Ein neues Schlagwort, heute vornehmlich in der fünften Landessprache; damit ist das Wortfeld weit gefasst, lässt sich salopper in die Diskussion einwerfen, ohne dass ein genaues Verständnis erwartet wird. *Conflict of Interest*, wie vieldeutiger ist der Ausdruck doch als Interessenkonflikt! Doch was ist damit gemeint, und wenn wir es wüssten, wie bedeutsam wäre es?

Dass zum Erkennen ein Interesse gehört, scheint einsichtig, ja trivial. Wer würde sich sonst der Mühe, die mit dem Erkennen verbunden ist, unterziehen? Interesse, nach Duden Neigung, Vorliebe, Bestrebung, Absicht und Einflussbereich, kommt vom lateinischen *interesse* inmitten von etwas sein; und umgeben, eingenommen, erfasst von einer Sache muss man wohl sein, damit man sie verfolgt. *Interest* meint interessanterweise auch »es bringt Nutzen«. Ein Gewinn für sich selbst wird bei der Neigung schon von Anfang an mitgedacht.

Erkenntnis und Interesse

Worin liegt dieser Nutzen? Inmitten sein heißt, sich in etwas stürzen, in eine Sache, in ein Problem. Für viele, vorab die großen und kleinen Entdecker der Weltgeschichte, lag der Nutzen in der Faszination, der Befriedigung einer Leidenschaft, welche eine interessante Arbeit mit sich bringt. »Mich interessiert das halt!«, eine weitere Erklärung erübrigt sich. Dieses Entdeckungsfieber kann sich bis zur Abhängigkeit, ja Sucht entwickeln, die es braucht, um die 99 Prozent Transpiration für das eine Prozent Inspiration von Thomas A. Edison zu ertragen und zu einem Ergebnis zu bringen. Einen wertfreien Entdecker gibt es kaum.

Heute wissen wir, dass die Ursprünge unserer Neigung zum Neuen in den ältesten Schichten unseres Hirns liegen, dass in dem in den Tiefen der Schädelgrube gelegenen Mittelhirn ein Netzwerk besteht, von den Neurophysiologen *Nucleus ambiguus* genannt, ein *pleasure pathway*, in welchem unter Wirkung des Neurotransmitters Dopamin die Lust entsteht, welche – ähnlich wie Hunger und Sex – auch die Neugier beflügelt.

Dieser atavistische Ursprung mag erklären, dass das Interesse nicht selten wenig selbstlos daherkommt: Kolumbus wollte wie viele große Männer nicht alleine seine Neugier stillen; er wollte Ruhm, Reichtum und Einfluss. Von Isabella la Catholica (1451–1504), der kastilischen Königin, die zu seiner Sponsorin wurde, verlangte er bereits vor seinen Entdeckungen Titel, Stellung und einen nicht unerheblichen Anteil am Gewinn seiner Reise. Dagegen ist grundsätzlich nichts einzuwenden: Die Entdeckung Amerikas wurde durch solche Ansprüche nicht entwertet. Noch heute kann die Patentierung eines Forschungsergebnisses ein Qualitätsbeweis sein, seine praktische und schließlich finanzielle Nutzung ebenso wie der Ruhm der verdiente Lohn.

Der Marxismus[2] und seine Schulen von Lukacs[3] bis Habermas[4] hat diese Vernetzung von Erkenntnis und Interesse eingehend thematisiert ohne viel zur Lösung beizutragen. Klassenbewusstsein, ökonomische Bedingungen unseres Denkens und Handelns und das Problem der Parteilichkeit sind in diesem Ansatz untrennbar mit Bewusstsein und Erkenntnis verbunden. Es ist das Verdienst dieser Denker, auf das Problem erstmals in voller Schärfe hingewiesen und den Einfluss ökonomischer Interessen und gesellschaftlicher Gegebenheiten auf den Erkenntnisprozess und unserer Handeln thematisiert zu haben. Die Ideologisierung, ja Dämoni-

---

1 Stark überarbeitete Fassung eines Artikels in der Schweiz. Ärzte Ztg. 82, 2137–2144, 2001.

2 Karl Marx, Friedrich Engels: Manifest der Kommunistischen Partei. Reclam Universal-Bibliothek, Stuttgart 1969.

3 Georg Lukacs: Geschichte und Klassenbewusstsein. Berlin 1922.

4 Jürgen Habermas: Erkenntnis und Interesse. Suhrkamp Verlag, Frankfurt 1973.

sierung von Interesse und Erkenntnis haben aber zu Folgen geführt, welche heute weitgehend Geschichte sind, weil sie die Möglichkeit einer sinnvollen Nutzung dieser Verflechtung zum Wohle aller, ja die Notwendigkeit von Interesse für die Gewinnung von Erkenntnis moralisch entwertet haben. Wo es nichts zu holen gibt, wird nichts entdeckt. Hätte man Marx selber, wie er es mit Hegel tat, auf die Füße gestellt, wäre die Dialektik von Erkenntnis und Interesse zu ihrem Recht gekommen.

Unlösbar haftet an diesem Ansatz auch das Problem des Relativismus, jenes grundsätzliche Missverständnis, dass unsere Neigungen, Erwartungen und Hoffnungen, unsere Herkunft und unsere Stellung direkt mit der Wahrheit zu tun hätten. Gewiss wird all dies unser Denken und Handeln beeinflussen, doch die Bewährung an der Wirklichkeit wird dadurch nicht ersetzt, ja Wahrheit muss es unabhängig von diesen Haltungen geben, will man den Begriff nicht völlig verlieren. Die dialektische Reaktion auf kritische Argumente, die anderes Denken einfach als Ausdruck des Klassenbewusstseins verwarf, kennzeichnet ebenso die Unwissenschaftlichkeit dieser Theorie wie die Psychologisierung fragender Skeptiker durch die Psychoanalyse. Freud und seine Schüler entzogen sich mit Begriffen wie Abwehr, Verdrängung, Sublimierung der Auseinandersetzung mit der Wirklichkeit – auf diese Weise konnte man sich nicht mehr irren und entledigte den Begriff der Wahrheit seiner Substanz.

Das Interesse am Ergebnis

Der Wissenschaftstheoretiker Thomas S. Kuhn hat dieses Problem weniger ideologisch wiederaufgegriffen und auf die Bedeutung der Gruppenbildung von Wissenschaftlern, welche innerhalb eines gemeinsamen Paradigmas arbeiten, hingewiesen. Diese Gruppen bilden sich durch gemeinsame Grundkonzepte, Hypothesen, aber auch Methoden und eine eigene Sprache (▶ Kapitel 7) aus und gewinnen durch die Verteidigung ihres Paradigmas Zusammenhalt und Produktivität[5] – ein intellektueller *Conflict* also, wenn auch ein nützlicher. Wenn sich die Forschung auch im Rahmen der Rationalität abspielt, weist dieser Ansatz doch auf außertheoretische Faktoren des Wissenschaftsbetriebs hin, welche den Erkenntnisprozess beeinflussen, ja ihn wahrscheinlich erst ermöglichen.

Diese Haltung kann durchaus bis zu existentiellen *Conflicts* gehen: Auch Mediziner in unserer Zeit – zumal die Vielversprechendsten des akademischen Nachwuchses – sind diesem Phänomen unterworfen. Vorab bei den Innovativen, welche etwas wirklich Neues vertreten und entwickeln wollen, hängt an ihren Ergebnissen nicht nur eine Publikation, sondern ihr Lebensplan, der Verlauf der eigenen Karriere und persönliche Erfüllung. Solche Lebensziele sind mit der Theorie, welche man vertritt, nicht selten eng verknüpft – und dazu gibt es zahllose Beispiel aus der Geschichte, ja alle Entdecker wurden mit dem Erfolg ihrer Gedanken groß. Das gilt auch heute: Engagiert man sich beispielsweise als Kardiologe für das Magnet Resonanz Imaging als diagnostisches Mittel, wird die Bedeutung, die diese Methode einmal erlangen wird, für die Zukunft eines engagierten klinischen Forschers entscheidend. Hier liegt bei der Erkenntnisarbeit ein materieller Aspekt des *Conflict of Interest* vor, wenn auch ein durchaus verständlicher.

Erwartung und Verführung

Was aber, wenn das Interesse am Ergebnis den Erkenntnisprozess prägt, ja von ihm überwältigt wird? Das Extrem dieses Phänomens ist die Datenbiegung, letztlich der Betrug. Ein Beispiel dieser Art bot kürzlich der koreanische Stammzellforscher Hwang Woo Suk, der im Februar 2004 in der Zeitschrift *Science* über die erste aus einem geklonten Embryo gezüchtete menschliche Stammzelllinie berichtete.[6] Im Juni 2005 ließ er in der gleichen Zeitschrift eine weitere Arbeit folgen – das therapeutische Klonen schien die neue Hoffnung. Dann tauchten Zweifel auf, die zweite *Science*-Publikation musste zurückgezogen werden,[7] eine zunehmende Zahl von Zelllinien erwies sich schließlich als Fälschung, Hwangs gesamtes *Ouevre* geriet in Verruf. Hier verunmöglichte ein übermächtiges Interesse, der Wunsch nach Aufmerksamkeit und Ruhm wirkliche Erkenntnis, wie sie Wissenschaft gewinnen will. Darüber brauchen wir kein Wort zu verlieren, über die Bewertung dieses Verhaltens sind sich alle einig – und Hwang musste mit seinem Sturz vom Nationalhelden zum Betrüger bitter büßen.

Es gibt aber auch Zwischentöne: Ist es denkbar, dass jemand, weil er an eine Sache zu sehr glaubt, weil seine

---

5   Thomas S. Kuhn: Die Entstehung des Neuen. Studien zur Struktur der Wissenschaftsgeschichte. Suhrkamp Verlag, Frankfurt 1977.

6   Woo Suk Hwang et al.: Evidence of a pluripotent human embryonic stem cell line derived from a cloned blastocyst. Science 303, 1669–1674, 2004.

7   Woo Suk Hwang et al.: Patient-specific embryonic stem cells derived from human SCNT blastocyts. Science 308, 1777–1783, 2005.

9 · »Conflict of Interest« oder Interesse am Konflikt? Vom Umgang mit Erkenntnis und Interesse in der Medizin

125 **9**

Existenz davon betroffen ist, oder anderer Gewinn lockt, etwas zu schön darstellt, vielleicht einen Aspekt überbetont oder unklare Befunde gar verschweigt? Zum Ersten lässt sich ein bekanntes Beispiel anführen: Gregor Mendel (1822 1884), der Augustinermönch, welcher in der zweiten Hälfte des 19. Jahrhunderts in seinem Klostergarten still die Gesetze des Erbgangs entdeckte, wusste noch nichts von Wahrscheinlichkeit und Streuung und schönte seine Daten leicht aber doch bestimmt, sodass sie für das Denken seiner Zeit überzeugend wurden – und so bis heute wirken. Vielleicht erahnte er auch bereits intuitiv Unterschiede in der Genexpression, nahm die Epigenetik vorweg; wie dem auch sei, wenn wir dies auch nicht gutheißen können, so hatte er jedenfalls recht: Wo lag sein Interesse? Wohl einzig im intellektuellen Bereich, es war das *Feu sacré* des großen Entdeckers. Als Mönch gab es für ihn weder finanzielle noch andere Anreize von Belang. In diesem Sinne hat jeder Forscher einen *Conflict of Interest*, er ist beseelt von seiner Theorie, versucht sie um jeden Preis zu beweisen; und gelegentlich gibt es auch gute Gründe, Widersprüchliches zunächst nicht zu beachten. Kurzum: Wenn es ihn hier nicht gäbe – diesen *Conflict of Interest* – wäre wohl nur weniges entdeckt oder erfunden worden.

Money, money, money…

Dazu kommen kann das unmittelbar Finanzielle: Natürlich, ohne Geld geht gar nichts. Jede Forschung braucht einen Sponsor – Kolumbus ging es nicht anders: Vergeblich versuchte er zunächst, João I. von Portugal zu überzeugen; bei Isabella *La Catholica* von Katalonien hatte er mehr Glück. Sie hatte gerade das Unmögliche erreicht: Ihre Truppen hatten 1492 Granada, die Hauptstadt der Moren, welche als unbezwingbar galt, geschleift. Kolumbus hatte diesen unerwarteten Erfolg geschickt genutzt, als sie ihn im Feldlager empfing. Natürlich, die Junta von Salamanca kam – wie viele Expertengremien, die in entscheidenden Momenten der Geschichte versagten – zum Schluss, dass der Ozean nicht zu überqueren sei; doch was hatte man über Granada gesagt? Dass es nicht zu erobern sei, gestand die Königin ein. Nun denn! Kolumbus hatte Isabella überzeugt.

Ist das Geld einmal gewonnen, stellt sich die Frage nach seiner Verwendung: Kolumbus und viele Entdecker nach ihm haben die Zuwendungen ihrer Mäzene (heute nennt man sie Sponsoren) redlich verwendet, die Armada machte sich auf den Weg. Natürlich stand er unter Druck, seine Versprechen einzulösen, seiner Kö-

nigin Gold, Land und Geschenke zu bringen. Wenn auch das Gold nicht den Erwartungen entsprach, so beeindruckten doch die Entdeckung neuer Länder, die mitgebrachten Wilden, exotischen Tiere und Geschenke – die Rückkehr von der ersten Reise wurde zum Triumph.

Heute sind die weltlichen, allzu weltlichen Erwartungen nicht geringer. Dabei geht es nicht um Harmloses wie die kleinen Aufmerksamkeiten vom gemeinsamen Abendessen bis hin zur Kongressreise, sondern um Bedeutsameres wie die direkte Beteiligung am Geschäft. In der Tat hat sich die Vernetzung von Medizin, Forschung und Entwicklung in den letzten Jahren erheblich verändert. Es ist nicht mehr ungewöhnlich, vorab in den USA, aber zunehmend auch in unseren Landen, wenn ein Mitarbeiter oder Professor einer Universität gleichzeitig Teilhaber oder sogar Besitzer einer Firma ist.

Die Grundlage für diesen unerhörten Wandel war der vom amerikanischen Kongress 1980 verabschiedete *Bayh-Dole Act*, welcher es Universitäten erstmals erlaubte, Erfindungen, welche sie mit stattlichen Forschungsmitteln machen, unter ihrem und des Entdeckers Namen patentieren zu lassen.[8] Was als geistiges Eigentum gelten darf, wurde auch entscheidend erweitert: So erklärte der *Supreme Court* im Fall Diamond vs. Chakrabarty genetisch veränderte Bakterien für patentierbar. Mit der Ausweitung dieses Urteils auf Ratten und Mäuse war die Welt nicht mehr die Gleiche: Leben wurde geistiges Eigentum. Europa wehrte sich zwar noch gegen diesen Wertewandel, doch ließ sich die Entwicklung nicht mehr aufhalten. Mit dem *Stevenson-Wydler Technology Innovation Act* vom gleichen Jahr wollte der amerikanische Kongress die Zusammenarbeit mit der forschenden Industrie bewusst fördern – *technology transfer* hieß das Zauberwort. Ergänzt wurden diese Maßnahmen durch den *Economic Recovery Tax Act*, welcher Firmen für Forschungsbeiträge an Universitäten Steuererleichterungen zusicherte. Diese politischen Maßnahmen der größten Forschungsnation haben die akademische Welt – wenn auch zunächst nur in den USA – unumkehrbar verändert. Die ehemals kontemplative Universität, die in Humboldts Geist Wissen und Bildung allein im Sinne hatte, wurde zu einem Mischkonzern, halb Elfenbeinturm, halb Unternehmen – seither schlagen zwei Seelen in ihrer Brust. Auch in

---

8 Zitiert nach: Sheldon Krimsky: Science in the private interest. Bowman & Littlefield Publishers, Inc., Lanham, Maryland, USA, 2003, p. 28–33.

der Schweiz fördert heute beispielsweise die Eidgenössisch Technische Hochschule die Gründung sogenannter *start-ups*. Dies auch mit gutem Grund: Warum soll nicht das an einer Universität gewonnene Wissen vor Ort umgesetzt und genutzt werden? Warum sollen nicht *Incentives* greifen, welche ebenso wie die damit gewonnenen Mittel die Forschung beleben und fördern? Warum soll sich die Universität in Zeiten abnehmender Staatsbeiträge auf dem freien Markt nicht zusätzliche Mittel holen? Dies hat aber die Qualität möglicher *Conflicts of Interest* neu bestimmt: Wenn ein bekannter invasiver Kardiologie in einem interventionellen Kurs einen neuen Stent vorführt und seine Eigenschaften und Vorteile vor laufenden Kameras beschreibt, dann ist es zumindest für die Teilnehmer wissenswert, ob er Inhaber des Patents oder gar (Mit-)Besitzer der Herstellerfirma ist oder nicht. Dass sich die *Washington Post* danach für dieses Problem interessiert ist nicht weiter erstaunlich. Wenn ein weiterer Universitätsprofessor, ein Vorreiter der Gentherapie, Studien über diese innovative Behandlungsmethode leitet, so ist das lobenswert; dennoch stimmt es nachdenklich, wenn man erfährt, dass er gleichzeitig *Primary Investigator* und Besitzer der Firma ist, welche den Vektor oder das Gen herstellt, welches es zu testen gilt. Es braucht kein Problem darzustellen, kann aber doch mindestens eines schaffen. Jedenfalls wird es schwieriger, wenn auch zugegebenermaßen nicht unmöglich, neben den Erfolgen auch alle unerwünschten Ereignisse und Probleme akkurat zu melden. Immerhin, diese Macher beleben die Forschung, ja sind ihre eigentlichen Motoren und ermöglichen Forschungsprogramme wie sie der Staat alleine nicht finanzieren kann. Insofern überwiegt das Positive, wenn es auch einer Regelung bedarf.

Wahrheit und Bestechlichkeit

Sind grundlegende akademische Werte wie Redlichkeit und Unbestechlichkeit ebenso wie die freie Verfügbarkeit des Wissens in diesem Umfeld noch lebbar? Können akademische Forscher, ja die Universität als Institution ihre Unabhängigkeit und Glaubwürdigkeit erhalten und gleichzeitig im freien Markt bestehen? Zweifellos besteht das Problem der Parteilichkeit, ja Bestechlichkeit: Wenn nicht nur die Wahrheit, sondern auch Geschäft, Fortkommen und Zukunft auf dem Spiele stehen, wird das kritische Urteil zur Herausforderung.

Gewiss, zuletzt muss jeder sich der Überprüfung des gewonnenen Wissens stellen. Die Wiederholbarkeit eines jeden Befundes lässt Unfundiertes nicht lange be-

stehen. Für klinische Studien – wir haben es gesehen (▶ Kapitel 5) – wurden strenge Regeln geschaffen, um *bias* zu verhindern. Wenn auch die Datenerhebung und ihre Auswertung heute geregelt ist, so verbleibt doch bei ihrer Deutung und Bewertung (sogenannte *dissimination phase* neuer Erkenntnisse) ein breiter Spielraum. Sind die Ergebnisse bedeutsam, für die Tätigkeit des Arztes leitend oder kaum der Rede wert? Hier können subtile Mechanismen der Verführung greifen.

Viel Staub hat dazu eine Arbeit im *New England Journal of Medicine* aufgewirbelt: Dabei zeigte sich, dass Autoren, welche Verträge mit der pharmazeutischen Industrie aufwiesen, positiver über Kalziumantagonisten – ein Medikament zur Senkung des hohen Blutdrucks und gegen Angina pectoris – berichteten als solche, die entsprechende *Conflicts* aufgrund eigener Angaben nicht besaßen[9]. Wo liegt die Wahrheit? Hat umgekehrt Curt Furberg, welcher in den letzten zehn Jahren einen Großteil seiner intellektuellen Energie darauf verwandte nachzuweisen, dass Kalziumantagonisten die Sterblichkeit erhöhen[10], keinen *Conflict of Interest*? Zumindest hat ein guter Teil seines Erfolges vor allem die ungeteilte Aufmerksamkeit in Fernsehen und Presse und damit auch seine Stellung als Hort der Unbestechlichkeit, als weißer Ritter der Medizin mit dieser Umtriebigkeit zu tun. Zuletzt entscheidet wer recht hatte, wo die Wahrheit liegt; insofern kann nur gute Forschung eine Antwort auf die Frage geben. Im genannten Fall will es die Ironie des Schicksals, dass Curt Furberg als Hauptuntersucher einer der größten je durchgeführten klinischen Studien an über vierzigtausend Patienten mit hohem Blutdruck zum Schluss kommen musste, dass seine früheren Vorwürfe allesamt falsch waren. So ließ sich in der vom unbestechlichen *National Institute of Health* finanzierten ALLHAT-Studie für die beschuldigten Medikamente weder eine höhere Infarktrate noch vermehrt Blutungen, Krebs oder gar eine Übersterblichkeit nachweisen[11]. Hier hat eine randomisierte Untersuchung (kurz darauf folgten – als ob es dieses

---

9   H.T. Stelfox, G. Chua, K. O'Rourke, A.S. Detsky: Conflict of interest in the debate over calcium-channel antagonists. N. Engl. J. Med. 1998, 338, 779–785.

10 Curt D. Furberg, B.M. Psaty, V.J. Meyer: Nifedipine: dose-related increase in mortality in patients with coronary artery disease. Circulation 1995; 92, 1326–1331.

11 The ALLHAT officers and coordinators for the ALLHAT Collaboration Research Group: Major outcomes in high-risk hypertensive patients randomized to angiotensin-converting enzyme inhibitor or calcium channel blocker vs diuretic. J. Amer. Med. Ass. 288:2981–2997, 2002.

127   **9**

9 · »Conflict of Interest« oder Interesse am Konflikt? Vom Umgang mit Erkenntnis und Interesse in der Medizin

Gewichts noch bedurft hätte – vier weitere vergleichbare Untersuchungen mit ähnlichen Ergebnissen), eine Kontroverse geklärt, welche aufgrund von Fallstudien und Metaanalysen entfacht wurde. Die verschiedenen *Conflicts* der betroffenen Forscher waren für die Wahrheitsfindung nicht hilfreich – im Gegenteil.

Qualität des Erkenntnisprozesses

Damit gelangen wir zu des Pudels Kern: Der Wert der Forschung ergibt sich nicht durch ihre Finanzierung, noch wird sie durch sie entwertet. Die Qualität der Forschung wird neben ihren Ergebnissen und Folgen durch Standards des Erkenntnisprozesses bestimmt, die wie beim Schachspiel zu Beginn unverrückbar festgelegt sind. Diese Anforderungen sind in der patientenorientierten Forschung zu Beginn unverrückbar festgelegte Fragestellungen, genaue Erfassung der Patientendaten, zufällige doppelblinde Zuteilung der Patienten in die zu untersuchenden Behandlungsgruppen nach dem von A. Bradford Hill eingeführten doppelblinden Prinzip (► S. 79) und unabhängige Überprüfung der erhobenen Daten. In der experimentellen Forschung gehören umsichtig geführte Laborbücher, die Verwendung modernster und wiederholbarer Untersuchungsmethoden wie auch eine vollumfängliche Berichterstattung der Ergebnisse dazu. Vor allem sind zwei Aspekte zwingend – Originalität und Ehrlichkeit.

Diese Erkenntnis geht leider in der Hitze der Diskussion unter und findet auch in den bisherigen Empfehlungen selbsternannter Expertengruppen kaum Beachtung. Es ist wie bei Kolumbus: Entscheidend waren weder die Finanzierung seiner Reise durch Isabella noch die Titel und Rechte, die er sich im Falle der Entdeckung Amerikas erhoffen konnte; bedeutend war und bleibt, dass er wirklich einen neuen Kontinent entdeckt hat.

Umgang mit dem Konflikt

Wie wird in der Medizin heute mit *Conflicts of Interest* umgegangen? Da gibt es diejenigen, die keine Fragen stellen – und es gibt die Fundamentalisten, die Ayatollahs, die der »Witwe Bolte« gleich mit erhobenem Zeigefinger das Problem zu lösen glauben. Hier wird nicht mehr von *Conflict of Interest* gesprochen, welcher einen angemessenen Umgang mit dem Problem zulässt, sondern von Interessenverwicklung, Verlust der Urteilsfähigkeit, ja Abhängigkeit (»Wes Brot ich ess, des Lied ich sing«). Noch ungehemmter frönen die Medientätigen dieser Leidenschaft. Hier wird von Komplizenschaft von Wissen und Geld geredet, ein Bild der Ärzte und

der forschenden Medizinalindustrie an die Wand gemalt, das weder wirklichkeitsnahe, noch gerecht ist. Gewiss, die Skandalisierung der Information entspricht einem Bedürfnis, das lustvolle Entsetzen derjenigen, die es schon immer wussten, will befriedigt sein (► Kapitel 10). Die Empörung – die Leidenschaft der zu kurz Gekommenen – hat sich in der Geschichte gut erhalten. Beide Umgangsformen mit dem Problem – die lasche wie die missionarische – behindern aber die Diskussion um eine konstruktive Vernetzung von Universität und Industrie, welche für Medizin und Gesellschaft von unverzichtbarem Nutzen ist.

Sicher, die pharmazeutische Industrie ist nicht die Heilsarmee; letztlich ist ihr Zweck der Gewinn, wie es ein kapitalistisches Wirtschaftsystem von ihr fordert. Das edle Geschäft mit der Gesundheit unterscheidet sich nicht grundsätzlich von irgendeinem Wirtschaftszweig – eine andere Sichtweise wäre Heuchelei. Gerade deshalb ist die pharmazeutische Industrie kein unproblematischer Partner für universitäre Wahrheitssucher[12]. Weil Gesundheit ein gesuchtes Gut ist, liegen ihre Gewinnmarchen (auch nach Abzug des Aufwandes für Forschung und Entwicklung) weit über denjenigen anderer Branchen. Sie zieht auch gerne freien Nutzen aus der meist staatlich finanzierten akademischen Forschung: Ein Großteil der Entdeckungen, welche zu neuen Medikamenten führten, wurde an Universitäten gemacht – und von der Industrie erfolgreich genutzt. Schließlich investieren Pharmafirmen verständlicherweise meist nur, wo es ihnen zum Nutzen gereicht: in Untersuchungen, die die Regulationsbehörden fordern, in neue Indikationsgebiete, in welchen zusätzliches Einkommen lockt, in Vergleichsstudien mit Präparaten der Konkurrenz, gegen die man sich abzugrenzen sucht. Wo eine Klärung beunruhigender Befunde nötig ist, hält sie sich gerne zurück – die Vioxx®-Affäre setzte dazu ein Zeichen.

Elfenbeinturm und Engagement

Braucht es sie denn, diese offenbar so problematische Zusammenarbeit von Universität und Industrie? Warum ziehen wir uns nicht wie Saint-Beuves Dichter in den Elfenbeinturm der Denker und Poeten zurück?[13]

---

12 Marcia Angell: The truth about drug companies. Random House Trade Paperbacks, New York, 2005.

13 Charles-Augustin de Sainte-Beuve: Oeuvres, Bibliothèque de la Pléiade, tome II, p. 858–873: Reception de M. le Comte Alfred de Vigny, p. 872, 1951.

Il est même allé jusqu'à penser qu'il y avait une lutte établie et comme perpétuelle entre les deux races; que celle des penseurs ou poètes, qui avait pour elle l'avenir, était opprimé dans le présent, et qu'il n'y avait de refuge assuré que dans le culte persévérant et le commerce solitaire de l'idéal. Longtemps il s'est donc tenu à part sur sa colline, et, comme je lui disais un jour, il est rentré avant midi dans son tour d'ivoire.

Warum bleiben wir nicht, dem Dichter gleich, in unserer eigenen abgeschlossenen Welt, im universitären Turm, vermeiden diese verrufenen Kontakte, bleiben unberührt und rein?

In der Medizin, zumindest in der klinischen Form dieser Wissenschaft, welche letztendlich Krankheiten verstehen und behandeln will, ist die Vernetzung von Universität und Industrie nicht nur wünschenswert, sondern unverzichtbar. Ohne diese Zusammenarbeit wären weder die Schrittmacher, die Ballondilatation noch das Stenting entwickelt worden. Auch Moleküle, welche beispielsweise krankmachende Stoffwechselwege beeinflussen, ja vielleicht zum Medikament taugen, können an der Universität nur vorgedacht, aber nicht bis zur klinischen Reife entwickelt werden. Der Weg vom Molekül zum Medikament kann umgekehrt von der Industrie nicht ohne universitäre Forscher beschritten werden. Somit ist für die klinische Forschung diese Zusammenarbeit zwingend, ohne sie gäbe es keine Innovation.

Dass moderne Forschung, zumal in der Biologie und Medizin, nicht ohne Geld auskommen kann, ist offensichtlich; neben steigenden Kosten für molekulare Untersuchungen fallen vor allem die immensen Budgets klinischer Studien – vorab der für die klinische Entwicklung wichtigen Multizenterstudien, welche Evidenz für wissensbasierte Behandlungen erst erschaffen – ins Gewicht. Qualität kostet: Verblindung, Randomisierung, *Monitoring* und Standardisierung erfordern einen Aufwand[14], welcher durch staatliche Mittel alleine nicht zu bewältigen ist.

Win-Win?

Wenn denn also diese Zusammenarbeit der Universität zum Nutzen gereicht, was ist dabei bedenklich? Ist die Finanzierung einer Arbeit zum Vorteil aller verwerflich? Und weiter: Ist es nicht verständlich, dass ein

überragender Kopf für seine innovativen Ideen auch den verdienten Lohn erhält?

Nehmen wir an, dass zur Behandlung des akuten Schlaganfalls völlig neue Behandlungsformen gefunden werden sollen. Dazu wird sich die forschende Industrie die Besten suchen, diejenigen, die sie zur Entwicklung eines neuen Produktes, sei es ein Heilmittel, *Device* oder eines Katheters braucht. Nur so lässt sich der Nachweis von Wirkung und Sicherheit erbringen, welcher für die Zulassung und damit den Zugang zum Markt zwingend ist. Hier treffen sich Wissen und Qualität mit den Anforderungen der Zulassungsbehörden, aber auch denjenigen der *Scientific Community*, welche Glaubwürdigkeit und Plausibilität verlangen, zu einer *Win-win* Situation für Universität und Industrie und letztlich auch für Patienten und Gesellschaft.

Wieso soll sich der universitäre Forscher dies nicht entgelten lassen? Es ist selbstverständlich, dass eine innovative Zusammenarbeit zum Nutzen seiner Abteilung oder seines Bereichs vergütet werden muss – anders kann sie nicht stattfinden. Er darf durchaus einen finanziellen Mehrwert erwirtschaften, welcher es ihm erlaubt, Drittmittelstellen zu schaffen, um damit weitere Ideen zu verfolgen. In diesem Sinne ist auch das Finanzielle ein Gewinn für beide Seiten.

Erwartung und Enttäuschung

Eine solche Zusammenarbeit ist eine Auszeichnung, zumal sie in der Regel aus dem *Research and Development* der internationalen Zentrale eines Konzerns kommt, welche sich heute meist im Ausland findet. Es ist also nicht der kleine Markt Schweiz (und auch Deutschland alleine wäre trotz seiner Größe nicht Grund genug), der hier den Industriepartner interessiert, sondern die Entwicklung eines Produktes für den Weltmarkt. Entsprechend ist der Umsatz des angesprochenen medizinischen Zentrums an Produkten des Industriepartners nicht entscheidend, das Marktinteresse vom akademischen Partner entkoppelt. Das gibt dem universitären Forscher Freiraum; vor allem wenn es ihm gelingt aufgrund seines Wissens und seiner Kompetenz für viele Firmen bedeutsam zu werden, stärkt er seine Unabhängigkeit.

Allerdings entsprechen die Ergebnisse nicht immer den Erwartungen – und dies kann Probleme schaffen. Neutrale – und erst recht negative – Befunde haben ökonomische Folgen: Sie können ein vielversprechendes Produkt und budgetierte Millionenumsätze in Nichts auflösen. Wenn der absehbare Schaden groß ist, ja das Überleben des Sponsors oder des verantwortlichen Managers

---

14 Heutige Großstudien an Tausenden von Patienten kosten zwischen 50–300 Millionen $.

9 · »Conflict of Interest« oder Interesse am Konflikt? Vom Umgang mit Erkenntnis und Interesse in der Medizin

129   9

bedroht, kann die Neigung, die ungeliebten Befunde zu verschweigen oder doch anders zu gewichten übermächtig werden. Dass es der Sponsor lieber sähe, wenn darüber möglichst wenig, vielleicht gar nicht gesprochen würde, ist verständlich. Wenn eine Unterdrückung solcher Daten bei neu einzuführenden Medikamenten auch selten etwas rettet, da kein Weg an den Zulassungsbehörden vorbeiführt, so kann – ist die Registrierung einmal erreicht – durch das Herunterspielen unliebsamer Ergebnisse durchaus ein Nutzen entstehen. Die Bagatellisierung der Befunde der sogenannten *Vigor*-Studie[15] durch die Firma Merck, welche bei Patienten mit Gelenkbeschwerden unter dem eben erst eingeführten Entzündungshemmer Vioxx® im Vergleich zum bisher meist verwendeten Rheumamittel eine Häufung von Infarkten ergab, ist nur ein Beispiel unter vielen. Hier hat die Kurzsichtigkeit der verantwortlichen Manager zuletzt zu einer Katastrophe geführt, die fast die Existenz der Firma in Frage stellte.

Ein anderes Beispiel: Wenn eine frisch börsenkotierte Firma ihr erstes Produkt, das eben erst die Indikation zur Behandlung der seltenen pulmonalen Hypertonie[16], einer langwierigen, meist tödlich verlaufenden Erhöhung des Blutdrucks im Lungenkreislauf, erhalten hat, ihren Erstling mit Umsicht umsorgt, ist das verständlich. Wenn eine weitere Studie an über tausend Patienten mit Herzschwäche, einer folgerichtigen und ökonomisch bedeutsamen Ausweitung der Erstindikation, keine Wirkung des Präparates auf das Überleben dieser Patienten ergibt[17], besteht die Gefahr, dass das neue Medikament insgesamt als wirkungslos wahrgenommen wird. Wenn es gar das einzige Produkt des Sponsors ist, überrascht es nicht – wenn es auch ethisch nicht gutzuheißen ist – dass die besagte Studie nie in einem wissenschaftlichen Journal das Licht der Welt erblickte und nur als Kongressbericht verfügbar ist[18] – *publication bias* der niederen Art.

Verführung der Unverführbaren

Auch Universitäten können in Konflikte geraten. Mit zunehmender Komplexität der Forschung stieg auch der finanzielle Bedarf: Universitäten können sich im globalen Wettbewerb nur mit riesigen Mitteln, Summen die der Staat immer weniger bereitstellen kann, über Wasser halten. In den USA und zu einem Teil auch im Vereinigten Königreich, helfen großzügige Spender die Lücken zu schließen. Doch genügen auch diese Zuwendungen noch nicht dem Bedarf. Unvermeidlicherweise ist man auf Spenden aus der Wirtschaft angewiesen – und dagegen ist grundsätzlich nichts einzuwenden.

Dennoch gibt es Beispiele, die nachdenklich stimmen: Dr. Nancy Olivieri, eine Fachärztin für Blutkrankheiten an der Universität von Toronto, interessierte sich für ein Erbleiden der roten Blutzellen, welches unter Einwanderern aus dem Mittelmeerraum verkommt, die Thallasämie, und untersuchte eine Substanz, welche das aus untergehenden roten Blutzellen sich ablagernde Eisen auffangen und aus dem Körper bringen sollte, das Medikament Deferipron.[19] Dieses vielversprechende Molekül wurde von der Firma Apotex hergestellt und für die klinische Anwendung entwickelt. Dr. Olivieri sollte in einem vertraglich geregelten Protokoll die Wirksamkeit dieser Substanz bei Patienten testen. Gleichzeitig verhandelte die Universität von Toronto mit Apotex über eine bedeutende Schenkung für ein geplantes biomedizinisches Forschungszentrum. Unglücklicherweise beobachtete Dr. Olivieri in ihren Untersuchungen, dass Deferipron nicht nur bei einigen Patienten seine Wirksamkeit verlor, sondern auch bedeutende Nebenwirkungen mit sich brachte. Die Fachärztin für Blutkrankheiten veröffentlichte die Ergebnisse, wie es sich für einen unabhängigen Forscher ziemt. Kurz darauf wurde Dr. Olivieri von der Direktion der Hämatologie des *Hospitals for Sick Children* der Universität von Toronto entbunden. Die Firma Apotex unterbrach dennoch ihre Verhandlungen über die vorgesehene Schenkung mit der Universität Toronto und trat kurz darauf von ihrem Angebot zurück. Einige Jahre später entsann sich die Universität ihres eigenen Auftrags und setzte eine Kommission zur Untersuchung dieser Vorfälle ein. Diese kam zum Schluss, dass Dr. Olivieri sachlich und ethisch vorbildlich gehandelt hatte. Die Hämatologin wurde daraufhin wieder in ihre ursprüngliche Position eingesetzt – Ende gut, alles gut,

15 Debabrata Mokherjee, Steven E. Nissen, Eric J. Topol: Risk of cardiovascular events associated with selective COX-2 inhibitors. J. Amer. Med. Ass. 286, 954–959, 2001.

16 R. Channick et al.: Effects of the dual endothelin receptor antagonist bosentan in patients with pulmonary hypertension: a placebo-controlled study. J. Heart Lung Transplant. 20, 262–263, 2001.

17 zitiert nach: A. Colletta, S. Thackray, N. Nikitin, J.G. Cleland: Clinical trials update: Highlights of the scientific sessions of the American College of Cardiology 2002. Eur. J. Heart Fail. 2002, 4, 381–388.

18 Milton Packer et al.: Late breaking clinical trials II. Effects of the endothelin receptor antagonist bosentan on the morbidity and mortality in patients with chronic heart failure. Results of the ENABLE 1 and 2 trial program. *American College of Cardiology 51st Annual Scientific Sessions 2002 Atlanta, GA: American College of Cardiology* 2002.

19 Sheldon Krimsky: Science in the private interest. Has the lure of profits corrupted biomedical research? Rowman & Littlefield Publishers, Inc., Oxford, 2003, p. 45–37.

so scheint es auf den ersten Blick. Auf den Zweiten zeigt diese Affäre, dass sich bei der Zusammenarbeit mit der forschenden Industrie bedeutende institutionelle *Conflicts of Interest* ergeben können, die die Grundsätze der Universität, ja ihre Stellung als Hort des Wissens und der Wahrheitsfindung in Frage stellen. Die Freiheit der Wissenschaft wurde 1850 in die preußische Verfassung aufgenommen, um Universitäten vor den Interessen politischer Machthaber und der Wirtschaft zu schützen. In der Folge wurde dieser Grundsatz weltweit für das akademische Leben leitend und durch die feste Anstellung der Professoren (sogenannte *tenure positions*) gesichert. Vertragliche Regelungen mit der forschenden Industrie können die akademische Freiheit, wie der Fall Olivieri zeigt, in unannehmbarer Weise beschränken. Die Universität von Toronto hat seither, wie viele vergleichbare Institutionen, ihre Richtlinien geändert – das Problem scheint überwunden.

Was die Betroffenen denken

Was halten die Betroffenen von dieser Sache? Zuletzt sind es die Patienten, die sich dazu Gedanken machen müssten. Was denkt der Patient, der freiwillige Teilnehmer einer Studie über die *Conflicts* seines Arztes? In einer Befragung von Teilnehmern von Krebsstudien zeigte sich überraschenderweise, dass sich neun von zehn Patienten über die finanziellen *Conflicts of Interests* ihrer Ärzte keine Gedanken machen.[20] Das Vertrauen ist also weiterhin gegeben – und spricht für die Betreuer dieser Kranken. Und gewiss ist es nicht der Forscher, der über die Zulässigkeit eines Protokolls entscheidet, sondern eine unabhängige Instanz, das *institutional review board* oder die Ethikkommission in unseren Breiten. Also doch nicht ein wirklich beunruhigendes Problem. Und recht haben sie, die Teilnehmer wissenschaftlicher Studien: Im Vergleich zu anderen Patienten werden sie umsichtiger betreut, ja Hospitalisationen und Tod sind weniger häufig als bei vergleichbaren Patienten, die außerhalb von Protokollen ärztlich betreut werden – der gute Arzt scheint ein Forscher zu sein.

Der verhängnisvolle Hang zum Neuen

Es ist nicht nur die böse Industrie und ihr Geld, die uns verführen kann: *Publications bias* sind ein nicht zu unterschätzendes Problem im Erkenntnisprozess der Wissenschaften selbst. Eigentlich handelt es sich um etwas ganz Banales: Die Vorliebe für positive Ergebnisse bei Forschern, Herausgebern, nicht nur beim Sponsor. Interessante Befunde, aufregende Neuerungen sind eher eine Zeile wert – und das nicht nur in Tageszeitungen, die vom Geschäft mit der Erregung leben (▶ Kapitel 10), sondern auch in wissenschaftlichen Journalen von hohem Rang. Wer spricht schon gerne über Verfehltes und Langweiliges? Jeder Herausgeber kämpft um die Aufmerksamkeit der Leser, ja sie bestimmt die Impactpunkte und damit das Ansehen des Produktes (▶ Kapitel 7) und nicht zuletzt sein eigenes Fortkommen. Neutrale Ergebnisse lassen sich nur mit Mühe veröffentlichen, gehen eher unter als das Unerwartete und Neue; dennoch ist auch das Langweilige nicht unbedeutend, gehört genauso zu unserem Wissensschatz. Ob dieser *publication bias* ein Grund dafür ist, dass beispielsweise jede dritte klinische Untersuchung mit Antidepressiva nie das Licht der Öffentlichkeit erblickt[21] oder ob die Untersucher selbst oder die Sponsoren die Schuld tragen, sei dahingestellt – jedenfalls wird die Wahrheit damit zum Zerrbild oder zumindest falsch gewichtet: So ergaben beispielsweise die überwiegende Mehrheit der veröffentlichten Untersuchungen eine Wirkung von Antidepressiva, während dies nur in der Hälfte der unveröffentlichten Studien der Fall ist.

Die Sucht nach Aufmerksamkeit hat längst die besten Journale erfasst: Vorab im *New England Journal of Medicine*, dem *Journal of the American Medical Association* und *Lancet* wird an eingereichten Manuskripte nicht nur ihre Qualität, sondern auch ihr *news* Wert erfasst. Das bringt Anerkennung, Abonnements und Inserate, ja das Einkommen aus Sonderdrucken bedeutender Medikamentenstudien (manchmal werden zehntausende Kopien vom Sponsor bestellt) sichert die Finanzierung der Zeitschrift und des Verlags.

Der *news* Wert wissenschaftlicher Publikationen geht über die Beachtung durch Forscher und Laien hinaus: Diese Veröffentlichungen bestimmen heute nicht nur das Ansehen führender Journale, sondern auch den Aktienkurs von *Pfizer*, *AstraZeneca* und wie sie alle heißen. Damit ist selbst *insider trading* zum Thema geworden. Die an solchen Studien beteiligten Forscher kennen ebenso wie die Herausgeber die Ergebnisse, bevor sie der Öffentlichkeit im Netz oder als gedrucktes Produkt verfügbar werden. Die Rechtslage ist zwar je-

---

20   Lindsay A. Hampson et al.: Patients' views on financial conflicts of interest in cancer trials. New Engl. J. Med. 355, 2330–2337, 2006.

21   Erick H. Turner et al.: Selective publication of antidepressant trials and its influence on apparent efficacy. New Engl. J. Med. 358, 252–260, 2008.

9 · »Conflict of Interest« oder Interesse am Konflikt? Vom Umgang mit Erkenntnis und Interesse in der Medizin

131

9

dem bekannt, die Nutzung börsenrelevanten Wissens kann aber eine Versuchung bleiben.

Kein Zweifel, vor diesen Versuchungen muss sich die Forschung schützen: Rechtliche Anforderungen der Universitäten wie die Verpflichtung zur Veröffentlichung auch negativer oder neutraler Ergebnisse helfen weiter, ja schützen den akademischen Forscher vor unangemessenen Forderungen des industriellen Partners und stützen ihre Glaubwürdigkeit. Ein zentrales Register laufender klinischer Studien – wie es in den USA nun unter www.gov.org verfügbar ist – ist ein Schritt in die richtige Richtung: Für klinische Studien von Rang ist es heute selbstverständlich, dass das Protokoll ebenso wie die vorgängig festgelegten Endpunkte zu Beginn öffentlich zugänglich gemacht werden. In vielen Bereichen wie der kardiovaskulären Medizin bestehen eigentliche Lexika laufender und abgeschlossener klinischer Studien, welche den Aufbau der Untersuchung wie auch deren Resultate verfügbar machen.[22] Damit sind Nachfragen möglich: Was ist aus dieser Studie geworden? Wurde über ihre Ergebnisse angemessen berichtet?

Die Unbestechlichkeit großer Trials

Allen Bedenken zum Trotz: Wichtig sind sie, diese großen Untersuchungen an Hunderten und Tausenden von Patienten, die *Multicenter trials* der Phase III der klinischen Entwicklung, welche allein aus Kostengründen ohne die Industrie nicht zu machen sind. Diese Untersuchungen sind – wie wir gesehen haben (▶ Kapitel 5) – das Kerngeschäft evidenzbasierter Medizin, ohne sie lässt sich die Wirkung neuer Medikamente und Geräte nicht bestimmen. Akademisch sind sie aber außer für das leitende Zentrum, für den *primary investigator* und sein Team, die den Forschungsplan erstellen und auswerten, wenig attraktiv; hier gilt es für den *local investigator,* vor Ort im Verbund mit Dutzenden bis Hunderten anderer Spitäler weltweit vorgegebenen Protokollen möglichst genau zu folgen. Der Beitrag eines teilnehmenden Zentrums ist eine wichtige wissenschaftliche Dienstleistung; zwar für die Entwicklung neuer Behandlungen bedeutsam, aber ohne eigene geistige Leistung. Die Bezahlung ist aber auch hier in Ordnung: Es wird allein ein Aufwand entgolten, ein Einfluss finanzieller Interessen am Ergebnis ist bei den heutigen Vorgaben randomisierter und geblindeter Studien mit zentraler Datenauswertung ohne kriminelle Energie kaum möglich.

Ein eindrückliches Beispiel der Unbestechlichkeit heutiger Protokolle sind zwei klinische Studien an über viertausend[23] beziehungsweise über zehntausend Patienten[24], welche in einem Fall durch Bristol-Myers Squibb und im anderen durch Novartis finanziert wurden. In beiden Studien wurde ein Medikament des Sponsors mit einem Konkurrenzpräparat verblindet verglichen. Nach mehreren Jahren Beobachtungszeit erwies sich in beiden Fällen unglücklicherweise das Konkurrenzprodukt als überlegen; die enormen finanziellen Aufwendungen kamen unfreiwillig und kostenlos dem Konkurrenten Pfizer zu Gute. Nur die heutige Qualität der Studiendurchführung und ihre Kontrolle durch unabhängige akademisch geführte Studienzentren hat dies ermöglicht.

Das Bedenkliche…

Daneben gibt es auch weniger Sauberes: Pauschalzahlungen, vorab der regionalen Niederlassungen internationaler Firmen an Zentren und Ärzte. Dieses Geld kommt nicht von der Forschung und Entwicklung, sondern vom Marketing. Es ist durchaus denkbar, dass hier nicht nur die intellektuelle Qualität des Begünstigten, sondern seine lokale Bedeutung als Verbraucher oder Meinungsmacher für den ins Auge gefassten Markt im Vordergrund steht. Und ein anderer Unterschied ist bedeutsam: Die Zuwendungen sind vom Produktverbrauch des Zentrums nicht unabhängig. Hier entsteht ein *Conflict of Interest* der anderen Art. *Confligere* heißt zusammenprallen, in diesem Falle ein Zwiespalt klar getrennter Interessen. Wenn ein deutscher Staatsanwalt einen Universitätsprofessor besucht, weil der Verbrauch eines neuen Schrittmachers zeitgleich mit Unterstützungszahlungen des Herstellers stieg, dann stellt sich die Frage: Ist das Produkt so gut oder liegen andere Interessen vor? Jedenfalls wird entweder mindere Qualität bewusst in Kauf genommen oder Angemessenes überbezahlt. Daneben entsteht ein weiteres Problem: Selbst wenn diese Zahlungen auch für redliche Aktivitäten, zum Beispiel die Besoldung eines ärztlichen Mitarbeiters genutzt werden, so besteht doch eine mangelnde

22 Robert A. Kloner, Yochai Birnbaum: Cardiovascular Trials Review, 10th edition, Le Lacq Communication, Inc., Darien, CT, USA, 2006.

23 Richard Cannon et al.: Intensive versus moderate lipid lowering with statins after acute coronary syndromes. New Engl. J. Med. 350, 1495–1504, 2004.

24 Stevo Julius et al.: Outcomes in hypertensive patients at cardiovascular risk treated with regimens based on valsartan or amlodipine: the Value randomized trial. Lancet 363, 2022–2031, 2004.

Transparenz und eine falsche Buchhaltung: Anstatt bei den Personalkosten des Leistungserbringers, werden diese Kosten auf dem Produkt direkt den Kassen verrechnet.

Interesse am Konflikt

Es gibt sie also, die *Conflicts of Interest*. Warum aber gibt es auch ein Interesse am Konflikt? Ethische Probleme werden unterschiedlich angegangen. Fundamentalistische Haltungen suchen den Konflikt, suchen mit Leidenschaft, was Leiden schafft – das Ressentiment, die missgünstige Ablehnung des Andersdenkenden oder auch des Erfolgreichen (▶ Kapitel 11), kann durchaus mitschwingen. Das Richtigkeitsgefühl, das dabei entsteht, schafft offensichtlich beim Anklagenden Befriedigung, die Entwertung anderer erhöht moralisch die eigene Stellung.

Wir erinnern uns an Paul Nizons brillanten Essay »Diskurs in der Enge«[25], in welchem der Begriff sich nicht auf die naturbedingte Gestaltung der Landschaft in seiner voralpinen Heimat bezieht, sondern vielmehr auf die Voraussetzungen künstlerischen und damit kreativen Schaffens in einem kleinen Land: Beengung als Antwort auf die Bedrohung durch das Ungewöhnliche und Schöpferische. Was der spät von seiner Heimatstadt, der von überdachten engen Gassen geprägten Hauptstadt Bern, Geehrte über die Kunst schrieb, gilt entsprechend für die Medizin. Nicht jeder erhobene Zeigefinger nährt sich aus reinen Gefühlen.

Wenn wir die eingangs gestellte Frage *Conflict of Interest* oder Interesse am Konflikt noch einmal aufgreifen, dann erfassen wir die Bedeutung des Problems: Es ist zu wichtig, um es Gefühlen und Fundamentalisten zu überlassen. Deshalb das eigentliche Interesse am Konflikt: Nur wenn wir ihn ernst nehmen, kann die Kontroverse zum Vorteil aller gelöst werden – aber weder im Elfenbeinturm noch mit blindem Engagement. Also weder mit Flaubert noch Sartre. Flaubert, angeregt von Sainte-Beuve, vollzog den Rückzug aus der Wirklichkeit:

> Il faut se consoler … et vivre dans son tour d'ivoire.
> Ce n'est pas gai, je le sais; mais avec cette méthode,
> on n'est ni dube ni charlatan…[26]

Dem *Idiot de la famille*[27], diesem Mann ohne Eigenschaften, hat Sartre sein absolutes Engagement entgegengesetzt, welches den Wert des sich Einbindens über den Inhalt setzte – das Eine ist so falsch wie das Andere.

Rules, rules, rules…?

Was braucht es zur Lösung des Problems? Sicher einen verbindlichen Kodex – einen *code of conduct* im modernen Latein – eine Regelung also, welche die fruchtbare Zusammenarbeit von Industrie und Universität nicht nur ermöglicht, sondern fördert – aber gleichzeitig Schranken bereit hält, welche Missbrauch verhindern.

Es braucht aber auch ein Umdenken: Das Bild der bösen Industrie, welche Ärzte bewusst verführt und alles in Kauf nimmt, um Gewinne zu schaufeln, ist nur dem Entlarvungsjournalismus nützlich. Hier gilt es, nicht die Auflagen von Massenblättern hochzuschrauben, sondern für die klinische Medizin, Wirtschaft und Gesellschaft Wertschöpfung zu erlauben. Die Verteufelung jeden Interesses im Erkenntnisprozess ist für die Wissenschaft vergleichbar schädlich wie die Dämonisierung jeden Gewinns linker Gesellschaftstheorien für Wirtschaft und Wohlstand. Was es anzunehmen gilt, ist ein Bild der forschenden Industrie als eines Partners, welcher Produkte der besten Art entwickeln will, weil letztlich nur Qualität die Zulassung und damit den Markt eröffnet. Die Vorgaben der Zulassungsbehörden dies- und jenseits des Atlantiks haben sich längst die Prinzipien evidenzbasierter Medizin zu eigen gemacht (▶ Kapitel 5).

Wenn die Wirksamkeit und Sicherheit eines neuen Medikaments beispielsweise zur Verbesserung der Gedächtnisleistung bei der Alzheimerschen Erkrankung untersucht werden soll, wird der industrielle Sponsor ebenso wie die universitären Forscher, welche daran beteiligt sind, alles daran setzen, die Anforderungen der *Federal Drug Administration* oder der *European Agency for the Evaluation of Medical Products* zu erfüllen, denn anders lassen sich Medikamente weder entwickeln noch verkaufen. Die Zeit der Einführung minderer Produkte nach dem Verführungsprinzip ist vorbei. Auch die *Key Opinion Leaders*, die großen klinischen Forscher unserer Tage, müssen ihre Meinungen durch Daten untermauern – die Rechthaberei der *Eminence-based Medicine* hat ausgedient.

25 Paul Nizon: Diskurs in der Enge. Suhrkamp Verlag, Frankfurt 1990.

26 Gustave Flaubert: Correspondence, Bibliothèque de la Pléiade, 1973–1998.

27 Jean-Paul Sartre: Der Idiot der Familie. Gustave Flaubert 1821 bis 1857. Rowohlt. Hamburg 1977.

9 · »Conflict of Interest« oder Interesse am Konflikt? Vom Umgang mit Erkenntnis und Interesse in der Medizin

133

9

Erkenntnis und Gewinn

Gewiss, die Industrie lebt nach den Prinzipien des Kapitalismus, alles andere wäre Augenwischerei. Hätten wir uns nicht diesen wirtschaftlichen Regeln verpflichtet, wäre der Wohlstand westlicher Gesellschaften nicht möglich geworden, müssten wir uns wie die Bürger östlicher, inzwischen in der Vergangenheit versunkener Staaten, mit einer einzigen und deshalb auch minderwertigen Zahnpasta herumschlagen. Dennoch bringt die heutige zwanghafte Ausrichtung auf den ökonomischen Gewinn, das unaufhörliche Drängen ungeduldiger Investoren nicht nur Gutes: Leicht stellt man um eines guten Jahresergebnisses willen Nötiges zurück, solange es unentdeckt bleibt, vermeidet Investitionen in sachlich Erforderliches. Wenn nach einer ersten Warnung eine zweite folgt und ein Milliardenprodukt aufgrund zweifelhafter Daten zurückgezogen werden muss, weil Stichhaltiges fehlt, zeigt sich die Schattenseite unseres Systems: Vioxx® als Signal. Was vor Jahren noch lösbar gewesen wäre, wurde in diesem paradigmatischen Fall zur Bedrohung eines ganzen Konzerns.

Vielleicht haben die Manager von Merck damals aus ihrer Sicht ökonomisch richtig gehandelt, denn der behördliche Druck, ein Schmerzmittel auf seine Sicherheit bei Herz- und Kreislaufpatienten zu prüfen, fehlte fast ganz. Mit dem Fall Vioxx® hat sich die Aufmerksamkeit ausgeweitet: Da Rheumapatienten schon aufgrund ihres Alters auch an Herz- und Kreislaufproblemen leiden, wurde die Überwachung dieser Körperfunktionen auch bei der Einführung von Schmerz- und Entzündungshemmern zur Notwendigkeit. Hier liegt gerade die Chance der Ärzte und forschenden Mediziner: Sie sind es letztlich, welche – zusammen mit den Zulassungsbehörden – die Qualitätsstandards setzen, Anforderungen also, welche sowohl Erkenntnisgewinn für die Forscher, neue Behandlungen für Patienten, neue Märkte für die forschende Industrie, und auch Hinweise zur Sicherheit medizinischer Maßnahmen erbringen. Es gilt, das Gewinnstreben der Manager in die richtigen Bahnen zu lenken. Dazu gibt es auch keine Alternative; weder Vater Staat noch die von ihm finanzierten Institutionen wie der Schweizerische Nationalfonds oder die Deutsche Forschungsgemeinschaft noch private Stiftungen hätten auch nur entfernt die Mittel, um klinische Untersuchungen dieser Art zu ermöglichen. Deshalb die Schicksalsgemeinschaft: Man sitzt im gleichen Boot, doch am Steuer sollten wir unbestechliche Behörden und fachkundige Berater wissen.

Transparenz als trügerische Hoffnung

Kann Transparenz die gesellschaftliche Akzeptanz der Zusammenarbeit von Ärzten und Industrie verbessern? In den USA ist dies zur Regel geworden: Wenn es einem gelingt, zum Beispiel bei der *American Heart Association* als Redner eingeladen zu werden, folgt der anfänglichen Freude ein mehrseitiger Fragebogen, der kein Entweichen zulässt: Es wird nach Honoraren, Beraterverträgen, Forschungsbeiträgen, Anteilen an Firmen und Aktienkapital gefragt. Immaterielle Interessenkonflikte wie Stellung, Karrierewünsche, Hoffnungen und anderes mehr sind nicht Gegenstrand der Befragung – als gäbe es sie nicht. Alles erscheint sehr zeitgemäß, wenn *Conflicts of Interest* erfragt werden, geht es ausschließlich ums Geld. Einzelne amerikanische Berufsorganisationen wie das *American College of Cardiology* sind soweit gegangen, sich auf Beträge einzulassen: 10'000 US $ pro Firma und Jahr oder zehn Prozent des Gesamtjahreseinkommens sind unbedenklich, was darüber hinaus geht, gilt als *Conflict*[28] – hier sind die Erbsenzähler unterwegs. Das *American College of Physicians* ist noch weiter gegangen: »*A useful criterion in determining acceptable activities and relationships is: Would you be willing to have these arrangements generally known?*« Als ob es der Sache dienlich wäre, wenn *Conflicts* in der Presse erörtert würden. Zu viele *Conflicts of Interest* beherrschen den Journalismus selbst, als dass er sich als Schiedsstelle eignen könnte (▶ Kapitel 10). Öffentlichkeit als Lösung wird der Streitfrage nicht gerecht, Transparenz finanzieller Konflikte alleine vermittelt keine Absolution.

Erkenntnis aus dem Interessenkonflikt

Folgende Thesen scheinen sich aus diesen Gedanken zu ergeben: (1) Jede intellektuelle Tätigkeit weist *Conflicts of Interest* auf, ja sie wird durch Interesse erst ermöglicht. (2) *Conflicts of Interest* können intellektueller, existentieller oder finanzieller Natur sein. (3) In der klinischen Forschung ist eine Zusammenarbeit von Universität und forschender Industrie aus sachlichen und finanziellen Gründen zwingend; dabei können *Conflicts of Interest* entstehen. Und schließlich (4) gilt es zu beachten, dass Interessenskonflikte uns bei der Prüfung des Wahrheitsgehalts des Erbrachten nicht weiterhelfen.

Erheblich ist nicht nur das schiere Vorhandensein allgegenwärtiger *Conflicts*, sondern deren Gewichtung.

---

28 American College of Cardiology: Policy and procedures regarding the relationship of members with industry and others. 17.10.1993.

(Mit)besitz an der beteiligten Firma, regelmäßiges hochdotiertes *Consulting*, vor allem wenn es einseitig einer Firma zugute kommt, oder Pauschalzahlungen aus dem Marketingbudget sind nicht mit projektorientierten und innovativen Forschungsverträgen zu vergleichen; das Letztere sollte als Auszeichnung gelten und wird es auch zunehmend in inneruniversitären Bewertungen (▶ Kapitel 6). Dabei nimmt die Unabhängigkeit, der Freiraum für den Forscher mit steigender Zahl der Verbindungen zu. Eine einseitige Abhängigkeit von einem Sponsor ist bedenklicher als breitgefächerte Verträge mit vielen Partnern wie sie den Erfolgreichen möglich sind. Erfolg schafft Unabhängigkeit, weil man gebraucht wird – und auch nein sagen kann.

Transparenz, das heißt Einsehbarkeit von Verträgen, Protokollen und Finanzflüssen wie auch der Verwendung der Gelder (privat vs. institutionell) durch vorgesetzte Stellen, ist zwingend erforderlich. Die Unterscheidung zwischen sachlich gebundenen Drittmitteln und Bestechung ist entscheidend an die Frage gebunden, wer die Gelder erhält – eine Privatperson oder eine Institution. Einsehbarkeit muss zunächst der Universitätsleitung und zwingend unabhängigen Revisoren zustehen; dies ist aus steuerrechtlichen wie ethischen Gründen sowohl für Universitäten wie Stiftungen selbstverständlich. Öffentlichkeit als solche kann dieses Anliegen nicht erfüllen, da sie die Gefahr medialer Eigeninteressen (▶ Kapitel 10) mit sich bringt.

Die erforderlichen Gebote
Der Erkenntnisprozess kann in der medizinischen Forschung im Spannungsfeld Universität und Industrie nur glaubwürdig bleiben, wenn die Qualität der Wahrheitsfindung gesichert ist. Die Diskussion muss sich daher auf den Forschungsprozess selbst, auf seine Originalität und Qualität und seine Ergebnisse, und nicht auf Finanzflüsse alleine richten. Wenn wir auf Kolumbus zurückkommen, dann sollten wir seine Entdeckung bewerten und nicht nur seine Anreize und seinen Lohn.

Zum *Ersten* das Selbstverständliche: Jeder Forschung muss eine vorgegebene Hypothese und ein Forschungsplan zugrunde liegen. Das Unternehmen Forschung hat nach höchsten Ansprüchen zu erfolgen, das heißt beispielsweise im klinischen Bereich – wie wir es von Sir A. Bradford Hill (▶ S. 80) gelernt haben – Verblindung der zu untersuchenden Behandlung für Arzt und Patient, unabhängige und ebenfalls verblindete Datenauswertung, kurz *Good Clinical Practice*. Der primäre Endpunkt, das heißt das vorgegebene Ziel der

Untersuchung und die vorgesehene Auswertung, sollte von Beginn an unverrückbar festgelegt sein. Im Nachhinein durchgeführten Analysen haftet der Schein der Willkür an; sie können nützlich, aber auch gefährlich sein, in jedem Fall sind sie zu kennzeichnen. Mit dem Register www.gov.org und den heute üblichen Designpublikationen klinischer Studien ist dies gewährleistet, denn es ist ein Erfordernis, wenn man seine Untersuchung in anerkannten Zeitschriften veröffentlichen will.[29] Der akademische Studienleiter und nicht der Sponsor sollte die wissenschaftliche Verantwortung der Untersuchung tragen: In diesem Sinne hat das Internationale Komitee der Herausgeber Medizinischer Fachzeitschriften (*International Committee of Medical Journal Editors*; ICMJE) festgelegt, dass Autoren nicht nur Angaben über die Sponsoren machen, sondern auch die volle Verantwortung für die Durchführung der von ihnen geleiteten Untersuchung übernehmen[30]. Insbesondere haben sie zu bestätigen, dass sie (und nicht allein der Sponsor) Zugang zu allen Daten hatten und die Entscheidung zu deren Veröffentlichung in ihrer Hand lag – hier sind wir sicher noch nicht soweit.

Schließlich hat sich die Bewertung von Projekten nach dem Erkenntnisgewinn und den praktischen Auswirkungen zu richten. Ihr Gewicht lässt sich daran messen, ob die Ergebnisse zu Patenten führen, sie durch andere Forscher bestätigt, zum allgemeinen Wissensgut und damit zitiert werden (▶ Kapitel 7). Zuletzt zeigt sich Bedeutendes vor allem darin, dass es die Heilkunst erneuert, zu neuen Behandlungen oder marktfähigen Produkten führt.

Die Deutung der Befunde einer Studie müssen zuletzt auch beachtet werden: Sind die Resultate bedeutsam oder des Aufhebens nicht wert? Diese entscheidende Frage ist, wie wir gesehen haben (▶ Kapitel 5), nicht einfach zu beantworten, da sie nicht einen Sachverhalt betrifft, sondern auf einem Werturteil beruht. Ist es viel oder wenig? Hier kann sich das Marketing ungehemmt entfalten. Die Verführbarkeit von *key opinion leaders* ist hier durchaus ein Problem. Sie können den Wert der neu gewonnenen Erkenntnis betonen, kritisch würdigen oder für bedeutungslos erklären. Die Wertung neuer ärztlicher Maßnahmen kann nur im Zusammenhang mit dem bisher Verfügbaren, der Bedeutung des Leidens selbst und den dabei entstehenden

---

29   Das Studienregister ist unter www.gov.org zugänglich.
30   C. de Angelis et al: Is this clinical trial fully registered?: A statement from the International Committee of Medical Journal Editors. Ann Intern. Med. 141, 477–478, 2004.

135   **9**

9 · »Conflict of Interest« oder Interesse am Konflikt? Vom Umgang mit Erkenntnis und Interesse in der Medizin

Kosten bestimmt werden. Gerade deshalb sollten objektive Zahlen die Grundlage solchen Wertens bilden.

Natürlich darf man das Geld nicht ganz vergessen: Wenn ein Sponsor gewonnen wurde, muss die Finanzierung von Projekten vertraglich geregelt über Konten öffentlicher Institutionen oder Stiftungen abgewickelt und von Dritten überwacht sein. Vorhaben der klinischen Forschung dürfen auch nicht direkt mit dem Verbrauch von Produkten des Sponsors gekoppelt sein. Die Finanzierung der Forschung ist in Veröffentlichungen aufzuführen, denn diese Art von Sichtbarkeit schafft Vertrauen – wer nichts verstecken will, dem glaubt man eher. Was Kolumbus zugestanden wurde, ist heute nicht mehr erlaubt. Wenn auch Ruhm noch immer winkt, so werden irdische Vorteile heute kritisch beäugt: Verantwortliche Untersuchungsleiter dürfen nicht gleichzeitig Inhaber oder bedeutende Aktionäre der produzierenden Firma des zu testenden Produktes sein.

Universitäten schließlich – dies macht die Geschichte aus Toronto deutlich – dürfen durch Zuwendungen und vertragliche Regelungen die Forschungsfreiheit nicht beschränken. Dazu müssen die Personen, die Gelder erhalten, und diejenigen, die über ihre ethische und rechtliche Zulässigkeit entscheiden, strikt getrennt werden. Forscher, die Unerfreuliches zu berichten haben, müssen sich an eine unabhängige Instanz wenden können, falls ihre akademische Freiheit durch andere Interessen bedroht scheint.

Das Interesse an *Conflicts of Interest* ist also berechtigt; das Interesse sollte aber zu Lösungen und nicht zu Konflikten führen.

10 Im sonntäglichen »BLICK«punkt: Schwarze Flecken auf weißen Kitteln[1]

> Wer spricht von siegen, überstehn ist alles.
> Rainer Maria Rilke

Vom Gesprochenen zum Gedruckten

Dass das Wort Wirkung hat, mussten schon die Herrscher der Antike erfahren. Sokrates, der selber kaum schrieb, aber durch sein Wort in Athen eine bedrohliche Wirkung entfaltete, wurde von einem Gericht des Stadtstaates wegen Staatsgefährdung zum Tod durch den Schierlingsbecher verurteilt[2]. Seneca, dem großen römischen Stoiker der Antike, erging es nicht besser: Bei jeder wirklichen oder nur vermuteten Bedrohung seiner Macht sah Kaiser Nero den Einfluss des großen Denkers wirken und zwang seinen eigenen Erzieher schließlich zum Selbstmord[3].

Mit der Erfindung der Buchdruckkunst in Mainz durch Johannes Gensfleisch zum Gutenberg (1400–1460) im 15. Jahrhundert wurde die Wirkung des Wortes gewaltig, da Gedanken vervielfältigbar und für alle verfügbar wurden. Diese Entwicklung hatte für die Geistesgeschichte und die Politik kaum zu unterschätzende Folgen. Die Aufklärung, der – wie Kant sich ausdrückte – »Ausgang des Menschen aus seiner selbstverschuldeten Unmündigkeit«[4], wäre ohne den Buchdruck nicht möglich gewesen.

Der Wert des Worts

Dass das Wort Wert haben, Wahrheit vermitteln und zum rechten Leben anleiten soll, war die erklärte Absicht der Aufklärung; Uneinigkeit bestand nur darüber, wie dies zu erreichen sei. In den alten politischen Systemen war die Zensur zunächst eine Selbstverständlichkeit; man glaubte, dass der Staat oder sein höchster Repräsentant im Interesse des Ganzen darüber zu wachen habe, was zu sagen und was zu schreiben sei. Wenn auch in vielerlei Hinsicht bedenklich und heute nicht mehr annehmbar, so war dieses Vorgehen nicht durchwegs falsch. In der Wissenschaft und Medizin hat eine subtile Form der Expertokratie bis heute überlebt: Das *peer-review* System wissenschaftlicher Journale geht davon aus, dass Gutachter mit Wissen und Erfahrung (die *Peers*) über eingereichte Manuskripte und ihre Qualität zu befinden und Empfehlungen darüber zu machen haben, ob der Text zu publizieren, zu verbessern oder abzulehnen sei (▶ Kapitel 7). Wenn dieses System auch nicht vollkommen ist und manche wichtige Neuerungen falsch eingeschätzt oder gar verhindert hat, so wurde damit die Qualität der Forschung insgesamt doch verbessert. Sicher sind dem Leser auf diese Weise gute und auch hervorragende Arbeiten zugeführt worden. Was Churchill über die Demokratie sagte[5], gilt auch hier: Jedenfalls besteht in der wissenschaftlichen Welt immer noch Einigkeit darüber, dass eine Form der selbstauferlegten Qualitätskontrolle notwendig sei.

Ganz anders als in der Wissenschaft und Medizin die Entwicklung in der Öffentlichkeit und Politik: Hier wurde die Kontrolle von Druckprodukten und der Presse nicht selten zur Machterhaltung verwendet – und stellte sich damit bloß. Gerade weil in totalitären Regimes das gedruckte Wort – entsprechend den Befürchtungen George Orwells[6] (▶ S. 25) – als Machtinstrument missbraucht wurde, ist die freie Presse fester Bestandteil demokratisch legitimierter Macht geworden.

Ein Musterbeispiel der Wirkung des freien Worts gibt die Dreyfuss Affäre in Frankreich, als Emile Zola am 13. Januar 1898 in der Tageszeitung *Aurore*[7] mit seinem offenen Brief an den Präsidenten der Republik

---

1 Vollständig überarbeitete Fassung eines erschienenen Artikels (Kardiovask. Med. 4, 357–362, 2001).

2 Zitiert nach: Alain de Botton: Trost der Philosophie. Trost bei Unbeliebtheit. S. Fischer, Frankfurt am Main, Deutschland, S. 7–56.

3 Zitiert nach: Alain de Botton: Trost der Philosophie. Trost bei Frustration. S. Fischer, Frankfurt am Main, Deutschland, S. 93–138

4 Immanuel Kant: Was ist Aufklärung? Felix Meiner Verlag, Hamburg, Deutschland, S. 20.

5 Winston Churchill: »Die Demokratie ist die schlechteste Staatsform, ausgenommen alle anderen.« Rede im Unterhaus 11. November 1947.

6 George Orwell: Nineteen eigthy-four. Pinguin, Harmondsworth, Middlesex, UK, 1983.

7 Emile Zola: »J'accuse …! Lettre au président de la république«. L'Aurore, 13. Janvier 1898.

»J'accuse!« den Weg zur Gerechtigkeit ebnete. So ist es verständlich und richtig, dass heute die Pressefreiheit in westlichen Gesellschaften als ein zentrales Gut betrachtet wird. Ob die damit einhergehende Haltung, dieses Recht kaum oder nicht zu hinterfragen oder zu kontrollieren angemessen ist, bleibt zu besprechen. In der Tat hat jede Macht die Verantwortung, eine ihre angemessene Verwendung sicherzustellen. Können wir dies uneingeschränkt von unserer freien Presse sagen?

Unterhaltung und Inhalt

Gewiss, die freie Presse hat in der Geschichte viel für Wahrheit und Freiheit getan und sich nicht zu leugnende Verdienste erworben; dennoch ist – zumindest in einigen Druckprodukten – in den letzten Jahrzehnten eine zunehmende Enthemmung unverkennbar. Der Einzug des *Infotainment*, eines Journalismus, bei welchem dem Unterhaltungswert einer Meldung mehr Bedeutung zukommt als ihrem Wahrheitsgehalt, hat zu einer Verluderung des Schreibens geführt. Die Skandalisierung der Information missbraucht die verdiente Freiheit, da die kritische Überprüfung sich im Eifer verliert; insbesondere die Selbstkontrolle der Schreibenden, welche sich einst einem Ehrenkodex unterzogen und gewisse Werte zu erhalten suchten, verliert sich in der neuen Welt.

Während beispielsweise früher unter englischen Journalisten eine Art *Gentlemen's Agreement* darüber bestand, über das Königshaus mit der nötigen *Contenance* zu berichten, wird heute jede Kleinigkeit zur Sensation, jedes Problem zur Staatsaffäre – und wenn sie ausbleibt, die heiß ersehnte *story*, wird sie notfalls schlicht gemacht. Dieser Scheinwerferjournalismus will exponieren, weil er damit Aufmerksamkeit und schließlich hohe Auflagen und Einkommen schafft – ein verdeckter Interessenkonflikt der scheinbar Unbestechlichen.

Der Blick des Anderen

Im Blickpunkt: Einige Zeitschriften haben sich dies zum Namen gemacht.[8] Sartre – der ebenso brillante wie hässliche Philosoph mit runder Hornbrille und fleischigen Lippen, der unter seinem Strabismus litt – hat den Blick des Anderen, den er wohl besonders spürte, haarscharf zerlegt und das Objektwerden des Ichs, das Gefrieren des Selbst im Urteil des Gegenübers, das »dem-Anderen-Ausgeliefertsein« thematisiert.

Le regard[9] eröffnet das Mitmenschliche, die Bedeutung des Anderen für unser Selbst und seine ihm eigene – für uns nicht immer annehmbare – Wahrnehmung unserer Erscheinung. Nicht der physiologische Akt des Erkennens, das Abbild auf der Netzhaut ist hier entscheidend; vielmehr verdeutlicht das Angeblicktwerden wie in einem Brennspiegel die Dezentrierung der Welt durch den Anderen. Wenn das Gesicht nicht länger vom Blick verteidigt wird, wenn man gezwungen wird wegzublicken, ist man nicht länger Herr seiner Welt und ihrer Werte, verliert sich hilflos in einer fremdbestimmten Ordnung, dem Urteil des Anderen. Unser gesellschaftliches Sein wird zur Schöpfung des Gegenübers, unsere körperliche Erscheinung beginnt der Andere ungehemmt mit seinen Vorstellungen auszustatten – Wahrnehmung wird zur Wirklichkeit. Thomas Manns kleiner Herr Friedemann, durch einen Sturz als Kleinkind in seiner körperlichen Entwicklung behindert und vom Leben benachteiligt, litt still unter dem Urteil der Anderen, besonders wenn es sich um eine starke Frau wie die Gattin von Oberstleutnant von Rinnlingen, dem neuen Bezirkskommandeur seiner Heimatstadt handelte:

> »Als ihre Blicke sich trafen, sah sie durchaus nicht beiseite, sondern fuhr fort, ihn ohne eine Spur von Verlegenheit zu betrachten, bis er selbst bezwungen und gedemütigt die Augen niederschlug. Er ward noch bleicher dabei, und ein seltsamer, süßlich beizender Zorn stieg in ihm auf…«[10]

Dass man den Blick des Anderen nicht länger als einige Augenblicke auszuhalten vermag, hat mit dieser Demütigung zu tun: Das Objektwerden wird uns zu unerträglich, als dass man es länger erdulden könnte – man blickt weg. Das alltägliche Erblicktwerden ist eine existentielle Erfahrung, ein Gefrieren in der Welt des Anderen; ein Gefühl, das – wie man als Reisender immer wieder erfährt – gerade Menschen ursprünglicher Kulturen beim Fotografiertwerden als Angriff auf ihr Selbst erleben. Sie weigern sich, mit dem Standbild ihrer Erscheinung verwechselt zu werden. In der Welt der Massen, in der sich die Anzahl der Begegnungen mit Anderen ins Unermessliche erweitert hat, gewinnt die äußere Erscheinung zusätzlich an Gewicht, weil sie in

---

8 In der Schweiz erreicht die Tageszeitung BLICK und seine Wochenendausgabe SonntagsBLICK Auflagen in Millionenhöhe. In Deutschland ist die Zeitschrift *Bild* und *Bild am Sonntag* noch verbreiteter.

9 Jean-Paul Sartre: Das Sein und das Nichts. Rowohlt, Hamburg, 1952.

10 Thomas Mann: Sämtliche Erzählungen. S. Fischer Verlag, Frankfurt am Main, 1963, S. 70.

der kurzen Zeit der Kontaktnahme als Einziges in unserer Erinnerung bleibt – in den Medien ist sie zum Sein an sich geworden. Der moderne Journalismus liebt diese Wende zur Äußerlichkeit, denn sie ist die Grundlage seiner Macht: Ist man unter dem Blick der modernen Medusa erst zu Stein geworden, kann man sein Bild nicht mehr gestalten.

Vom Pranger zur Feder

Das Äußerste dieser Alltagssituation ist eine Berichterstattung, welche den Betroffenen zum wehrlosen Objekt journalistischer Gestaltung macht. Dieses Ausgesetztsein kann durch die Absolutheit der Pressefreiheit zur Vogelfreiheit entarten: Im Reporter eines Massenblattes tritt der Andere durch seine nur ihm verfügbare Resonanz mit unverhohlener Macht auf; er weiß den Bannstrahl der Öffentlichkeit in seiner Hand, während der Angestrahlte wehrlos im Sturm der Entrüstung steht.

Dabei ist die Sache nicht neu: Der Pranger war lange Zeit eine beliebte Strafe; man wusste von jeher die Angst vor dem Anderen als Abschreckung zu nutzen, die Schande wirksam zur Sozialkontrolle einzusetzen. Den am Pranger Ausgestellten durfte jeder straffrei beschimpfen, bespucken und schinden. Zur Strafe gehörte das abschreckende zur Schau stellen, die Häme der Gerechten und der noch einmal Davongekommenen. Auch die Hexenprozesse, diese Extremform des sozial legitimierten Skandals, waren öffentlich, die Hinrichtungen desgleichen – und die Leute kamen: Soweit wir wissen musste man das Volk nicht hin prügeln. Im Gegenteil, die Anziehungskraft dieser kapitalen Strafe, der lustvolle Schauer angesichts des miterlebten Falls vormals Auserwählter und nun Gestürzter war für die Masse unwiderstehlich. Die Aussicht, den Neid ins Gewand der Gerechtigkeit zu kleiden, durch gemeinsame Empörung ungehemmt aufgestaute Missgunst abzuführen, zog den Plebs von jeher an. Als am 4. Februar 1738 Joseph Süss Oppenheimer nach einem kurzen Prozess auf einem Karren zum Galgen gefahren wurde, begleiteten zu Hauf Soldaten und Bürger den Zug; manche der über zehntausend Schaulustigen kletterten auf die Bäume, um den Mann sterben zu sehen, der als Jude, welchem in der Sicht der damaligen Zeit gesellschaftlicher Aufstieg nicht zustand, zum Finanzzauberer des Herzogs Karl Alexander zu Württemberg und damit zu höchsten Ehren und Macht gelangt war[11]. Die frommen

Christen entledigten sich nach dem Tod seines Mentors des jüdischen Aufsteigers und ließen ihn sechs Jahre außerhalb des Stadttors im Käfig am Galgen verdorren, bis man ihn verscharrte.

Es ist Canettis Hetzmasse[12], die uns hier begegnet. Sie ist aufs Zerstören, ja aufs Töten aus. Mit der Verurteilung – ob rechtens oder nicht, ist unerheblich – wird ihr das Opfer freigegeben, das Tabu des Tötens ist aufgehoben. Der moralisch legitimierte Dammbruch hat seine Folgen: Gemeinsam kann man gefahrlos morden, denn ein gemeinsamer Mord ist kein Mord, es ist ein Töten ohne Schuldgefühle. Der wirklich Schuldige ist wie beim Peloton nicht auszumachen, man weiß sich als Mehrheit stets im Recht.

Der seelische Bedarf an Skandalen ist historisch belegt. Die perverse Lust am Unglück anderer scheint gleich neben dem Entsetzen zu wohnen, ja mit ihm in krankhafter Befriedigung zu tanzen – die Anziehungskraft öffentlicher Hinrichtungen kommt einem seelischen Bedürfnis nach, das die heutige Presse meisterhaft aufzunehmen wusste. Die Befriedigung, noch einmal davongekommen zu sein, ist nur eine Seite, die selbstgerechte Lust an der Verurteilung desjenigen, der die Grenze des Anerkannten überschritt, die andere. Gewiss, heute haben wir die Menschenrechte und die Freuden und Leiden des Prangers wurden wie das geile Zuschauen öffentlichen Tötens Tabu. Wir sind kultivierter geworden; Oscar Wilde, der wusste, wovon er sprach, brachte es auf den Punkt: »*In the old days men had the rack, now they have the press*«[13].

Der Druck des Geschäfts

Wieso diese Entwicklung der Presse, die von der Berichterstattung und Aufklärung zur Konstruktion, ja Erfindung der Wirklichkeit zu geraten droht? Gewiss, der Druck auf Journalisten und ihre Herausgeber, die Auflagen ihrer Zeitschriften hoch zu halten, das heißt die zunehmende, wenn auch heftig verdrängte Bedeutung des Geldwertes, ist groß, vielleicht übermächtig geworden. Der Kampf um Leser und Inserate hat den Drang um Aufmerksamkeit zum Zwang entwickelt; vom Internet und Gratisblättern bedrängt suchen die Redaktionen sich mit Enthüllungen über Wasser zu halten. Die steigende Hektik der Informationsvermittlung, die abneh-

11 Hellmut G. Haasis: Joseph Süss Oppenheimer, genannt Jud Süss, Finanzier, Freidenker, Justizopfer. Reinbek, Rowohlt Taschenbuch, Hamburg, 2001.

12 Elias Canetti: Masse und Macht. Carl Hanser Verlag München, 1960, S. 54 ff.

13 Oscar Wilde: An ideal husband. Zitiert nach: Oscar Wilde: The worlds favourite 100 quotes; P. Walsh ed., Edgecomb International Ltd, Dublin 1999, p. 79.

mende Halbwertszeit der Information, welche Neues schon im Druck einzuholen und ihren *News*charakter im Keim zu ersticken droht, lässt zudem die Zeit, die zum Recherchieren bleibt, belastend schrumpfen – nichts ist langweiliger als die *News* von gestern. Die heutige Gegenwartsschrumpfung ist die Geißel der Journalisten.

Als ob es damit nicht genug wäre, ermitteln professionelle Agenturen laufend Einschaltquoten und Leserzahlen von Sendungen und Zeitschriften. Die messbare Aufmerksamkeit, die sie erhaschen, bestimmt Finanzierung, Ansehen und Erfolg. Man wird schon fast von Mitgefühl ereilt, wenn man von der Belastung, der sich die Schreiberlinge ausgesetzt sehen, erfahren muss. Gewiss, auch Journalisten sind Kapitalisten oder sehen sich entgegen ihrer moralischen Verfassung diesem System ausgesetzt; insofern ist dagegen nichts einzuwenden. Im Gegensatz zu Historikern, die sich von Berufs wegen um die Annäherung an die Wahrheit zu bemühen haben und dafür auch ein gesichertes Gehalt beziehen, steht der Journalist unter dem Druck, laufend Interessantes und Erregendes zu liefern oder über Entsetzliches zu berichten. Die Sicherheit universitärer Denker steht Ihnen nicht zu, sie müssen sich ihr Überleben täglich erkämpfen; Verständnis für ihre Lage wäre daher durchaus am Platz.

Verdacht und Selbstkritik

Unter diesem Druck gedeiht die unheilvolle Kultur des Verdachts. Am Anfang steht ein umstrittener Sachverhalt, vielleicht ein Missstand, wenn es auch noch keiner weiß. Es beginnt mit einem ersten Schreiber und dem Ruf »Skandal, Skandal…«. Doch nicht staunendes Fragen ist angesagt, nicht fragender Zweifel, der zuletzt die Wahrheit sucht, sondern lustvolles Wühlen, bis dass die Wunde offenliegt, und wenn sich keine findet, so lässt sich eine schüren; der Skandal ist die Zeit der Empörung.[14] Der kleinste Hinweis wird aufgebläht, die Folgen des Geschehenen dramatisiert. Hier ist nur Schwarz und Weiß erlaubt, der Skandal will herrschen. Das Abstempeln des Opfers, seine Verunglimpfung wie die Etikettierung seiner Tat und ihrer vermeintlichen Folgen ist der nächste Schritt. Der Erfolg der ersten Skandalisierer, die Virulenz der Geschichte, der erzeugte Lärm und die Sprache, in der sie daherkommt, bestimmen den weiteren Verlauf. Griffige Ausdrücke wie Beziehungsfilz, Amigo-Affäre, Abhörskandal oder Parteien-

finanzierungsaffäre bringen die Sache auf den Punkt. Die Hermeneutik des Verdachts blendet Selbstkritik zugunsten lustvollen Entsetzens aus – und dass mit dieser Empörungsbewirtschaftung letztlich Geld verdient wird, lässt sich in der Rolle des moralischen Anklägers geflissentlich unter den Tisch wischen.

Doch einer alleine kann nicht wirklich gewinnen: Für einen ausgewachsenen Skandal braucht es die Gleichgesinnten, die sich über einen Missstand vereinen, die Mitläufer und Chronisten anderer Blätter. Der Herdentrieb der Schreiberzunft kommt dem entgegen, ja ist entscheidend.[15] Nicht der Missstand als solcher ist für den sich entwickelnden Skandal bestimmend, sondern die kollektive Sichtweise. Gelingt die Ausbreitung der Erregung, baut sich der Skandal einer Lawine gleich unaufhaltsam auf, reißt kritische Stimmen ungehört mit sich, walzt Zweifel nieder und erfasst bald gnadenlos sein Opfer. Mit wachsender Empörung schmilzt sein Selbstwertgefühl, die lautstarke Entrüstung erschüttert den Glauben des Skandalisierten an Gerechtigkeit und Recht, ja schließlich an sich selbst.

Die Selbstregulierung der Medien, die es angesichts solch entfesselter Kräfte bräuchte, ist wenig wirksam. Die Qualitätskontrolle ist ein uneingelöster Anspruch, die Kontrolle der vierten Macht im Staate inexistent. Sorgfalt und Moral bleiben nicht selten auf der Strecke. Die fette Schlagzeile ist bereits gemacht, bevor genauere Abklärungen sie in Frage stellen, der Artikel disponiert, bevor sein Wahrheitsgehalt überprüft werden kann. Kurzum, die denunziatorische »Bericht«erstattung, welche anstelle von Information »Erregungsproduktion« vorsieht, wie Peter Sloterdijk[16] sich ausdrückte, geht notfalls dazu über, die Wirklichkeit zu erfinden. In einer überreizten Gesellschaft, in der nicht nur ständig etwas geschieht (*breaking news*), sondern im Kampf um Aufmerksamkeit Ungewöhnliches auch geschehen muss, bleibt wenig Platz für Ausgewogenheit; ja, sie ist außer Mode gekommen, man kann sie sich nicht mehr leisten – nur das überzeichnet Deutliche findet die Aufmerksamkeit, die es zum Überleben im Blätterwald braucht.

Die Lust an Bad News

Warum sind es ausgerechnet schlechte Nachrichten, die uns anziehen? Warum kauft der Leser – und ohne ihn

---

14 Hans Mathias Kepplinger: Die Mechanismen der Skandalisierung. Olzog, München, 2005, S. 56–62.

15 Peter Forster: Die verkaufte Wahrheit. Wie uns Medien und Mächtige in die Irre führen. Huber, Frauenfeld, S. 139–146.
16 Peter Sloterdijk: Regeln für die Metaphysik. Ein Antwortschreiben zu Heideggers Brief über den Humanismus. Suhrkamp, Frankfurt, 1999, S. 59.

wäre dies ja nicht möglich geworden – vorzugsweise Blätter, die Skandale feil halten? Für uns selbst und unsere Lieben hoffen wir auf *good news*. Wenn wir unsere Briefe öffnen oder *Emails* lesen, bangen wir, ob es sich um Erfreuliches handelt und legen das Unangenehme gerne zur Seite. Warum also der Hang zum Negativen in der Presse?

Wenn immer es sich um emotional Wichtiges handelt, gilt es das Archaische, die Gene zu bedenken. Hat die Evolution dafür gesorgt, dass sich dieses Verhalten entwickelte? In ihrem brillanten Buch *Mean Genes* beschäftigen sich Terry Burnham und Jay Phelan auch mit der Frage »*Why is gossip irresistible?*«[17]:

> »Gossip has a function. We share useful information with our allies about food sources, bargain prices, sickness among our rivals and social opportunities. … All of this is very useful in gaining a leg up in the struggle to survive, prosper, and mate.«

Wissen um Gefahren war im Überlebenskampf wichtig, da es Bedrohungen zu vermeiden galt. Schlechte Nachrichten, welche andere betreffen, sind von besonderem Nutzen. Jede Schwäche des Rivalen kann zum eigenen Vorteil gereichen. Was in der Evolution für eine umschriebene Gruppe sich entwickelte, ist in der sich öffentlich treffenden Massengesellschaft nicht mehr sinnvoll:

> »Social information about strangers and fictional characters is junk food for our gissip instincts. For the! Kung and our ancestors, gossip was functional. For us, these tasty nuggets of personal information are »empty calories« – time spent dwelling on people who have nothing to do with us.«

Ein Weiteres kommt hinzu: Lästern schafft Gemeinschaft, Klatsch lässt uns zusammenrücken, und wenn wir allein sind, so ist es wenigstens die Leserschaft des Schundblatts, zu dem wir greifen. Die Presse schafft und richtet sich an eine virtuelle Masse. Die Empörung und Entrüstung, die die Medien hervorzubringen verstehen, schweißt uns als Leserschaft ebenso zusammen wie in früheren Zeiten die Wallfahrten zu Hinrichtungsstätten den Plebs; gewiss, wir erhalten nicht mehr das abgeschlagene Haupt des Sünders vorgeführt, doch

virtuell leistet, wie Canetti erkannte, die Presse das Gleiche:

> »Im Publikum der Zeitungsleser hat sich eine gemilderte, aber durch ihre Distanz von den Ereignissen umso verantwortungslosere Hetzmasse am Leben erhalten, man wäre versucht zu sagen, ihre verächtlichste und zugleich stabilste Form.«[18]

Die Entfernung zum Opfer tut das Ihre: Wie beim Bomberpilot, der in großer Höhe zum Ziel seine Bomben ausklinkt, nimmt die durch die Distanz sich ergebende Enthemmung beim Schreiber wie beim Leser selbst den sozialen Tod des Presseopfers in Kauf, ja genießt zuweilen das Töten ungehemmt, wie sich das Mitleid mit der Entfernung vom Objekt verliert: Das Herz des Opfers schlägt mit dem heutigen virtuellen Morden weiter; der Skandalisierte braucht nicht um sein nacktes Überleben zu fürchten – so zivilisiert sind wir geworden. Doch der Bannstrahl der Öffentlichkeit, den die Presse ungefragt vertritt, entzieht ihm sein wichtigstes und zugleich verletzlichstes Gut: Ansehen und Ruf. Als Cassio, Othellos ehrenwerter Leutnant, auf der Wache in Shakespeares Mohr in Venedig sich angetrunken dem Blick seiner Untergebenen aussetzt, wird ihm der Wert dieses Guts schmerzlich bewusst:

> »Reputation, reputation, reputation! O, I have lost my reputation! I have lost the immortal part of myself, and what remains is bestial.«[19]

Reputare, lateinisch für zurechnen, steht heute für das, was wir einer Person zuschreiben, von ihr halten: ihre Reputation. Das Ansehen widerspiegelt den Blick des Anderen, seine Wahrnehmung, die unser öffentliches Bild gestaltet. Wer Ansehen und Ruf verliert, traut sich kaum mehr aus dem Haus, fürchtet die Blicke des Anderen, seine Kinder gehen verschämt zur Schule – die soziale Ausstoßung zeigt die Macht der Gruppe, wie sie die Presse unter Berufung auf ihre Werte vertritt.

Vom Wert des Skandals

Doch wollen wir nicht nur die dunkle Seite betrachten: Beim unwiderstehlichen Hang zum Skandal kann es sich nicht nur um unmenschliche Überreste aus vergan-

17 Terry Burnham, Jay Phelan: Mean genes. From sex to money to food: Taming our primal instincts. Perseus Medical Publishing, Cambridge, Mass., U.S.A., pp. 233–234.

18 Elias Canetti: Masse und Macht. Carl Hanser Verlag München, 1960, S. 58.

19 William Shakespeare: Othello. Englisch-deutsche Studienausgabe. A. Francke Verlag Bern, 1977, S. 127.

gener Zeit handeln. Empörung und Ausgrenzung sind Grundmuster moralischen Verhaltens. Entrüstung dient dem Aufbau und Erhalt von Handlungsschranken, von Grenzen, wie sie jede Gemeinschaft zwingend braucht.[20] In der Einsamkeit ist alles erlaubt; erst durch gemeinsame Werte und Erwartungen kann sich ein soziales Wesen erschaffen. *Skandalon*, der soziale Fallstrick, genauer, das Stellhölzchen der Mausefalle, das losschnellend den Missetäter *in flagranti* fasst, ist das erprobte Mittel zur Erhaltung rechten Lebens in der Gruppe. Ohne Abschreckung ließen sich Werte und Moral einer Gemeinschaft nicht durchsetzen. Die Entrüstung, wie sie im Skandal zum Ausdruck kommt, dient dem Erhalt der sozialen Ordnung, erlaubt die Durchsetzung von Handlungserwartungen der Gruppe, weil die Ausgrenzung für ein soziales Wesen ein hoher Preis ist.

Ein Skandal entsteht durch Verletzung überlieferter Wertvorstellungen – in Europa sind es vorzugsweise finanzielle Verfehlungen, im angelsächsischen Raum haben sexuelle Abenteuer das größte Entrüstungspotential. Ein Skandal folgt dem Einbruch von Unordnung in ein soziales Gefüge, dem Überschreiten abgemachter Grenzen – der Bannstrahl der Gruppe weist alle wieder auf ihren Platz, erhält das Selbstverständnis der Gemeinschaft, kurz, ist ein unverzichtbares Gut. Aus dieser Sicht müssten wir das Ärgernis preisen, seinen sozialen Wert neidlos anerkennen. Der Watergate Skandal und andere Erfolge des Aufdeckungsjournalismus zeigen bis heute seinen moralischen Nutzen.

Wieso aber diese Inflation von Skandalen in einer Zeit, deren Moral und Werte durch die Gegenwart fremder Kulturen, den stetigen Wandel des jeweils Gültigen und Wahren, wie noch nie in der Geschichte gefordert und bedroht wird? Die sich ständig verkürzende Halbwertszeit des jeweils Rechten irritiert, belastet und erregt. Die anhaltende Skandalisierung des Neuen und Unerhörten ist daher natürlich, eine Reaktion auf eine unruhige Zeit, die uns laufend Unerwartetes und Fragliches aufbürdet. Hier schafft Empörung den Verunsicherten Halt, indem sie Unerhörtes ausgrenzt und Ungewohntes hinterfragt, stellt sie Ordnung wieder her – daher steigt mit dem sich historisch beschleunigenden Wandel paradoxerweise der Bedarf an Skandalen, auch wenn diese – gerade weil sie zu den Bewältigungsstrate-

gien des Neuen zählen – nicht selten auf dem Misthaufen der Geschichte enden.

Verdacht und Gerechtigkeit

Bei jedem Skandal stellt sich die Frage der Gerechtigkeit. Dass ein Verdacht begründet sei, fordert unser Rechtsempfinden. In einem Rechtsstaat folgt auf die Anklage zunächst die Verteidigung und erst dann das gerechte Urteil, welches wiederum an höherer Stelle anfechtbar bleibt.

Der Mob jedoch, die Hetzmasse, lässt nur Anklage und Urteil gelten. Er lässt sich vom Verdacht alleine lenken, die dadurch entfachte Entrüstung ist ihm Begründung genug. Mit der Hetzmasse der Leser im Rücken ist der Presse der Verdacht ihr Urteil, die Verteidigung des Angeklagten steht im Hintergrund, so sie überhaupt Gehör findet; eine Berufung gehört nicht zu ihrem Weltbild, ja beleidigt ihren Anspruch als moralische Wächter.

Der Verdacht nährt sich vom Verdeckten, die argwöhnische Vermutung will verstecktes Unrecht ans Licht zerren; insofern ist er Aufklärung im besten Sinne. Ob der Argwohn ein arger Wahn ist oder gerechterweise Arges ans Licht bringt, lässt sich im Moment, in dem er entsteht, nicht bestimmen. Doch ist es die entscheidende Frage; nur wer sie ernst nimmt, kann dem moralischen Anspruch, von dem er ausgeht, genügen. Ein Verdacht, der sich selbst nicht in Zweifel zieht, bleibt Selbstzweck.

Information und Informanten

Jedem Gerücht, das sich zum Skandal weitet, steht die Figur des Informanten zu Grunde. Zunächst arbeitet er seinem Namen gemäß vermittelnd als Gewährsmann für das Unzugängliche, Unerwartete. In diesem Sinne spielt er eine wichtige soziale Rolle – daher die Aufmerksamkeit, die er genießt. *Deep throat* der Informant des Watergate Skandals – wir wissen heute, dass es sich um Mark Felt, den zweiten Mann im *Federal Bureau of Investigation* (FBI) handelte – war ein solcher Informant, zwar aus dem Geheimen, aber scheinbar nach seinem Gewissen handelnd. Die Anonymität, aus der heraus er agierte, gab ihm die Aura des Bedrängten und Bedrohten, für den man einstehen musste.

Bob Woodward und Carl Bernstein, die beiden unermüdlichen Reporter der *Washington Post*, deckten dank seiner Hilfe ein Unrecht auf, das schließlich am 8. August 1974 zum Rücktritt des amerikanischen Präsidenten Richard Nixon führte. Ohne Felts Wissen über

---

20 Kurt Imhof: Was bewegt die Welt? Vertrauen, Reputation und Skandal. In: Skandale: Was die Schweiz in den letzten zwanzig Jahren bewegte. Peter Röthlisberger, Hrsg., Orell Füssli, Zürich 2005, S. 203–221.

die Hintergründe des Einbruchs ins Demokratische Hauptquartier vom 17. Juni 1972 wäre es kaum zu diesem einschneidenden historischen Ereignis gekommen. Die Ungeheuerlichkeiten, die sich im Weißen Haus abgespielt hatten, die Vertuschungsversuche und der Machtmissbrauch scheinen uns im Rückblick Grund genug, dass sich ein hoher Magistrat trotz Beamtengeheimnis heimlich nachts in einer Tiefengarage der amerikanischen Hauptstadt mit einem ihm wenig bekannten Journalisten traf – Mark Felt ist heute ein Held der Wahrheit.

Bob Woodward wunderte sich Jahre später, dass sich Felt ihm gegenüber nie über Watergate, über den Skandal selbst empört hatte.[21] Watergate, so schien ihm, sei Felt eher eine willkommene Gelegenheit gewesen, in der Tradition seines verehrten Mentors und früheren Chefs Edgar Hoover die Unabhängigkeit des *Federal Bureau of Investigation* gegenüber einer immer stärker werdenden Vorherrschaft des Weißen Hauses unter Nixon zu behaupten.

Doch dann erfahren wir Interessantes aus dem Berufsleben des Informanten: Kurz vor dem Einbruch im demokratischen Hauptquartier in Watergate, am 2. Mai 1972, war Edgar Hoover, der allmächtige Chef des *Federal Bureau of Investigation,* unerwartet verstorben. Felt hielt sich für den natürlichen Nachfolger, ja es wäre ihm gar nicht in den Sinn gekommen, dass der Präsident einen anderen als ihn selbst hätte ernennen können – seine Erfahrung und Leistungen konnten sich sehen lassen.[22] Genau 26 Stunden nach der Bekanntgabe von Hoovers Tod ernannte Nixon L. Patrick Gray, einen loyalen Wahlkämpfer, zum geschäftsführenden Direktor des *Federal Bureau of Investigation* – Felt war am Boden zerstört.

Es sind solche Umstände, die den Informanten unsympathisch machen. In Shakespeares Dramen ist er ein Schurke: Jago, der im Feld Erprobte, von seinem Feldherrn Othello aber Zurückversetzte. Auch er konnte es nicht verwinden, dass an seiner Stelle der Florentiner Cassio, ein im Feld unerfahrener Arithmetiker mit den scheinbar rechten Beziehungen zum Helden des Dramas zum Leutnant gemacht wurde.

»I know my price; I am worth no worse a place.…
Nonsuits my mediators; for, »Certes«, says he,
»I have already chose my officer.«
And what was he?
Forsooth, a great arithmetician,
One Michael Cassio, a Florentine …
that never set a squadron in the field,
nor the division of a battle knows«[23]

Diese Zurücksetzung verfehlte auch hier ihre Wirkung nicht; schon bei seinem ersten Auftritt zeigt Jago die Heimtücke des Intriganten, gesteht er dem übertölpelten Edelmann Roderigo, dass er Othello nur zum Schein weiter dienen werde, allein um sich selbst zu nützen:

»I follow him to serve my turn upon him…
Others there are who, trimmed in forms and visages of duty,
keep yet their hearts attending on themselves and
throwing but shows of service on their lords.«

Jagos Hass lässt ihn ein raffiniert orchestriertes Spiel von durchdachten Anspielungen und böswilligen Gerüchten entfalten, die er geschickt und unauffällig in seine Rede flicht, um schließlich die Tragödie zu entwickeln: Seine Waffe ist das Wort. Von Anfang an verfolgt er überlegt, aber entschlossen sein Ziel, die Quelle seiner Ungemach, den glänzenden Feldherrn Othello, zu fällen. Dass ihm dies mit aus der Luft gegriffenen Gerüchten und im rechten Moment vorgebrachten Unterstellungen mühelos gelingt, macht das Gewicht des Dramas aus.

Wie kann sich ein Schurke wie Jago die Glaubwürdigkeit erwerben, die seinen Gerüchten und Verleumdungen diese Wirkung verleiht? Gewiss, es braucht Verschlagenheit, eine machiavellistische Verachtung der Wahrheit angesichts eines höheren Zwecks. Zur Seite steht ihm sein Blick in Othellos Seele, seine Abgeschlagenheit im Umgang mit Anderen, die Raffinesse seiner Andeutungen, welche den Lauf der Dinge nur in Gang bringt, ohne sich selbst zu beteiligen. Auch Glück steht dem Doppelgesicht zur Seite, das ihm Desdemonas Taschentuch – Othellos Brautgeschenk an seine geliebte Frau – in die Hände spielt. Mit diesem Pfand löst er das letzte Rasen aus, das Othello zur Wahnsinnstat und damit ins Verderben treibt.

---

21 Bob Woodward: Der Informant. Deep throat, die geheime Quelle der Watergate-Enthüller. Deutsche Verlagsanstalt, München, 2005, S. 197.

22 Bob Woodward: Der Informant. Deep throat, die geheime Quelle der Watergate-Enthüller. Deutsche Verlagsanstalt, München, 2005, S. 49.

23 William Shakespeare: Othello. Englisch-deutsche Studienausgabe, A. Francke AG Verlag, Bern, 1977, I. Akt, 1. Szene, Vers 11, S. 35.

Die moderne Medizin hat dafür einen Begriff geprägt: *Post-traumatic embitterment disorder* – auch hier ist aus einem moralischen Fehlverhalten unvermutet eine Diagnose geworden (▶ Kapitel 13): Verbitterung als Folge schwerwiegender Lebensereignisse. Bitter, das abstoßende Gefühl auf der Zunge, führt unmittelbar in den ältesten Bereich des Hirns, in Hippokampus und Amygdala, wo unsere Gefühle entstehen. Die Wut aufgrund einer unverdaubaren Verletzung, Unannehmbares als Lebensenttäuschung, ja als biographisches Scheitern ist Folge des Unvermögens sich mit seinem Schicksal zu versöhnen, das Auseinanderklaffen von Erwartung und Erfüllung anzunehmen. Vielleicht ist es das Los der Moderne, unser Existieren in einem einzigen Entwurf ohne Wiederkehr oder paradiesische Verheißung, welches die Verarbeitung von Enttäuschungen besonders schwierig macht. Ohne Zweifel hat die Enttäuschbarkeit des Menschen in eben dem Maße zugenommen, wie sich seine Leidensfähigkeit erschöpfte. In einer Zeit narzisstischer Selbstbezogenheit gerät uns der unerwartete Entzug von Erfüllung zu einem existentiellen Problem – die Frustrationstoleranz gehört nicht zu den Tugenden des modernen Menschen. Je vollkommener sich unsere Lebensverhältnisse gestalten, desto unannehmbarer wird uns jede Entbehrung: In der perfekten Welt wird jede Enttäuschung zur Zumutung.

Die Jagos unter uns haben heute ein leichtes Spiel: Sie finden mittels *Email* stillen Zugang zu jeder Redaktion. Dank journalistischer Ethik bleiben sie unerkannt und spüren weder Recht noch Rache. Kürzlich hat in der Schweiz das Bundesgericht den Schutz der Informanten über alles gesetzt und eine Klage zurückgewiesen, die die Unerreichbarkeit der Anonymität zu beschränken suchte. Selbsternannte Richter sind heute willkommen, finden Gehör, was immer sie zu diesem Verhalten treibt. Sie bewegen sich außerhalb des Rechts: Das Internet hat im Schutz der Anonymität, wie sie *websites* in Hongkong oder *Cayman Islands* bieten, ihre Möglichkeiten unerwartet erweitert. Diese Prangerseiten sind rechtlich unfassbar, die bei uns gültigen Gesetze werden in der flachen Welt geschickt ausgehebelt. Angefangen hat es mit moralisch nachvollziehbaren Ängsten: Unter www.tabubruch.org können Nachbarn sich über angeblich belegtes pädophiles Verhalten ihrer Mitbürger orientieren; zur Beweislage erfährt man nichts. In amerikanischen Colleges werden bereits kiffende Studenten im *world wide web* bloßgestellt, unter www.kinderohnerechte.ch schließlich outen sich un-

freiwillig Politiker, Ärzte, Sozialarbeiter und Richter, welche – so die Einschätzung der *website*-Betreiber – durch kinderfeindliche Entscheide aufgefallen sind. Ja, im Schutze der Anonymität werden ungerechte Richter, zahlungsunwillige Mitbürger (www.nichtzahler.ch) oder einfach ungeliebte Mitmenschen, falsche Freunde, untreue Geliebte, denen man Schaden will (www.stalkingforum.de)[24], hemmungslos bloßgestellt – Lynchjustiz der virtuellen Art.

Kontrolle und Schutz

Jagos ebenso ungehemmte wie raffinierte Intrige hat die für Shakespeares Stücke unverzichtbare Dramatik geliefert; wie können wir uns aber im Alltag vor solchen Machenschaften schützen? Wie verhalten wir uns angesichts eines Schreibers, der mit seinem uneingeschränkten Zugang zur Öffentlichkeit, über den wir zu unserer Verteidigung nicht verfügen, uns aus einer Position der Stärke in die Ecke drängt?

Der schweizerische Presserat, wie ähnliche Institutionen im Ausland, ist ein scheinbar unabhängiges Organ, welches zur Selbstkontrolle der journalistischen Tätigkeit eingeführt wurde. Er versucht, wie wir vernehmen, Leitplanken zu schaffen und hat mehrmals schwere Verletzungen der journalistischen Sorgfaltspflicht durch bekannte Boulevardzeitschriften gerügt. Dass diese Rüge oft spät nach der Verletzung kommt und den vogelfreien Opfern eines außer Rand und Band geratenen Entlarvungsjournalismus nur noch von geringem Nutzen ist, gehört zu den unerfüllten Erwartungen an dieses Organ. Im schlimmsten Fall wird die Geschichte durch die spät gedruckte Richtigstellung nur erneut aufgewärmt und der falsche Eindruck, den man aufheben will, bleibt erst recht im Gedächtnis der Leser haften.

Mag sein, dass das Internet für bisher Machtlose neue Möglichkeiten bietet; ein einzelner unzufriedener Kunde des Computerherstellers Bell verursachte als *Blogger* mit offenherzigen Einträgen in seinem *chatroom*, im *world wide web* unter www.bellhell verfügbar, einen massiven Aktieneinbruch und brachte den Weltkonzern an den Rand seiner Existenz. Meist bleibt der Schaden aber am Opfer hängen; die Möglichkeiten sich zu wehren, eine falsche Wahrnehmung wiedergutzumachen, sind gering (*Semper aliquit heret*).

---

24 Diese Plattform wurde geschlossen.

Bedrohung in ruhigen Zeiten

Ist man also vogelfrei? Ist jede Verleumdung gut genug – vorab in der sommerlichen Sauregurkenzeit, wenn den Journalisten die weißen Seiten, welche es täglich oder wöchentlich zu füllen gilt, leer entgegen starren? Kann man sich überhaupt wehren? Die Presse selbst interessiert sich kaum für fehlerhafte Beiträge ihrer Kollegen, solches Verhalten taugt selten zu einer *Story*. Besser stellt es sich nur dar, wenn man Prominenz ins Feld führen kann. Hier bringt gelegentlich schon die Androhung rechtlicher Maßnahmen eine ausgewogenere Berichterstattung in anderen Presseerzeugnissen nach sich. Die vermeintliche Liebesaffäre des Schweizer Botschafters in Berlin, Thomas Borer, ist eine solche Geschichte[25]: Die gekaufte Informantin wurde alsbald zur Belastung der Schreiberlinge selbst. Zuletzt blieb der inszenierte Skandal am Erzeuger haften; dem Boulevardblatt blieb nur noch eine stille Entschädigung als Ausweg offen. Die Gegendarstellung eines Normalbürgers aber, welche allen rechtlich zusteht – sofern sie gerichtlich auch erkämpft wird – wird meist auf der hintersten Seite gedruckt, nicht selten mit dem süffisanten Vermerk »Die … Zeitung beharrt auf ihrer Darstellung«.

Die einzig wirksame Maßnahme bliebe die Presse selbst; sie ist in unserer Gesellschaft zur vierten Macht geworden – und sie untersteht im Gegensatz zu anderen Gewalten keiner wirksamen Kontrolle. Hier wäre darüber nachzudenken, wie sich dies ändern ließe – sicher reicht ein selbstauferlegter Kodex nicht, zusätzliche Rechtsmittel und wirksamerer Zugang zur Gegendarstellung wären nötig. Und zuletzt: Nur was schmerzt, wirkt. Am wirksamsten wäre daher die rechtliche Möglichkeit einer angemessenen finanziellen Entschädigung; was *money driven* ist, lässt sich nur mit eigenen Mitteln bremsen. Nur wenn eine finanzielle Einbuße droht, sei es als Entschädigung oder als Auflageverlust, wird in den betroffenen Redaktionen ein Anflug von Selbstkontrolle einsetzen. Wenn die Sünde nicht schmerzt, wird sie erneut begangen. Erstaunlich, dass selbst amerikanische Anwälte das seelische Leid, die krankmachende Scham der öffentlich Zerfleischten noch nicht entdeckt haben; Raum für Gerechtigkeit wäre vorhanden.

Die Hoffnung auf neue Gesetze scheitert wohl an der Angst der Politiker vor den Gestaltern ihres öffentlichen Seins – und es gibt wenig, was für diese Berufs-

gattung gefährlicher wäre. Die Macht der Journalisten ist schon längst bei der Gestaltung des politischen Lebens angelangt. Ein rechter Politiker kann sich eine Feindschaft mit *key opinion leaders* wichtiger Presserzeugnisse nicht leisten.

Macht der eigenen Feder

Vorerst bleibt dem Betroffenen nur seine eigene Feder; der Akt des Schreibens ist eine Befreiung von der Last – und eine Belastung ist es ohne Zweifel. Viele sehen sich nicht ungern öffentlich erwähnt, doch wenn man sich auf einer fetten Schlagzeile findet, so trifft dies tief, die Macht des Mediums verletzt, man fühlt sich in die Tiefe stürzen.

Dennoch, ganz ohne Einfluss ist man nicht: Wenn die selbsternannten Wachhunde der offenen Gesellschaft bellen, bestimmt das Medium ebenso wie das Verhalten des Angestrahlten wie seines Umfeldes den Verlauf. Einmal im Bannstrahl der Öffentlichkeit gilt es glaubwürdig zu wirken, ohne arrogant zu erscheinen. Auch sind die unmittelbar Mitbetroffenen entscheidend: Stützen sie den Verdächtigten, gerät der Skandal ins Stocken. Meist verlässt die Vorgesetzten früher oder später der Mut; man will schließlich seine eigene Haut retten. Kommt wie jüngst in der Schweiz ein hoher Beamter des Geheimdienstes unter Verdacht, so scheint dem vorgesetzten Politiker – in diesem Fall dem medienbewussten damaligen Bundesrat Adolf Ogi – das Bauernopfer nicht selten opportun. Wenn sich alles, wie in diesem Fall geschehen, als unangemessen herausstellt, ist es für Gerechtigkeit zu spät[26].

In einem Artikel, der diese Zeilen motivierte, berichtete der SonntagsBLICK, das auflagenstärkste schweizerische Druckerzeugnis mit unüberwindbarem Hang zu großen Lettern, in einem reißerisch aufgemachten Artikel mit fetten Schlagzeilen über die Probleme mit dem von der deutschen Pharmafirma Bayer entwickelten Cholesterinsenker Lipobay® (Cerivastatin), wie sie in den USA aufgetreten waren[27]. In diesem Zusammenhang gerieten Untersuchungen an Patienten, welche unter Leitung von Forschern der Universität Zürich mit dieser Substanz in Europa durchgeführt worden waren, plötzlich in den Blickpunkt gewisser

25 Christian Mensch: Borer-Affäre. In: Peter Röthlisberger, Hrsg., Skandale. Was die Schweiz in den letzten zwanzig Jahren bewegte, Orell Füssli, Zürich 2005, S. 161–169.

26 Christian Mensch: Dino Bellasi. Eine Geschichte – zu gut um nicht wahr zu sein. In: Peter Röthlisberger Hrsg., Skandale. Was die Schweiz in den letzten zwanzig Jahren bewegte. Orell Füssli, Zürich, 2005, S. 31–38.

27 Carl Just: Schweizer Arzt lobte Todespille – und sahnte ab. Sonntagsblick 19. 8.2001, S. 1–5.

Journalisten. Während das Interview im gegenseitigen Einvernehmen zustande kam, versuchte der Artikel und vor allem die Schlagzeilen nahezulegen, dass bei Untersuchungen mit Lipobay® aufgrund von Zahlungen von Bayer an die beteiligten universitären Zentren zu wenig auf Nebenwirkungen geachtet worden sei. In den großformatigen Schriftzügen wurde sogar insinuiert, dass der Autor aufgrund eines Vortragshonorars Patienten diesem Medikament fahrlässig ausgesetzt und Nebenwirkungen, ja Todesfälle bewusst in Kauf genommen habe.

Gewiss, diese Aspekte des Artikels waren grob unsachlich – doch half diese Erkenntnis wenig. Die klinische Untersuchung wurde, wie es das Gesetz verlangt, nach den höchsten internationalen Qualitätsanforderungen (*Good Clinical Practice*; ▶ Kapitel 6 und 9) und in angesehenen europäischen Universitätszentren durchgeführt. Die Patienten wurden engmaschig betreut und regelmäßig untersucht. Die doppelte Verblindung von Prüfungsmedikation und Placebo, dem Scheinmedikament, welches als Kontrolle diente, stellte eine wahrheitsgetreue Erhebung der Medikamentenwirkung sicher. Doch diese Aspekte interessierten nicht. Die Recherchen des Journalisten Carl Just (Justus, der Gerechte: *nomen est omen*!), sofern sie diesen Namen verdienen, verletzten jede Sorgfaltspflicht.

Uninteressant blieb für den wackeren Journalisten auch die Tatsache, dass die Protokolle der angeschuldigten Studie mit vorgesehener Patientenzahl, Untersuchungsmethodik, Endpunkten, das heißt dem Ziel der Untersuchung, vorgängig veröffentlicht worden waren[28], um nachträgliche Beeinflussungen auszuschließen. Einmal auf seine Geschichte festgelegt, interessierte es den umsichtigen Schreiberling kaum noch, ob die angeschuldigten Nebenwirkungen der »Todespille«, über welche in den Vereinigten Staaten berichtet worden war, in der betroffenen Studie in Europa überhaupt aufgetreten waren – was in der Tat nicht der Fall war. Auch dass die Ergebnisse der Studie unter den Erwartungen des Sponsors blieben, aber wahrheitsgemäß an einem der angesehensten Kongresse der Kardiologie, der *American Heart Association*, in New Orleans vorgestellt wurden, blieb unerwähnt. Dies hätte zuviel Objektivität in die *Story* gebracht.

Ein wesentliches Thema der Schlagzeilen waren – wie erwartet – die für die Studien vertraglich vereinbarten Geldmittel. Dabei erhielten – wie in jeder Multizenterstudie (▶ S. 131) – alle beteiligten Zentren für jeden betreuten Patienten im Sinne einer *fee for service* Zahlungen vom Sponsor, der Firma Bayer. Das verantwortliche klinische Forschungszentrum in Zürich erhielt für Studienkoordination und Durchführung ebenfalls den verdienten Lohn. Sämtliche Mittel, welche für die Studie am Sitz der Studienleitung in Zürich benötigt wurden, wurden über eine Stiftung verwaltet und der Vertrag mit der Firma Bayer war vom Rechtsdienst der Universität Zürich gutgeheißen worden. Nie hat sich der wahrheitssuchende Journalist für diese rechtlichen Regelungen interessiert. Ja, war die Geschichte erst einmal gesetzt, so wollte er auch die ihm verfügbare Stellungnahme des Rechtsdienstes der Universität nicht mehr in Anspruch nehmen.

Mechanismen der Skandalisierung

Aus dem Erlebten lassen sich die Erscheinungsformen des Skandals ableiten: Die Meinung ist zum Zeitpunkt der Recherche im Wesentlichen gemacht, ja die Wahrheit steht von Anfang an fest. Die Nachforschungen – im Jargon *Recherchen* genannt – dienen ausschließlich der Bestätigung der einmal festgelegten Sichtweise, denn der Skandal vereint die Gleichgesinnten, die sich der Gerechtigkeit verschrieben haben. Andersdenkende wie auch unpassende Informationen werden ausgegrenzt. Erfolgreiche Skandalisierer unter den Journalisten erreichen innerhalb weniger Tage oder Wochen eine einheitliche Wahrnehmung des Sachverhalts in den Medien, die Anderes nicht mehr zulässt[29]. Der Skandalisierte ist spätestens zu diesem Zeitpunkt unwiderruflich schuldig; der Lawineneffekt sich folgender Serienartikel tut anschließend das Seine.

Eine weitere Eigenheit dieser gerechten Sache ist, natürlich im Interesse der Öffentlichkeit, die bewusste Ausschaltung grundlegender Prinzipien des Rechts. Die Unschuldsvermutung wird angesichts der Sachlage als Zumutung zurückgewiesen, ungeprüfte Sachverhalte werden zugelassen, Verteidiger des Angeklagten kommen nicht zu Wort. Beim Skandal ist vieles erlaubt, was in einem regelmäßigen Verfahren unzulässig wäre: Anonyme und gar bezahlte Informanten, Veröffentlichung unabgeschlossener Ermittlungsberichte, Unterschla-

---

28   Thomas F. Lüscher et al. on behalf of the ENCORE trial investigators: Effects of calcium antagonists and HMG-coenzyme reductase inhibition on endothelial function and atherosclerosis: Rationale and outline of the ENCORE trials. J. Cardiovasc. Pharmacol. 30, (Suppl. 3), 48–52, 1997.

---

29   Hans Mathias Kepplinger: Die Mechanismen der Skandalisierung. Olzog, München, 2005, S. 45–55.

gung entlastender Befunde, unkritische Übernahme alarmierender Beurteilungen und Verunglimpfung von Zeugen der Gegenseite.

Früchte des Erlebten

Was lässt sich aus solchen Erfahrungen lernen? Grundsätzlich kann es jeden treffen, besonders in Zeiten der Nachrichtenflaute: In der »saure Gurken Zeit« lebt sich's gefährlich. Für den geneigten Leser wichtig ist daher zunächst eine angemessene Wertung der Meldungen lauter Organe. So verlangt der gesunde Menschenverstand wie auch die Achtung vor dem Skandalisierten, dass man den Wahrheitsgehalt solcher Schlagzeilen hinterfragt, bevor Entrüstung einsetzt. Daher eine erste Lehre für Mitbetroffene und Leser: »*In dubio pro reo*« – und Zweifel sind leider häufig angebracht.

Wichtig ist sodann, dass der Betroffene und die vorgesetzten Stellen sich im Recht wissen (und es auch sind, was sicher nicht immer der Fall ist), unmissverständlich Stellung beziehen und eine einheitliche Strategie verfolgen. Zögern ist schon ein Eingeständnis von Schuld, Schweigen Kapitulation. So konnte im vorliegenden Fall durch klare Stellungnahmen der Universität, der vorgesetzten Behörde und durch Einbezug eines Anwalts ein zweiter Artikel abgewendet werden. Der Lawineneffekt, die Wirkung einer Artikelserie, die das gleiche Thema wiederholt aufnimmt, um Entrüstung in einen Sturm zu wandeln, wird von den Redaktionen heiß geliebt, ja er ist die notwendige Bedingung für einen ausgewachsenen Skandal. Für die Betroffenen ist es umgekehrt das *worst case scenario*. Voraussetzung, um sich zu wehren, ist natürlich, dass die Vorwürfe rechtlich und ethisch unhaltbar sind, und dass dies die zuständige Chefredaktion auch spürt.

Lust an Flecken am weißen Kittel

Skandalisierungen benötigen eine moralisch belastete Person oder Gruppe. Je größer die Kluft zwischen Anspruch und Wirklichkeit, desto größer das Erregungspotential; die Fallhöhe ist entscheidend. Ärzte erfüllen diese Voraussetzungen aufs Beste; sie sind im Schussfeld, gerade weil es sich um Stützen der Gesellschaft handelt. Bevorzugt werden Verantwortungsträger, Chefärzte und Professoren. Ihr moralischer Anspruch und ihr Ansehen machen die bewunderten Helfer auf ideale Weise zu gefallenen Engeln. Die trotz aller Anfechtungen anhaltend hohe gesellschaftliche Achtung schafft die zusätzliche Spannung, an der sich Missgunst

ungehemmt entfalten kann – auf weißem Grund sieht man Schmutz am besten.

Die Einstellung der Skandalisierer zum Opfer ihrer Zeilen ist nicht unerheblich. Das Risiko, zur Zielscheibe einer Skandalisierung zu werden, ist ebenso stark vom wahrgenommenen Missstand selbst wie den politischen und persönlichen Neigungen der Schreiber bestimmt.[30] Politiker, die Werte und Haltungen der beteiligten Journalisten vertreten, werden weniger skandalisiert als rechtsstehende Volkstribunen und politische Intimfeinde der Redakteure. In Deutschland waren Franz Josef Strauß und Helmut Kohl wiederholt im Mittelpunkt heftigster Empörung, während Joschka Fischer und Johannes Rau die heimliche Unterstützung der Presse hatten.

Weitere Lehren

Skandalisiert wird man jedoch nicht in einem luftleeren Raum. Selbst gewissenlose Schreiberlinge stützen sich auf die herrschende Moral, auf gegenwärtig gültige Werte und gesellschaftliche mehrheitsfähige Haltungen. In einer Zeit sich wandelnder Werte kann einst anerkanntes Handeln rasch zum Fehltritt werden, ja Skandalisierungen sind Ausdruck des Wertewandels – auch in der Medizin. Von neuen Werten wurden die Pharmaindustrie, die Wissenschaft wie auch die Ärzte erfasst. Nicht nur das ärztliche Handeln selbst, auch Fortbildung, Forschung, Zusammenarbeit mit der Industrie (► Kapitel 9), die Entlohnung, die dabei entsteht, müssen so geregelt sein, dass nicht nur dem Recht Genüge getan wird, sondern auch dem Kodex von Universitäten und Kliniken. Daher ist ein ethischer Diskurs innerhalb der Ärzteschaft (wie er zum Beispiel in der Schweiz durch die Akademie der medizinischen Wissenschaften[31] erarbeitet wurde), auf den man bauen kann, besonders wichtig. Nur wer sich im Recht weiß, kann sich wehren.

Dies ist die Voraussetzung für eine Nutzung der begrenzten Rechte, welche der Staat uns heute bietet. Gerichtliche Klagen wegen Persönlichkeitsverletzung sind selten von Erfolg gekrönt; die seelischen Wunden gilt es, wie die im Mittelalter auf dem Marktplatz zur Schau gestellten Sünder, ungerührt zu ertragen. Verletzungen des Wettbewerbsrechts liegen selten vor. Zuletzt sind die

---

30 Hans Mathias Kepplinger: Die Mechanismen der Skandalisierung. Olzog Verlag München 2005, S. 122–132.

31 Richtlinien der Schweizerische Akademie der Medizinischen Wissenschaften »Zusammenarbeit Ärzteschaft – Industrie«. Schweiz. Ärzte Ztg. 87, 177–183, 2006.

beschränkten rechtlichen Möglichkeiten alle reaktiv, hinken dem Schaden hilflos hinterher. Es stellt sich also die Frage, ob solches genügt oder nicht vielmehr einvernehmlich von der sündigen Redaktion – anstelle einer Gegendarstellung und Klage – Positivbotschaften zu verlangen sind – wie dies in diesem Fall erfolgreich geschah.[32] Neben dem Recht gilt es auch, Ungewöhnliches zu nutzen.

Perception is reality

Die Tätigkeit der Ärzte in Forschung, Patientenbetreuung und Weiterbildung wird in der Öffentlichkeit mit zunehmendem Misstrauen verfolgt. Obschon die moderne Medizin und forschende Industrie für Patienten und Gesellschaft Beeindruckendes erbracht haben (▶ Kapitel 2–5), ist die Wahrnehmung eine Andere. Das Werteempfinden der Gesellschaft hat sich rascher geändert, als sich die Betroffenen gewahr wurden. Die Notwendigkeit einer rechtlich korrekten Zusammenarbeit zwischen Ärzteschaft und Industrie wird durch Feindbilder, aber auch durch neue Erwartungen und Werte in Frage gestellt (▶ Kapitel 9). Die Vermittlung der Bedeutung dieser Zusammenarbeit für Patienten, Medizin und Gesellschaft und ihrer ethischen und rechtlichen Bedingungen, ist nicht gelungen – und vielleicht liegt hier eine Schuld der Skandalisierten selbst. Lässt sich die Kultur des Verdachts überhaupt lösen? Vielleicht müsste man auf die Schreiber zugehen, durch Offenheit Misstrauen abbauen und durch gelebte Werte Glaubwürdigkeit begründen: Wer den Wert seines Tuns nicht zu vermitteln weiß, darf sich über Unverständnis nicht beklagen.

Sic transit gloria

Zuletzt bleibt doch ein Trost: Pressemeldungen haben eine begrenzte Halbwertszeit, welche sich eng an die Qualität der entsprechenden Journale hält. Was schnell geschrieben, gesudelt wurde, wird auch rasch vergessen.

---

32 Nach einem persönlichen Gespräch mit dem Chefredaktor des SonntagsBLICKs wurde anstelle gerichtlicher Maßnahmen ein Artikel über den Verdächtigten vereinbart. Einige Monate später erschien ein Beitrag über die Akutbehandlung des Herzinfarktes in der gleichen Zeitschrift.

11 Kain und Abel – Die Spaltung des Denkens

»Abel ward ein Schäfer, Kain aber ward ein Ackerbauer. Und der Herr sah wohlgefällig auf Abel und sein Opfer, auf Kain aber und sein Opfer sah er nicht. Da ergrimmte Kain gar sehr und schaute finster. Darauf sprach Kain zu seinem Bruder Abel: Lass uns aufs Feld gehen! Und als sie auf dem Felde waren, erhob sich Kain wider seinen Bruder Abel und schlug ihn tot.«
Bibel, 1. Moses, Kapitel 4

Zwist unter Brüdern

Dass Mythen, Sagen und heilige Texte von archetypischem Verhalten künden, ist uns seit Carl Gustav Jung bekannt.[1] Unabhängig von unserem Glauben können sie uns etwas über den Menschen, seinen Umgang mit sich selbst und seinem Gegenüber lehren – so auch die Bibel. Die Geschichte von Kain und Abel ist eine der ersten im Alten Testament, was ihr Gewicht verleiht. Was erzählt uns die Geschichte von Kain und Abel? Kain und Abel sind Brüder, es sind die Kinder von Adam und Eva, die zweite Generation des Menschen; was sie tun steht am Anfang der Menschheitsgeschichte, am Grund unserer Natur. Kain und Abel stehen sich als Brüder nahe, aber sie tun nicht das Gleiche: Der Eine wählte die Schafzucht, sein Bruder wurde Bauer. Doch teilen sie die gleichen Werte, für beide ist Wohlgefallen, Aufmerksamkeit und Anerkennung ihres Gottes entscheidend, die Wirkung der Opfergabe bestimmt ihr Glück. Beide, Kain und Abel, reichen Gott ihre Opfer dar. Wir wissen nicht, was es war; ein Lamm vielleicht von Abel, Korn von Kain. Sie gaben ihr Bestes, erwirkten aber nicht das Gleiche: Gott sah das Opfer Abels mit Wohlgefallen, Kains Gabe aber sah er nicht. Warum? Der Wille der Götter ist ungründlich. Die Gottheit ist mächtig, willkürlich und entscheidend – Schicksal, wir würden heute von Pech oder Zufall sprechen. Was immer es ist – der Betroffene ist ihm ausgesetzt, ist dankbar oder enttäuscht. Abel ist der Erwählte; Kain der Verschmähte ist nicht nur enttäuscht, er ist ergrimmt, versteht die Welt nicht mehr. Kain lenkt sein Missbehagen nicht auf Gott, den Urheber seines Missgeschicks,

sondern auf den Auserwählten, den Glücklicheren, seinen Bruder Abel: Die erste Tat des Neids – eine blutige Tat, mit der Kain nicht auszulöschen versuchte, was Unbehagen schuf, sondern den, der das erhielt, was er, der zu kurz Gekommene, begehrte.

Auch die Josephsgeschichte ist eine Wiederkehr des ewig Gleichen: Auserwähltheit und Neid. Es begann mit Labans Töchtern, Lea, der hässlichen aber fruchtbaren ersten Frau, die Jakob mit List von ihrem Vater in der Dunkelheit der Hochzeitsnacht untergeschoben wurde, und Rahel der innigst geliebten und lange ersehnten Zweiten. Lea gebar Jakob sieben Söhne, Rahel nur deren zwei: Joseph, der ihre Züge tragen sollte, und Benjamin der Jüngste. Joseph der Auserkorene, der sich des Vaters Segen sicher wusste, wurde von seinen Brüdern missgünstig beäugt und machte sich selbst unvorsichtig zum Opfer ihres Neids.[2]

Neid – eine der sieben Todsünden christlichen Glaubens – ist das Gefühl der zu kurz Gekommenen, eine Alltagserfahrung mit langer Geschichte, ein Grundverhalten des Menschen. Weshalb gibt es ihn, den Neid, ein Gefühl aus der Schamgegend der menschlichen Tugend? Niemand will ihn, kaum jemand steht zu ihm – auch wenn wir gelassen über anderen Lastern stehen. Neid ist tabu, außer wenn wir ihn bei anderen finden. Haben Laster Sinn oder dient Kains Geschichte allein der Warnung, der Abschreckung vor dem Schlechten unserer Natur?

Aufmerksamkeit und Vergleich

Der Wunsch nach Aufmerksamkeit und Wohlgefallen steht am Grund des Menschen – er ist ein Gruppenwesen, kein einsamer Wolf. Der Vergleich mit dem Bruder verlieh dem Begehren Kains sein Gewicht. Auch unter Schwestern ereignete sich bis in die Neuzeit Ähnliches: In Keto von Waberers autobiographischer Erzählung »Schwester« gibt es eine Schlüsselszene: Zwei junge Mädchen – es sind die Autorin und ihre Schwester – kaufen sich im Schwimmbad ein Eis; der Eisverkäufer murmelt bewundernd: »Mein Gott, dieses Kind hat

---

1 Carl Gustav Jung: Die Beziehungen zwischen dem Ich und dem Unbewussten. Die Wirkungen des Unbewussten auf das Bewusstsein. Die Individuation. Walter-Verlag, Olten, 1971, S. 24–25.

2 Thomas Mann: Joseph und seine Brüder, Fischer Verlag, Berlin, 1975, S. 410ff.

wunderschöne Augen«. Die Angesprochene sucht den Blick ihrer Schwester und sieht dort etwas aufblitzen, was sie noch nie vorher gesehen hat:

> Es ist etwas Böses, Hartes [..], ehe sie den Kopf senkt und plötzlich ganz traurig aussieht, ganz müde. [..] Ich lecke an meinem Eis und hüpfe neben ihr her, fröhlich [..]. Aber das ist nur Tarnung. Ich habe begriffen, was gerade passiert ist, und ich weiß noch nicht, was ich davon halten soll.[3]

Adam Smith entdeckte als Erster den sozialen Vergleich, welcher wie eine unsichtbare Hand Leben und Wirtschaft leitet, als Motor des Fortschritts[4]. Alfred Adler ging mit dem Minderwertigkeitsgefühl als Ur-Erlebnis des Kindes und Quelle des Geltungsstrebens von einem ähnlichen Ansatz aus; unerbittlicher Maßstab blieb ihm das Gegenüber in der Familie, die Stellung in der Geschwisterreihe[5]. Der Vergleich mit dem Anderen, das Bewusstsein von sich und dem Gegenüber, ist Voraussetzung von Neid und Ehrgeiz. Das Selbstwertgefühl ist daher kein absoluter Wert, sondern entsteht in einem sozialen Umfeld, im Wertesystem einer Gesellschaft, das uns zurücksetzt oder erhebt. Wenn wir uns im Vergleich zu unserem Gegenüber als zu kurz gekommen, wenig beachtet glauben, gedeiht unvermeidlich Kains Grimm.

Doch ist das schon Neid? Der Duden umschreibt Neid als ein Gefühl, eine »Empfindung oder Haltung, bei der man jemandes Besitz oder Erfolg diesem nicht gönnt und selbst haben möchte.«[6] Neid kommt vom alt- und mittelhochdeutschen *nit* oder *nid*, was ursprünglich für Hass und Groll stand – Kains Gemüt. Bei *nit* klingt an: Man gönnt es dem Anderen *nicht* – das setzt zwingend voraus, dass man seine Werte und Begierden teilt. Der Andere hat, was man selber möchte, sei es materieller Besitz oder Virtuelles wie Aufmerksamkeit, Anerkennung, Bewunderung, Einfluss oder Macht. Dieses Verlangen bindet den Neidischen verhängnisvoll und zwanghaft an sein Gegenüber, an das Objekt seiner Missgunst.

Was daraus wird

Die Verarbeitung des Neidgefühls ist vielfältig. Ehrgeiz, auch ein Wort mit ambivalenten Flair, der Geiz findet sich darin, ist *eine* konstruktive Antwort auf den Neid: Ich will dies auch. Diese Haltung findet sich bereits bei Kindern; der Ehrgeizige nimmt sich zwar als zurückversetzt wahr, will das Gefühl des Wenigerseins aber überwinden. Er nimmt seinen Groll zurück, zerstört nicht unbeherrscht das Objekt seines sozialen Vergleichs wie Kain, nein er bewundert es, nimmt es sich zum Vorbild und versucht dereinst gleich oder mehr zu werden. Hier ist Neid die Quelle von Geltungsstreben und Antrieb von Leistungen und Entdeckungen – privates Laster und öffentlicher Segen in einem.

Hat die Evolution den Neid, dieses missliche Gefühl des Minderwerts, zuletzt erschaffen, um uns anzutreiben, uns durch Erfolg und Anerkennung von diesem Stachel zu befreien? Für diese konstruktive Verarbeitung der Missgunst, die allen zum Nutzen gereicht, braucht es – man denkt an Freuds Realitätsprinzip[7] – Hoffnung auf zukünftige Anerkennung und Erfolg, eine Zuversicht, welche es erlaubt, den unmittelbaren, destruktiven Lustgewinn im Hinblick auf künftiges Glück zurückzustellen: Das Prinzip Hoffnung als Ausdruck der Reife.

Die Antriebskraft von Neid und Geltungsstreben ist unbestritten. Sie wirkt selbst weiter, wenn Anerkennung sich einstellt: Erfolg befriedigt zwar, erlösen will er aber nicht. Rastlos, wie von unsichtbarer Hand gesteuert, jagt der Ehrgeizige seinen nächsten Träumen nach; dem Süchtigen gleich gewöhnt er sich rasch an das Erreichte und sucht nach neuen Horizonten. Die Relativität des sozialen Vergleichs bleibt auf der neu erlangten Stufe erhalten. Diese Rastlosigkeit ist nicht ohne Sinn, sie erhält die Schaffenskraft zum Wohle des Ganzen – der Weg ist das Ziel. Insofern sind Neid und Ehrgeiz grundlegende Antriebe des Menschen, welche seinen Erfolg in der Evolution wie Entwicklung von Wissen, Kultur und Technik und Wohlstand möglich machten.

Das Zerstörerische

Doch Kain war anders: Die Gabe der Reflexion war ihm nicht gegeben; unfähig, nach den Gründen seines Missgeschicks zu suchen, konnte er nicht die Frage lösen, warum Abel bei Gott Erfolg und Wohlgefallen fand. Seine Neidverarbeitung war zerstörerisch. Warum? Kain verstand sein Schicksal nicht, blieb verhängnisvoll im

3 Keto von Waberer: Schwester. Berlin-Verlag, Berlin 2002, S. 31.

4 Adam Smith: Untersuchung über Wesen und Ursachen des Reichtums der Völker, Band 1 und 2, Verlag Wirtschaft und Finanzen, Verlagsgruppe Handelsblatt GmbH, Düsseldorf, 1999.

5 Alfred Adler: Menschenkenntnis. Fischer Bücherei, Frankfurt am Main und Hamburg, 1970, S. 71 ff.

6 Duden. Das große Wörterbuch der deutschen Sprache. Dudenverlag, Mannheim, 1978, Band 4, S. 1871.

7 Sigmund Freud: Jenseits des Lustprinzips. Gesammelte Werke XIII, S. Fischer Verlag, Frankfurt am Main, 1969, S. 6.

Grimm stecken. Eine weiterführende Antwort auf den Neid, ein Verständnis der Ursachen, die Hoffnung zu lernen, war ihm nicht vergönnt. Kains Gemütslage droht auch heute, wenn Erfolg ausbleibt und Frust um sich greift, Zweifel uns behindern und an unserem Selbstbild nagen. Der Amokschütze, der in Kainscher Art um sich schießt und alles, zuletzt sich selbst zerstört, ist der Dammbruch dieses Gefühls. Doch es gibt auch feinere Spielarten: Die Bitternis des Verkannten, den *Misanthrop*, wie wir ihn von Molières Stück und Shakespeares *Jago* kennen (▶ S. 143). Die Galle, die die Umgebung und den Helden selbst vergiftet, ist Ausfluss des Neides, der sich nicht löst. Hier wird Neid nicht zum Anstoß zu Leistung und Erfolg, sondern für den Betroffenen wie seine Umgebung zum Problem. Der letzte Strohhalm der Missgunst ist die tiefste Stufe des Neids, das *Ressentiment*: Die Behinderung des Erfolgreichen oder zumindest seine Entwertung.

Neid und die Politik

Neid beeinflusst mehr als persönliches Glück; er stört und belebt das Zusammenleben sozialer Gruppen, ja der Gesellschaft schlechthin. Neidbegrenzung ist daher ein gesellschaftliches Anliegen, Gerechtigkeit bei der Verteilung von Gütern, Macht und Glück ein sozialer Bedarf.

Die politische Theorie kennt seit Aristoteles[8] zwei Begriffe der Gerechtigkeit: Den Einen gilt als gerecht, wenn jeder hat, was ihm aufgrund seiner Leistung zusteht. Den Anderen gilt als gerecht, wenn jeder nur erhält, was auch der Andere hat – Gerechtigkeit als Unterscheidung oder Ausgleich. Die erste Auffassung schafft Unterschiede (*The winner takes it all*), wenn auch nachvollziehbare, während die zweite Haltung in der Gleichheit aller ihr Heil sucht. Die letztere Auffassung ist zum Anstoß politischer Programme geworden, welche sich der Gleichmacherei verschrieben haben. Diese Politik stellte die natürliche Ordnung in Frage, unter welcher bis zu Ende des 18. Jahrhunderts unterschiedliche ökonomische Verhältnisse und die gesellschaftliche Rangordnung als gottgegeben hingenommen wurden. Sie weckte und benutzte geschickt den bisher unterdrückten Neid für ihre politischen Zwecke, vermochte die schlecht Weggekommen zu gewinnen und unter Nutzung ihrer Gefühle in die Offensive zu gehen. Einmal an der Macht, gelang diesem politischen Programm sowohl in totali-

tären wie in demokratischen Systemen unter moralisch legitimierter Nutzung missgünstiger Haltungen und der damit verbundenen steigenden Steuerprogression die Umverteilung gesellschaftlich erworbener Güter, der Ausbau der Sozialhilfe und Renten. Dass neben der Missgunst der Besitzlosen die Schuldgefühle der Beneideten gegenüber den Neidern diesem politischen Prozess durchaus zustatten kamen, bewertet das Erreichte zunächst keineswegs (und gewiss ist damit viel Gutes erreicht worden), macht aber die geschichtliche Wirkung solcher Gefühle deutlich.

Der Kapitalismus machte seine Bürger ungleich reich; der Kommunismus hat alle Genossen gleich arm gemacht. Die mit den letzteren politischen Programmen versuchte Minimierung des Neids durch Umverteilung seiner Güter gelang paradoxerweise nicht. Gewiss scheint dieser Ansatz zunächst vielversprechend, ja die Umverteilung dessen, was uns allen Anstoß zu Neid und Missgunst gereicht, sollte – so würden wir erwarten – gesellschaftliche Spannungen zwingend mindern. Die Erfahrung zeigte jedoch, dass der Abbau jedweder Anreize zu Leistung nicht nur die gesellschaftliche Produktivität als solche und damit das zu verteilende Gut selbst beschränkt, sondern zuletzt unerwarteterweise das Problem verschärft.

Warum dieses Paradox? Es sind die kleinen Unterschiede, die besonders schmerzen. Neid ist wie bei Kain und Abel ein Gefühl zwischen Brüdern, zwischen Nahestehenden, nicht zwischen Fremden. Der Erfolg eines Unbekannten ist wenig belastend, ja die Distanz erleichtert es, ihn zu bewundern, hilft Missgunst zu verdrängen; der erfolgreiche Schulbanknachbar aber wird zum Stachel. Kurz, es ist der Erfolg des Nächsten und nicht des Fremden, welcher am Schwersten wiegt. Deshalb sind gerade geringe Unterschiede im eigenen Umfeld von besonderem Gewicht, es sind kleine Ungerechtigkeiten, welche sich in egalitären Gesellschaftssystemen paradox verstärken. In einer Gesellschaft, die sich der Gleichheit verschrieben hat, wird jeder Unterschied zum Skandal. Entsprechend ist der Neid im Land der unbegrenzten Möglichkeiten begrenzter als in den Sozialstaaten der alten Welt.

Neidbegrenzung

Wie lässt sich Neid begrenzen? Nach dem oben Gesagten größere Sozialunterschiede zu fordern, wäre unangemessen. Auch zu große Unterschiede schaffen Probleme, wie die Geschichte zeigt. Die amerikanische Gesellschaft, die den durch Leistung erworbenen Un-

---

8 Aristoteles: Die Nikomachische Ethik. Artemis & Winkler, Düsseldorf/Zürich 2001.

terschied bewundert, also Gerechtigkeit als Differenzierung lebt, hat sich dem *Understatement* und der Bewunderung des Erfolgreichen verschrieben (▶ Kapitel 12). Auch der Protestantismus, der in den deutschen und alemannischen Städten des 19. Jahrhunderts dem Geist des Kapitalismus zum Durchbruch verhalf, löste das Dilemma entsprechend[9]: Reichtum und ökonomischer Erfolg galt hier zwar als Zeichen des Gottesgnadentums; man hielt es jedoch für unschicklich, dies öffentlich zu zeigen – die innere Sicherheit der Auserwähltheit genügte.

Die Angst vor dem Neid des Anderen kann noch weiter gehen: Von afrikanischen Gesellschaften wird berichtet, dass die Angst vor Erfolg die Bemühungen der Entwicklungshelfer behinderte, weil eine ungewöhnliche Ernte den Neid des Nachbarn mit sich brächte, ihren bösen Blick und schließlich Krankheit und Tod. Wer aus der hergebrachten Ordnung auszubrechen versucht, wird verhext; Aufsteiger leben gefährlich, wenn sie nicht ihre Familie, den Clan, das Dorf an ihrem Erfolg teilhaben lassen, bis ihnen nichts mehr bleibt. Selbst Gott scheint vor solchen Gefühlen nicht gefeit: So ließen die besten Teppichweber des Orients kleine Fehler in ihre Muster einfließen – sie wollten das Vollkommene Gott überlassen und durch ihre Kunst nicht seinen Neid erregen.

Nicht alle haben sich an diese Regeln gehalten: Josephs Verderben war seine Unverblümtheit, seine selbstverliebte Unbekümmertheit. So drängte er seine argwöhnischen Brüder bei der Ernte dazu, ihnen seinen seherischen Traum zu erzählen:

> Da wir die Gerben gebunden hatten … siehe da, da blickte Ruben sich um und wies schweigend zurück mit der Hand auf die Strälle, die wir gebunden. Meine Garbe inmitten steht da, ganz aufrecht, und Eure aber, die sie umringen, neigen sich vor ihr im Kreise, neigen sich, …, und meine steht.[10]

Dieser Traum – der sich in der Zeit der Not in Ägypten bewahrheiten sollte – reizte den Neid seiner Brüder. Als Joseph sie im entlegenem Weidegebiet, in welches sie sich zurückgezogen hatten, im Glitzergewand der Mutter aufsuchte, entlud sich ihre Missgunst: Joseph wurde

von seinen eigenen Brüdern zusammengeschlagen, gefesselt und in die Grube gestoßen, bis ein Sklavenhändler ihn fand – Hochmut kam vor dem Fall.

Der Erfolgreiche darf sich nicht brüsten, die Missgunst nicht herausfordern – Bescheidenheit ist eine Zier. Privilegien, Einkommen und Reichtum des Erfolgreichen müssen aber auch nachvollziehbar sein; ihre Begründung muss sich nach den in einer Gesellschaft historisch gültigen Vorstellungen von Leistung und Gerechtigkeit richten. Nachvollziehbare Leistung findet Bewunderer; die Entkopplung der Leistung vom verdienten Lohn – eine unerfreuliche Zeiterscheinung der heutigen Wirtschaft – schürt unvermeidbar Neid, weil sie die Verarbeitung des Missgefühls erschwert. Verdient jemand, was er verdient? Was mit Anstrengung über Jahre erarbeitet wurde, ist weniger von Neid betroffen als Ererbtes oder durch Beziehungen und Glück Erreichtes. Gesellschaftssysteme können durch Anreize, welche sie zulassen oder schaffen, wie auch durch ihre Wertsysteme die konstruktive Verarbeitung des Neides fördern oder behindern.

Der Wert des Neides

Ist Neid nützlich oder schlecht? Wohl beides – entscheidend ist, was aus ihm entsteht, ja das Gute und das Böse wohnt bei ihm nebeneinander. Als Anreiz, Motor sozialer Entwicklung ist Neid als Quelle der Produktivität unzweifelhaft von Nutzen. Ohne ihn wäre wenig entstanden. Ein soziales System braucht Stufen, die man erklimmen kann, sonst tummeln sich alle lustlos im gleichen Raum. Eine offene Gesellschaft macht diese Stufen für alle leistungsabhängig zugänglich und schafft durch Chancengleichheit wirksame Anreize zu verdienstbegründeten sozialen Unterschieden, welche damit nachvollziehbar und hinnehmbar werden – Gerechtigkeit als Differenzierung zum Wohle des Ganzen.

Ursprünglich hat Neid auch einen Sinn: Er sorgt für Zusammenhalt in der Gruppe. Der Mensch ist kein Einzelgänger, bereits als Jäger und Sammler hing sein Erfolg am Beistand in Familie und Sippe. Wer über die Anderen sich erhob, bedrohte den Halt innerhalb der Horde; der Neid der Anderen, die Ablehnung, die damit einherging, wies jeden wieder auf seinen Platz und sicherte so den Bestand der Gruppe. Erfolgreiche Gesellschaften sind stabile Gesellschaften; zuviel Neid vergiftet, bedroht Zusammenleben und Harmonie. Neidverarbeitung und Neidabwehr haben eine wichtige gesellschaftliche Funktion. Die Angst vor dem Neid des Anderen ist nicht ohne Sinn: Neidabwehr geschieht mit

9 Max Weber: Protestantische Ethik I. Der Protestantismus und der Geist des Kapitalismus Teil I: Das Problem. Siebenstern Taschenbuch Verlag Hamburg, 1973, S. 29 ff.

10 Thomas Mann: Joseph und seine Brüder, Fischer Verlag, Berlin, 1975, Seite 375–376.

diskreter Demut, ausdrücklicher Bescheidenheit, bewusstem Herunterspielen des Erreichten – oder eben *understatement*. In einer Leistungsgesellschaft wie der amerikanischen (▶ Kapitel 12), in der man sich aufgrund des selbst Erreichten mit Stolz zu unterscheiden weiß, muss *understatement* – bezeichnenderweise findet sich dafür kein deutsches Wort – Bedeutung haben: *Understatement* als Neidabwehr. Die Fähigkeit, seinen Erfolg herunterzuspielen, ja über sich selbst ironisch zu lachen, erleichtert dem zu kurz Gekommenen das Leben. Bescheidene *Winners* lassen sich leichter bewundern – und eifrig nachahmen.

Eine gewisse Umverteilung von Besitz und Gütern scheint zur Neidbegrenzung zwingend: Der Kapitalismus hat wohl – entgegen der Voraussage von Marx[11] – überlebt, weil er es verstand, durch sanfte Reformen Wohlstand zu verteilen, schreiende Ungerechtigkeiten zu beseitigen und den Sozialneid in Schranken zu halten. Dort wo dieses Bemühen zu weit geht – und dafür hat die jüngste Geschichte unrühmliche Beispiele geliefert – kann eine Gesellschaft entscheidende Anreize verlieren und durch Nivellierung Neid paradox verstärken – *Plus ça change, plus c'est la même chose*.

Neid als Krankheit

Was hat dies mit Medizin zu tun? Neid als Krankheit beispielsweise: Dass Neid krank macht, weiß die Volksweisheit seit jeher zu berichten. Galen hat ihn mit der Galle, andere mit dem Magen in Verbindung gebracht. Die »Vier-Säfte-Theorie« der Antike sah Krankheit als Ungleichgewicht dieser Essenzen und das Überwiegen der Galle als Ursache verschiedenster Leiden: Der nörgelnde, unzufriedene *Misanthrop*, der sich selbst verzehrt; Neidische wurden wegen der zersetzenden Kraft der Missgunst in Kunst und Literatur als hager, ja ausgemergelt dargestellt – Neid verbrennt.

Die Medizin hat sich nach spekulativem Beginn aufs Organische zurückgezogen und tastet sich erst seit kurzem wieder an die Beziehung von Seele und Körper heran. Kains Geschichte zeigt, was krank macht – das Steckenbleiben im Gift des Neids, ohne Hoffnung auf Lösung, ohne Kraft zu Bewunderung, Ehrgeiz und Erfolg. Enttäuschung, die verlorene Hoffnung, gebiert Gewalt nach außen oder nach innen – Verbitterung oder Depression sind ihre Folge. Auch im Alltag ist es nicht der vielzitierte Stress, der uns leiden lässt; es ist vielmehr die Frustration, das Scheitern im Wollen.

Das Gefühl der Zurücksetzung, das schmerzhafte Auseinanderklaffen von Erwartung und Erfüllung, und seine körperlichen Auswirkungen sind heute in Computertests erfassbar geworden. Schon bei Gesunden lässt sich nach einem zunehmend frustrierenden Farbzuordnungstest eine anhaltende Störung der Gefäße nachweisen[12]. Gratifikationskrisen von Mitarbeitern, ausgelöst durch sinkende Wertschätzung, versagte Beförderung oder schwindende Lebensaussichten, gehen mit einem erhöhten Risiko für Herz- und Kreislaufleiden einher.[13] Hier taucht die verletzte Seele als Ursache körperlicher Leiden wieder auf: Stress in seiner zermürbenden Gestalt als Enttäuschung, Versagung, Zurücksetzung und Frust bedrückt das Herz nicht weniger als hoher Blutdruck, zu viel Cholesterin oder ein erhöhter Zucker. Wenn dies auch ein jeder Arzt aus Erfahrung weiß, bleiben seine Mittel beschränkt; die Einsicht in die Problematik führt nicht geradewegs zu einer Lösung, noch steht ein Heilmittel zur Hand.

Lassen sich, ja sollen wir Wege finden, die medizinischen Auswirkungen von Gefühlen zu verhindern, welche das Leben mit sich bringt? Ob wir in der braven neuen Welt mit Glückspillen weiterkämen (▶ S. 27), ist ungewiss. Die Lösung von Problemen der Lebenswelt muss in uns selbst entstehen, sie liegt außerhalb der Medizin. Sich von Grimm und Frust nicht einnehmen zu lassen, die Galle ruhig zu meistern, die Fähigkeit, trotz wechselndem Glück Zufriedenheit zu entwickeln und zu erhalten, ist zuletzt Lebenskunst.

Motivation und Antrieb

Neid in der Medizin: Fortschritt kann ohne ihn nicht leben. Die Beachtung des Rivalen ist Ausgangspunkt von Ehrgeiz und Ruhm. Würde in der Forschung auf Namen, in Publikationen auf Autorschaft verzichtet, wichtige Erkenntnisse allein von der Institution veröffentlicht, würde die Kreativität versiegen – zu bedeutsam ist der Wunsch nach Anerkennung. Gewiss, der philosophische Wissensdurst, die selbstlose Suche nach der Wahrheit, steht – so wünschen wir es uns – am Anfang jeden Schaffens; doch möchte ein jeder unter der eigenen Flagge segeln. Vielleicht ist der Anreiz unserer

---

11 Karl Marx und Friedrich Engels: Das Manifest der kommunistischen Partei. Reclam Universal-Bibliothek, Stuttgart 1970, S. 76–79.

12 Lukas Spieker et al.: Mental stress induces prolonged endothelial dysfunction via endothelin A receptors. Circulation 105, 2817–2820, 2002.

13 Johannes Sigrist: Soziale Krisen und Gesundheit. Hogrefe Verlag für Psychologie, Göttingen 1996.

Handlungen im Grunde einerlei: Ob Forssmann von Wissensdurst oder Ruhmsucht getrieben seinen historischen Selbstversuch (▶ S. 47) wagte, bewegt uns heute wenig. Wie von Adam Smiths unsichtbarer Hand geleitet können wir, was immer wir tun, einem Zweck dienen, der nicht in unserer Absicht lag.[14] Das Bedürfnis, sich vor anderen auszuzeichnen, ist berechtigt und losgelöst vom eigentlichen Antrieb für alle nützlich. Der Stoff, aus dem die Träume sind, lässt uns das Beste geben.

Schon nur der Zweite zu sein, kann zum Alptraum werden: Als man Norman Shumway, der die Technik der Herztransplantation entwickelt hatte, nach Barnards historischer Tat (▶ S. 56–57) fragte, wie er sich fühle, bemerkte er zynisch: *Remember the guy who was second at the northpole?* Seine pionierhafte Entwicklungsarbeit half ihm nach diesem schicksalhaften *coup d'état* wenig. Zwar war es ihm bereits 1959 mit Richard Lower gelungen, einem Hund ein fremdes Herz einzupflanzen, ohne dass das Tier verstarb. Er verfeinerte in der Folge die Technik in zahlreichen Versuchen, bei denen ihm zeitweise ein junger südafrikanischer Gastarzt interessiert über die Schulter sah: Christiaan Barnard. Es brauchte Shumways Nachhaltigkeit, um Stanford nach dem kurzen Feuerwerk aus Kapstadt doch zum Mekka der Herztransplantation zu machen.

Es sind solche Ärzte, die jungen Nachwuchsmedizinern als Vorbilder dienen; ja ihr stupendes Können und verdienter Erfolg wie auch der Abstand in Alter und Stellung erleichtern die Bewunderung: Als *role models* nähren sie im Jüngeren den Wunsch, es ihnen gleich zu tun. Deshalb sind Fachgebiete so erfolgreich wie ihre Vertreter. Während die Einen den besten Nachwuchs gewinnen, vertrocknen andere im Mittelmaß.

Der soziale Vergleich auf jeder Stufe kommt hinzu: Unter Assistenten und Oberärzten oszillieren Gefühle zwischen Freundschaft und Rivalität und treiben zu Leistung an. Vergleich und Neid brauchen Ziele und Horizonte, um zu schöpferischem Ehrgeiz zu reifen. Erfolgreiche Vorbilder, erklimmbare Stufen, auch Titel und Preise und nicht zuletzt Einkommen und Ruhm sind als Anreize unverzichtbar. Ohne Stufen gibt es keinen Weg nach oben; ohne ansprechende Aussichten würde der beschwerliche Weg zu Erfolg und Anerkennung von keinem angetreten: *Blood, sweat and tears* müssen zu einem Ziel führen, das erreichbar scheint.

Die Stufen des Erfolgs müssen leistungsabhängig zugänglich, ihre Anforderungen offen und nachvollziehbar sein (▶ S. 97) – überwindbare Widerstände sind Voraussetzung von Erfüllung und Glück. Vetternwirtschaft und undurchsichtige Ränkespiele entmutigen umgekehrt und lassen akademische Institutionen im Mittelmaß verkümmern. Erfolgreiche Universitäten vorab in den Vereinigten Staaten, die im Ranking noch immer zuoberst stehen, haben dies am wirksamsten vermieden, während in Europa der vielerorts anhaltende Patronismus die Besten behindert. Wo Neigungen des Chefs mehr zählen als Talent, Seilschaften und nicht Produktivität und Innovation den Lebensweg bestimmen, vergiftet Neid das Klima, weil er sich nicht in Ehrgeiz wandeln kann.

Neidbegrenzung gehört auch in Wissenschaft und Medizin zur Essenz eines erfolgreichen Wegs nach oben: Entscheidend ist der Umgang mit Erfolg. Außergewöhnliches muss Anerkennung finden – und gerade die produktivsten Universitäten bewerten und feiern ihn entsprechend (▶ S. 96) – doch will es unser Empfinden, dass sich der Erfolgreiche zurücknimmt, die Leistung des Teams und nicht sich selbst betont, davon sprechen lässt und nicht selber spricht – nur so kann er als Vorbild wirken.

Erfolg und Missgunst

Neid im Spital: Wenn ein Ombudsmann eines großen Schweizer Kantons sich darüber wundert, dass viele Klagen aus Spitälern an ihn gelangen, so erstaunt dies zunächst. Öffentliche Institutionen nehmen diese Klagemauer offenbar eher in Anspruch als die private Wirtschaft es tut. Liegt im medizinischen Beruf ein besonderer Konflikt?

Vielleicht sind es die Menschen, die in Spitälern arbeiten; Menschen, die Ansehen und Anerkennung besonders brauchen und die Stufen dorthin mit großem Eifer zu erklimmen suchen. Gewiss, die Sache ist den Einsatz wert; wer wollte den Dienst am Kranken anders sehen? Die Gewohnheit vom Nächsten in einer Situation der Schwäche als Helfer gebraucht zu werden, rasch Schwieriges zu entscheiden, ja gelegentlich heroisch zu handeln, macht leicht anmaßend und arrogant: Souveränität als Halt. Das Helfersyndrom der pflegenden Berufe[15] hat im Anspruch etwas Absolutes, das ungern Rivalen um sich weiß. Der gewiefte Retter duldet

---

14 Adam Smith: Untersuchung über das Wesen und Ursachen des Reichtums der Völker. Band II. Verlag Wissenschaft und Finanzen. Düsseldorf, 1999, S. 467.

15 Wolfgang Schmidbauer: Das Helfersyndrom. Hilfe für Helfer. Rowohlt Taschenbuch Verlag, Reinbek/Hamburg, 2007.

niemanden neben sich und meidet emotionale Nähe: Distanz als Stärkung. Leicht lässt er sich zum Lästern über seine Nächsten verführen. Das Rollenspiel des Unfehlbaren aber belastet den Dialog und die Arbeit mit dem Anderen. Missgunst, wie sie sich nicht selten unter Ärzten findet, ist rasch mit der Entwertung des Kollegen zur Hand, das Gewicht der Neidbegrenzung wird leicht vergessen und die Folgen fordern ihren Preis: Die innere Spaltung belastet die Ärzteschaft.

Rivalität und Entwertung

Im Alltag kann sich dies noch weiter verschärfen. In die Diskussion gelangt wie vielerorts ein neues Wort: *mobbing*. *Mob*, ein englischer Ausdruck, zu Deutsch kommt ihm »aufgewiegelte, pöbelnde Volksmenge« am nächsten, stand dabei Pate. Der Duden nennt als Satzbeispiel »Der *Mob* zog johlend durch die Strassen«[16]. Aufgewühlte Gefühle von enthemmten Massen, wie sie uns begegnet sind (► Kapitel 10), die Rechtlosigkeit ihrer Opfer klingen an. Der *Mob* ist immer maßlos und ungerecht, eine von Emotionen getriebene Hetzmasse, die Schuldige und keine Lösung sucht.

Was aber meint *mobbing* im Betrieb? Es steht für Ausgrenzung des Einzelnen in einer Gruppe, ungerechtfertigte Entwertung, lustvolle Demütigung, ja zusehends für alle Probleme der Arbeitswelt. Zunächst unter Gleichgestellten verwendet, wurde der Begriff bald auf Vorgesetzte ausgeweitet. Was unter seinesgleichen geschieht, die Entwertung und Entmutigung des unvorsichtig Begabten zu eigenem Nutzen, wurde allenthalben auch von Chefs betrieben: Sauerbruch, uneingeschränkter Herrscher seines Fachs, und viele weniger bekannte Größen bedienten sich dieses Verhaltens – gerade wenn es um bedrohlich Begabte wie Werner Forssmann ging (► S. 47). Diskreter verhielt sich Virchow, als er am 24. März 1882 bei Robert Kochs Vorstellung der neu entdeckten Tuberkelbakterien die Gesellschaft für Physiologie in Berlin vorzeitig verließ.

Dabei ist dieser Abstandsneid nicht auf die Medizin beschränkt; er begleitet jede Tätigkeit, in welcher Ehrgeiz, Leistung und Bewunderung sich treffen. Antonio Salieri (1750–1825), ein in Verona geborener Musiker, stieg jung zum Leiter der italienischen Oper in Wien auf. Als er Wolfgang Amadeus Mozart erstmals musizieren hörte, erschrak er ob der unverblümten, ja kindlich unbeschwerten Genialität des Wunderkindes – und

empfand ihn sogleich als Bedrohung seiner Stellung im musizierenden Wien: Dem Begabten wurde das Genie zum Problem. Dem *mobbing*, der Ausgrenzung des Rivalen – und wird er auch erst als Möglichkeit empfunden – liegen Angst und Bedrohung zugrunde. Der Neid ist im Keim erst vorhanden, die Kainsche Situation wird nur vorgedacht. Das *Salieri Syndrom*, sei es historisch verbürgt oder auch nicht, so umschreibt es doch plastisch das Problem. Es lässt sich auch im akademischen Betrieb auf jeder Stufe finden – wie überall, wo Erfolg Bedeutung hat: *mobbing* ist die Ersatzhandlung Kains.

Missgunst von unten

Es gibt auch das Umgekehrte: *Reverse mobbing* von unten nach oben. Shakespeare hat dieses Machtspiel der zu kurz Gekommenen im *Julius Cesar* verewigt[17]; Cassius ist ein weiterer klassischer Intrigant, der listig Brutus' schwache Stelle trifft:

> Sind nicht er und Brutus Cäsar ebenbürtig?
> Was soll der Name Cäsar Euren (Brutus') übertönen?
> Warum soll er denn Kaiser sein?

Die Schürung des Neids – Cäsar spürt sie, wenn er sagt »Lasst mich Männer um mich haben, die fett sind, glattköpfige Männer, die nachts schlafen. Der Cassius dort sieht hager aus und hungrig; er denkt zuviel: *die* Menschen sind gefährlich« – das entfachte Feuer der Missgunst kittete das Komplott und führte den Hageren und den Verräter zum Mord an den Iden des März. Bereits vor Shakespeare hat Aristoteles den Missgünstigen durchschaut:[18]

> Verbittert ist der schwer zu Versöhnende, der lange Zeit den Zorn festhält; er verschließt die Erregung in seinem Inneren und hört damit erst auf, wenn er Vergeltung geübt hat.

Zugegeben, der Königsmord findet in der akademischen Medizin selten statt – obschon Schweizer Universitäten dazu unrühmliche Beispiele geliefert haben. Die eifrig betriebene Entwertung neugewählter und von außen berufener Chefs gehört aber zum erprobten Arsenal der zu kurz Gekommenen vor Ort. Die Spitze ist eng und besonders heiß begehrt – *that's the name of the game.*

---

16 Duden. Das große Wörterbuch der deutschen Sprache. Dudenverlag, Mannheim, 1978, Band 4, S. 1803.

17 William Shakespeare: Julius Cäsar. Reclam Bibliothek, Stuttgart 1976.

18 Aristoteles: Nikomachische Ethik. Artemis & Winkler, Düsseldorf/Zürich, 2001.

Hat man nicht selbst Erfolg, gilt es, den enttäuschenden Entscheid zu schlucken, den zu ertragen, der erwählt wurde – eine Kainsche Situation. Das *reverse mobbing* kann sich leicht zur fatalen Leidenschaft des schlechten Verlierers steigern; die Entwertung des Ungeliebten, der einem in der Sonne steht, wird bald zum unstillbaren Drang. Die Schuld an der eigenen Lage sucht der Betroffene nicht bei sich selbst, sucht vielmehr wie Kain seinen Zorn beim glücklich Erwählten zu entladen. Schaden am Ganzen wird in Kauf genommen, gerade weil die Gewissheit der festen Stellung, wie sie staatliche Betriebe einst in guter Absicht schufen, Vergiftung zulässt. Mag sein, dass sich Gleiches auch in der freien Wirtschaft findet; doch enden Neubesetzungen dort nicht selten mit der Auszahlung erfolgloser Mitbewerber. Eine falsch verstandene soziale Sicherheit wie sie das Personalrecht öffentlicher Institutionen in Europa vielerorts schuf, verhindert an Universitäten eine Lösung, ja gibt dem verbitterten Verlierer unverdiente Mittel in die Hand. *Homo homini lupus* – er braucht sein Wappentier nicht in seinem Namen zu tragen, er mag hager, mit spitzem Kinn und mit hinter dicken Gläsern verborgenem Blick daherkommen oder auch nicht, zu übersehen ist er für den Erfahrenen kaum.

Wie lässt sich zerstörerische Missgunst in leistungsorientierten Systemen mindern? Kaum mit eingeflogenen Mediatoren, psychologischer Beratung und anderen Lebenshilfen moderner Art – dazu reichen die Konflikte zu tief. Derartige personelle Konstellationen sind selten lebbar, zu archetypisch sind sie gestaltet. Geschickte Führung ist unzweifelhaft erwünscht, das *Understatement* ein *must* für jeden Chef in dieser Lage, doch muss zuletzt eine harte Lösung möglich sein – und sei es nur als Schatten am Horizont. Eine durchdachte Berufungspolitik und eine Lockerung des Personalrechts könnte diesen Missstand ändern: Berufungen müssen Konzepte, Erwartungen und Visionen zur Gestaltung des Bereichs zugrunde liegen. Frisch Berufenen muss ein wirklicher Neubeginn zugestanden werden. Gewiss muss jeder Neue sich danach bewähren, doch muss er sich auch bewähren können. Dazu braucht es nicht willkürliche Macht, aber zielorientierte Kompetenzen, ein *hiring and firing* der Unbelehrbaren vor Ort muss möglich sein: *Leadership* wäre nötig und nicht nur Verwaltung des ewig Gleichen.

Berufungsprobleme, wie sie vorab europäische und nicht zuletzt schweizerische Universitäten immer wieder durchzustehen hatten, sind mit dieser Mutlosigkeit des Systems, das zum *reverse mobbing* ermuntert, eng verbunden. Was gerne, dem Geist der Zeit entsprechend, auf fehlende soziale Kompetenz des Vorgesetzten zurückgeführt wird, hat mehr mit einem starren Personalrecht unseres sozialpolitisch gestützten Systems zu tun, das einen echten Neuanfang verbaut. Der dadurch verursachte Stillstand, die Abnützung kreativer Kräfte in den Niederungen menschlicher Missgunst verschlingt in manchen Fällen vollends die Erneuerungskraft, die zur langfristigen Sicherung unserer Institutionen im globalen Wettbewerb erforderlich wäre.

Vom Feinen und Groben

Schließlich gibt es den Neid gegen die Medizin: Dies ist es, was Ärzte heute besonders spüren, zunächst bei der morgendlichen Zeitungslektüre, dann auch in Freundeskreis und in der Politik. Gewiss, auch früher gab es Spott, gerade von großen Denkern von René Descartes bis George Bernhard Shaw; damals wohl auch zu Recht. Heute aber, da die Heilkunst sich sehen lassen kann, sind es nicht die Spötter, die die Medizin bedrängen. Voltaires sarkastische Bemerkung, dass der Arzt den Kranken unterhält, während die Natur heilt, hat weitgehend ausgedient; die Missgunst scheint den Spott zu verdrängen. Sicher, Sozialneid trifft die Angesehensten am stärksten: Neid ist die ehrlichste Form der Schmeichelei. Gerade dem heimlich Bewunderten wird nichts verziehen. Das Bild des unermüdlichen Helfers steht spannungsreich neben dem des selbstherrlichen und zu gut verdienenden »Gottes in Weiß« – zwischen Heiligenschein und *Business*. Achtung und Bewunderung stehen unmittelbar neben Ächtung und Neid.

In einer egalitären Gesellschaft trifft es nicht nur Ärzte, vielmehr die *Upper Class* als solche. Sie verkörpert das Gebildete, Geld und Macht. Das Feine und Erwählte reizt das Grobe, ein archetypischer Konflikt wie ihn Thomas Mann im Erwählten[19], seiner Gestaltung der Gregorius Legende schildert. Gregorius, das ausgesetzte Kind einer fürstlichen Geschwisterliebe, wird vom gleichnamigen Abt des Klosters *Agonia Dei* auf einer weltabgewandten Kanalinsel in Obhut genommen. In eine Fischerfamilie aufgenommen, genießt er als einziges der Kinder geistige Erziehung im Kloster. Flann, dem ältesten seiner Brüder, der selber nicht zu lesen weiß, stößt seine Sonderheit zunehmend auf. Am Strand bei der Arbeit am väterlichen Fischerboot kommt es unter den heranwachsenden Jünglingen zum Streit[20]:

19   Thomas Mann: Der Erwählte. S. Fischer, Frankfurt, 1981, S. 95.
20   Thomas Mann: Der Erwählte. S. Fischer, Frankfurt, 1961, S. 95.

»Tust Du lesen« fragte Flann.
»Ja, lesen«, antwortete Grigorss lächelnd
und achselzuckend,
als sei das Lesen nun einmal eine Grille von ihm,
und setzte hinzu:
»Du hast, wie ich sah, bei »Reine inguse«
(dem Fischerboot des
Vaters) nach dem Rechten geschaut«.
»Das geht Dich nichts an«, sagte Flann,
indem er den kurzen
Nacken etwas vorstieß. »Was liest Du aber?«
»Man könnte sagen« erwiderte Grigorss mit
leichtem Erröten,
»dass das nun wieder Dich nicht viel angeht.
Doch es ist ein
Buch De laudibus sanctae crucis, das ich gerade lese«.
»Ist das Kriechisch?«, fragte Flann den Kopf wieder etwas
vorstoßend.
»Es ist lateinisch«, antwortete Grigorss, »und heißt Von den
Lobpreisungen des heiligen Kreuzes. So hätte ich es
gleich sagen
sollen. Bruder Peter-und-Paul hat es mir in der Freizeit zu
lesen aufgegeben. Es sind Verse, weißt Du, und sie sind mit
guten prosaischen Erläuterungen versehen.«
»Tu nicht bosten und swaggern vor mir«, fuhr jener ihn an,
»mit deinem gelehrten Schnak mit prusaschen
Läuterungen!
Absichtlich willst du mich demütigen mit deinem Gebabbel
und babbelst davon, um mich fühlen zu lassen,
wie viel klüger
und feiner du bist als ich.«

Auch hier sind es Brüder, wenn auch ungleiche, keine Blutsverwandten. Ihr Streit verschärft sich unversehens, im Kampf zertrümmert der sanfte Grigorss ungewollt mit einem heftigen Faustschlag die Nase Flenns und verlässt Familie und Insel, die ihn einst als Findling aufgenommen hatte.

Auf die eine oder andere Weise haftet dies bis heute allen Wissenden an: Wissen ist Macht, fasste Francis Bacon (1561–1626) zu Beginn der Aufklärung den Sachverhalt. Die gewonnene Erkenntnis ist zunächst im Besitze Weniger, einer Elite, die den umfassenden Gleichheitsanspruch, wie er in modernen Gesellschaften zur anhaltenden Forderung wurde, in Frage stellt. Wissen ist zunächst immer elitär; auch wenn es zuletzt alle erreicht, schließt es anfangs viele aus. Wahrheit ist das Geschäft von Fachleuten, ihre Findung ist kein demokratischer Prozess. Die Mehrheit mag Werte bestimmen

(▶ Kapitel 16), Wahrheit im naturwissenschaftlichen Sinne ist ihre Sache nicht.

Pecunia olet

Heute ist es dem Zeitgeist gemäß das Pekuniäre, das einen erhebt: Die *upper class*, und damit auch die Mediziner, werden weniger ihres Wissens als ihres Einkommens wegen beäugt. Gewiss, Wirtschaftsführer sind von der Missgunst nicht ausgenommen, doch kommt es hier nicht unerwartet. Das Geschäft der Manager und Banker handelt ganz unverhohlen vom Geld und hat dies nie geleugnet. Dem Helfer und Heiler, den man in den Niederungen des Handelns erblickt, ja bei Allzumenschlichem erwischt, wird wenig nachgesehen. Dass auch die Heilkunst für Hingabe und Einsatz mit Geldwert entschädigt werden will, wird dem eigenen Arzt noch zugestanden, dem Berufsstand aber nicht vergönnt.

Was sind die Gründe dieses Wandels? Gewiss, es gibt die schwarzen Schafe; Abzocker in Weiß sind – wie in jedem Stand – nichts wirklich Neues. Bedeutsamer jedoch hat sich die Stellung des Arztes und der Heilkunst gewandelt (▶ S. 189). Die Entzauberung der Heilkunst, der Wandel vom Magier, dem man sich überlässt, zum Medizintechniker, den man in Anspruch nimmt, nahm dem Heiler die Entrücktheit. Mit der Machbarkeit der Gesundheit wurde der Arzt nicht nur erfolgreicher, sondern unerwartet auch gewöhnlich; was näher ist, wird auch strenger bewertet. Ungleich dem empathischen Schicksalsbegleiter wird der Wert des Gesundheitsmechanikers schnell in Frage gestellt: Der Wert der hinterfragten Tat verliert sich in der Moderne.

Die Folgen dieser Entwicklung sind erheblich: In einer Gesellschaft der zunehmend Gleichen erscheint Stellung und Einkommen außerhalb des Durchschnitts schnell aufgeblasen und vermessen. Wer ausgestellt wird, muss sich aufmerksam betrachten lassen. Die Lust der Medien auf Nebenschauplätze mit besonderem Entrüstungspotential (▶ Kapitel 9) wie Einkommen, besonders wenn es sich um Chefärzte handelt, Kongresse und Reisen, die jeder Arzt scheinbar ungerechtfertigt in Anspruch nimmt, kommt kaum verhüllt dem Sozialneid entgegen. Was man vergisst, sind die Folgen dieser Entwicklung: Kein Berufsstand kann seine Entwertung langfristig überleben. Wenn Anreize verloren gehen, wenn Ansehen und Einkommen in der Masse der Gesellschaft versinken, wird die Medizin nicht mehr die Besten gewinnen, wird keiner sich auf einen Beruf mit unbeschränkten Arbeitszeiten einlassen, zuletzt die Heilkunst vom Mittelmaß betrieben werden. Die Grundversorger sind die Ersten, die es trifft. Die Entwertung des Hausarztes, früher mit dem Lehrer und Apotheker eine Stütze der Gesellschaft (▶ Kapitel 14), ist nur der erste Schritt eines Wertzerfalls, einer der Gleichheit und dem Geldwert verschriebenen Gesellschaft, die zunehmend an Vorbildern verlustig geht.

Die Spaltung des Denkens

Zuletzt weist die zwiespältige Haltung zur heutigen Heilkunst und ihren Vertretern auf etwas Grundsätzliches hin, auf ein Unbehagen mit der Technik, der die Medizin als instrumentelle Wissenschaft, die den Menschen zum Objekt hat, besonders trifft. Hinter diesem Grundsätzlichen steht eine lange Entwicklung, eine Trennung des Geistes an einer Wegscheide, die weit zurückliegt. Leonardo, der umfassend Begabte, verkörperte das immer noch lebendige, aber längst überholte Bildungsideal in vollkommener Weise: Ein Mann, der die Mona Lisa malte, erstmals die Herzklappen beschrieb (▶ S. 42), lange vor der Zeit Helikopter und Fallschirme entwarf – kurz Künstler, Forscher und Erfinder in einer Person[21]. Noch Leibniz und fast dreihundert Jahre nach Leonardo auch Kant äußerten sich nicht nur zu Fragen der reinen und praktischen Vernunft, sondern auch zu mathematischen Problemen bis zu den Krankheiten des Kopfes.[22] Als die Sache im Grunde bereits verloren war, versuchte Wilhelm von Humboldt (1767–1835) mit der 1810 gegründeten Berliner Universität die Einheit des Denkens noch einmal in einer *Universitas litterarum* mit der Idee einer umfassenden Bildung hochzuhalten und die Welt der Dichter und Denker mit den aufstrebenden Naturwissenschaften zu verbinden. Dieses Ideal konnte nicht währen, zu stürmisch entwickelte sich unser Wissen. Die darauf folgende Trennung schulischer Ausbildungssysteme, die 1794 erfolgte Gründung der *Ecole polytechnique* in Paris, machte den Anfang, dann tat die lawinenartige und anhaltende Zunahme verschiedenster Fakultäten, Studienrichtungen und Berufe das Ihre. Heute sind die Hochschulabschlüsse, technischen Berufe, Forschungsrichtungen und in der Medizin die Spezialarzttitel unzählbar geworden (▶ Kapitel 14).

Spätestens im 19. Jahrhundert begegnen wir der Gestalt des reinen Intellektuellen, der ungleich dem Naturforscher, Ingenieur oder Arzt, die ausschließlich für das Sachliche und Praktische zuständig wurden, sich nur noch mit Fragen der Deutung, Wert und Sinn glaubte beschäftigen zu müssen, ja die täglich neuen Einsichten in die Natur und ihre Nutzung fast schon verächtlich an sich vorbeiziehen ließ. Seine eigene Mischung von Weltentrücktheit und kritischer Kompetenz, die er sich durchwegs außerhalb des an der Wirklichkeit geprüften Wissens erwarb, schuf eine sich stetig weitende Kluft zwischen Geistes- und Naturwissenschaften, wie sie für die Neuzeit bezeichnend wurde. Gewiss, es gab einzelne Grenzgänger, aber fast ausschließlich von einer Seite: Physiker, Biologen und Mediziner von Rudolf Virchow, Helmut von Helmholtz bis zu Albert Einstein, Jim Watson, dem Entdecker der sich doppelsträngig windenden Erbsubstanz (▶ S. 107) und Carl Djerassi, dem Erfinder der Pille, begannen sich zu Ende ihrer Karriere mit Fragen von Sinn und Wert zu beschäftigen. Doch diese Einzelfälle vermochten die Entzweiung des Denkens nicht aufzuhalten.

Götterboten und Handwerker

Seither verstehen sich Intellektuelle vor allem aber nicht ausschließlich im deutschen Sprachraum in der Tradition von Wilhelm Diltheys *Weltanschauungslehre*[23] als Werter und Hüter des sich historisch Ereignenden, als Deuter von Texten und nicht als Analytiker der Natur. Und wirklich findet sich im Begriff des Intellektuellen das Lateinische *legere* oder das Griechische *légein* – das Lesen der Sachen selbst, die Deutung ihres Wesens und ihres Werts scheint das Geschäft der reinen Denker.

Dilthey (1833–1911) hatte, wie vor ihm Kant, den schreienden Widerspruch zwischen dem Anspruch jeder Weltanschauung und der grenzenlosen Zahl metaphysischer Systeme, die sich geschichtlich entwickelt hatten, erkannt. Sein Weg zur Auflösung dieser Aporie war eine Abtrennung der naturwissenschaftlichen von einer historisch vergleichenden Denkweise. Die Hermeneutik verstand sich in Anlehnung an Hermes, den Götterboten der alten Griechen, weiterhin als Vermittler des inneren Wesens, des Wahren und Guten. Die sich mit der Auftrennung der Geistes- und Naturwissenschaften ergebende Spaltung führte zwangsläufig zu einer Musealisierung des Intellektuellen, der sich als Le-

---

21 Peter O. Chotjewitz: Alles über Leonardo da Vinci. Europa Verlag, Hamburg 2004.

22 Immanuel Kant: Versuch über die Krankheiten des Kopfes. Gesammelte Schriften herausgegeben von der Königlich Preußischen Akademie der Wissenschaften. Berlin, Band II, 17., S. 257–271.

23 Wilhelm Dilthey: Weltanschauungslehre. Abhandlungen zur Philosophie der Philosophie. Gesammelte Schriften VIII. Band. B.G. Teubner Verlagsgesellschaft, Stuttgart, 1968.

sender des sich Ereignenden immer mehr der Gegenwart der sich durchsetzenden Analytik und Technik in die Vergangenheit deutenden Denkens entzog. Was diesem Denken von jeher fehlte, ist die Auseinandersetzung mit der Wirklichkeit, wie sie uns die Naturbeobachtung lehrt. Gewiss, die großen Interpreten von Texten, Bildern und Figuren hatten von jeher das Verstehen und nicht das Erklären im Sinn, ließen das Oszillieren verschiedener Deutungsansätze zu, empfanden es vielleicht gar als Bereicherung. Die Hermeneutiker der Geschichte und Gesellschaft aber haben sich bis heute die Wirklichkeit nicht selten rechthaberisch zurechtgelegt, verfallen gerne der Ideologisierung, während Wissenschaftler in der Auseinandersetzung mit der Natur täglich die Unzulänglichkeit ihrer Entwürfe spüren (▶ Kapitel 5). Nur wer sich dieser Erfahrung aussetzt, lernt nachhaltig, dass sich die Dinge nicht immer so verhalten, wie es uns gefällt.

Das europäische Bürgertum verschrieb sich – ganz anders als die pragmatischen Amerikaner (▶ Kapitel 12) – als Folge dieser Spaltung einer verkürzten Idee von Bildung, die sich besonders im deutschen Kulturraum auf Literatur, Musik und Geschichte beschränkte. In dieser Welt ließ sich mit Unwissen in Physik, Chemie und Biologie kokettieren, während Mängel im sprachlichen Ausdruck oder Unwissen über die alten Griechen, Goethe oder Wagner in gebildeten Kreisen fast schon zur sozialen Ausgrenzung führten. Wie sich in den Sprachen der Wilden nur Ausdrücke für das Nützliche und Gefährliche finden und Dinge nur nach Maßgabe ihrer Bedürfnisse erfasst werden[24], während der Rest der Welt in allgemeinen Begriffen zusammengefasst wird – das *Unkraut* steht in der deutschen Alltagswelt noch für diese Haltung – wurden naturwissenschaftliche Erkenntnisse außerhalb der Begriffe Bildung und Un-Bildung im wertfreien Raum der Technik angesiedelt.

Die Intellektuellen, die in diesem Umfeld groß wurden, machten sich die Vermessenheit der Wissensgesellschaft, wie sie sich durch die Erfolge der Naturwissenschaften ergab, zur Aufgabe, ja sahen sich zunehmend als Zügler überwuchernder Innovation. Jürgen Habermas, der letzte lebende Großdenker deutscher Sprache, hielt »eine argwöhnische Sensibilität für die Versehrungen der normativen Infrastruktur des Gemeinwesens, die ängstliche Antizipation von Gefahren, …, und

ein wenig Mut zur Polarisierung« für seine entscheidenden Eigenheiten – kurz »der Intellektuelle muss sich aufregen können.«[25] Selbst der Duden, die unumstößliche Autorität deutscher Sprache, hält unter dem Begriff des Intellektuellen fest, dass es sich dabei um jemanden handelt, der Sozialkritik übt und herrschende Institutionen angreift.[26] Gewiss, jede Neuerung, wie sie die Technik mit immer atemberaubenderer Geschwindigkeit hervorbrachte und hervorbringt, ist eine anhaltende Bedrohung des jeweils Gültigen (▶ S. 23). In diesem Umfeld der Gegenwartsschrumpfung und sich stetig erweiternder Handlungsmöglichkeiten nahm der Bedarf an praktischer Vernunft unerwarteterweise wieder zu (▶ Kapitel 1 und 16). Die subversive Kraft anhaltender Neuerungen, wie sie Medizin und Naturwissenschaft mit sich bringen, untergräbt unaufhörlich die jeweils vorherrschende Weltsicht – daher die weiter bestehende Legitimation der Vertreter des Deutens und Wertens.

Die neuen Konservativen

Die Gesellschaftskritik, die anfangs mit Recht schreiende Ungleichheiten anprangerte, wandte sich in der Folge – zumal in der unmittelbaren Vergangenheit, in der die wichtigsten sozialen Probleme gelöst erschienen – einer fundamentalen Technikkritik zu, die gerne vor allem Neuen warnt. Kurz, die einst umwälzenden Denker, die vormals den Geist der Moderne formten und seit der Aufklärung dem Fortschritt nachstürmten, sind – als hätte die Geschichte ihr Ende erreicht – zu den neuen Konservativen geworden: Gegen Atomkraft, skeptisch gegen die sich ausbreitende Informationsgesellschaft und die Kälte der Computer, gewiss gegen die damit erwachsende Globalisierung, zuvorderst aber auch gegen Spitzenmedizin, Neurowissenschaften und *Life Sciences* und damit gegen Chemie, Gentechnologie und Stammzellen. Der Geist der Utopie hat sich verflüchtigt, schnell wird jeder Fortschritt als Vermessenheit über das vernünftig Erstrebbare hinaus gedeutet. Die Aufdeckung eines Verblendungszusammenhangs Andersdenkender wurde zum Anliegen dieses neuen Denkens, das gerne ein Verhängnis heraufbeschwört, und szientistisches Denken mit einem Ideologieverdacht belegt. Das erstaunt zunächst, vor allem von den berufsmäßigen Deutern der Geschichte, die doch offen-

24 Claude Lévi-Strauss: Das wilde Denken. Suhrkamp, Frankfurt, 1968, S. 11–12.

25 Jürgen Habermas: Der Intellektuelle – Rede zur Verleihung des Kreisky Preises in Wien 2006.

26 Duden. Das große Wörterbuch der deutschen Sprache. Dudenverlag, Mannheim-Wien-Zürich, Band 3, S. 1352.

bar weiter streben, und zeigt die Schwierigkeiten eines hermeneutischen Denkens, das sich auf die Wertung naturwissenschaftlicher Produktivität und ihrer Folgen einließ, für die ihm – zumindest zum Zeitpunkt seiner Vermittlung – Ausbildung und Wissen fehlen. Solches Denken ist reaktiv geworden, als es sich auf die Wertung dessen ausrichtet, was andere hervorbringen.

Dass die Naturwissenschaften sich zunehmend auch Gebieten anzunehmen begannen, die vormals alleinige Domäne der reinen Denker waren, verstärkte diese Abwehrhaltung weiter. Rasch ist dieses auf Dechiffrierung des Anderen ausgerichtete Denken mit einer Warnung zur Hand: Achtung Biologismus! Ein bedrückendes Beispiel dieser Geisteshaltung hat Hannah Arendt[27] geliefert, die der biologischen Verhaltensforschung jede Berechtigung absprach und beklagte, dass »Zoologen, Biologen und Physiologen nahezu beherrschend auf einem Gebiet auftreten, das noch vor wenigen Jahrzehnten von Psychologen, Soziologen und Politikwissenschaftlern besetzt war.« Hier wird »aus humanistischer Perspektive, ohne jede Forschung«, wie sie in entlarvender Offenheit gestand, der Dialog, man muss fast sagen aus Missgunst, vergiftet und naturwissenschaftliches Denken in einem ausschließlich für sich selbst beanspruchten Bereich des Diskurses tabuisiert, ja für traditionelle Berufsdenker eine geistige Lufthoheit gefordert: Territorialverhalten der unfeinen Art.

Eine solche Ablehnung der Anwendung naturwissenschaftlicher Ansätze ist unverständlich. Ganz wie Hegel und Marx es für die Geschichte andachten, lässt sich eine unaufhaltsame Gerichtetheit auch der naturwissenschaftlichen Entwicklung nicht zu einem Ziel hin, aber wohl vom Einfachen zum Komplexen, kaum leugnen. Die Physik von Newton bis Einstein brachte durch ihre Anwendung auf Alltägliches überzeugend Nützliches wie Pumpen, Dampfmaschinen, den Benzinmotor und danach auch Elektrizität, Flugzeuge und die Mondlandung hervor. Nicht anders hat Medizin unter Verwendung naturwissenschaftlichen Wissens die Tuberkulose, die Geißel von Jahrhunderten, heilbar gemacht und durch Impfung die Pocken und Kinderlähmung ausgerottet, während sich der intellektuelle Diskurs weiterhin im Kreise dreht. Die Anwendung evolutionärer Deutungen auf menschliches Verhalten, unseren Körper und unser Sein müsste – so sollte man es von einem offenen Geist erwarten – als Bereicherung gesehen und nicht als Bedrohung des Hergebrachten

entwertet werden. Der Hang zur Demaskierung anderer, zumal »szientistischer« Sichtweisen wie sie die kritische Theorie zur Blüte brachte, welche gerne überall einen Verblendungszusammenhang witterte[28], hat unser Denken nicht unerheblich behindert. Der Faschismusverdacht, der sich gerade im von historischen Schuldgefühlen beladenen deutschen Kulturkreis auf genetische und biologische Ansätze richtete, wird der Sache nicht gerecht. Unsere Geschichte hat nicht erst mit den Ägyptern und alten Griechen begonnen, wie sie uns die humanistische Bildung nahe legte; vielmehr begann die Entwicklung des Menschen vor Millionen von Jahren. Der Deutungshintergrund der Evolution verdient daher eine gleichwertige Bedeutung wie Ansätze, welche die Geschichte erst mit den Hochkulturen oder der Neuzeit beginnen lassen.

Ein besonders groteskes Beispiel solcher Geistesverirrung hat Alice Schwarzer geliefert. Sicher, ihre Schrift zum *Kleinen Unterschied und seine großen Folgen*[29] wurde in einer Zeit geschrieben, in der alles gesellschaftlich entstanden schien. Unter Ausklammerung allen auch damaligen biologischen Wissens, gelang es ihr, dem Offensichtlichen zum Trotz die Geschlechtsbestimmung ausschließlich aus gesellschaftlichen Rollen abzuleiten – Freud hätte eine eigene Deutung bereitgestellt.[30] Nicht nur weil ihr naturwissenschaftliches Denken völlig fremd war, viel mehr noch weil die Frauenbewegung damals die gesellschaftliche Bedingtheit unseres Seins als Grundlage ihres politischen Handelns brauchte, scheute sie nicht davor zurück, auch Muskelmasse, Kraft und Körperbau unter Auslassung aller Erkenntnisse über geschlechtsspezifische Gene, Geschlechtshormone und ihre biologischen Wirkungen ausschließlich rollenbestimmt zu deuten – als ob die rechtliche und politische Gleichstellung der Frau der biologischen Gleichheit von Männlein und Weiblein bedürfte.

Gewiss war sie in der Geistesgeschichte nicht die Einzige, die sich über das Körperliche, unsere biologische Geworfenheit, zu erheben suchte. Es gehört zu unseren ältesten Anliegen, möglichst vieles dem freien Willen, unserer Biographie und den gesellschaftlichen Bedingungen zu unterstellen. Was durch uns selbst entstanden ist, gehört in unseren Machtbereich und lässt

27 Hannah Arendt: Macht und Gewalt. Piper, München, 1970.

28 Max Horkheimer und Theodor W. Adorno: Dialektik der Aufklärung. Fischer Taschenbuch Verlag, Frankfurt 2006.

29 Alice Schwarzer: Der kleine Unterschied und seine großen Folgen. Fischer Taschenbuch Verlag, Frankfurt, 2004, S. 239–252.

30 Sigmund Freud: Drei Abhandlungen zur Sexualtheorie. S. Fischer Verlag, Frankfurt, 1970, S. 66 ff.

sich daher nach unseren Vorstellungen gestalten: Sich aus den Tiefen der Biologie zu erheben, der eigenen körperlichen Bestimmtheit zu entgehen, vermittelt ein berauschendes Gefühl der Selbstbestimmtheit. Ist es auch ein Verblendungszusammenhang, wollen viele auf diese Gedankenmedizin nicht verzichten.

Vermessenheit und Bescheidung

Ist unser Denken durch seine Spaltung in eine Sackgasse geraten? Sicher braucht gerade heute beide Sichtweisen: Der Deutungshintergrund der Evolutionstheorie, Molekularbiologie und Genetik ließe sich auch für die Geisteswissenschaft erschließen. Auch stellt sich bei all dem naturwissenschaftlich Erreichten mehr denn je die Frage, wie weit wir gehen wollen, ob das anhaltende Überschreiten gegebener Grenzen unbeschränkt so weiter gehen soll, oder ob irgendwann ein Punkt erreicht ist, den es nicht zu überschreiten gilt. Vermessenheitsmythen gehören ebenso zum Menschen wie sein Entdeckungsdrang, ja beide sind miteinander schicksalhaft verwoben. Seit sich der Mensch selbst Werkzeuge und Geräte schuf, begleiten ihn Ängste vor einer überbordenden Erweiterung seines Handlungsrahmens: Das Schicksal von Prometheus, Ikarus bis zum Turmbau zu Babel und dem Untergang der Titanic steht uns vor Augen. Diese Bilder gehören zu unserem Forscherdrang wie die Bremse zum Gaspedal. Obwohl es nach dem Sturz des Ikarus wie nach jedem Scheitern eines Grenzgängers die Anderen schon immer wussten, hat sich das Neue zuletzt stets durchgesetzt: Das Feuer gereichte der Menschheit ebenso zum Segen wie das Problem des Fliegens sich meistern ließ; Hochhäuser sind durch die Babelsche Legende genauso wenig verhindert worden wie der Untergang der Titanic die Schifffahrt zu einem Ende brachte. Die Schadenfreude wich mit dem Meistern der Probleme alsbald dem Neid, dann steigender Bewunderung und schließlich begeisterter Nachahmung zum Wohle aller.

Abschreckungsmythen und die moderne Technikkritik haben eine soziale Funktion: Die Wahrscheinlichkeit des Scheitern ist größer als die des Erfolgs. Gefahren müssen gewichtet werden und vielleicht ist ein anhaltendes Oszillieren zwischen Vermessenheit und Bescheidung mit dem Fortschritt zwingend verbunden. Wie ein Rennfahrer durch ein feines Spiel von Beschleunigen und Bremsen zur Bestzeit kommt, muss sich Innovation am Rand von Vorsicht und Übermut bewegen, behindert von Angst und Missgunst und getragen von Begeisterung und der Aussicht auf Erfolg.

Was den Techniker vom Deuter unterscheidet ist nicht nur die Anwendbarkeit seines Denkens, sondern auch sein Umgang mit dem Scheitern. Seine Logik des Misslingens versucht zu verstehen, weshalb es dazu kam; sie vermeidet eine metaphysische Deutung von Katastrophen wie dem Erdbeben von Lissabon oder dem Untergang der Titanic, sucht vielmehr nach natürlichen Ursachen, die sich in der Folge vermeiden oder meistern lassen.

Die Motive der Technikfeindlichkeit waren gewiss nicht immer die Gleichen. Waren es zunächst vornehmlich religiöse Motive, die anhaltende Bedrohung, ja Infragestellung von Offenbarungen und Werten durch naturwissenschaftliche Erkenntnisse (▶ S. 30), kamen in der Zeit der Industrialisierung lebenspraktische Ängste vor der Zerstörung der eigenen Lebensgrundlagen, vor Arbeitsverlust und sozialem Abstieg hinzu, während heute die Furcht vor der Verselbständigung der Wissenschaften und ihren Folgen das öffentliche Denken beherrscht. Mit der stetigen Zunahme ihrer Möglichkeiten wurden die Naturwissenschaften und damit die Medizin weltanschaulich unerwartet wieder bedeutsam: Künstliche Befruchtung, Schwangerschaftsverhütung, Klonen von Organismen, Schönheitschirurgie und die pharmakologische Steuerung des Hirns führen in Bereiche, die bis anhin das Geschäft von Religion und Weltanschauung, ja Gott selbst vorbehalten waren. Die möglichen Folgen dieses Wissens führten zunächst zu einem Verlust an Geborgenheit in der hergebrachten Lebenswelt und einer nachvollziehbaren Zukunftsangst. Dass gerade die Denker, die sich der Welt der Physik, Chemie und *Life Sciences* verschlossen, die Kritik anführten, ist nichts als verständlich.

Neues Denken

Die dringend nötige neue Intellektualität müsste sich zugleich dem wissenschaftlichen und technischen Denken öffnen, den Inhalten und Erkenntnissen der biologischen Revolution zuwenden, ohne das Deutende und jeweils historisch bedingte Werten zu vergessen. Man müsste eine neue Synthese, vielleicht eine Art Biosophie wagen. Dieser Weg ließe sich aber nur mit gegenseitigem Respekt beschreiten: Wer die Äußerungen seines Gegenübers als »evolutionistische Neurorethorik«[31] verunglimpft und damit ein abnormes, weil anderes Denken zu dechiffrieren meint, verfällt in den Jargon

---

31 Peter Slotedijk: Gottes Eifer. Vom Kampf der drei Monotheismen. Verlag der Weltreligionen. Leipzig 2007, S. 80.

einer überholten Eigentlichkeit und verbaut einen offenen Dialog. Lässt sich der Mensch ohne Kenntnisse der Evolution, modernen Genetik, der Molekularbiologie, den Einsichten der Neurowissenschaften überhaupt noch denken? Die Vorstellung, dass Philosophie, das Nachsinnen über die letzten Fragen, in irgendeiner Weise über den Wolken stattfinden könnte, lässt sich nicht weiter halten. Die Frage, wie die Welt in den Kopf kommt, die Denker von Platon bis Kant beschäftigt hat, kann mit den Erkenntnissen der modernen Neurobiologie neu gestellt werden.[32] Kants Kategorien wie Raum, Zeit und Kausalität, welche unserem Erkennen immer schon vorausgehen,[33] sind in diesem Ansatz nicht transzendental in seinem Sinne; doch gehen sie der Wahrnehmung und dem Denken biologisch voraus, sind in diesem Sinne a priori, weil sie die neuronalen Netzwerke unseres Hirns und den molekularen und zellulären Aufbau unserer Sinnesorgane widerspiegeln. Die Evolutionsbiologie liefert uns Beispiele andersartiger Anpassungen an die Außenwelt wie das Insektenauge, auch die zeitliche Auflösung einander folgender Ereignisse ist im Schneckenhirn unvergleichbar länger als in demjenigen einer Fliege. Die Wirklichkeit, in der wir leben, ist in diesem Sinne eine Konstruktion (▶ S. 26), als sich ihre Wahrnehmung innerhalb der Sinnesorgane und Neurone unseres Hirns bewegt und uns das »Ding an sich« unzugänglich bleibt. Wahrnehmen, Erkennen und Handeln sind genauso Anpassungen an die Umwelt wie unsere Beine und Hände. Solche Gedanken könnten zu einem neuen Materialismus führen, der nicht nur gesellschaftliche und ökonomische Bedingungen mit einschließt, sondern auch Genetik und Biologie: Der Körper kommt vor dem Geist.

Trotz der beeindruckenden Deutungskraft der biologischen Wissenschaft kann sie sich nicht in einem abgeschlossenen Raum ohne Kultur, Sinn und Wert entwickeln. Den Menschen, sein Sein zu denken, kann nicht ohne das Wissen der Zeit, nicht ohne Kenntnisse der gesellschaftlichen und ökonomischen Bedingungen seiner Lebenswelt erfolgen, ja Wertfragen bewegen sich außerhalb des naturwissenschaftlichen Diskurses (▶ Kapitel 5 und 16). Was wir bräuchten wäre ein Dialog zwischen Naturwissenschaftlern, die sich für Sinn und Wert interessieren, Medizinern, die sich den letzten Fragen zuwenden und Denkern, die sich dem Fortschritt

unseres Naturverständnisses nicht verschließen und ihre Auswirkungen zu verstehen suchen.

Der Bogen zum Schluss

Die Anthropologie des Neids ließ uns einen großen Bogen schlagen, von Kain und Abel bis in die Moderne. Dass dies möglich war, unterstreicht sein Gewicht als Grunderlebnis des Menschen, als Segen und Geißel zugleich.

---

32 Wolfgang Wieser: Gehirn und Genom. Ein neues Drehbuch für die Evolution. C.H. Beck, München 2007, S. 38–52.

33 Immanuel Kant: Kritik der reinen Vernunft. Felix Meiner Verlag, Hamburg, 1971, S. 63–93.

12 How are you?

Die Amerikaner – wir wissen es – sind oberflächlich, die Europäer tiefsinnig. »How are you today? Great, how are you? Just fine«. Die fröhlich unverbindliche Mechanik gegenseitiger Beziehungsaufnahme stößt dem Europäer auf – er setzt mehr auf Vermittlung seiner unmittelbaren Gemütslage, verbirgt nicht seine Laune, verachtet das rein formale Interesse gegenseitiger Befindlichkeit und sagt lieber tiefgründig »Hallo!«, »Tschüss« oder wünscht wenn es gut geht einen »Guten Morgen« – und geht wortlos weiter.

Ungefragt Unverblümtes …

Dieser sprühende Optimismus amerikanischer Lebensauffassung ist dem europäischen Intellekt zuwider, erscheint ihm unangemessen und hohl. Ihm liegt das lustvolle Zerpflücken der Erwartung, das Ausmahlen der schlimmst möglichen Variante. Die Freundlichkeit, die uns in der neuen Welt entgegenschlägt, der wir aber nicht trauen, hilft auch nicht weiter. Vielleicht sind es die Katastrophen, die unser Kontinent durchleben musste – von den Seuchen des Mittelalters über den Dreißigjährigen Krieg bis zur Judenverfolgung und dem Untergang des Dritten Reiches – die uns das Schlimmste befürchten lassen. Oder ist es der europäische Geist als solcher, der Tiefsinn nur vertrackt zu denken vermag? Die Eitelkeit des Neins – das Kritische als Ausdruck höherer Einsicht – gehört zum Geist des alten Kontinents. Manchen genügt es, nein zu sagen, um sich als Intellektuelle zu erschaffen, vorab wenn es um Neuerungen der technischen Welt geht (▶ S. 158ff.) – in der deutschen Philosophie hält sich der Zyniker für geistreich. Die Zeit der Hymnen liegt in Europa weit zurück; kein Dichter wagt es noch, sich in dieser Welt der Preisung hinzugeben. Andere hielten es gar für un denkbar, nach Auschwitz noch ein Gedicht zu schreiben oder Metaphysik zu betreiben[1]. Das Leiden an der Existenz, verachtendes Aufbegehren gegen die gegebenen Verhältnisse, gehört zum Markenzeichen der Denker der alten Welt – in Europas Städten ist das Glas halbleer. Was dem Amerikaner *convenient* erscheint, hält der nachdenkliche Europäer für unnötig; was in den USA *exciting* ist, findet auf dem Kontinent zu-

nächst nur Einwände – und wird später widerwillig angenommen. Dass wir in der besten aller Welten leben könnten, kann zweifellos nur einem naiven Kopf entwachsen.

Vom Wetter und anderen wichtigen Sachen

Dann auch dieser unüberwindliche Hang, bei jeder Gelegenheit über das Wetter zu sprechen, über die Luftfeuchtigkeit, die Temperatur und die Aussichten – gewiss, es mag die bäuerliche Herkunft sein; für Farmer war und ist die Witterung entscheidend, zumal in einem von Tornados und Hurricans heimgesuchten Land. Doch die Zeit der Pioniere ist längst vergessen; heute nehmen wir den Amerikanern dieses übergroße Interesse an Alltäglichem übel, verachten das Verweilen im Trivialen, halten es für Füllstoff in der Leere ihrer menschlichen Beziehungen – *small talk* gilt uns als seicht. Die Begegnung im Lift verwirrt weiter: *What a nice shirt!* Etwas betreten nimmt der Europäer das Kompliment entgegen und bleibt im Gespräch sogleich hängen. Dass man sich unverblümt äußert, dem Anderen einfach grundlos wohltut, um im vierzehnten Stock den Fahrstuhl wortlos wieder zu verlassen, lässt den kontinentalen Geist verwundert zurück.

Schließlich wird beim Warten im Restaurant auch die Geduld erwartungsfroher Europäer überdehnt: *Wait to be seated!* liest man beim Betreten unübersehbar auf einem Schild in der Eingangshalle; die lange Reihe geduldig plaudernder Besucher, lässt nichts Gutes ahnen. *Do you have a reservation?* fragt die Empfangsdame mit freundlicher Strenge; das schuldbewusste Verneinen bringt gleich die nächste Zurücksetzung an den Tag: *There will be a 15 minutes wait!* Leicht niedergeschlagen setzt man sich zur Menge der aufgeräumt Wartenden; dass etliche Tische unbesetzt auf Gäste warten, scheint nur den fremden Besucher zu erregen. *Rules are rules* – die gelassene Ergebenheit in die Unabänderlichkeit des geregelten Alltags muss der Europäer erst erlernen.

Verwunderung und Staunen

Was irritiert uns an den Amerikanern? Ist es die lockere Gutgelauntheit, die wir für unglaubwürdig, ja für unecht halten? Macht uns dieser unverzagte Optimismus

---

1 Theodor W. Adorno: Negative Dialektik, Gesammelte Schriften 6, Suhrkamp, Frankfurt, 1973, S. 354 ff.

neidisch? Oft bleibt uns nur nachdenkliches Staunen, wie scheinbar ungezwungen sie durchs Leben gehen, zumal wir hören, wie unbarmherzig die Erwartungen in ihrer Welt im Grunde sind. Ihre humorvolle Ergebenheit in ein darwinistisches System beeindruckt, wenn uns auch angesichts der Höhen und Tiefen, die sich in einer solch wetteifernden Gesellschaft ergeben, schwindelt. Was uns der Beruf ist, gilt ihnen als *job*, den man bei Bedarf wie die Kleider wechselt. Für einen neuen *Challenge* verlässt man das Angestammte ohne große Umschweife und wirft sich hoffnungsfroh ins Neue, auch wenn ein nennenswertes soziales Netz gänzlich fehlt – ja Pessimismus ist nicht die Sache der Amerikaner. Die Einstellung zum Leben und ihre Auswirkungen: Was uns die Amerikaner lehren, ist das Beflügelnde des Positiven, die Selbsterfüllung des erwarteten Glücks. *The pursuit of happiness* als Mission und Hoffnung, die den Zögerlichen ermutigt und den Entschlossenen erhöht. Ist das Leben wie die Börse beschaffen: Kann Erwartung bereits Mehrwert schaffen? Wäre daher Zuversicht nicht einfältig, töricht und dumm, sondern vielmehr eine kluge Haltung, die Erfolg – oder zumindest seine Voraussetzungen schafft? Wenn wir einer Untersuchung aus den Niederlanden glauben wollen, so schützt Optimismus gar vor Infarkt und Tod – Optimisten leben länger.[2]

Dieser Frohsinn paart sich in der neuen Welt mit einem unüberwindbaren Hang zum Großen. Kaum eine Stadt in diesem Land, die nicht Ungewöhnliches zu berichten weiß: *The talest tower, the biggest shopping mal, the largest aquarium, the best university* …. Ja, sie lieben den Superlativ, diese Amerikaner, lassen sich vom Erhöhten berauschen; schließlich waren ihre Vorfahren hoffnungsfroh in das Land der Träume aufgebrochen. Mit diesem Anspruch schmelzen die Grenzen, nur der Himmel ist der Horizont. Während der nachdenkliche Schweizer zunächst nur die Schwierigkeiten bedenkt, ist der Amerikaner schon unterwegs.

Diese Neigung zum Großen droht den Amerikanern auch zum Problem zu werden: *Portion size* oder vielmehr der durch Erwartung und den freien Markt getriebene Druck zu immer größeren Bechern, bis zum Rand gefüllten Tellern hat das Körpergewicht in bedrohlichem Maße steigen lassen (▶ S. 179). Von der *Coca-Cola* Flasche über den Hamburger bis zum Popcornbecher und der Icecreamschale ist alles seit den fünfziger Jahren stetig größer und reichhaltiger geworden. Der *Appetizer* hat schon selbst den Gehalt einer Mahlzeit, das *Hungry men's steak* hängt über den Tellerrand, die *steamed potatoes* finden kaum Platz, die *sour cream* wird reichlich *on the side* geboten. Die *cheese cakes* und üppigen Schokoladekuchen befriedigen zum Schluss auch noch den hungrigsten Esser – die Folgen sind erschreckend sichtbar geworden.

Der Hang zu Großem hat seine Gründe; die Weite des Landes, die Freiheit laufend Neues, beeindruckend Großes zu entdecken, hat bereits die frühen Einwanderer nachhaltig geprägt – ja das Unbegrenzte dieser Landschaft beflügelt uns noch heute. Die Befreiung vom Druck der Verhältnisse, derentwegen die Pioniere vor Zeiten Europa verlassen hatten, hat ihre Spuren hinterlassen. Es waren gewiss Auserwählte, die das Wagnis auf sich nahmen. Doch waren es nicht die Stützen der alten Gesellschaft, die Europa verließen, es waren die zu kurz Gekommenen, die religiösen Außenseiter, die politisch Ausgestoßenen oder Gescheiterten und nicht zuletzt Abenteurer, die Herausforderungen suchten – für alle bot die neue Welt den ersehnten Zugang zum verwehrten Glück, wenn auch zu einem harten Preis: Wohl waren erstmals in der Geschichte alle gleich, die Suche nach einem besseren Leben trieb die Einwanderer an, doch war das Glück nicht allen hold. Wer keine Lösungen suchte, konnte im Kampf ums Überleben in diesen Weiten nicht bestehen. Daher das Pragmatische und Großzügige ihres Denkens, das jenseits ausgefeilter Gedankensysteme Lösungen sucht. Der Pragmatismus und Utilitarismus war das Angemessenste in dieser Welt des Neuen und Wilden, in der es zu überleben galt. Der Techniker und Ingenieur stand ihnen von Anfang an näher als der grübelnde Denker. Getragen war ihr Tun von Gottesvertrauen, einem unerschütterlichem Glauben an die eigenen Fähigkeiten, ja einem unverrückbaren Sendungsbewusstsein.

Die Macht des Geldes

Doch stand auch durchaus Profanes hinter ihrer Mission: Alexis de Tocqueville (1805–1859), französischer Aristokrat und feinsinniger Beobachter der Vereinigten Staaten des 19. Jahrhunderts, gewahrte auf seinen Reisen noch ein Weiteres an den Bewohnern der neuen Welt:

---

2 Erik J. Giltay et al.: Dispositional optimism and the risk of cardiovascular death. Arch. Intern. Med. 166, 431, 2006.

»Ein Volk von Eroberern, die sich dem Leben der Wildnis beugen, ohne von dessen Zauber gepackt zu werden, die an der Kultur und Bildung nur das schätzen, was daran für den Wohlstand von Nutzen ist, ..; ein Volk, das wie alle großen Völker von einer einzigen Idee besessen ist und auf das alleinige Ziel seiner Arbeit, den Erwerb von Reichtum, mit einer Ausdauer und einer Lebensverachtung losgeht, die man heldenhaft nennen könnte.«[3]

Reichtum und Gold hatte schon Kolumbus' erste Reise im Jahre 1492 beherrscht. Seine Tagebücher kreisen fast zwanghaft um dieses eine Thema, von Insel zu Insel, von Landung zu Landung, schrieb der Admiral der Meere fast unaufhörlich vom ersehnten Metall – ohne dass ihm das Glück zur Seite stand. Auch des Admirals Begleiter hatten sich von den angeblich unermesslichen Schätzen des sagenumwobenen Khan zu diesem Wagnis verführen lassen. Khans Reichtum, den sie in Indien vermuteten, fanden sie nicht, doch entdeckten sie unversehens einen neuen Kontinent, der Kolumbus Träume schließlich weiter trug.

Die Entdecker des Kontinents

Den Spaniern folgten bald andere Entdecker: Am 13. Juli 1584, keine hundert Jahre nach Kolumbus, nahmen englische Seefahrer weiter nördlich im heutigen Virginia im Namen der jungfräulichen Königin Elisabeth I. Land in Besitz. Mit der Gründung von Jamestown in Jahre 1607 fassten die Briten auf Dauer in Nordamerika Fuß[4]. Schon vor ihnen waren noch weiter nördlich 1524 die Franzosen im Delta des Sankt Lorenz Stromes gelandet. Gegen Ende des 17. Jahrhunderts reiste der belgische Missionar Louis Hennepin mit René de la Salle aus dem Norden entlang der großen Seen an den Mississippi ins heutige Minnesota, einer Gegend, die heute noch seinen Namen trägt (*Hennepin County*). La Salle fuhr schließlich flussabwärts bis zur Mündung des Mississippi und nahm 1682 das Gebiet unter dem Namen Louisiana für die französische Krone in Besitz. Die nördliche Route zum Pazifik wurde erst über hundert Jahre später gefunden. Im Mai 1804 brach eine Expedition unter Meriwether Lewis und William Clark von St. Louis, dem Tor zum unbekannten Westen, auf und

erreichte nach einem harten Winter bei den Mandamen im November 1805 den Pazifik.[5] Damit war der Kontinent vermessen. Waren anfangs alle Kolonialmächte in der neuen Welt vertreten, so setzte sich mit der Unabhängigkeitserklärung und erst recht 1803 mit dem Verkauf der endlosen Weiten von New Orleans bis zu den Rocky Mountains durch Napoleon das Angelsächsische durch.

Heute leben fast 300 Millionen Menschen in den USA, die meisten Nachkommen von Einwanderern aus Europa. Bis Mitte des 19. Jahrhunderts gab es kaum Einschränkungen bei der Einreise, ein jeder war willkommen. Dann wurden Einwanderer bei ihrer Ankunft ärztlich untersucht, die meisten in Ellis Island an der Südspitze Manhattans; schließlich verlangte man, dass sie lesen und schreiben konnten (in welcher Sprache auch immer) und über ein bescheidenes Anfangskapital verfügten. Robert Louis Stevenson, der am 7. August 1879 mit dem vornehmlich mit Auswanderern besetzten Dampfer *Devonia* seine britische Heimat verließ, um in Kalifornien die Amerikanerin Fanny Osbourne zu heiraten, berichtete über seine Mitreisenden:

».. ich befand mich nicht in einem ungestümen Stoßtrupp von Eroberern. Wir waren eine Gesellschaft der Gescheiterten: der Trunksucht Verfallene, Unfähige, Schwache, Verlorene; alle, die nicht in der Lage gewesen waren, sich gegen die widrigen Umstände in einem Land durchzusetzen, flohen jetzt elendiglich in ein anderes. Wir waren eine Schiffsladung voll Versager,... Doch darf man nicht annehmen, dass die Leute bedrückt wirkten. Alle blickten hoffnungsvoll in die Zukunft und legten eine Neigung von unbekümmerter Fröhlichkeit an den Tag.«[6]

Stevensons Mitreisende waren mit ihrer Erwartungshaltung schon bei der Überfahrt Amerikaner geworden; im Mitteldeck waren alle gleich, ihre Herkunft und ihren Stand hatten sie hinter sich gelassen, um mit gleichen Ellen im gelobten Land ein neues Leben zu beginnen. Etwa zur Zeit von Stephensons Auswanderern war auch ein kleiner Junge mit seinen Eltern, verarmten schottischen Webern aus Glasgow, mit dem Segelschiff *Wiscasset* in New York gelandet, um dank seiner Tüch-

---

3 Alexis de Tocqueville: Über die Siedler. In: Reisende in den USA 1541 – 2001. Ulrike Keller Hrsg., Promedia Druck- und Verlagsgesellschaft, Wien, 2002, S. 71.

4 Arthur Barlowe: Die Gründung von Virginia In: Reisende in den USA, Ulrike Keller Hrsg., Promedia, Wien 2002, S. 12–19.

5 Patrick Gass: Die Lewis-und-Clark-Expedition überwintert bei den Mandanen. In: Reisende in den USA, Ulrike Keller Hrsg., Promedia, Wien 2002, S. 48–61.

6 Robert Louis Stevenson: Emigrant aus Leidenschaft. Ein literarischer Reisebericht. Manesse Verlag Zürich, 2005, S. 24–25.

tigkeit über viele Umwege in Pittsburgh zum einem der mächtigsten Stahlmagnaten der USA aufzusteigen. Die berühmte Konzerthalle in New York erinnert noch heute an Andrew Carnegie (1835–1919)[7], der mit seinem Weg vom Botenjungen zum Millionär, den *American Dream* vorgelebt hatte. Als Kulturmäzen war es ihm ein Anliegen, seinen im Laufe seines erfolgreichen Lebens erworbenen Reichtum an die Gesellschaft zurückzuerstatten, die ihm den schwindelerregenden Aufstieg ermöglicht hatte.

Goldrausch

Nach den Entdeckungen des Kontinents meldete sich der Wunsch nach Reichtum ungehemmt zurück: Im Frühjahr 1848 wurde in der Sierra Nevada in einer Sägemühle in Coloma, etwa vierzig Meilen flussaufwärts von Fort Helvetia, dem befestigten Sitz von Kapitän Sutter, Gold gefunden.[8] Die Kunde sprach sich rasch herum: In den folgenden Jahren kamen über Land mit Pferd und Wagen oder zu Schiff um das Kap Horn über hunderttausend Menschen auf der Suche nach dem metallenen Glück nach Kalifornien. Nach einigen Jahren waren die Fundstätten erschöpft und die Goldgräber zogen weiter.

Das Leben als Lotterie – die Aussicht auf Wohlstand, Freiheit und Glück hatte schon die ersten Siedler angezogen, die der Enge der alten Welt entschlüpften, um sich im neuen Land zu verwirklichen. Dies prägte ihr Verhältnis zum Erfolg: Der Glaube an seine Machbarkeit brachte sie nicht nur in den neuen Kontinent, er erschien ihnen alsbald auch unmittelbar greifbar – und wurde 1776 schließlich Bestandteil der amerikanischen Verfassung und damit des amerikanischen Lebensentwurfs: *The pursuit of happiness* (▸ S. 172). Anders als dem Europäer wurde den Amerikanern das Streben nach Wohlstand zur Selbstverwirklichung, ja zu einem Menschenrecht; der Erfolg des Nachbarn ist in dieser Welt nur Bestätigung dieser Haltung und daher Anreiz und nicht Grund zu Neid (▸ Kapitel 11). Die unbegrenzten Möglichkeiten erleichterten die Umdeutung der Zurücksetzung in einen Antrieb, es dem erfolgreichen Landsmann gleichzutun. Die Entwertung des Erfolgreichen, wie er in der Missgunst zum Tragen kommt, erscheint den Amerikanern unangebracht, ja geschmacklos und dumm.

Persönliches als Ausgangspunkt

Wie einst bei Tocqueville beeindruckt das Land in der persönlichen Begegnung am stärksten: Die USA als Offenbarung. Man erlebt als Erstes das Überwältigende des Positiven. Die Frage: *What can we do to help?* Dass man nicht nur Leistung erwartet, sondern dabei auch behilflich sein will, ist neu und unerwartet. *We want you to succeed with your project*: Tragende Erwartung des Mentors als Motivation – zuhause war man anderes gewohnt. Schon beim Interview im Vorfeld beeindruckte diese einnehmende Freundlichkeit. Dann beim Stellenantritt diese Atmosphäre von *Excellence* – im persönlichen Fall an der *Mayo Clinic* (in vergleichbaren Institutionen dürfte es nicht anders sein) – das Gefühl, nun zu etwas Besonderem zu gehören; dann später – als sich der erste Erfolg einstellte – der Stolz, auch selber beizutragen. Die Gemeinschaft, wenn auch nur virtuell, wird zelebriert; es ist wie in der *High School* mit der eigenen Mannschaft: Man ist ein Team – und erntet gemeinsam. *Corporate identity*, ein neues Wort, und man stellt verblüfft fest, dass sich im Deutschen kein angemessener Ausdruck findet.

Dass man etwas werden soll, gehörte man einmal dazu, war neu. Nein, keine scheue Nachfrage war nötig: *We want you to learn Echocardiography within the next six months.* Man wird schon zu Anfang zum zukünftigen Botschafter der Institution, der eigene Erfolg wird als Mission des Ganzen betrachtet. Später, bei Bewerbungen auf höherer Stufe, die gleiche Erfahrung: Jede Institution wirbt nicht nur mit ihrem Anspruch, sondern auch mit dem Erfolg ihrer Absolventen. Man weiß nicht nur, dass sie sich die Besten zu nehmen wissen; wenn man dazugehört, ist man sich des eigenen Erfolges schon fast gewiss: *Win-Win* als Erfahrung.

Die andere Seite

Dann wieder ein völlig anderes Erlebnis: Als Gymnasiast zu Besuch beim Onkel. Er war in den 20er Jahren des letzten Jahrhunderts nach Pennsylvania ausgewandert, ganz ohne Zwang, zunächst nur als Abenteurer das Neue suchend. Zufällig war er in einer kleinen Stadt, York nach dem englischen Vorbild benannt, mitten in den grünen Hügeln dieses großen Staates hängengeblieben.

Mit dem *Lincoln Continental* auf der Fahrt durch die Landschaften von *Lancester County* tauchte plötzlich eine schwarze Kutsche auf, die rasch näher kam. Auf dem Bock saß gebückt ein Bauer aus einer anderen Zeit, mit Hut und schwarzen Sonntagskleidern. Das unwirk-

---

7 Andrew Carnegie: Die ersten Stufen der Karriereleiter. In: Reisende in den USA, Ulrike Keller Hrsg., Promedia, Wien 2002, S. 113–121.
8 William Tecumseh Sherman: Goldrausch in Kalifornien. In: Reisende in den USA, Ulrike Keller Hrsg., Promedia, Wien 2002, S. 102–112.

liche Gefühl wurde alsbald stärker: Die Siedlungen, die dann folgten, waren voll von Pferdewagen, die Frauen trugen Hauben, lange Schürzen und weite Röcke. Die Sprache klang verwandt, ja dem eigenen Idiom verblüffend nah – die *Pennsylvania Dutch*. Die Emmentaler Wiedertäufer, denen sie entstammten, verband mit Holland nur der Hafen ihrer Einschiffung in die neue Welt. Mit ihrem Bischof Jakob Ammann, der den Amischen schließlich ihren Namen gab, hatten sie vor Zeiten die Schweiz und das Elsaß verlassen, weil sie in ihrer Heimat ihres Glaubens wegen verfolgt worden waren und in ihm nicht nachlassen wollten. In der neuen Welt vermochten sie der Zeit zu trotzen – ohne elektrischen Strom, ohne Benzinmotor und andere Errungenschaften der Moderne. Hier ließ man sie gewähren, weil ihr Gottesglaube nicht Sache des Staates war. Jedem sein Glaube, solange gewahrt blieb, was auch heute noch auf jedem Dollarschein zu lesen steht: *In God we trust*.

Die wahre Freiheit

Das Land der Wissenschaft und der unbeschränkten Möglichkeiten ist paradoxerweise auch das Land der Kirchen. Im mittlerem Westen, in dessen kleinem Städtchen Rochester sich beispielsweise die *Mayo Clinic* findet, waren es gegen vierzig – Trost und Halt in jeder Schattierung. Zu welcher Lehre man sich bekannte, blieb unbeachtet, solange man Teil einer *Community* war – blinde Toleranz in einer abgesteckten Enge.

Dass die Toleranz ein Ende haben konnte, blieb nicht unentdeckt, wenn man im Gespräch auch tunlichst heikle Themen mied. Die Vielfältigkeit des Glaubens lässt die Amerikaner selten in diese Tiefen dringen. Der *melting pot* spart gerne Solches aus, lässt jedem seinen Glauben – man will sich nicht zu nahe treten. Was dem Europäer, dessen Kultur mit Inquisition, Scheiterhaufen und Verfolgungen den rechten Glauben zum Begriff erhob, zur Leidenschaft gedieh, ist dem Amerikaner zuwider. Diese Duldsamkeit der Monotheisten verblüfft. Die frühe Trennung von Kirche und Staat, durch die Einwanderung Verschiedengläubiger erzwungen, ließ diese doppelte Buchführung entstehen. Der *melting pot* ließ nur zusammenschmelzen, was für das Betreiben des Staates sich als erforderlich erwies, und klammerte den Inhalt des Glaubens aus.

Freiheit des Glaubens

Zu den ältesten geforderten Grundrechten der Geschichte gehört die Freiheit des Glaubens; nicht nur die Freiheit des Denkens und Sprechens für diejenigen, die

Religion bereits hinter sich gelassen haben, sondern vor allem auch die Freiheit anders zu glauben. Noch im 19. Jahrhundert, als die Freiheitsrechte längst durch die französische Revolution verkündet waren, fanden sich bibeltreue Fromme – selbst in freiheitlichen Demokratien – ihrer Auslegung von Glaubenssätzen wegen von den herrschenden Landeskirchen in den Status von Sektierern versetzt und entsprechend behandelt. Dies stieß im 18. Jahrhundert auch den Emmentaler Wiedertäufern zu. Ihre von der herrschenden Staatskirche abweichenden Auffassungen in Glaubensfragen wie auch ihre strenge Lebensweise machten sie selbst in der freiheitlichen helvetischen Demokratie zu Ausgestoßenen und zwangen sie zur Auswanderung in eine andere Welt. In den USA fanden sie wie viele vor ihnen, was sie suchten: Uneingeschränkte Religionsfreiheit.

Andere strebten nach dem Gleichen: 1683 kamen dreizehn Familien aus Krefeld in Pennsylvania an.[9] Auch diese Mennoniten hatten ihre Heimat aus religiösen Gründen verlassen. Der Leiter der deutschen Einwanderer Franz Daniel Pastorius war mit William Penn, dem Führer der Quäker, befreundet. Penn war vor ihm aus England gekommen und hatte Pennsylvania, den grünen Staat im Nordosten der USA, gegründet. Im Geiste der Toleranz, die den Quäkern von Beginn an eigen war, nahm Penn die deutschen Einwanderer in seinem Staate auf und erlaubte ihnen nahe Philadelphia im neugegründeten *Germanton* nach Glauben und Sitte ihrer Väter zu leben.

Zur Vielfalt gläubiger Einwanderer kamen neue Glaubensgemeinschaften: 1830 schrieb Joseph Smith nach göttlichen Eingebungen das Buch *Mormon*. Obschon der Gründer der Kirche *Jesu der letzten Tage* von einer aufgebrachten Menge gelyncht wurde, gelang es seinem Nachfolger Brigham Young mit 150 Getreuen siebzehn Jahre später in den Weiten des Westens *Salt Lake City* und im heutigen Utah einen religiösen Staat zu gründen. Nachdem die Mormonen 1896 der Polygamie abgeschworen hatten, wurde Utah als 45. Mitglied in die Vereinigten Staaten aufgenommen.

Die ebenso strikte wie religionsfreundliche Trennung von Kirche und Staat in der Verfassung der Vereinigten Staaten von Amerika wie sie in Europa bis heute nicht gegeben ist, erlaubte Andersgläubigen in der neuen Welt ein Leben nach ihrer Art. Diese Eigenheit der amerikanischen Rechtsordnung erklärt nicht nur die

---

9 Franz Daniel Pastorius: Deutsche Siedler in Pennsylvanien. In: Reisende in den USA 1541 – 2001. Hrsg. Ulrike Keller, Promedia, Wien 2002, S. 27.

religions-kulturelle Zusammensetzung des neuen Kontinents, sondern auch die bis heute anhaltende politische Bedeutung frommer Wähler, die gerade durch die befreiende Trennung von Glauben und Staatsrecht überraschenderweise zu treuen Verfassungspatrioten wurden.

Die Enge der Moral

Die Haltung sittenstrenger Einwanderer blieb auf das Wertempfinden der neuen Welt bis heute nicht ohne Einfluss. Auf *Martha's Vineyard*, der Ferieninsel südlich von Boston, erfährt man nach der Ankunft im feinen Restaurant, wenn man nach der Bestellung der Speisen die Weinkarte verlangt: *We are dry town!* Nach einem Moment ungläubiger Verwunderung, versteht auch der unbedarfte Europäer den Sinn der Worte. Man erinnert sich: Nachdem einige Staaten bereits im 19. Jahrhundert ein Alkoholverbot erlassen hatten, galt die Prohibition in den USA von 1919 – 1933 landesweit. Al Capone und seine Genossen aber auch viele kleine Kneipenbesitzer hat's gefreut; sie machten das Geschäft ihres Lebens, der Alkohol ließ sich nicht vertreiben. Doch auch nach der Aufhebung der allgemeinen Prohibition wirkte die Sittenstrenge nach. Nicht nur in *Martha's Vineyard* und anderen trockenen Städtchen, sondern auch in der Haltung zu diesem Genussmittel insgesamt: *Bacchus* hat den Atlantik nie überquert; in der neuen Welt waren alkoholische Getränke zunächst Sucht- und nicht Genussmittel. Selbst die amerikanische Wissenschaft brauchte bemerkenswert lange, um sich vom *French paradox* [10] überzeugen zu lassen; eine schützende Wirkung des Weins vor Herzinfarkt und Herztod wurde erst allmählich und unwillig anerkannt – dass Sündiges nützlich sein könnte, liegt ihrem Denken nicht.

Noch stärker wird der Umgang mit sexuellen Fragen vom pietistischen Erbe belastet. In Film und Schriften wird offene Gewalt als Teil des Lebens hingenommen, doch unverblümter Sex kritisch beäugt. Für Politiker ist die Rechtschaffenheit in diesen Fragen überlebenswichtig. Bill Clinton geriet für Vergehen dieser Art an den Rand seiner politischen Existenz, für welche Europäer ein Achselzucken übrig hatten. Gewiss, über Geschmack lässt sich gerade in erotischen Dingen streiten, doch wo lag das Problem? Mitterrands Affären blieben seine Sache, während Clintons Fehltritt die Nation beschäftigte.

Doch verdammte die Sittenstrenge der Amerikaner von Beginn an nicht alles Weltliche. Alexis de Tocqueville bemerkte, dass die amerikanischen Priester keineswegs versuchten,

> »den Blick der Menschen ausschließlich auf das künftige Leben zu richten. … Sie scheinen die Güter dieser Welt als wichtige, wenn auch untergeordnete Dinge anzusehen. …; und wenn sie auch unaufhörlich dem Gläubigen die Jenseitswelt als großes Ziel seiner Furcht und Hoffnung vor Augen führen, so verbieten sie ihm nicht im Diesseits ehrlich nach Wohlstand zu suchen.« [11]

Wie in Webers Geist des Protestantismus [12] war und ist ihnen der Wohlstand Ausdruck des Gottesgnadentums, den man nicht nur sucht, sondern auch dankbar entgegennimmt. Das Recht des Tüchtigen weiß man ebenso auf seiner Seite wie die moralische Verpflichtung, einen Teil des Erworbenen als Wohltäter an die Gemeinschaft zurückzugeben. *Charity*, diese angelsächsische Art der Nächstenliebe, ist aus der amerikanischen Gesellschaft nicht wegzudenken. Schon beim ersten Rundgang durch die *Mayo Clinic* fallen bekannte Gebäudenamen – das Hilton Building, das Sever Building – ebenso auf wie die *named professorships* in der *hall of fame*. Wenige akademische Institutionen könnten ohne ihre *major benefactors* überleben. Auch im kulturellen und sozialen Bereich haben zu Reichtum gelangte Einwanderer und Bürger von Andrew Carnegie bis Bill Gates ihren Erfolg mit der Allgemeinheit dankbar geteilt.

Die Sozialstaaten des alten Kontinents ersticken umgekehrt nicht nur Anreize und Leistung, sie untergraben auch Nächstenliebe und Barmherzigkeit, weil sie das Spenden und Helfen seit langem an Bürokraten überwiesen haben. Man braucht sich nicht selbst darum zu kümmern, Vater Staat wird es schon richten – die moralische Verantwortung wird delegiert. Gutes zu tun bleibt umgekehrt in der neuen Welt ein Anliegen der Reichen; sie wollen ihre christliche Nächstenliebe nicht einem anonymen Staat überlassen, sondern selbst bestimmen, wo zu helfen ist. Die in den USA verstörende Koexistenz von *Charity* und sichtbarem Elend hat damit System.

---

10 Die epidemiologische Beobachtung, dass mediterrane Völker trotz zum Teil auch fettreicher Ernährung und hohen Raucherquoten weniger Herzinfarkte aufweisen als nordische Länder und die USA.

11 Alexis de Tocqueville: Über die Demokratie in Amerika. Reclam, Stuttgart, 1985, S. 235.

12 Max Weber: Die protestantische Ethik I. Siebenstern Taschenbuch Verlag, Hamburg, 1973.

Wissen und Glauben

Man erinnert sich: Eigentlich ist man der Wissenschaft wegen über den Atlantik gereist, um dieses Land der unbegrenzten Möglichkeiten kennenzulernen und sich von seinem Glauben an das Machbare anstecken zu lassen. Und gewiss, vor allem seit den Dreißiger Jahren des letzten Jahrhunderts, als sich in Europa gerade die Begabtesten der braunen Bedrohung über den Atlantik zu entziehen suchten, erlebten die amerikanischen Universitäten einen beeindruckenden Aufschwung (▶ Kapitel 7). Die bisherige Vormachtstellung des alten Kontinents verlor sich zusehends und erreichte nach dem Krieg ihren Tiefpunkt. Rund drei Viertel aller Nobelpreisträger der letzten hundert Jahre sind Amerikaner, die amerikanischen Universitäten stehen im internationalen *ranking* unangefochten an der Spitze, die angesehensten Zeitschriften stammen aus der neuen Welt – in der Wissenschaft spricht man heute englisch (▶ Kapitel 7). Ein Weiterbildungsaufenthalt in den USA wurde alsbald auch in Europa zum Grundstein für den beruflichen Erfolg.

Dann liest man verblüfft, dass im Land der Techniker und Forscher sich militante Evolutionsgegner finden. Gewiss, auch in Europa sind Darwins Gedanken zunächst auf Ablehnung gestoßen (▶ S. 30). Nicht nur dass wir uns aus den Tiefen des Tierreichs entwickelt hatten, stieß viele ab; der Widerspruch zur Genesis war ein ernsthaftes Problem. Doch hatte Darwin schließlich Eingang in den Schulstoff gefunden, wurde selbstverständlich Teil unserer Welt, wie dies vor ihm Kepler und später Einstein und Freud widerfuhr. Die Heftigkeit der *Creationists* überrascht im Land der Techniker und Forscher; ihre fundamentale Haltung kontrastiert wie das Leben der Amish mit der modernen Zeit. Irritiert vernimmt man, dass ihr Anspruch auf eine gleichberechtigte Stellung der Schöpfungsgeschichte mit der Evolutionstheorie im Schulunterricht Verständnis und Gerichte findet, die ihrem Anliegen ihr Ohr leihen – Blüten der Duldsamkeit im *melting pot*.

Darwin und Intelligent Design

Begonnen hatte es fast ein Jahrhundert nach dem Erscheinen von Darwins fundamentalem Werk im *Bible Belt*, im Jahre 1925 in Dayton im Staate Tennessee, mit dem berühmt-berüchtigten *Scopes* Prozess[13]. Im gleichen Jahr hatte das Parlament von Tennessee den *Butler Act* erlassen, ein Gesetz, das es verbot, an öffentlichen Schulen Theorien zu lehren, die im Gegensatz zur wörtlichen Auslegung der biblischen Schöpfungsgeschichte standen. Wenn man sich die Entstehung des Landes, die Bedeutung religiös Verfolgter unter den ersten Einwanderern in Erinnerung ruft, wird dieser Anachronismus verständlich.

Amerika wäre nicht Amerika, wenn es nicht die andere Seite gäbe: Die *American Civil Liberties Union* bot jedem Bürger an, die Prozesskosten zu übernehmen, falls er aufgrund dieses Gesetzes angeklagt würde – man wollte es den Hinterwäldlern zeigen. Einige Geschäftsleute aus Dayton überredeten schließlich den Biologielehrer John Scopes, sich anklagen zu lassen. Der *Scopes Monkey Trial*, ein Affenprozess der modernen Art, machten Dayton und Scopes weltbekannt. Sein Anwalt Clarence Darrow argumentierte, dass das Gesetz der in der Verfassung festgelegten Trennung von Kirche und Staat widerspreche; auch stünde die Evolutionstheorie nicht im Gegensatz zur Bibel. Das Kreuzverhör mit seinem Kontrahenten, Staatsanwalt William Jennings Bryan, verlief so heftig, dass Darrow wegen Missachtung des Gerichts verurteilt wurde, ja zuletzt Scopes selbst hundert Dollar Busse bezahlen musste. Der landesweite Aufruhr in Presse und Medien entmutigte die Fundamentalisten; trotz ihres ersten gerichtlichen Erfolges fanden danach keine weiteren Prozesse mehr statt. Im Jahre 1968 hob der *Supreme Court*, das oberste Gericht der USA, das Gesetz schließlich auf.

Doch die Fundamentalisten kehrten zurück; mit dem Wahlsieg von George W. Bush Jr. erhielten sie neuen Schwung. Entgegen der Säkularisierungsthese, die vom langsamen Absterben religiöser Vorstellungen in der aufgeklärten Welt ausging, melden sich die Evolutionsgegner paradoxerweise gerade im Land der Wissenschaft erneut zu Wort, demonstrieren gegen die Abstammungstheorie und rufen die Justiz an, um den Einfluss biologischen Denkens in die Schranken zu weisen. Nach einer Gallup Umfrage ist jeder zweite Amerikaner ein *Creationist*, glaubt somit, dass die Erde und ihre Bewohner vor sechstausend Jahren von einem göttlichen Wesen erschaffen wurde.[14] In Kansas City haben die Vertreter der Schöpfungsgeschichte bereits juristische Unterstützung gefunden: Ein Gericht dieses Prä-

---

13 Edward J. Larson: Summer for the gods: The Scopes trial and America's continuing debate over science and religion. Harvard University Press, Boston 1997.

---

14 Zitiert nach: Sam Harris: Letter to a Christian nation. Alfred A. Knopf, New York, 2006, p. X.

riestaates stellte *Intelligent design*, eine Neufassung der Schöpfungslehre, der Evolutionstheorie gleichberechtigt zur Seite und verfügte einen ausgewogenen Biologieunterricht über beide Sichtweisen in seinen Schulen. Die geistigen Nachfolger von Lady Wilberforce, der rührigen Gattin des Lordbischofs, der sich vor über hundert Jahren gegen Darwin wandte (▶ S. 30), fühlen sich wieder zeitgemäß und melden sich selbstbewusst unter www.discovery.org im Internet zu Wort. Auf der Homepage des *Discovery Institutes* findet sich die Kernaussage ihres Denkens:

> »The theory of intelligent design holds that certain features of the universe and of living things are best explained by an intelligent cause, not an undirected process such as natural selection.«

Anders als in der alten Welt, deren Denker Glaube und Wissen spätestens seit der Aufklärung als getrennte Welten sehen, wurde in den USA die Scholastik neu belebt und die Schöpfungsgeschichte der Genesis zu einer wissenschaftlichen Theorie erhoben. Die Komplexität von Organismen, so wird argumentiert, lasse sich nicht mit Zufall und Notwendigkeit erklären; man will darin die Fußspuren eines Schöpfers sehen.[15] Gerne greift man auf den englischen Theologen William Paley (1743–1805) zurück, den auch Darwin als Student im *Christ's College* in Cambridge lesen musste. Seine Schrift *Natural Theology or Evidences of the Existence and Attributes of the Deity, Collected from the Appearences of Nature*[16], zuerst 1802 erschienen, brachte die Uhrmacher-Analogie in die Diskussion: Wer eine Uhr in die Hand nimmt, ihr Uhrwerk und das Ineinanderwirken der Teile betrachte, dem werde unmittelbar gewiss, dass es dazu einen Uhrmacher, einen *Designer*, brauche. Der Aufbau der Organismen, das Zusammenspiel seiner Organe, offenbare dem gottestreuen Beobachter dasselbe:

> »The marks of design are too strong… The design must have a designer. That designer must have been a person. That person is God.«

Paleys Einfluss war im England des 19. Jahrhunderts groß, auch wenn in der Logik dieser im übrigen nicht neuen Gedankenkette die Belege bis heute fehlen und nicht zuletzt der Rückschluss auf einen personalen Designer reine Behauptung bleibt. In Paleys Folge verkünden die *Creationists* der heutigen Tage hundert Jahren Forschung zum Trotz, es sei ungewiss, ob die Erde vor sechstausend Jahren, wie die Bibel meint, durch einen intelligenten Schöpfer ein für allemal erschaffen wurde oder sich – wie Darwin vorschlug – über Jahrmillionen aus einfachen Organismen durch Auslese und das Überleben des am Besten Angepassten (*survival of the fittest*) bis zum Menschen entwickelt hat. Dabei sind beide Ansätze unvergleichbar; so unterscheidet sich das wissenschaftliche Denken durch seinen methodischen Atheismus grundsätzlich von religiösen Überzeugungen, die übernatürliche Kräfte wirken sehen. Wissenschaft versucht die Natur und Entstehung des Menschen aus sich selbst zu erklären und hat damit Beeindruckendes geleistet (▶ Kapitel 2–6). *Intelligent design* versucht, Gott im Diesseits auftreten zu lassen und verstrickt sich damit genauso in Widersprüche wie einst die Gottesbeweise der Scholastik oder die Theodizee: Weder lässt sich eine erste Ursache ableiten, ohne dass man sich in einen Babouschka Regress verstrickt (Wer ist der Designer des intelligenten Designers?), noch können wir alles Übel mit Sinn erfüllen (Wie lässt sich in einer von einem gütigen Schöpfer gestalteten besten aller Welten das Erdbeben von Lissabon oder ein Tsunami erklären?).

Was heute als Kampf zwischen gleichwertigen Weltbildern auftritt, ist ein Kampf um die Stellung des Glaubens in der wissenschaftlichen Welt. Es ist gerade die Bedeutung der Wissenschaft, die den heutigen Eiferern Sorge macht, weil sie um ihren Glauben fürchten. Wer die Genesis nicht als Geschichte, sondern als Beschreibung eines stattgefundenen Ereignisses liest, muss zu dieser Haltung kommen. Die wörtliche Auslegung der Worte Gottes, wie sie die Amishen und ihre Glaubensgenossen des *Bible Belt* mit in die neue Welt einbrachten, ließ keine andere Antwort zu; nur im Anspruch, eine der modernen Wissenschaft vergleichbare Theorie zu sein, glaubt diese Gedankenwelt bestehen zu können. In der alten Welt hat Rudolf Bultmann diesen naiven Glauben bereits im letzten Jahrhundert entlarvt:

---

15 Hans Weder: Die Konsequenz des elektrischen Lichts. Überlegungen zu einem intelligenten Design. Rektoratsrede, Universität Zürich, 2006.

16 William Paley: Natural Theology or Evidences of the Existence and Attributes of the Deity, Collected from the Appearences of Nature, Cambridge 1802.

»Man kann nicht elektrisches Licht und Radioapparat benutzen, in Krankheitsfällen moderne medizinische und klinische Mittel in Anspruch nehmen und gleichzeitig an die Geister- und Wunderwelt des Neuen Testaments glauben. Und wer meint, es für seine Person tun zu können, muss sich klar machen, dass er, wenn er das für die Haltung christlichen Glaubens erklärt, damit die christliche Verkündigung in der Gegenwart unverständlich und unmöglich macht.«[17]

Die mythologische Entrümpelung des Glaubens, die ein zeitgemäßes Glauben neben dem Wissen zulässt, hat für die Nachfahren pietistischer Gottesmänner, die vor der Aufklärung die alte Welt verließen, nicht stattgefunden; gerade deshalb wurde ihnen die Wissenschaft eine Bedrohung ihrer Gedankenwelt.

Der transatlantische Bruch

Dass sich der bisher kaum bewohnte neue Kontinent anders entwickelte, obgleich seine Bewohner mehrheitlich den Kolonialmächten entstammten, ist nicht überraschend; zu verschieden waren seine Geographie, sein Klima und seine ersten Bürger. In der Weite des Westens fanden die ersten Siedler keine neue Kultur; gewiss, sie nahmen Teile des Ererbten aus Europa mit. Doch war es neben Gottesvertrauen das technische Denken ihrer alten Heimat, dessen sie bedurften; was man im alten Kontinent Bildung nannte (▶ S. 159), hatte dann Bedeutung, wenn es sich zum Überleben als nützlich erwies. Daher die süffisante Herablassung der Europäer den Amerikanern gegenüber: Literatur, Oper, Theater und Kunst gewannen jenseits des Atlantiks erst an Wert, als Leben und Wohlstand gesichert schienen. Es war diese Lebenshaltung, die in der alten Welt den Keim zum heutigen Anti-Amerikanismus legte: Das Bild des freundlichen, aber doch unbedarften *Yankees*.[18]

An dieser Einschätzung der Europäer hat auch der steigende Einfluss der neuen Welt in Film, Unterhaltung, Musik und Kunst nichts geändert – im Gegenteil: Der Erfolg amerikanischer Kultur nährte paradoxerweise den Anti-Amerikanismus weiter. Zwar sind die Filme von John Houston und Francis Coppola, die

Musik von John Gershwin und Bob Dylan, die Romane von Ernest Hemingway und Philipp Roth und die Kunst von Jackson Pollack, Andy Warhol bis zu Jasper Johns Teil unserer Bildungswelt geworden, doch haben sie das Cliché vom rauen Cowboy nicht verdrängt, ja der überwältigende Einfluss amerikanischer Lebensart verstärkte das Ressentiment weiter. Die Entwertung Amerikas scheint Teil der Identitätsfindung Europas in der globalen Welt.

Dass ausgerechnet diese Nation der Auswanderer, diese missratenen Ableger europäischer Kultur sich in der Mitte des letzten Jahrhunderts – eigentlich gegen ihren Willen, und erst nach der japanischen und deutschen Kriegserklärung – anschickten, aus der *splendid isolation* herauszutreten und den alten Kontinent aus seiner selbstverschuldeten Barbarei zu befreien, gehört zur Ironie der Geschichte, die vor allem die französische Kulturnation nicht amüsierte. Noch heute steht Charles de Gaulle überlebensgroß in der *Champs-Elysée*, in seiner Uniform die Hand zum militärischen Gruß erhoben als Sieger die Prachtstraße hinunterschreitend, ohne dass der amerikanischen Truppen gedacht würde, die ihm am 23. August 1944 den Vortritt ließen. *Nous les vinquers* – Eisenhowers Armee, die den Weg bereitete und de Gaulle großzügig an den Toren der Hauptstadt an ihrer Spitze einmarschieren ließ, hat man geflissentlich vergessen: Man hasst seine Wohltäter. Immerhin nannte man damals einige Prachtstraßen nach amerikanischen Präsidenten; ein Boulevard George Bush wird aber wahrscheinlich auch in Zukunft fehlen. Doch es ist nicht die jüngste Entwicklung der amerikanischen Politik, die dazu führte; das Wiedererwachen des Anti-Amerikanismus war mit der Befreiung im Keim bereits angelegt und brauchte nur eine moralische Rechtfertigung in ungerechten Kriegen, um erneut aufzuleben.

Der Kampf für Freiheit und Gerechtigkeit haftet den Amerikanern seit ihrem Eingreifen in europäischen Kriegen an – der Sheriff ist zum Sinnbild dieser Haltung geworden. Ihr Eifer wurde ihnen selten verdankt. Gewiss, anfänglich waren selbst die Deutschen von der Lässigkeit und Freundlichkeit der GIs, die 1944 den Wogen des Atlantiks entstiegen und danach unaufhaltsam ihr Land besetzt und wohl auch befreit hatten, angetan. Dennoch: Dass immer lächelnde Soldaten mit einer solch laschen Haltung die schneidigen deutschen Landser überrollt hatten, konnte allein an ihrer allmächtigen Technik und gewiss nicht ihrem Mut und Können liegen. Damit war im Kern schon die nächste Woge des

---

17 Rudolf Bultmann: Neues Testament und Mythologie. In: Hans-Werner Bartsch (Hrsg.): Kerygma und Mythos 1. Ein theologisches Gespräch, Hamburg-Bergstedt, S. 18, 1967. Zitiert nach: Hans Weder: Die Konsequenz des elektrischen Lichts – Überlegungen zu einem intelligenten Design. Rektoratsrede, Universität Zürich, 2006.

18 Dan Diner: Feindbild Amerika. Über die Beständigkeit eines Ressentiments. Propyläen Verlag, München 2002.

Anti-Amerikanismus angelegt: Im Kalten Krieg holten sich die Befreier aus Übersee die Feindschaft der Jugend und ihrer Vordenker, auch wenn ihnen die Geschichte später recht gab. *Mister Gorbatschow, tear this wall down!* erschien als eine naive Forderung eines zum Präsidenten mutierten Schauspielers, bis dass sich das Unerwartete dennoch ereignete. Dass die verhasste, weil ideologisierte militärische Abschreckung zuletzt doch den unverhofften Erfolg brachte, war eine Kröte, die die Europäer, zumal die Meisterdenker des alten Kontinents, nur ungern schluckten und alsbald verdrängten.

Auch beim nächsten Konflikt, im Hinterhof des alten Kontinents, sahen die Europäer – gewiss als Gebrannte schrecklicher Kriege – tatenlos den Untaten ihrer entfernten Nachbarn zu, bis die GIs den bedrängten muslimischen Bosniaken zu Hilfe eilten und den Belagerungsring um Sarajewo mit ihren Kampfbombern sprengten. Was die Europäer aufgrund ihrer schlechten Erfahrungen mit der Politik der Gewalt diplomatisch ebenso herz- wie erfolglos zu regeln suchten, lösten die Amerikaner mit hemdsärmeliger Direktheit wirksam, wenn auch chirurgisch. Gewiss, es gab auch schwarze Seiten dieses politischen Verhaltens von Vietnam bis Chile und heute mit unübersehbaren Folgen im Irak, doch kann die lauwarme Distanz der Europäer nicht mehr für sich in Anspruch nehmen als das herzhafte Zugreifen einer Großmacht, die sich gelegentlich vergreift. In der unipolaren Welt von heute zieht die einzig verbliebene »Überpower«[19] alte Ressentiments und gewiss auch berechtigte Kritik allein auf sich.

Die erste Demokratie

Das Missionarische gehörte von Anbeginn zu den Eigenheiten der neuen Welt: Die religiösen Überzeugungstäter haben ihren Pathos auf ihr politisches System übertragen und konnten sich seit jeher nicht vorstellen, dass ihr Weg nicht der Beste, ja einzig erfolgversprechende sei. Schon Thomas Jefferson verbreitete diesen Anspruch: »Früher oder später« – meinte dieser Gründervater der USA – »wird die amerikanische Form republikanischer Selbstregulierung in jedem Land zum unveräußerlichen Recht jedes Menschen.« – eine mosaische Unterscheidung auch hier; das Ende der Geschichte wurde bereits vorgedacht.[20]

Ein gewisses Recht ist ihnen nicht abzusprechen: Die erste Demokratie entstand nicht in der Umgebung der Aufklärung wie es ihre Meisterdenker erhofften, sondern auf amerikanischem Boden, im Land der Pragmatiker und nicht im Land der Dichter und Denker. Am 4. Juli 1776 hatten die ehemaligen englischen Kolonien die Herrschaft des Mutterlandes abgeschüttelt und sich umgeben und bedroht von absolutistischen Königreichen der alten Welt die erste demokratische Verfassung der Geschichte gegeben. Als Einwandererland hatte Amerika keine Aristokratie herausgebildet und war von Anbeginn zutiefst demokratisch gesinnt. Schon die ersten Siedler kümmerten sich nicht um Herkunft und Stand ihrer Nachbarn; in der neuen Welt begann jeder bei Null, man schaute auf Taten und Leistungen und was sich im gelobten Land daraus ergab. Befreit von Geburt, Stellung, der Geworfenheit in soziale Strukturen ihrer alten Heimat war die Gleichheit ihrer Bürger das schöpferische Prinzip dieser neuen Nation.[21] Mit der Verfassung von 1776 hatten ihre Gründerväter erstmals eine Gesellschaft von mündigen Bürgern angedacht, in der jeder sich selbst überlassen sein Lebensziel verfolgen konnte. Gewiss, die Gleichheit hatte noch Grenzen: Frauen, Schwarze und Sklaven waren vom allgemeinen Wahlrecht ausgenommen. Auch die Gründerväter waren Kinder ihrer Zeit; dennoch waren es die ungeliebten Nachfahren des alten Kontinents, diese ungebildeten Nützlichkeitsmenschen der neuen Welt, die dem Geist der Aufklärung zum Durchbruch verhalfen.

Als Vereinigte Staaten von Amerika, unter einem gewählten Präsidenten, der überwacht von einem Kongress mit Senatoren und Repräsentanten der Mitgliedsstaaten wie auch dem höchsten Gericht, zu regieren hatte, wurde das Land der Gescheiterten und Ausgestoßenen auch im alten Kontinent zur Vision. Mit der Einführung der Gewaltentrennung setzten die Gründerväter das Gedankengut von Charles-Louis de Montesquieu (1689–1755), der in seiner 1748 erschienen Arbeit *l'esprit des lois*[22] dieses Prinzip zur staatsbürgerlichen Notwendigkeit erklärt hatte, erstmals um. Alexis de Tocqueville sah die amerikanische Unabhängigkeit als vorläufigen Endpunkt einer historischen Entwicklung vom Feudalismus zu einer Gesellschaft freier und gleicher Bürger – und es war nachgerade dieser geschichtliche Vorsprung, der bereits damals den Keim zum bis heute anhaltenden Anti-Amerikanismus schuf.

19   Josef Joffe: Überpower – The imperial temptation of America. W.W. Norton & Co., New York, 2006, p. 13–29.

20   Francis Fukuyama: The end of history and the last man. Pinguin Books, London, 1992.

21   Alexis de Tocqueville: Über die Demokratie in Amerika. Reclam, Stuttgart, 1985, S. 15–34.

22   Charles-Louis de Montesquieu: L'ésprit des lois. Paris, 1748.

Zunächst war es der europäische Adel, der aufgrund dieser Entwicklung berechtigterweise um seine Privilegien fürchtete. Benjamin Franklin und Thomas Jefferson hatten vor dem Unabhängigkeitskrieg in Frankreich für die Sache der Kolonien geworben. Darauf schlossen sich viele europäische Offiziere dem amerikanischen Befreiungskrieg an, darunter auch Marie-Joseph Paul Yves Roche Gilbert de Motier, Marquis de La Fayette (1757–1834), und halfen an der Seite George Washingtons der amerikanischen Revolution zum Durchbruch. La Fayette brachte danach das neue Gedankengut – das Recht auf Leben, Freiheit und das Streben nach Glück, das Wahlrecht und die Gewaltentrennung – zurück in das absolutistische Frankreich von Louis XVI. Als Abgeordneter der neu konstituierten Nationalversammlung beantragte er am 11. Juli 1889, wenige Tage vor dem Fall der Bastille, eine Erklärung der Menschenrechte vor die noch unfertige Verfassung zu stellen; ihm schwebte eine französische Version der *Bill of Rights* vor. Ende August verabschiedeten die Abgeordneten die Erklärung der Menschen- und Bürgerrechte, die später zur Parole der Revolution werden sollte: *Liberté, Egalité, Fraternité*. Was nachher zum Vorbild etlicher europäischer Verfassungen wurde, war der Geist des neuen Kontinents.

Während die französische Revolution ihre Kinder fraß und Europa in der Restaurationszeit des frühen 19. Jahrhunderts versank, behauptete sich die junge amerikanische Demokratie und lebte der Welt vor, was sich nach und nach auch im alten Kontinent zu ereignen begann. Die Vereinigten Staaten wurden zum Modell einer Gesellschaft, welche die ererbte Herrschaft der Aristokratie und Stände hinter sich gelassen hatte, der *American Dream* wurde gewissermaßen staatsrechtlich bedeutsam – und gleichzeitig auch zum Alptraum der Stützen der alten Welt.

Väter und Söhne

Die geschichtliche Beständigkeit des Ressentiments gegen die neue Welt stimmt nachdenklich: Was steckt dahinter? Gewiss, Amerika war – trotz seiner Herkunft aus dem europäischen Kontinent – schon immer anders und daher unvermeidlich ein Ärgernis. Neidlos muss man zugestehen: Amerika eilte der alten Welt immer voraus. Der Anti-Amerikanismus ist wohl letztlich eine Antwort auf die Moderne, eine Reaktion auf die Bedrohungen der Zukunft. Entsprechend wuchs das Ressentiment gegen die neue Welt mit den Gezeiten der Geschichte. Zunächst waren es die Traditionalisten, die

Aristokraten, welche durch die sich in der neuen Welt ankündigende Aufhebung ihrer Privilegien aufgeschreckt wurden – die amerikanische Revolution verkündete, wie sich bald erweisen sollte, nichts Gutes für die Stützen der alten Welt. Nicht nur schufen die freiheitsversessenen Amerikaner im 18. Jahrhundert die erste egalitäre Gesellschaft, sie schätzten auch alle Staatlichkeit gering, wollten sie auf ein Mindestmaß beschränken, vertrauten vielmehr auf die Tatkraft ihrer Bürger und gestanden jedem unabhängig von Rang und Stand alles zu, was in seiner Kraft und Willen lag – ein darwinistischer Optimismus lag ihnen näher als die Ständegesellschaft der alten Welt. Die damit einhergehende auf den Alltag sich stützende Bildung, die Nüchternheit ihres auf Handel und Technik ausgerichteten Tuns, stieß danach den Romantikern des 19. Jahrhunderts auf, die den Menschen zu Höherem als zu rein Praktischem geboren sahen.[23] Die Abneigung kontinentaler Intellektueller von Friedrich Schiller über Johann Gottlieb Fichte bis zu Heinrich Heine für Handel und Gewinn fand in Amerika das ihr angemessene Feindbild. Dass man durch möglichst große Freiheit des Einzelnen mehr für den Fortschritt erreichen könnte als mit einer auf einen höheren Zweck ausgerichteten Volksgemeinschaft wird bis heute von den Meisterdenkern der alten Welt verneint.

Dann war auch der von Amerika ausgehende Wandel der Frauenrolle eine Herausforderung für den alten Kontinent: Die mit der Moderne einsetzende wachsende soziale Stellung der Frau und der drohende Rangverlust des Mannes beunruhigten die Europäer vor Zeiten so stark wie heute die islamische Welt. Die ersten Ärztinnen, dann in den fünfziger Jahren die erste Medizin-Professorin Helen Taussig, die erste Direktorin eines großen Unternehmens, war für die Europäer im letzten Jahrhundert genauso herausfordernd wie für Osama bin Laden die Jet-Pilotin der *US Air Force*, die es wagte, mit einer F 18 im Land des Propheten zu landen – kurz, das Verhältnis zu Amerika spiegelt die Beziehung der Welt zur Moderne. Wer diesen Wandel mit Angst erlebt, für den bestimmen feindselige Gefühle das Verhältnis zu der Nation, die bildlich für die Globalisierung unserer Tage steht; wer sich durch diese Entwicklung nicht bedrängt fühlt, vermag auch heute die neue Welt als Vorbild oder doch als anregenden Gegenentwurf zu sehen, als Kultur zumal, die die Herausforderungen der

---

23 Dan Diner: Feindbild Amerika. Über die Beständigkeit eines Ressentiments. Propyläen, München 2002, S. 42 ff.

Zukunft gestaltet und ihre Möglichkeiten nutzt. Amerika steht weiterhin für den technologischen Fortschritt und die Gefahren, die daraus erwachsen, aber auch für die flache Welt, die mit ihren Herausforderungen den nachdenklichen Europäern zunächst nur Frucht einzuflößen scheint.

In einer Zeit des ungehemmten Anti-Amerikanismus mag es ungebührlich erscheinen darüber nachzudenken, was uns diese ehemalige Kolonie des alten Kontinents heute zu bieten vermag. Wenn wir uns von einem durch Feindbilder geprägten Intellektualismus, wie er sich seit dem Irakkrieg in Europa wieder ungehemmt aus der Tiefe der 68er Jahre erhob, fernzuhalten vermögen, beeindruckt den unvoreingenommen Beobachter der Geschichte die Zukunftsgerichtetheit dieser historisch jungen Nation, die unserer Kultur entstammt und uns gerade deshalb etwas zu sagen hat. Vielleicht ist es diese entfernte Verwandtschaft, die uns bis heute irritiert; ja das Spiegelbild, das sie uns vorhält, zeigt uns einen anderen Lebensentwurf aus unseren Wurzeln, den zu erwägen sich angesichts der Herausforderungen der Zukunft lohnt. Gewiss, Feindbilder bringen uns zusammen, bestärken uns in unserem Sein; das Verteufeln von Neuerungen befreit uns scheinbar von den Bedrängungen der Zeit, ohne dass es uns wirklich hilft – in der heutigen Gegenwartsschrumpfung kann uns nur die Auseinandersetzung mit den zwei Polen unseres Seins für das Kommende stärken.

Die Rückkehr

Wenn – auch heute noch – die befreiende Weite des neuen Kontinents den Europäer auf seiner Entdeckungsreise beflügelt, ihn tiefer durchatmen lässt, wird ihm bei der Rückkehr, gerade in dicht besiedelten Ländern wie der Schweiz, umso enger. Kaum hat man das Schild einer Ortsausfahrt hinter sich gelassen, taucht schon die nächste Siedlung auf. Doch es ist nicht nur die räumliche Erfahrung der Enge; das Denken erscheint einem vergleichbar begrenzt – nicht so sehr in seiner Vielfalt und Tiefe als in seiner Offenheit und Zuversicht, wie bei der Umsetzung des Neuen. Das ungläubige Fragen im Gesicht der Daheimgebliebenen, auf das der Eifer des Rückkehrers mit seinen Plänen trifft, behindert den neu gewonnenen Schwung.

Das Reisen zurück über den Atlantik wird alsbald zur Flucht aus der Enge; über den Wolken beim Anflug der befreiende Blick über die endlosen Felder des mittleren Westens. Die Beachtung, die man weiterhin findet, wird zur wichtigsten Stütze der beruflichen Entwick-

lung, zumal der europäische Geist den Jungen einen anderen Platz zuweist als sein transatlantisches Gegenüber. Doch ist man als Rückkehrer unbemerkt bereits ein Anderer geworden: In den Straßen der großen Städte spürt man neben dem Beflügelnden plötzlich wieder das Entsetzen über die sichtbare Armut, das scheinbar völlige Fehlen eines sozialen Netzes – der Anblick der Gescheiterten des *American Dream* stimmt nachdenklich. Zurück bleibt die innere Spaltung über den Atlantik hinweg, ein unlösbarer Zwiespalt zweier verwandter Welten.

V Voraussicht

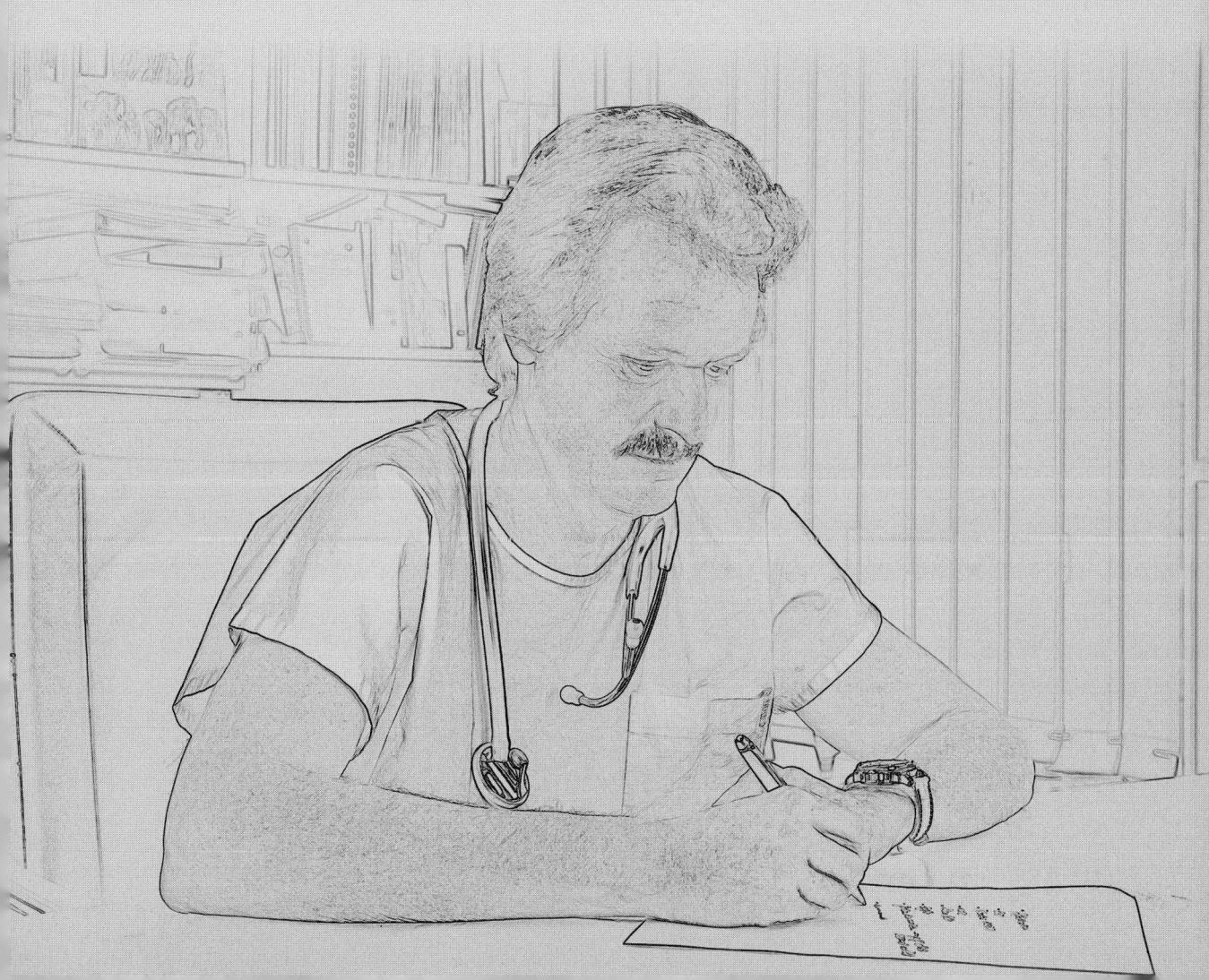

13 Schwindende Gesundheit

La santé, c'est la vie dans la silence des organes.
René Leriche, 1937

Dass Gesundheit ein kostbares Gut ist, darin sind sich alle einig. Doch was ist Gesundheit? Beim ersten Nachsinnen stockt uns schon der Gedanke, obgleich wir täglich von ihr reden. Die moderne Medizin tut sich nicht leichter. Alle streben nach ihr, Patienten wie Ärzte, ohne die Antwort zu kennen. Die *World Health Organization* WHO – und heute, da die Metaphysiker an Bedeutung verloren haben, fühlen sich Institutionen und Gremien berufen, zu solch grundlegenden Fragen Stellung zu nehmen – fasste Gesundheit als körperliches, seelisches und soziales Wohlbefinden. Ein wahrhaft paradiesischer Anspruch: Gesundheit tritt an die Stelle des Seelenheils – am Ende der Aufklärung winkt das irdische Glück. Ist dies auch gemeint? Dass es uns nicht immer gleich gut geht, körperlich, seelisch und in unserer Lebenswelt, gehört zum Alltag eines jeden. Doch sind wir deshalb schon krank? Wo beginnt und endet Gesundheit?

Kranksein als Gefühl

Wann sprechen wir umgekehrt von Krankheit? Wir fühlen uns krank. Das subjektive Moment scheint wichtig. Krankheit hat man, gesund ist man. Krankheit ist ein ungeliebtes Gut, das uns ungefragt zufällt, wir empfinden sie nicht als zu uns gehörig, kurz als eine Last. Doch nicht immer, wenn wir uns schlechter fühlen, würden wir sagen, wir seien krank. Wenn wir uns krank fühlen, sind wir bei Alltäglichem behindert, beim Gehen, beim Essen, beim Arbeiten, ja vielleicht beim Sitzen oder Schlafen. Das Selbstverständliche, das sonst nicht Wahrgenommene wird zum Problem. »Es gibt Tugenden, die man, wie die Gesundheit, nicht eher schätzt, als bis man sie vermisst…[1]« Was Goethe aussprach, bringt es auf den Punkt: Dass wir beim Essen schlucken, nehmen wir nur wahr, wenn es uns schwer fällt. Das Knie wird uns beim Gehen erst bewusst, wenn es schmerzt. *La santé, c'est la vie dans la silence des organes*[2]: Das Kranksein bringt uns einen Körperteil, den wir bis anhin gedankenlos benutzt haben, plötzlich und schmerzlich zu Bewusstsein – das Organ tritt aus der Stille.

Das Heraustreten aus der Stille: Das lässt noch offen, was Stille und was Lärm ist, was uns ruhig sein lässt oder stört. Unsere Erwartungen sind untrennbar damit verknüpft. Dabei sind weder Lärm noch Stille feste Größen: Man schläft nach einiger Gewöhnung auch an einer lärmigen Straße, während uns in einem Landhaus schon ein vorüberfahrender Wagen stört. Unsere Erwartung bestimmt Lärm und Stille und nicht die Lautstärke des Ereignisses selbst; was uns stört, was uns leiden macht, ist nicht fest gegeben. Viel wollen wir heute nicht mehr zulassen, die anhaltende Selbstbeobachtung des modernen Menschen – seit der Vertreibung aus dem Paradies (▶ S. 22) hat sich diese Fähigkeit ständig erweitert – nimmt selbst geringste Geräusche aus unserem Innern wahr, derart hat sich unser Lauschvermögen verfeinert – die vollständige Abschaffung der Gesundheit ist absehbar, zu umfassend sind unsere Ansprüche geworden.

Diese kontextbestimmte Auffassung von Gesundheit hat immerhin den Vorteil, dass sie kulturelle und geschichtliche Veränderungen in der Wahrnehmung von Befindlichkeit und Leiden zulässt. Krank ist, wer sich krank fühlt. Kranksein kann vom Inhalt her nicht schlüssig bestimmt werden, entsteht vielmehr in einer bestimmten Lebenswelt. Nicht jeder spürt seine Organe gleich schnell, nimmt Unwohlsein oder Schmerz in gleichem Maße wahr; ja der zivilisatorische Prozess hat unsere Wahrnehmung von Leiden und Krankheit stetig verändert. Was früher selbstverständlich zum Altern gehörte, ist uns zur Krankheit geworden; so beispielsweise die Arthrose, eine Abnützung des Gelenkknorpels, meist der Hüfte, die das Gehen beschwerlich und schmerzhaft macht. Diese Alterswürde war Jakob bei seiner Begegnung mit dem göttlichen Pharao eine wichtige Stütze. Absichtlich übertrieb der Vater Israels seine Betagtheit, zelebrierte sein Altershinken als Ausdruck seiner Auserwähltheit.[3] Was früher Würde war, ist uns zur Bürde geworden. Kranksein findet in einem gesellschaftlichen und kulturellen Umfeld statt, bestimmt sich auf dem Hintergrund unserer Wahrnehmungen, Werte und Erwartungen.

---

1 Friedrich Wilhelm Riemer: Mitteilungen über Goethe. 1806.
2 Eine Definition, wie sie der französische Kliniker René Leriche (1879–1955) im Jahre 1937 vorschlug.
3 Thomas Mann: Joseph und seine Brüder. S. Fischer Verlag, Berlin, 1975, 1305–1307.

Ausweitung des Begriffs

Umfragen belegen: Gesundheit ist unser höchstes Gut. Diese Überhöhung von Gesundheit und Jugendlichkeit – welche bemerkenswerterweise in einer von Altersleiden geplagten Gesellschaft zum Ideal wurde – hat zwingend die subjektive Unzufriedenheit verstärkt. Auch dies ein Paradoxon: Noch nie in der Geschichte konnte der Mensch jünger bejahrt und gesünder älter werden als in unserer Zeit; dennoch war der Wert des Alters noch nie so gering wie heute. Vorbei die Zeiten, als man im Alter zum begehrten Ratgeber wurde, Weisheit als Tugend der Alten in hoher Achtung standen.

Diese Entwertung hat ihre Gründe: In früheren Zeiten war Altwerden eine Leistung, der Bejahrte ein Überlebender, dem Bewunderung gebührte, schon weil so viele vor ihm gestorben waren. In Zeiten, als die kleinste Dummheit zu Unheil und Tod führte, die Willkür des Schicksals sich jederzeit und erbarmungslos melden konnte, gebührte dem, der dies alles zu überstehen wusste, Achtung, die uns heute unangemessen scheint. Der Überlebende in alten Zeiten wies allein durch sein schieres Alter ein Gottesgnadentum, zumindest aber eine geheime Lebensweisheit aus, die Ehrfurcht verdiente. Des Menschen Wunsch nach Unsterblichkeit, die Sucht zu überleben (▶ Kapitel 15), nährte diesen Respekt vor der Langlebigkeit[4]. Heute ist Altwerden banal, weder Verdienst noch Erwählung – daher seine Entwertung. Es bleibt nur das rein Körperliche: Die einstige Genugtuung des Überlebens ist heute einfach Glück, ja eine Selbstverständlichkeit; die Würde des Alters wird zum Gebrechen.

Gesundheit ist somit kein fester Wert: Das kulturell jeweils als normal empfundene Ausmaß an Wohlbefinden bestimmt die subjektiv erlebte Gesundheit. Wie viel Unwohlsein wir zulassen, um die Stille der Organe zu stören, bestimmen unsere Erwartungen. Als Folge davon hat unsere Leidensfähigkeit in dem Maße abgenommen, wie sich unsere Lebensverhältnisse verbessert haben. Die Sichtweise der WHO widerspiegelt diese gesellschaftlichen Entstehungsbedingungen und weitet mit ihrem umfassenden Begriff der Gesundheit die Möglichkeiten des Krankseins in ungeahntem, ja gefährlichem Maße aus. Die Auffassung ist modern, gerade weil sie überzogen ist. Nicht nur hat sie neben körperlichen Leiden auch Seelisches mit aufgenommen, sondern gar soziales Wohlbefinden mit eingeschlossen.

Wird hier Gesundheit nicht mit Glück verwechselt, weit über die Stille der Organe hinausreichend, als hätte sie in einer säkularen Gesellschaft die Rolle des Seelenheils übernommen? Gesundheit wird zum umfassenden Wohlsein, eine diesseitige Verwirklichung paradiesischer Wünsche, eine epikureische *Ataraxie*.[5]

Die leidende Seele

Dennoch: Vieles an dieser Auffassung empfinden wir als berechtigt. Seelisches Leiden gilt uns heute zu Recht als Krankheit, vergleichbar organischen Gebrechen. Dem war nicht immer so: Die Stigmatisierung psychischer Leiden liegt nicht lange zurück. Ihre Auslagerung in Anstalten außerhalb des Lebensraums sogenannt Normaler zeugt davon. Noch Sigmund Freud musste anfangs um sein Ansehen bangen, als er Neurosen wie eine Krankheit zu erklären suchte. Seither ist die Zahl seelischer Leiden stetig gewachsen: Zählte man nach dem Zweiten Weltkrieg noch rund zwei Dutzend psychiatrische Diagnosen, so weist das *Diagnostic and Statistical Manual of Mental Disorders IV*, im Jahre 1996 erschienen und im Jahre 2000 revidiert, nahezu 300 verschiedene seelische Leiden aus – etwa zehnmal so viel wie in der ersten Ausgabe aus dem Jahre 1952[6]. Auch hier wurde die Grenze zum Gesunden fließend: Wer wollte einem schwer Depressiven Kranksein absprechen? Hier sind wir uns zunehmend sicher, dass es sich nicht um schwachen Willen, sondern um eine Stoffwechselerkrankung des Hirns handelt. Sind umgekehrt Stimmungsschwankungen, die uns täglich heimsuchen, Belastung, Angst und Stress unseres Alltags Teil unseres Lebens oder sind wir dabei schon krank? Ist Schüchternheit eine Eigenart eines Menschen oder als soziale Phobie eine Diagnose? In Aldous Huxleys *Brave New World* benutzt Lenina ein halbes Gram Soma, um ihre Ängste und Hemmungen zu vergessen und sich dem von ihr angebeteten Wilden zu nähern[7] – Biochemie als Beihilfe in schwieriger Lage. Ist Schlaflosigkeit eine Befindlichkeitsstörung oder eine Krankheit, die der Behandlung bedarf? Sind hier Schlaf- und Beruhigungsmittel, und bei Hemmungen *Prozac* oder gar Glückspillen angezeigt? Der Alltag hat die Antwort längst gegeben: Schlafmittel der verschiedensten Art

4 Elias Canetti: Masse und Macht. Carl Hanser Verlag, Hamburg, 1960, S 267–270.

5 Epikur: Philosophie der Freude. Alfred Kröner Verlag, Stuttgart, 1965.

6 Diagnostic and statistical manual of mental disorders (DSM-IV-TR). 4th edition, text revision. American Psychiatric Association, Arlington, Va., USA, 2000.

7 Aldous Huxley: Schöne neue Welt. Fischer Taschenbuch Verlag. Frankfurt am Main, 2003, S.189.

gehören zu den am häufigsten verschriebenen Medikamenten. Nicht erst seit Proust wissen wir, dass Einschlafen ein unbewusster Prozess ist, den wir – auch wenn wir es wollten, ja gerade dann – nicht selbst anstreben oder bewusst erleben können, ein Ereignis, das uns überkommt und dessen wir uns erst gewahr werden, wenn wir wieder erwachen[8]. Das Einschlafen ist unserem Willen entzogen. Für unser Hirn ist das Einschlafen nicht ein langsames Versinken, vielmehr eine aktive Leistung, die mit dem Alter, bei Belastung und Ärger schon früher, zunehmend schwierig wird. Wieso sollten wir Schlafstörungen absprechen, was wir anderen Leiden zugestehen? Es wird offensichtlich: Krankheit ist ein *moving target*, ihre Wahrnehmung nicht für alle mal gegeben. *Brave new world* (▶ S. 27) steht vor der Tür.

Von der Sünde zur Krankheit

Ein weiteres Beispiel: Übergewicht. Die Völlerei, eine Todsünde der christlichen Kultur, wurde auch von Ärzten lange so behandelt. Der Patient war selber schuld, von Krankheit keine Spur, alles Willenssache, moralische Besserung und nicht medizinische Behandlung war angesagt. Heute erfährt der Füllige Verständnis für seine Schwäche: Unbändige Gene, eine fehlgesteuerte zentrale Appetitregulation wurden ausgemacht – und schon ist Übergewicht nicht mehr ein *Lifestyle*-Problem, erfährt plötzlich Achtung, wie man sie einer Erkrankung entgegenbringt.

Unbestritten ist, dass hier eine neue Epidemie droht: Während vor zwanzig Jahren noch eine Minderheit der Amerikaner übergewichtig waren, sind es heute fast zwei Drittel[9]. Auch in Europa, beispielsweise in der Schweiz, ist innerhalb von nur zehn Jahren der Anteil stark übergewichtiger Männer und Frauen auf nahezu zehn Prozent gestiegen – kurz, alle westlichen Gesellschaften werden jährlich dicker. Wohin dies führen soll, ist nicht eine moralische oder ästhetische Frage: Übergewicht führt zu hohem Blutdruck, Zuckerkrankheit, Gelenkbeschwerden, ja einer eingeschränkten Lebenserwartung; der gesundheitliche Fortschritt scheint auf dem Rückzug.

Die Frage nach dem Grund ist also wichtig: Ist Dicksein eine Frage des Willens oder ist es eine Krankheit? Die Antwort der Straße hat sich seit Galen kaum geändert. Dick sind Leute, weil sie sich zügellos gehen

lassen, weil sie unfähig sind, den öffentlich angepriesenen Allerweltsregeln zu folgen, sich täglich zu bewegen und weniger zu essen. Dabei ist es nicht die Überzeugungskraft des verblichenen Galen, die uns zu diesen Haltungen bringt; nein, es sind Beobachtungen aus dem Alltag: Das Essverhalten Übergewichtiger, ihr bedächtiger Gang, ihre Abneigung gegen jede Art von Sport. Dann auch die Erfahrung, dass man nach opulenten Festtagen zunimmt und umgekehrt Gewicht verlieren kann, wenn man nur will. Schließlich die Tatsache, dass das mittlere Körpergewicht unserer Bevölkerung mit dem Wohlstand stetig wuchs. Warum also sollte es nicht nur Sache des Willens sein, ungebührlichen Appetit zu bändigen? Gewiss, der freie Wille gehört zu unseren wichtigsten Glaubenssätzen. Dennoch: Seine Wirkung ist unzweifelhaft beschränkt. Vielleicht gelingt uns ein Erfolg, doch bald ist das alte Gewicht erneut erreicht oder gar übertroffen. Ist uns vom Wohlstand Verwöhnten die Fähigkeit abhanden gekommen, Hunger auszuhalten, sind wir in einer Welt allseitiger Verfügbarkeit wieder dem Lustprinzip verfallen?

Fasten und Gewichtsverlust wird von einer Reihe von Veränderungen im Körper begleitet: Verminderung des Stoffwechsels und Hunger. Die neuronalen Mechanismen, die uns zum Essen treiben, sind atavistisch stark, sie haben sich im Laufe der Evolution für das Überleben als wichtig erwiesen. Daher die Schwäche unseres Willens, der sich erst später hinzugesellte. Hunger entsteht in den ältesten Teilen des Hirns, die wir mit allen Tieren teilen, dem Hypothalamus und dem *Nucleus accumbens*. Hunger zählt wie Durst, Wärme, Sexualität zu den grundlegenden Äußerungen des Lebens. Die Neurohormone, welche das Hungergefühl regeln, sind teilweise bekannt: Eiweiße mit ungewohnten Namen wie Neuropeptid Y, körpereigene Cannabinoide, *Melanin Concentrating Hormone* steigern, *Corticotrophin-releasing Factor*, Serotonin und Leptin hemmen unseren Essensdrang. Genetische Veränderungen dieser Stoffwechselwege erklären wenige Fälle krankhaften Übergewichts, sind aber instruktiv: Mutationen im Leptin-Gen sind bei den betroffenen Kindern mit unstillbarem Appetit und massivem Übergewicht verbunden. Wenn uns auch diese Fälle im Alltag wenig helfen, so verdeutlichen sie doch die Bedeutung biologischer Regelkreise – die Biochemie bedrängt den freien Willen. Und in der Tat vermögen Umweltfaktoren die großen individuellen Unterschiede im Körpergewicht nicht genügend zu erklären. Die Neigung zu Übergewicht hat eine vergleichbare genetische Grundlage wie die Schizophrenie und

---

8 Marcel Proust: Auf der Suche nach der verlorenen Zeit. Band I. Suhrkamp Frankfurt, 1967, S. 11–14.

9 Übergewicht = body mass index (BMI; Größe in cm/Gewicht^2 in kg) > 25, Adipositas = BMI > 30 und krankhaftes Übergewicht = BMI > 40.

andere erbliche Gebrechen, ja die familiäre Häufung des Leidens ist deutlicher als beispielsweise bei Brustkrebs und Herzerkrankungen. Zwillinge zeigen, auch wenn sie adoptiert wurden und in unterschiedlicher Umgebung aufwuchsen, eine nahezu gleiche Gewichtsentwicklung. Also scheint Hunger, Nahrungsaufnahme und Sättigung nicht einfach eine Sache des freien Willens – Veranlagung erklärt drei Viertel der Variation des Gewichts. Nicht jeder nimmt gleich zu, wenn er reichhaltig isst: Dabei ist es nicht das Ausmaß sportlicher Betätigung, die den Gewichtsanstieg bestimmt; es sind vielmehr die unwillkürlichen Bewegungen – die »Zappelphillipe« schneiden besser ab, bei ihnen gelingt das *Supersizing* nicht, weil sie unablässig Energie verbrauchen[10]. Auch hier ist es nicht der freie Wille, der den höheren Verbrauch bestimmt, sondern ein genetisch bestimmtes Bewegungsmuster.

Die Stärke dieser Neigung hat ihre Ursprünge in der Anpassung an längst vergangene Welten. Die Verfügbarkeit von Nahrung war während Jahrtausenden ein Problem; nur unter großen Anstrengungen kamen die Menschen zu Fleisch, Fisch, Beeren und später Brot. Deshalb war ein starker Hungertrieb von Nöten, um zu überleben, ein Verhaltensmuster, das in einer Zeit des Überflusses sinnlos, ja gefährlich wurde. Wenn Dicksein keine freie Entscheidung, sondern ein biologisches Schicksal ist, hätte es als Übergewicht Anrecht auf Behandlung. Kurz: Dicksein ist vom Laster zur Krankheit geworden. Wo sich eine Krankheit abzeichnet, sind die ersten Medikamente auf dem Markt; gewiss, die ersten Produkte sind in ihrer Wirkung noch bescheiden – *lots of stain for little gain* wird dem zu Fettstühlen führenden Fettaufnahmehemmer Xenical nachgesagt. Doch Wirksameres wie die Cannaboidrezeptorenhemmer steht vor der Tür. Wenn auch der erste Vertreter dieser Medikamentenklasse, das Rimonbant, wegen Nebenwirkungen wie Angst und Depression vom Hersteller zurückgezogen werden musste, ist ein Ende nicht abzusehen. Mit Recht, wird jeder praktisch tätige Arzt bemerken, im Alltag scheitert das Bemühen dem Laster mit gutem Rat alleine beizukommen; zu stark ist der Drang zu Nahrung, die bis in die jüngste Vergangenheit ein Mangel war.

Vollkommenheit als Ziel

Doch bald folgt der nächste Schritt: Führt nicht das moderne Ideal von Schönheit, Jugendlichkeit und Gesundheit bei Übergewichtigen, wenn noch nicht zu Infarkt und Tod, so doch zum Gefühl der Minderwertigkeit? Ist dies schon Krankheit, Grund genug für Fettabsaugen, Magenbanding oder Medikamente? Und wie steht es mit der langen Nase, den Falten, die Selbstwert und soziale Anerkennung schmälern? Die Grenze von Gesund und Krank bewegt sich erschreckend schnell. Ja, der Begriff scheint sich aufzulösen, wirklich streben wir Vervollkommnung an – wir gelangen über das Lindern und Heilen zum Verbessern.

Dabei ist die Sache nicht neu: Das Bemalen des eigenen Körpers, von den Naturvölkern bereits verwendet, hat sich im Schminken zumindest bei Frauen erhalten, das Färben der Haare steht heute jedem zu. Auch die Bekleidung sucht die Erscheinung zu verbessern, Unerwünschtes zu verbergen oder Schultern und Taille zu betonen; die moderne plastische Chirurgie ist nur die Fortsetzung eines alten Bemühens. Wir versuchen uns nach unseren Wünschen zu formen, suchen in der Vervollkommnung das Glück. Dass in diesem Umfeld das Normale und Gesunde schwindet, erstaunt nicht weiter.

Wieso diese überhöhten Erwartungen? Heilswünsche waren in allen Religionen im wörtlichen Sinne überhöht – die Vorstellung vom Paradies in Christentum und Islam zeugt davon. Die Sehnsucht nach einer vollkommenen Welt, in der sich – zumindest für die Braven und Guten – alle Wünsche und Erwartungen von selbst und in alle Ewigkeit erfüllen, gehört zum festen Arsenal menschlichen Hoffens. Wenn Gesundheit und unser Wohlbefinden in dieser Welt zum höchsten Gut geworden sind, so war dies in der Geschichte nicht immer der Fall. Gesundheit war zunächst nur locker mit Heil verbunden: In den alten Kulturen war und ist teilweise heute noch das diesseitige Leben nur eine Vorstufe des wirklichen oder ewigen Seins. »Das Versprechen der Unsterblichkeit genügt«, wenn wir Elias Canetti folgen, »um eine Religion auf die Beine zu stellen.«[11] Die Allgegenwart des Todes in früheren Zeiten, schon bei Geburt mit Kindstod und Kindbettfieber, dann in der Kindheit und im Erwachsenenleben, ließ das ewige Leben als Erlösung, als Befreiung von der Last irdischen Leidens erscheinen – oder machte das *Dies*seits zumindest erträglich. Krankheit und Tod war nicht nur Schicksal, sondern immer auch Hinwendung zum ewigen und wirklichen Sein, alles Leiden hatte einen metaphysischen Sinn. Das Glück wurde ausgelagert – weil es sich nicht anders richten ließ.

---

10 James A. Levine et al.: Interindividual variation in posture allocation. Possible role in human obesity. Science 307, 384–586, 2005.

---

11 Elias Canetti: Über den Tod. Carl Hanser Verlag, München, 2003.

Die Hinwendung zum Diesseits ist neueren Datums: Die Entfaltung von Wissenschaft und Technik im modernen Leben, ließ die Möglichkeit diesseitigen Heils aufscheinen. Zunächst wurden die Infektionen eingedämmt, die Kindersterblichkeit beindruckend gesenkt, dann ließen sich Magen-, Darm und Herzkrankheiten behandeln, ja schwerste Unfälle und Verbrennungen überleben. Damit verlor die christliche Aufschiebung der Erfüllung in eine jenseitige und trotz aller Versicherungen stets ungewisse Zukunft ihren Wert.

Die Entdeckung des Diesseits

Entscheidend war die damit einsetzende biographische Wende: Erst wenn man eine gewisse Lebensspanne vor sich weiß, gewinnt das erste Leben an Wert. Die Zunahme der Lebenserwartung in der Neuzeit war deshalb weltanschaulich bedeutsam. Lag die mittlere Lebenserwartung im Altertum und Mittelalter noch unter 30 Jahren, so stieg sie um 1900 auf fast 50 Jahre und um die Jahrtausendwende auf 75 Jahre für Männer und nahezu 80 Jahre für Frauen an. Diese Folgen von Hygiene, Wohlstand und Medizin sind der modernen Wissensgesellschaft zu verdanken. Die Säkularisierung, als Ursache und Folge dieser zivilisatorischen Evolution, führte zum Verlust des ewigen Lebens als Option. Mit der Entwertung dieses virtuellen Gutes stieg der Wert des Lebens auf dieser Welt – und wurde mit steigender Lebenserwartung auch zunehmend verfügbar. Das diesseitige Leben wurde unersetzlich, die letzte, ja einzige Möglichkeit zu Erfüllung und Glück. Entsprechend will es bis zum Letzten ausgekostet sein, jede Beeinträchtigung wird zum Problem – schrankenloser Hedonismus wird zur Haltung der Zeit.

Eine Folge ließ nicht auf sich warten: Lang leben in einer Gesellschaft der Jungen und Schönen wird zur Herausforderung; denn mit zunehmendem Alter wächst unvermeidlicherweise die Wahrscheinlichkeit von Missempfindungen, Enttäuschung, Krankheit und Schmerz. Seit Kindstod und Infektionskrankheiten gebannt sind, bestimmen chronische Leiden unser Überleben: Bluthochdruck, Zuckerkrankheit, Herzinfarkt, Hirnschlag und Demenz, aber auch Arthrose und Knochenschwund sind die Gebrechen der Alten. Lang leben heißt alt werden – und damit ist immer Leiden verbunden. Alle wollen alt werden, keiner will alt sein – das führt zu uneinlösbaren Erwartungen und behindert das Glück, das eine umfassende Gesundheitsauffassung will. Kurz: Alt werden wird von der Würde zur Bürde.

Mit steigenden Ansprüchen sank die Zufriedenheit. Mit zunehmendem Wissen stieg die Unruhe beim kleinsten Unwohlsein – die Stille der Organe wurde nachhaltig gestört. Die Ausweitung des Krankheitsbegriffs hat seine Berechtigung: Doch nun folgen nach den seelischen Leiden, den Risikofaktoren, die in der Stille schaden, die Befindlichkeitsstörungen wie Kopfweh, Schlafstörungen, *burn out* bis zum Mangel an Glück. Angefangen hatte es mit der amerikanischen Unabhängigkeitserklärung im Jahre 1776, in welcher *the pursuit of happiness*, das Streben nach Glück, zum unveräußerlichen Menschrecht geadelt wurde, dem Recht auf Leben und Freiheit durchaus gleichgestellt. Sicher – *the pursuit of happiness*, Streben nach und nicht Recht auf Glück; doch dieses Streben – dies wird nicht ausdrücklich erwähnt, aber ist ohne Zweifel so gemeint – soll in *diesem* Leben sich verwirklichen. Damit wurde das Diesseits wichtig, ja zum Schauplatz all unserer Anstrengungen. Das Streben nach Glück wurde biographisch bedeutsam, ja durfte endlich ernsthaft betrieben werden.

Diese Einstellung machte auch vor der Heilkunst nicht halt: Von der Linderung zur Vervollkommnung. Warum nicht Ritalin, das »Beruhigungsmittel« für Hyperaktive, zur Leistungssteigerung gesunder Kinder? Warum nicht Prozac für sicheres Auftreten und eine gute Laune? Warum nicht Modafinil statt gegen krankhafte Schlafsucht zur Leistungssteigerung bei Überarbeitung und Erschöpfung? Die Grenzen der Medizin sind auch bei organischen Problemen im Fluss: Warum Wachstumshormone nicht nur bei zwerghaften Kindern, sondern zur Erreichung einer stattlichen Gestalt für jedermann? Die Bedeutung der Körpergröße für den Lebenserfolg ist statistisch belegt. Von Napoleon abgesehen, sind es große (und in den Vereinigten Staaten vorzugsweise weiße) Männer, welche bedeutende Firmen führen. Der nächste Schritt wäre wie in Huxleys Vision vorgedacht (▶ Kapitel 1) die vorgeburtliche Programmierung zur Perfektion.

Happiness and Perfection

Wenn wir ehrlich sind, so sind wir nicht weit von dieser neuen Welt entfernt: Jede Frau nimmt heute in Anspruch, Liebe und Leben durch einen gezielten Eingriff in ihr Hormonsystem nach ihren Wünschen zu gestalten – die Pille hat's ermöglicht. Sexualität wurde vom Risiko zu reinen Lust. Auch das Gefühlsleben lässt sich zunehmend steuern: Wer fände es übertrieben, eine anhaltende Verstimmung mit Antidepressiva zu behandeln? Welcher Sportler verzichtet nach einer Verletzung gänzlich auf Voltaren? Potenzstörungen werden heute als erektile Dysfunktion selbstverständlich mit Viagra behandelt.

Die Steigerung natürlicher Leistung ist der nächste Wunsch. Ansätze dazu liegen weit zurück. Kein geringerer als Sigmund Freud, später Begründer der Psychoanalyse, war dieser Versuchung erlegen. Als junger Arzt litt Freud unter häufigen Verstimmungen, Müdigkeit und Apathie; gleichzeitig suchte er verzweifelt nach einem Gebiet, in welchem er sich einen Namen machen konnte – wie viele Große vor ihm wollte er *sub specie aeternitatis* leben. 1884 ließ er sich von der Firma Merck das damals wenig bekannte Alkaloid Kokain kommen und begann mit Selbstversuchen:

> Er berichtete von der »Aufheiterung und anhaltenden Euphorie, die sich von der normalen Euphorie des gesunden Menschen in gar nichts unterscheidet. Man fühlt eine Zunahme der Selbstbeherrschung, fühlt sich lebenskräftiger und arbeitsfähiger… Man ist eben einfach normal und hat bald Mühe sich zu glauben, dass man unter irgendwelcher Einwirkung steht… Langanhaltende, intensive geistige oder Muskelarbeit wird ohne Mühe verrichtet… es fehlt gänzlich das Alterationsgefühl, das die Aufheiterung durch Alkohol begleitet.«[12]

Freud begann nach seinen Erfahrungen kritiklos das Medikament an Freunde zu empfehlen und an Patienten zu verschreiben. Aufgrund seiner Selbstversuche schwang er sich selbst zur Ansicht auf, dass »nach der ersten oder wiederholten Cocaineinnahme durchaus kein Verlangen nach weiterem Cocagebrauch eintritt, vielmehr eher eine gewisse nicht motivierte Abneigung gegen das Mittel.« Und wirklich: Wurde Cocain, der wirksame Bestandteil der Cocablätter nicht seit Jahrhunderten von südamerikanischen Indianerstämmen für religiöse Zeremonien und auch vor großen Strapazen und Entbehrungen benutzt, um sich widerstandsfähiger und kräftiger zu machen? Freud sah sich schon als Wohltäter der Menschheit; in einem Vortrag im Frühjahr 1885 wies er darauf hin, dass die Medizin zwar an Mitteln reich sei, welche bei Überreizung die Nerventätigkeit herabzusetzen vermöchten, wie beispielsweise die damals verwendeten Bromide, jedoch arm an solchen, welche bei Schwäche, Apathie und Depression die Ak-

tivität des Nervensystems heben konnten.[13] Diese Beurteilung war zwar richtig, doch sollte das von ihm empfohlene Cocain nicht die von ihm erträumte Rolle in der Medizin spielen. Bei seinen Versuchen an seinem morphinsüchtigen Freund Ernst von Fleischl-Marxov musste er vielmehr erkennen, dass Cocain zwar die erwünschte Entwöhnung brachte, aber nur um den Preis einer neuen Abhängigkeit. Entgegen Freuds Erwartungen revolutionierte Cocain schließlich die Augenheilkunde, als sein Freund und Mitstreiter Carl Koller die Fähigkeit dieser Substanz, Schleimhäute unempfindlich zu machen, für Eingriffe am Auge nutzte. Freud selbst hatte sich an die falsche Anwendung gemacht – die Wirkungen von Cocain im zentralen Nervensystem machten das Alkaloid nicht zu einem Medikament, sondern zu einer Geißel der Menschheit.

Seit Freuds Erfahrungen hat sich diese Entwicklung weiter verstärkt: Die Medizin scheint zunehmend für paradiesische Wünsche zuständig – was früher dem Glauben zukam, wird heute von der Heilkunst erwartet. Wenn Religion die Entzweiung des Menschen mit sich selbst ist, wie es Feuerbach fasste (▶ S. 8), dann tritt der Gesundheitsglaube, ja der Wunsch nach Perfektion an ihre Stelle:

> »Gott und Mensch sind Extreme: Gott das schlechthin Positive, der Inbegriff aller Realitäten, der Mensch das schlechtweg Negative, der Inbegriff aller Nichtigkeiten. Aber der Mensch vergegenständlicht in der Religion sein eigenes geheimes Wesen.«[14]

Gott verkörpert in überhöhter Weise all das, was der Mensch unbewusst für sich selbst erstrebt: Vollkommenheit und Unendlichkeit. Es scheint als ob Nietzsche, der Verkünder von Gottes Tod, zu seinem Recht käme: »Ich lehre Euch den Übermenschen.«[15] – dass der Mensch nicht ist, als was er uns im Moment erscheint, sondern er immer über sich selbst hinausweist, über sich hinauswachsen will und muss. Mit der Säkularisierung wird der Medizin mehr und mehr dieser spirituelle Wunsch übertragen, wird von der Heilkunst am Ende ihrer Profanisierung (▶ Kapitel 16) überraschenderweise die ihr ursprünglich eigene umfassende Heilsvermitt-

---

12   Ernest Jones: Sigmund Freud. Leben und Werk. S. Fischer Verlag, Frankfurt 1969, S. 92.

13   Ernest Jones: Sigmund Freud. Leben und Werk. S. Fischer Verlag, Frankfurt 1969, S. 101–102.

14   Ludwig Feuerbach: Das Wesen des Christentums. Reclam, Stuttgart 1969, S. 80.

15   Friedrich Nietzsche: Also sprach Zarathustra. Alfred Kröner Verlag, Stuttgart, 1969, S. 8.

lung wieder erwartet. Die Riten des Heils wie Fasten, Essverbote, Leiden für Gesundheit und Schönheit wurden bereits in ihr Arsenal übernommen – ja, *wellness*, Diäten, *fitness* wird zunehmend zum Geschäft eines jeden. Im Wettkampfsport ist man noch weiter gegangen: Auf dem Weg zum Sieg vertraut man nicht mehr auf Opfergaben, ruft man selbst als gläubiger Mennonit[16] nicht mehr seinen Gott an, sondern benutzt die Signale des Körpers vom Testosteron bis zum Erythropoetin (▶ Kapitel 4) für Leistungssteigerung und Sieg. Wir sehen erst den Anfang: Das 21. Jahrhundert könnte Sloterdijks medikokratisches Zeitalter werden, in dem die Biotechnologie regiert. Perfektionierung der Gesundheit ist das neue Ziel.

Altern als neue Krankheit

Mit diesen Gedanken gelangen wir noch weiter: Ist nicht Altern als Vorbote des Sterbens das eigentliche Problem? Warum altern wir überhaupt und bleiben nicht ewig jung? Wieso müssen wir den Zerfall unseres Äußeren mit ansehen, die Abnahme des Gedächtnisses zur Kenntnis nehmen, die Gebrechen der letzten Lebensspanne ertragen? Wir wollen uns bei der Betrachtung dieses Problems aller Wertungen enthalten und uns unvoreingenommen der Sache nähern. Auch wollen wir gängige Haltungen zum Wert des Alterns, wie wir sie zum Schutz vor dem Unvermeidlichen nutzen, zur Seite legen, um auf die eingangs aufgeworfenen Fragen ohne Vorurteile einzugehen.

Zunächst ein Beispiel: Dorian Gray, schöner und junger Held in Oscar Wildes gleichnamigem Roman, wird sich beim Betrachten seines von seinem Freund und Maler Basil Hallward fertiggestellten Portraits des Problems gewahr:

> »Wie traurig! Ich werde alt werden und entsetzlich und widerwärtig. Aber dieses Bildnis wird immer jung bleiben. Es wird nie älter sein als heute, an diesem Tag im Juni. … Ach! Wenn es nur umgekehrt wäre! Wenn ich immer jung bleiben könnte und das Bild statt meiner altern würde! Dafür … dafür … würde ich alles geben! Ja, es gibt nichts auf der ganzen Welt, was ich dafür nicht hingäbe! Ich würde meine Seele dafür hingeben!«[17]

Der Faustsche Verkauf der Seele an den Teufel, hier zum Preise ewiger Jugend, erinnert uns an das Sündige dieses Wunsches. Dass Dorian den Schöpfer seines Portraits im Laufe der Geschichte ermordet und sein Jugendbild zerstört, ist aus seiner Verzweiflung nur folgerichtig. Wie Narkissos, der Sohn des Flussgottes Kephisos, wurde er von den Göttern mit unstillbarer Selbstliebe bestraft und wird aus Gram – nicht wie sein Vorbild zur gleichnamigen Blume – sondern zum Mörder an seinem Abbild und ihrem Schöpfer, und damit an sich selbst.

Altern ist gewiss eine Bürde; es bringt zweierlei Art Einschränkungen mit sich: Körperlich und biographisch. Das Leben, wie es sich uns darstellt, hat einen Anfang und ein Ende. Jeder Anfang ist ein Versprechen, Leben zunächst ein Entwurf, dann eine unaufhörliche Umsetzung des Möglichen ins Wirkliche, die sich launisch unberechenbar an unsere Erwartungen und Träume hält – oder auch nicht. Das Leben ist unfehlbar gerichtet, zuletzt ein Sein zum Tode (▶ S. 102) – und so wird es wohl bleiben. Mit dieser unvermeidlichen Ausrichtung ist Leben ein Prozess der Reifung und Entwicklung, eine Dauer, in der man mit dem Älterwerden sich selber wird. Altern ist – durch die unablässige Folge von Entscheidungen zwingend – auch Einschränkung, eine stetige und unabwendbare Minderung unserer Möglichkeiten: Wir werden als Genies geboren und sterben als Idioten. Dies ist nicht nur körperlich zu deuten. Gewiss, die Funktion von Niere, Herz und Hirn, aber auch von Muskeln und Gelenken nimmt mit dem Altern stetig ab. Doch es ist mehr: Als Jugendliche steht uns alles offen, nur der Himmel ist unser Horizont – die Ungebundenheit des Vorläufigen berauscht, weil sie alles im Möglichen und die Wirklichkeit im Unverbindlichen belässt.

Der ewige Jüngling ist ein Flieger, ein Saint-Exupéry, der die Erde nicht berühren will. Unvermeidlich wird es mit jeder Wahl enger: Wir definieren uns stetig, legen uns an jeder Weggabelung fest, zerstören fortlaufend die Vielfalt unserer Möglichkeiten. Sich an das Wirkliche binden, heißt sich von der Unendlichkeit des Möglichen schrittweise zu verabschieden. Schildknapp, der Jüngling aus Thomas Manns *Doktor Faustus*, will sich dem nicht fügen.

> »Dass er so viele Liebesabenteuer hätte haben können, wie er wollte, schien ihm zu genügen, und es war, als scheute er vor jeder Bindung ans Wirkliche zurück, weil er einen Raub am Potentiellen darin sah.«[18]

---

16 Greg Landis musste seinen Tour de France Sieg 2006 wegen Dopings mit Testosteron zurückgeben.

17 Oscar Wilde: Das Bildniss des Dorian Gray. Manesse Bibliothek der Weltliteratur. 1999, S. 50–51.

---

18 Thomas Mann: Doktor Faustus, S. Fischer Verlag, Frankfurt, 2001, S. 229.

Schiltknapp ist ein *Puer Äternus*[19], der im Rausch der Jugendlichkeit verweilen will. Ja das Mögliche ist die Domäne der ewig Jungen – das vorläufige Leben ist ein Versuch, der Endlichkeit zu entrinnen. Der Wunsch nach Ewigkeit ist auch ein Wunsch nach Erhalt der zerrinnenden Vielfalt; in einer ewigen Wiederkehr ließen sich alle Wünsche erfüllen, die zahllosen Leben östlicher Heiliger zeugen davon. *Maybe in my next life* – so die Gedankenmedizin des Buddhisten nach dem Abwägen eines anderen Lebensentwurfs.

Schlüssel des Alterns

Körperliches Altern lässt sich nicht umgehen: Breughels Jungbrunnen war für Dorian Gray sowenig eine Hoffnung wie für uns. Doch werden die molekularen Mechanismen des Alterns deutlich: Was verstehbar wird, mausert sich vom Schicksal zum Problem. Warum können Tumor- und Keimzellen ungehemmt und scheinbar ewig wachsen, während die Teilung gesunder Körperzellen begrenzt und unser Leben endlich bleibt? Im Laufe unseres Lebens erneuern wir uns unaufhörlich; Haut, Darm und Bronchien schilfern täglich unzählige Zellen ab, die es anhaltend neu zu bilden gilt. Das Kopieren der Erbsubstanz, bei jeder Zellteilung zwingend, erfolgt – soviel ist heute klar – gelegentlich auf fehlerhafte Weise. Die Evolution ließ diesen Mangel zu, weil ihr das Leben nach der Reproduktion nicht wichtig schien, ein Rentenalter war nicht vorgesehen. Gewiss es gibt Enzyme, die Ablesefehler beim Kopieren bereinigen, um genetische Schäden bei der Zellteilung in Grenzen zu halten. Bei jeder Zellteilung verkürzen sich zudem die nicht kodierenden Enden der Erbsubstanz, die Telomere, bis dass der Prozess sich einstellt und die Zelle altert. Die Zellteilung bleibt damit endlich – replikative Seneszenz setzt ein. Auch hier hat die Natur ein Enzym, die Telomerase entwickelt, welches der anhaltenden Verkürzung der Chromosomen entgegenwirkt und die Zellalterung zu bremsen sucht.

Zellalterung bringt ein weiteres mit sich: Oxidativer Stress, Abfallprodukte des Stoffwechsels wie freie Sauerstoffradikale behindern die Zellfunktion. Besonders die Mitochondrien, die Stoffwechselfabriken der Zellen, bilden mit zunehmendem Alter vermehrt Sauerstoffverbindungen wie Superoxid, die das Gewebe schädigen. Die Ursachen dieser Störungen werden zunehmend deutlich; damit rückt eine Beeinflussung des Zellalterns

näher – auch Altern wird vom Schicksal zur Krankheit. Eine Verminderung des Stoffwechsels durch Einschränkung der Kalorienzufuhr verlängert bei Ratten und Mäusen – wahrscheinlich durch eine Aktivierung des neu entdeckten Gens *Sirt-1* – die Lebensspanne. Umgekehrt leben *Knock-out* Mäuse, Nager also ohne ein bestimmtes Gen, in diesem Falle in kalter Laborsprache *p66* genannt, ein Abschnitt der Erbsubstanz, der die Wirkungen der freien Sauerstoffradikale im Körper vermittelt, rund ein Drittel länger als ihre normalen Geschwister.[20] Die Lebensspanne wird zumindest im Labor genetisch beeindruckend veränderbar. Noch stehen uns solche Möglichkeiten nicht zu, doch zeigen sie die Richtung an. Vitamine jedenfalls, die das Leben in ihrem Namen führen und deshalb besondere Erwartungen schürten, konnten ihr Versprechen nicht einlösen, obwohl sie freie Radikale binden; die Sache scheint komplizierter. Dennoch wird klar: Altern, insofern es sich beeinflussen lässt, ist das nächste Ziel der Medizin.

Wenn Altern ein Prozess ist, der sich verstehen lässt, wären ärztliche Maßnahmen der nächste Schritt. Und in der Tat folgen wir vorschnellen Kollegen, welche diesen neuen Markt bereits für sich in Anspruch nehmen, dann ist *Anti-Aging* das nächste Kapitel der Medizin. Wieso sollen wir uns Gedächtnisverlust, Falten von der Natur gefallen lassen, graue Haare hinnehmen, dem Haarverlust tatenlos zusehen, vergilbte Zähne zur Kenntnis nehmen, Altersgebrechen widerspruchslos ertragen, wenn sich dies alles vermeiden ließe? Wenn auch die Vorschnellen, die bereits vollmundig von Kompetenzzentren reden, eher von pekuniären Motiven getrieben als von Evidenz getragen sind, so zeigen sie doch die Richtung an. Und ohne Zweifel ist der Ansatz medizinisch überzeugend, die Bedeutung des Alterungsprozesses für chronische Erkrankungen übertrifft alles, was wir heute behandeln.

Die Stärke dieser Neigung – alle Religionen haben ihrer gedacht, die Kosmetikindustrie verdient mit ihr Milliarden – lässt uns erahnen, dass jede Hoffnung, das Altern, diesen Niedergang und Vorstufe unseres Ablebens hinauszuschieben oder zu verhindern, wahrgenommen werden will. Seit Jahrhunderten haben die Buddhisten sich in den *Schwe-Umin* Höhlen im östlichen Bergland Burmas das aus den Gesteinen tropfende Wasser über den Kopf geschüttet, um wie Breughels Figuren im Jungbrunnen das Alter von sich zu waschen.

---

19   Marie Louise von Franz: Puer Äternus. Spring Publications, Zürich, 1970.

20   Pietro Francia et al.: Deletion of p66[shc] gene protects against age-related endothelial dysfunction. Circulation 110, 2889–2895, 2004.

Die *Anti-aging cream*, Finasterid gegen Haarausfall, *bleeching* gegen abgenutzte Zähne, Sildenafil gegen die Altersschwäche des Mannes (▶ S. 65–67), ja zuletzt die *Fitness-Clubs* und die plastische Chirurgie liegen durchaus in dieser Tradition. Das Neue besteht darin, dass eine Wirkung nicht zu leugnen ist – und dass uns noch Wirksameres erwartet.

Will tiefe, tiefe Ewigkeit – Zarathustra, der Gottlose[21], brachte es auf den Punkt: Fast alle Religionen von den alten Ägyptern bis zu den Griechen, Römern und Christen und den Verkündigungen Mohammeds kennen den Tod nicht als Übergang ins Nichts. Das Wirkliche kommt nach dem irdischen Leben, nicht als Auflösung, vielmehr als erlösende Fortsetzung irdischen Seins, ja als seine paradiesische Vollendung – zumindest wenn man sich an die Regeln der jeweiligen Gedankenwelt hält. Die christliche Ausrichtung auf eine Zukunft, die als Erlösung auftritt, entstand in einer Gegenwart, die die Hoffnungen des Menschen nicht einzulösen vermochte; auch Buddhas Weisheiten gehen vom Grundsatz aus, dass Leben Leiden sei (▶ Kapitel 1). Heute leben wir erstmals in einer Gegenwart, in der Heilsversprechen hier und jetzt erwartet und auch immer mehr umsetzbar werden. Der Wunsch nach Glück und Ewigkeit ist somit keine Erscheinung der Moderne; er gehört in grundlegender Weise zu den Neigungen menschlichen Seins. Der moderne Begriff der Gesundheit ist nur die säkulare Fortsetzung einer alten Hoffnung.

Die Inflation der Gesundheit

Wie soll dies angesichts solcher Erwartungen weitergehen? Was werden die Auswirkungen sein, wenn sich unsere Lebensspanne anhaltend erweitert? Werden wir alle in Altersheimen dahinsiechen, unfähig in Würde zu sterben – oder werden wir in Zukunft bis in ein biblisches Alter leben und gesund und jugendlich das Diesseits genießen? Die Voraussagen der heutigen Wissenschaft gehen von 120 Jahren aus, und einige von der Natur besonders Gesegnete wie die Brasilianerin Maria Olivia da Silva lebten bereits bis in ihr 126. Jahr. Was könnten wir erreichen, wenn es uns gelänge, den Herztod zu besiegen? Wären wir später dem Krebs, dem unkontrollierten Wachstum alternder Zellen hilflos ausgesetzt? Schätzungen von Experten gehen davon aus, dass mit der Überwindung von Herzinfarkt, Diabetes und Krebs nur rund ein Dutzend zusätzliche Lebensjahre zu

gewinnen wäre.[22] Würde uns dann das Hirn im Stich lassen, dieses Organ, das uns schafft und trägt? Auch hier zeichnet sich vielversprechend Neues ab: Die Darstellung der gefürchteten Plaques, die bei Alzheimer das Hirn zerstören, ist erstmals auch beim Menschen mit bildgebenden Verfahren gelungen. Falls es möglich würde, dem Amyloid – dem ausgefallenen Eiweiß, aus dem diese Plaques bestehen – mit Hemmern ihrer Bildung oder auch Impfstoffen beizukommen, ließen sich bereits Vorstufen der Erkrankung behandeln – vielleicht lässt sich der Abbau unseres Geistes doch verhüten.

Was neben der erweiterten Lebenserwartung bereits erreicht wurde, ist eine beeindruckende Senkung des biologischen Alters: Als Bismarck das Rentenalter bei 65 Jahren anlegte, ging er zu seiner Zeit von gebrechlichen Alten aus. Heute beginnen Pensionäre, zumindest die, die es vermögen, ein zweites Leben. Senioren wie Ronald Reagan wurden zu Präsidenten gewählt, in Harvard, Stanford und anderen ausgewählten Stätten der neuen Welt gehören Professoren im Rentenalter zum Alltagsbild, ja die Pensionierung ist in den USA fast schon zu einer Diskriminierung geworden, gegen die sich vor Gericht streiten lässt. Sport ist längst nicht mehr ein Vorrecht der Jungen, jeder Marathon weiß Pensionäre unter seinen Teilnehmern, jeder *Healthclub* zählt Senioren zu seinen Kunden. Das hat auch die Medizin verändert: Während vor zwanzig Jahren eine Bypassoperation bei einem 70-jährigen noch zu Diskussionen Anlass gab, werden heute 80-jährige ohne Umschweife operiert oder dilatiert. Trotz dieser Entwicklung haben sich die Ergebnisse dieser Eingriffe laufend verbessert, ja die Komplikationsraten beispielsweise beim Aortenklappenersatz sind heute selbst bei sehr alten Patienten tiefer als früher bei Jungen – die biologische Verjüngung ist eine medizinische Realität. Das hat zwingend die Erwartungen an Gesundheit und Medizin verändert; Alter alleine ist kein Hindernis, die Errungenschaften unserer Zeit in Anspruch zu nehmen.

Was ist angesichts solch inflationärer Gesundheitserwartungen zu tun? Lässt sich überhaupt etwas bewirken oder laufen hier nicht kulturelle Prozesse unaufhaltsam ab? Natürlich ist leicht zu fordern, dass Ärzte zur Uneinlösbarkeit überstiegener Gesundheitserwartungen Stellung beziehen sollten und die Gesellschaft an die Unausweichlichkeit von Krankheit und Tod zu erin-

21 Friedrich Nietzsche: Also sprach Zarathustra. Alfred Kröner Verlag, Stuttgart, 1969, S. 359.

22 George M. Martin et al.: Research on aging: The end of the beginning. Science 299, 1339–1341, 2003.

nern hätten.[23] Im Grunde wissen wir das alles – dennoch will jeder für sich Alter und Tod hintanhalten. Haben wir den Tod letztlich auch angenommen, so fürchten wir doch seine Nähe, jeder versucht, ihn möglichst lange vor sich herzuschieben. Hier sind Ärzte Rufer in der Wüste – ewige Wünsche und Erwartungen lassen sich mit guten Worten nicht wegreden, am wenigsten, wenn ihre Erfüllung immer näher tritt.

Der Sinn der Medizin

Damit gelangen wir zur letzten Frage: Was ist der Sinn der Medizin? Angefangen hat sie als Linderung unsäglichen Leids. Das Lindern ist ihr gut gelungen. Krankheit aufzuschieben gelingt zunehmend besser. Unsere Organe arbeiten länger und länger in der Stille, auch wenn unsere Wahrnehmung sich verfeinert hat. Tod verhindern – gewiss es gibt Erfolge in der Geburtshilfe, Unfallchirurgie, der Behandlung von Infektionen, Bluthochdruck und Cholesterin; die Lebensspanne wurde sichtlich länger. Hygiene, Wohlstand und Medizin haben unser Leben grundlegend verändert: Wir können vom Alterstod ausgehen, den meisten kommt eine Lebensspanne zu, in der sich ein erfülltes Leben gestalten lässt. Eigentlich dürften wir zufrieden sein, uns mit dem Erreichten begnügen – der Sinn der Medizin scheint erreicht.

Dennoch sind die Erwartungen an die Heilkunst mit ihren Erfolgen ins Unermessliche gewachsen. Eine Grenze ist nicht abzusehen, noch wird es sie je geben. Jeder Erfolg lässt neue Horizonte sichtbar werden – dem Küstengänger gleich eröffnet sich uns nach jeder Bucht ein neuer Strand, das Erreichte wird sogleich zur Selbstverständlichkeit, das Neue das Ziel. Der Begriff der Gesundheit hat sich dadurch über die Jahrhunderte, und in den letzten Jahren mit steigender Geschwindigkeit eingegrenzt. Was einst als Maß der Gesundheit gefasst wurde, beispielsweise dem Alltag ungehindert nachzugehen, wurde längst überschritten. Nicht nur Krankheiten selbst, auch ihre Vorstufen wie hoher Blutdruck oder Cholesterin, sinkende Knochendichte und Zahnstein wurden medikalisiert. Die präventive Medizin hat die Grenzen der Krankheit noch einmal verschoben. Sodann wurden einstige Sünden und Sonderlichkeiten von der Heilkunst übernommen, heute sind wir unterwegs zur Vollkommenheit – und damit ist unaufhaltsam eine Schrumpfung der Gesundheit verbunden. Ja,

unerwarteterweise nahm mit den überhöhten Vorstellungen von Gesundheit die Zahl möglicher Diagnosen stetig zu; trotz beeindruckendem Wohlergehen und einer sich ausweitenden Lebensspanne wird es in der braven neuen Welt paradoxerweise immer schwieriger, gesund zu sein.

Die Frage nach dem Sinn der Medizin wirft unvermeidlich die Frage nach dem Sinn des Lebens auf. Wo soll das alles hinführen? Was werden wir mit all den geschenkten Jahren tun? Gibt es zuletzt ein Leben ohne Ende in einer Welt, in der alles anfängt und erlischt? Wie wird dies unsere Gesellschaft, unseren Lebensplan verändern? Lässt sich alles noch mit Sinn erfüllen? Und zuletzt: Wie wird dies alles zu bezahlen sein? Die Fragen sind berechtigt, doch lassen uns die letzten Fragen meist ohne Antwort. Wie ist es mit dem Universum, das sich stetig weitet? Wo eilt es hin? Gibt es eine Grenze in der Ewigkeit des Alls?

---

23 Klaus Dörner: Der gute Arzt – Lehrbuch der ärztlichen Grundhaltung. Schattauer, Stuttgart, 2003, S. 257–355.

14 Unzeitgemäßes zu Breite und Tiefe

Eigentlich ist das Verdikt der Geschichte klar: Der wahrhaft generalistische Arzt, der Alleskönner in der Heilkunst, hat in der Vergangenheit gelebt, in Zeiten, als der Landarzt noch Geburten vornahm, für chirurgische Eingriffe gut war und Krankheiten und Unfälle betreute. Diesen Ärzten gebührt unsere Achtung, sie beherrschten eine beeindruckende Breite und taten dies wohl auch umsichtig und kompetent, gerade weil die Wissenstiefe ihrer Zeit geringer war.

Der Baum der Medizin

Ähnlich ging es anfänglich auch in städtischer Umgebung zu: Als mein Vater 1937 in Zürich eine Praxis eröffnete, war man zunächst Arzt, vielleicht erwähnte man noch seine Stärken wie »Chirurgie und Frauenheilkunde«, einen Facharzt im heutigen Sinne gab es nicht. Auch der Patient erwartete alles vom Arzt seiner Wahl, er kam mit gebrochenem Arm, zur Schwangerschaftskontrolle, zur Entfernung der Gallenblase wie zur Impfung seiner Kinder. Die Überweisung an einen Kollegen oder ein Zentrum war die Ausnahme; vielleicht half man sich gegenseitig bei Eingriffen aus und vertrat sich in den Ferien, dabei blieb es meist.

Was gab es damals als Arzt zu tun? Wundversorgung, Geburt und Kinderkrankheiten kannte man genauso; vieles aber fehlte im Armamentarium dieser Generalisten: Bluthochdruck war als Krankheit kaum bekannt, für Herzinfarkt und Hirnschlag stand keine wirksame Behandlung bereit (▶ S. 56 und 73–76); Morphium und etwas Sauerstoff konnte jeder verordnen. Penicillin war von Alexander Fleming gerade erst entdeckt worden, die moderne Behandlung der Tuberkulose im Entstehen begriffen. Chirurgisch standen die Bauchorgane im Vordergrund, Herz und Hirn blieben vom Skalpell unberührt, Unfälle und Knochenbrüche wurden mit Gips und Geduld behandelt. Erst ein gutes halbes Jahrhundert ist es her – und doch scheint es, als habe sich die gesamte Medizin erst seither entwickelt.

Antisepsis, Impfung, Hygiene, Antibiotika und Tuberkulosemittel ließen die Gefahr von Infektionen schwinden. Die Chirurgie entwickelte sich dadurch sprunghaft weiter, ließ neue Fachgebiete aus sich wachsen; plötzlich gab es nicht bloß Chirurgen, sondern auch Urologen, Neurochirurgen, Frauenärzte und weitere mehr. Bezeichneten diese Begriffe zunächst nur den fachlichen Schwerpunkt eines Arztes, wurden sie bald zur Umschreibung seiner Tätigkeit als Arzt schlechthin.

Selbst die Innere Medizin befreite sich vom rein Kontemplativen, konnte zunehmend Blutdruck, Cholesterin und den Infarkt behandeln. Dann gelang ihr das Heilen, zunächst von Infektionen, danach auch von Lymphomen und der Leukämie. Mit zunehmendem Wissen über das Hirn und seine Funktionen gewann auch die Neurologie und alsbald die Rheumatologie, die sich den Krankheiten der Gelenke und Weichteile widmete, ihre Selbstständigkeit – der Baum der Medizin wuchs weiter. Die Geschichte zeigt es klar und deutlich: Wo Wissen sich bildet, wo Handwerk sich entwickelt, da entstehen Experten, Fachärzte, die Besonderes beherrschen. Will man sich Tiefe leisten, muss man sich in der Breite beschränken.

Die Erfahrung der Grenze

Docteur Bovary, der rührige und hoffnungslos mittelmäßige Landarzt, der den Ansprüchen seiner ehrgeizigen Frau nicht zu genügen vermochte, überschritt die Grenzen seiner Kompetenz in fataler Weise und musste dafür bitter büßen. Nicht zuletzt durch die von ihm vergötterte Emma ließ er sich zu einer orthopädischen Operation verleiten, die seine Fähigkeiten sprengte.[1] Homais, umtriebiger Apotheker und Stütze der Gesellschaft von Yonville, dem Weiler, in welchem Charles Bovary als geachteter Landarzt tätig war, hatte von einem neuen Verfahren zur Heilung von Klumpfüßen gehört. Als aufrechter Verfechter des Fortschritts sah er sein Dorf bereits als Zentrum modernster Heilkunde und sich selbst als Korrespondent des *Fanal de Rouen*, als sein Verkünder. Emma malte sich schon eine ruhmreiche Zukunft aus, begann zu hoffen, dass Bovary ihr doch noch den Glanz des gesellschaftlichen Erfolgs werde bieten können, den sie so sehr vermisste.

Als ersten Patienten hatte Homais den armen Hippolyte, hinkender Gehilfe im *Lion d'Or*, ausgemacht. Alles wurde umsichtig geplant; Bovary ließ sich aus Rouen das Werk des Docteur Duval kommen und vertiefte sich in die Anatomie und Behandlung des Klumpfußes. Am Tag der Operation durchstach Charles die

---

1 Gustave Flaubert: Madame Bovary. Reclam, Leipzig, 1972, S. 189 ff.

Haut und danach die Achillessehne; es floss kaum Blut, Hippolyte verspürte keine Schmerzen und küsste ihm nach dem Eingriff dankbar die Hände. Homais machte sich umgehend an den Artikel für das *Fanal de Rouen*. Doch fünf Tage später traten an dem in einem eigens dafür konstruierten Gestell eingeschraubten Fuß unerwartet Probleme auf: Der Brand – Zeichen der durch den Druck der Schiene verursachten Durchblutungsstörung – breitete sich unaufhaltsam aus:

> »Die Formen des Fußes waren unter einer derartigen Schwellung verschwunden, dass die ganze Haut dem Platzen nahe schien; sie war mit Druckflecken bedeckt, die der famose Apparat verursacht hatte. Eine bleifarbene Geschwulst erstreckte sich über das Bein, mit Hitzeblattern hier und dort, die eine schwärzliche Flüssigkeit absonderten.«[2]

Es ließ sich nicht leugnen, fatale Komplikationen waren aufgetreten; der bemitleidenswerte Bovary musste einwilligen, dass aus Neuchâtel der Chirurge Monsieur Canivet geholt wurde. Sein Eingriff war kläglich gescheitert, eine Amputation wurde unvermeidlich. Von seinem Heim aus, in dem er sich in seiner Schmach verkrochen hatte, musste er sich die Schreie des armen Hippolyte anhören, als Canivet ihm den faulen Unterschenkel ohne Narkose von seinem Bein trennte. *C'était la faute de la fatalité* – die Schande des armen Bovary war grenzenlos; Hippolyte, der im Dorf jedermann bekannte Junge mit dem Klumpfuß, humpelte nun mit seiner hölzernen Prothese schlimmer als je zuvor – als allen sichtbares Zeichen seines beruflichen Versagens – durch die Straßen von Yonville.

Docteur Bovarys Unglück veranschaulicht die Folgen der Kompetenzüberschreitung und verdeutlicht die Tücken des Buchwissens, zumal im chirurgischen Handwerk. Charles Bovarys Schicksal hat Grenzen gesetzt; sie zu überschreiten stand seither nur denjenigen zu, die sich ganz dem bisher Unerreichten widmen wollten. Die Spezialisierung war zwingend damit verbunden. Seit Bovarys Versuch hat sich nicht nur aus der Chirurgie – einst ein Handwerk der Bader und Schneider, dann Teil der wissenschaftlichen Medizin – beispielsweise die Orthopädie als eigenes Fach entwickelt; seit kurzem sind, den Anforderungen der Sache gemäß, die Vertreter dieser Spezialität jeweils nur für die Schul-

ter, das Knie, die Wirbelsäule, Fuß oder Hand zuständig. Was das Fach noch verbindet, sind die Grundsätze des Handwerks, die Leiden des Bewegungsapparates und ihre chirurgische Behandlung; Generalisten hat dieses Fach längst hinter sich gelassen.

Wo beginnt der Patient?

Wenn der Facharzt sich zunehmend auf die Krankheiten seiner Zuständigkeit zurückzieht, wo beginnt der Patient? Nicht jeder weiß gleich, was er hat, woran er leidet und wen er braucht. Bei welchem Arzt soll der Unbedarfte Hilfe suchen? Zahlenmäßig stehen die Grundversorger an erster Stelle, sicher zu Recht. Es braucht eine Anlaufstelle, einen ersten Generalisten, der alles zu ordnen weiß, sei er Allgemeinmediziner oder Internist; kurz, ein Hausarzt im ursprünglichen Sinne, der Umfeld, Familie und Umstände kennt. Eine gesuchte Vertrauensperson ist er in dieser Rolle trotz allem Fortschritt geblieben, der gute Hausarzt, ein unentbehrlicher Ratgeber in schwieriger Lage und unverzichtbarer Halt für chronisch Kranke.

Doch die Aufgabe der Hausärzte hat sich verändert: Der »Gott in Weiß«, der alles weiß, hat ausgedient, wird vom Patienten kaum noch erwartet. Umso mehr braucht es Umsicht und *common sense* in dieser Rolle, die Fähigkeit, Bedeutendes von Banalem, Gefährliches von Harmlosem, Dringliches von Aufschiebbarem zu trennen und zu entscheiden. Ist die Nackensteife Teil einer harmlosen Grippe oder Anzeichen der gefährlichen Hirnhautentzündung? Ist der Brustschmerz eine Verspannung der Muskulatur oder ein Herzinfarkt? Die Grundversorgung bleibt eine Herausforderung, gerade weil heute mehr auf dem Spiele steht: Was früher der Hausarzt nicht zu lösen wusste, blieb Schicksal. Heute kann das ehemals Schicksalhafte durch Fachkundige behandelt, ja gelegentlich auch geheilt werden. Somit: Um alles selbst zu lösen – wie vor Zeiten Charles Bovary in Yonville – hat sich die Medizin als Wissenschaft und Kunst zu weit entwickelt – der allumfassende Anspruch des Heilers ist dahin.

Die Rolle eines Jeden in der Medizin kann sich seither nur in einem Netzwerk sinnvoll entfalten, in einem Verbund von Ärzten mit unterschiedlichem Wissen und Können. Nun gilt es nicht nur, seine Aufgaben zu meistern, sondern auch seine Grenzen, die Schnittpunkte zu anderen Fachärzten zu kennen und zu nutzen. Wie in einem Nervensystem ist nicht der Beitrag einer einzelnen Zelle entscheidend, vielmehr ist es die Vernetzung, die die Leistung des Ganzen erbringt. Was

---

2 Gustave Flaubert: Madame Bovary. Reclam, Leipzig, 1972, S. 194–195.

Adam Smith für die Wirtschaft festellte[3] gilt auch in der Medizin:

> »Die bedeutendste Steigerung der Produktivität der Arbeit und der Großteil der Geschicklichkeit, Fertigkeit und Umsicht, mit der sie überall eingesetzt oder verrichtet wird, dürften die Wirkungen der Arbeitsteilung gewesen sein.«

Die Arbeitsteilung war mit dem Fortschritt der Heilkunst eng verbunden. Neben dem Wissen waren es neue Anforderungen wie der geschickte Umgang mit Werkzeugen und der gekonnte Einsatz von Geräten, wie es sich mit der technischen Entwicklung ergab, die die Aufteilung in immer neue Fachgebiete nötig machte. In der Diagnostik wurde das Stethoskop durch Röntgen, Ultraschall und Magnetresonanz ergänzt, alles Technologien, die eine angemessene Ausbildung und Erfahrung erfordern. Neue Behandlungen mit Skalpell, Endoskopen, Kathetern (► S. 50), Strahlen oder Medikamenten erweiterten das medizinisch Mögliche, wurden mit steigender Wirksamkeit aber auch riskanter in ungeübter Hand. Mit der sich durch die Vertiefung des Wissens und Könnens ergebenden Abgrenzung neuer Fachgebiete war unvermeidlich ein Wandel des Arztbildes verbunden: vom bewunderten Heiler zum geschätzten Fachmann.

Die Entwertung der ersten Heiler

Diese Entwicklung hat zu einer unaufhaltsamen Entwertung des ersten Heilers geführt. Der Hausarzt blieb zwar erste Anlaufstelle für Patient und Familie, in Not gefragt, doch immer mehr zuständig für das Einfache und Langwierige. Die Mehrzahl der Arztbesuche betrifft Befindlichkeitsstörungen vom Kopfweh bis zum Rückenschmerz, von Verstimmungen, Erkältungen und Infekten bis zur Behandlung von Blutdruck, Blutfetten und erhöhtem Zucker. Die Zahl eigenständig lösbarer Probleme hat stetig abgenommen; fast jede weitergehende Diagnostik erfordert heute einen Fachmann für bildgebende Verfahren, jeder Eingriff einen Spezialisten mit Erfahrung für bestimmte Leiden. Schwieriges hat der Hausarzt tunlichst zu überweisen. Unvermeidlich wird er vom Alleskönner zum Lotsen im System.

Diese sachlich bedingte Entwicklung wird durch die Folgen der Wissensgesellschaft verstärkt: Der moderne Patient hat bereits im Internet gesurft, kommt fragend oder zweifelnd zu seinem Arzt, besonders wenn es um Bedeutendes geht. Der Entzug umfassender Wertschätzung, der gerade für Hausärzte damit verbunden war, hatte unausweichliche Folgen: Die Zermürbung demonstrierender Generalisten hat nicht nur pekuniäre Gründe. Gewiss, Fächer mit hohem technischen Können haben sich in unserem Gesundheitssystem gegenüber den Begleitern des Patienten höhere, nach Meinung vieler Hausärzte zu hohe Tarife gesichert – und was wenig kostet wird wenig geschätzt, zumal in einer Gesellschaft, die sich auf den Geldwert ausgerichtet hat.

Doch es ist mehr als das: Arzt sein war und ist eine Berufung, nicht nur ein Beruf. Geld alleine kann sich nicht hinter dieser militanten Unzufriedenheit verbergen; vielmehr hat die Erosion gesellschaftlicher Wertschätzung eine Gratifikationskrise mit sich gebracht, die sich bei den Grundversorgern zuerst und am heftigsten äußert. Die Anerkennung, ja Bewunderung, die einst mit der ärztlichen Tätigkeit verbunden war, hat sich nicht für alle gleich erhalten. Vielmehr wurden die Allgemeinärzte von der Entwertung am stärksten betroffen. Was andere Berufe wie die Lehrer – einst wie in Yonville mit dem Apotheker, Bürgermeister und Arzt Stützen der Gemeinschaft – als Erste erfahren mussten, steht nun für die Grundversorger an: Die unaufhaltsame Zermürbung am Wertewandel unserer Zeit – das *burn-out* der einstmals Berufenen ist eine unausweichliche Folge der Banalisierung der Medizin.

Wandel der Zeit

Die Urbanisierung tat das ihre: In Großstädten hat die umfassende Verfügbarkeit von Fachärzten für alles und jedes den Aufgabenbereich für Hausärzte weiter beschränkt. Wer traut noch dem Generalisten, wenn ein Fachmann für jedes Leiden um die Ecke verfügbar ist? Die Zweitmeinung wird zum Bedarf, ja zur Selbstverständlichkeit. Damit wächst der Zweifel: Bei jedem Unwohlsein will man sich versichern, die Expertenmeinung wird gefragt. Dieser Abbau ärztlicher Autonomie wird durch *guidelines* evidenzbasierter Medizin, die steigende Macht der Versicherer und in ihrer Folge eine Zunahme administrativer Vorgaben für alles und jedes verstärkt.

Ein weiterer Wandel kommt hinzu: Es ist – das erfahren wir alle täglich – nicht mehr so wie früher; auch Ärzte wollen ein Privatleben, Zeit für die Familie und eigene Interessen. Die einst unbeschränkte Verfügbarkeit der Ärzte entspricht nicht dem Lebensstil unserer

---

3 Adam Smith: Untersuchung über Wesen und Ursachen des Reichtums der Völker. Band 1. Verlag Wirtschaft und Finanzen. Düsseldorf, 1999, S. 89.

Tage, ja zunehmend wird es schwierig, Nachfolger für Landärzte des alten Stils zu finden. Das hatte unabwendbare Folgen: Notfallstationen von Kliniken und Kreiskrankenhäusern verzeichnen weltweit hohe Zuwachsraten, weil sich der akut Erkrankte gleich dorthin begibt, wo er ohnehin endet. Der nur noch beschränkt verfügbare Begleiter des Patienten bringt sich selbst um das Ansehen, das er letztlich misst. Er müsste sich mehr Sorge tragen, der Hausarzt, denn er bleibt – wenn auch auf neue Weise – ein unentbehrlicher Begleiter der Gesunden und Kranken.

Zuletzt trug auch die Technik zur Entwertung bei: Die Banalisierung der Diagnostik durch apparative Neuerungen lässt sich kaum übersehen. Wo einst die Meisterschaft Auserwählter mit ihren feinen Sinnen, der brillante Umgang mit dem Stethoskop entschied, lassen sich heute Befunde mittels Ultraschall, Computertomographie und Magnetresonanz einfach und wiederholbar erfassen. Der Genauigkeit der Geräte können die Sinne auch geübter Ärzte immer weniger entgegenhalten; Bildgebung, Biochemie und Genetik machten den einstmals undurchdringbaren Körper zum gläsernen Objekt. Gewiss braucht es einen Fachmann für jedes Gerät, doch ist die Technik einfach verfügbar geworden. Was jeder verordnen kann verliert an Achtung, wird unvermeidlich banal.

Zu Unrecht wird man einwenden – der begnadete Kliniker wird entgegen den Erwartungen gerade im Zeitalter der technisierten Medizin weiterhin gebraucht: Ein diagnostischer Test ist nur von Nutzen, wenn er mit Köpfchen verwendet wird. Betrachten wir als Beispiel die allseits in Mode gekommene Computertomographie des Herzens, die uns die Kranzgefäße mit nie da gewesener Bildhaftigkeit vor Augen führt. Warum soll man sie nicht jedem zukommen lassen, dann weiß man, woran man ist? Und in der Tat machen *Check-up*-Kliniken mit diesen Argumenten ungehemmt Profit. Nehmen wir der Einfachheit halber an, der Test arbeite besser als er zurzeit wirklich ist, er sei 100% verlässlich und erfasse alle Patienten mit verengten Herzkranzgefäßen. Gehen wir weiter davon aus, dass er umgekehrt 95% der offenen Kranzgefäße als solche erkennt und nur bei 5% der Untersuchten fälschlicherweise eine Verengung vermutet – auch dies eine günstige Annahme für die Methode. Nehmen wir weiter an, dass von tausend beschwerdefreien Besuchern eines *Check-up-Centers* nur gerade fünf wirklich an einer koronaren Herzkrankheit leiden (denn die meisten dieser Kunden sind im Grunde gesund). Dann beträgt die Wahrscheinlichkeit, dass ein positiver Befund auch wirklich eine koronare Herzkrankheit aufdeckt, nur 4.8% (weil fast hundert Befunde fälschlicherweise positiv sind). Untersuchen wir dagegen ausgewählte Patienten mit hohem Risiko oder sogar Beschwerden, ist die Wahrscheinlichkeit einer koronaren Herzkrankheit deutlich höher. Leiden beispielsweise 50 der tausend Kunden an einer bisher unerkannten Verengung der Kranzgefäße, sind schon ein Drittel der Befunde verlässlich. Bei einer noch höheren Anzahl Erkrankter – hätten beispielsweise 600 von tausend Kunden verengte Herzkranzgefäße – ergibt die Computertomographie in 94% der Fälle einen richtig positiven Befund. Verwirrend, diese Zahlen: Was sagen sie uns? Ist die Vor-Test-Wahrscheinlichkeit einer Untersuchung hoch, ist ein diagnostischer Test in einem hohen Prozentsatz richtig. Ist die Vor-Test-Wahrscheinlichkeit dagegen gering, müssen wir mit vielen falsch positiven Befunden rechnen, Befunden zumal, die den Patienten (oder Kunden) verängstigen und zusätzliche Tests wie eine Koronarangiographie nötig machen. Kurzum: Nur der umsichtige Arzt, der zunächst überlegt, den Test bei ausgewählten Patienten nutzt, betreibt eine gute Medizin. Der scheinbar besorgte Doktor, der das Modernste jedem verordnet, macht ein Geschäft, ist aber kein guter Arzt. Die Profanisierung hat also den Arzt noch nicht entsorgt. Klinische Erfahrung hat weiterhin ihren Platz, ja Apparate gezielt einzusetzen ist aus ökonomischen Gründen entscheidend, doch das Beeindruckende des begnadeten Diagnostikers hat sich verloren.

Die Feminisierung der Medizin

Eine weitere Veränderung der Medizin ist ein unerwarteter Erfolg: Im Jahre 1867 promovierte an der Universität Zürich die Russin Nadeshda Suslowa als erste Frau im deutschsprachigen Raum zum Doktor der Medizin; einzelne mutige Frauen folgten ihr, wurden zunächst von ihren Kollegen aber bestenfalls geduldet. Wenige Jahre danach begann Emilie Kempin-Spyri (1853–1901), die Nichte von Johanna Spyri, als erste Schweizerin und Mutter von drei Kindern, im Alter von 32 Jahren ein Jurastudium; trotz erfolgreichem Abschluss wurden ihr das Anwaltspatent und die Habilitation verweigert. Heute sind in der Medizin wie in der Juristerei über die Hälfte der Studierenden Frauen. Auch während der Weiterbildung sind Frauen zunehmend repräsentativ vertreten, ja in gewissen Disziplinen wie der Frauenheilkunde, der Dermatologie und Anästhesiologie sind Männer fast schon zu einer bedrohten Spezies geworden. Ober- und leitende Ärzte und mehr noch Chefärzte und Professoren sind zwar immer noch vorwiegend männlichen Geschlechts, doch auch hier ist der Anteil der Frauen steigend. Die Schaffung von Teilzeitstellen, *job sharing* auch in leitenden Positionen, soll den Vormarsch der Frauen bis in die Chefetagen bringen. Wenn man wie bei Gesellschaften und Kulturen die Stellung der Frau als Maß der Entwicklung nimmt, dann ist die Medizin heute soziologisch modern.

Der gesellschaftlich gewollte Vormarsch der Frauen wird die Medizin und die Stellung ihrer Rollenträger weiter verändern. Gewiss, zunächst überwiegt das Positive: Vielleicht sind Frauen einfühlsamer und geduldiger als ihre männlichen Kollegen. Doch dann braucht es mehr Studenten, um die für die Versorgung nötigen Ärzte in Krankenhäusern und Praxen zu erhalten. Die Erfahrung zeigt, dass ein erheblicher Teil der weiblichen Studenten nach dem Staatsexamen andere Berufswege sucht, teilzeitlich arbeitet oder sich der Familie zuwendet. Für diejenigen, die sich für eine Weiterbildung zum Facharzt entscheiden, hat sich vorerst wenig geändert, weibliche und männliche Assistenten arbeiten auf gleiche Weise – vielleicht ist der Anteil an Teilzeitangestellten bei Frauen höher als bei Männern, darüber hinaus unterscheiden sie sich kaum. Doch in der Grundversorgung ändert die Teilzeitbeschäftigung die Betreuung: Der teilzeitlich arbeitende Begleiter des Patienten, der die *Life-Work-Balance* sucht, kann nicht die gleiche Wertschätzung erwarten wie der allzeit verfügbare Hausarzt der guten alten Zeit. Die Frauenärztin oder auch die Augenärztin mit Familie beschränkt sich vielleicht nur auf die Diagnostik und verzichtet auf die chirurgische Seite ihres Fachs – Teilzeitlichkeit bringt somit meist auch eine fachliche Beschränkung für Arzt und Patient.

Am meisten leidet der akademische Weg aber, der vor allem in der klinischen Medizin einen hohen zeitlichen Einsatz erfordert (▶ Kapitel 6); er lässt sich im Teilzeitjob oder als Mutter mit verminderter Verpflichtung nicht gleich erfolgreich gehen. In der globalen Welt, in welcher erfolgshungrige Studenten und Mediziner aus China und Indien den Wissenschaftsbetrieb beleben, wird diese Entwicklung den Erfolg der akademischen Medizin in europäischen Ländern unvermeidlich schmälern (▶ auch S. 98). Der leidenschaftliche Forscher wird in diesem Umfeld – vielleicht zu Recht, aber doch mit unabwendbaren Folgen – der Familie und der Freizeitgesellschaft geopfert, der Arzt oder die

Ärztin wird selbst in akademischen Häusern zu einem Dienstleister mit festen Arbeitszeiten – nach der Allgemeinmedizin ist auch eine anhaltende Entwertung der universitären Medizin zu erwarten.

Sicher lässt sich heute vieles besser regeln. Familienplanung ist kaum noch der Rede wert; man hat seine Kinder, wenn die berufliche Entwicklung es erlaubt. In Zukunft wird alles noch einfacher: Die Frau von Morgen wird sich ihre Eier endoskopisch entnehmen und sie schockgefroren zur Seite legen lassen, bis sie sie braucht – vitrifiziert warten sie auf ihre Stunde. Kinder ließen sich so auch nach der beruflichen Entwicklung und ohne die Risiken einer späten Geburt planen – die Lebensgestaltung kennt keine Grenzen.

Wege und Abwege

Doch zurück zu Breite und Tiefe: Die Entwicklung der Medizin und die damit einhergehende Arbeitsteilung scheint unumkehrbar, kein wirkliches Problem, wäre da nicht der umfassende Anspruch der Generalisten der letzten Tage. Was, wenn es ihn wirklich noch gäbe, wäre denn ein Generalist? Wohl keiner, der im Humboldtschen Sinne noch alles wüsste und könnte. Wenn es ihn noch gäbe, den universellen Arzt, so wäre der Baum der Medizin, die Entwicklung des Ganzen und seiner Äste, ein Irrweg gewesen. So kann es nicht gemeint sein: Undenkbar der Arzt, der geschickt eine Hüfte ersetzt, ein Herzleiden heilt und auch noch Kinder zur Welt bringt – zu weit ist die Heilkunst gediehen.

Anderen Berufen erging es nicht besser: Der Automechaniker von heute – vom manuell tätigen Arzt nicht allzu weit entfernt – beherrscht nicht mehr alle Modelle. Der Jurist ist nicht mehr für jedes Rechtsproblem zu haben; will man nicht mit einem Winkeladvokaten vorliebnehmen, wendet man sich an einen Fachmann für Wirtschaftrecht, Scheidungen oder Steuern. Selbst Journalisten, die sich für vieles zuständig fühlen (▶ Kapitel 10), schreiben heute nur noch über Außenpolitik, Kultur oder Sport – die Zeit für Alleskönner scheint vorüber. Was, wenn es ihn gäbe, wäre ein Generalist in der Medizin von heute? Ein Facharzt fürs Allgemeine kann sich nicht mehr auf alles und jedes beziehen, will er glaubwürdig bleiben – die Generalisten haben ihre zentrale Stellung in der Medizin verloren. Der Hausarzt und seine neue Rolle zeigt leitend, um was es geht: Wer als Erster den Patienten sieht, braucht nicht alles zu beherrschen, vielmehr geht es um Gewichten und Ordnen, um die Fähigkeit, das Einfache zu erledigen und das Komplexe rechtzeitig weiterzuleiten – gesunder Menschenverstand ist für diese Lotsen des Patientenpfads bedeutender als umfassendes Wissen und Können.

Im Klinikum scheint die Zeit stillzustehen: Hier hat sich im Internisten das Allwissen, oder was sich dafür hält, an auserwählten Orten erhalten, ein Anspruch, der sich nicht wie in der Industrie – und das ist für diese Überlegungen entscheidend – im Führen erschöpft. Ein *Chief Executive Officer* im Bankwesen, in einer Versicherung oder der pharmazeutischen Industrie wird sich nicht um Alltägliches kümmern, er ist für die Strategie und die Grundsätze der Organisation zuständig. Wie der Hoteldirektor nicht für seine Gäste kocht, kümmert sich der Generaldirektor einer Bank nicht um das Konto von Frau Müller oder die Police von Herrn Huber. In der Medizin hat sich dieses Denken jedoch nicht durchgesetzt. Der Klinikinternist der letzten Tage fühlt sich gern für alles zuständig. Nicht nur, dass er über das Tun der Fachärzte wachen will, er beansprucht die Verantwortung fürs Ganze. Wie lässt sich solch eine Rolle begründen? Für das Ego wie die Lust nach Macht wäre dies gewinnend. Die beste Stellung, die man sich erträumen kann, wäre die des Überwachers, der das Tun der Fachärzte zu wägen und zu werten hat, ohne sich selbst in die Niederungen der Eingriffe zu begeben oder deren Folgen mitzutragen. Gottgleich stünde er als Werter und Weiser in diesem anmaßenden Rollenverständnis als Meister des Komplexen, wie ein Dirigent, der an seinen Fingern zum Wohle des Patienten die Fachärzte führt. Gibt es ihn denn, den Fachmann fürs Allgemeine, einen, der alles zusammenführt, ohne sich aufs Einzelne zu verstehen? Hier droht statt Generalismus Dilettantentum.

Das Berechtigte

Gewiss, jeder ist dem eigenen Handwerk verhaftet, sucht bevorzugt Lösungen mit den Mitteln, die er selbst beherrscht: Wenn man einen Hammer schwingt, sehen alle Probleme wie Nägel aus. Wer das Skalpell führt, will chirurgisch heilen. Umgekehrt: Wer sich auf Pillen versteht, versucht sich darauf zu beschränken und Eingriffe zu meiden. Kurz – wir tun, was wir können und sind dadurch alle auf einem Auge blind. Wenn uns der Hammer fehlt oder ihn ein anderer führt, neigen Ärzte – wie wir gesehen haben (▶ S. 154–155) – ihrem Selbstbild gemäß dazu, den Ansatz des Kollegen zu entwerten, ja dem Meister den Erfolg zu neiden. Was dem Chirurgen das Skalpell, dem Kardiologen der Katheter, sind dem konservativen Arzt Medikamente und Moleküle, die er

für das einzig Richtige hält. Wie kann die Medizin diesem Dilemma entrinnen?

Rückenschmerzen als Beispiel: Sie gehören zu den häufigsten Gründen für einen Arztbesuch, führen zu Arbeitsausfall und Invalidität. In der Schweiz beispielsweise werden vierzig Prozent der Renten wegen solcher Beschwerden vergeben. Zunächst schien die Sache einfach: Ein Röntgenbild, heute eher eine Magnetresonanzuntersuchung, sollte das Problem an den Tag bringen, Veränderungen der Knochen zeigen, einen Vorfall der Bandscheibe oder gleitende Wirbelkörper. Überraschenderweise fanden sich solche Befunde auch bei Gesunden ohne Beschwerden und keineswegs bei allen, die über Rückenschmerzen klagen – die Mediziner waren *confused at a higher level*. Wie lässt sich dieses Paradoxon lösen? Wenn immer eine solche Situation eintritt, wird die Behandlung mehr durch die Spezialität des Arztes als durch Evidenz bestimmt. Ein Orthopäde wird eine Diskektomie, vielleicht eine Fusion der Wirbelkörper empfehlen, während dem kontemplativen Neurologen vielleicht die Bestimmung der Nervenleitgeschwindigkeit genügt oder er seinem Temperament gemäß erst mal wartet. Ein Rheumatologe wird eher Medikamente, bestimmt Physiotherapie oder vielleicht die lokale Verabreichung von entzündungshemmenden Steroiden für das Richtige halten. Braucht es hier einen Schiedsrichter, einen Generalisten, der aus höherer Warte das Passende für den Patienten wählt? Und gewiss, alle Ärzte haben einen *conflict of interest* der neuen Art (▶ Kapitel 9), jeder der Spezialisten lebt von der Behandlung, die er empfiehlt. Doch wie will der Generalist als unparteiischer Schiedsrichter entscheiden, wenn vergleichende Untersuchungen fehlen? Nur evidenzbasierte Medizin (▶ Kapitel 5), nicht die Meinung einzelner Ärzte, kann die Heilkunst aus solchen Problemen führen. Nicht überall aber ist solches Wissen verfügbar: Was es dann bräuchte, wäre eine vergleichende Studie, wie wir sie von anderen Leiden kennen (▶ Kapitel 5 und 6). Nicht alle wollen sich einem solchen Urteil stellen: In den USA sind solche Untersuchungen bisher am Widerstand der Wirbelsäulenchirurgen gescheitert, die um ihren Lebensinhalt fürchten. Bis die Evidenz sich verdichtet, bleibt dem Hausarzt die entscheidende Rolle, die des überlegten Zauderers, denn hier gilt, was bereits Hippokrates wusste: *Primum nil nocere*.

Die Einschränkung eines jeden lässt sich nur im Verbund des Ganzen lösen. Voraussetzung ist die Einsicht in die Vielfalt des gewachsenen Baums und seiner Äste, die Anerkennung der eigenen Zuständigkeit innerhalb des Ganzen. Die Chirurgen mussten sich dies als Erste eingestehen: Eingriffe, die unmittelbar zu Problemen führen, machen Erfahrung und Geschicklichkeit, kurz die Qualität der Behandlung, umgehend deutlich. Die Verfügbarkeit der Eingriffsqualität von Zentren und Operateuren (▶ S. 33–34) erzog diese Ärzte zu überlegtem Handeln. Verpasste Diagnosen, falsche Medikamente, ungenügende Dosierungen oder unbeachtete Interaktionen von Heilmitteln dagegen wirken sich bei chronischen Erkrankungen erst nach Monaten oder Jahren aus, diese Fehler sind weniger offensichtlich. Erst die Kohortenstudien und großen Trials (▶ Kapitel 5) haben uns eines Besseren belehrt und die Auswirkungen diesen ärztlichen Tuns offenbart. In den 70er Jahren beispielsweise galt die Verordnung von Antiarrhythmika, Medikamenten, die Extraschläge des Herzens unterdrücken, als sinnvoll, bis randomisierte Studien (▶ S. 80) an Tausenden von Patienten zeigten, dass damit zwar das Elektrokardiogramm verbessert, das Überleben aber beeinträchtigt wird – man kann mit bestem Willen schaden. Gerade deshalb braucht es Kontrollen des ärztlichen Tuns; nicht durch allmächtige Richter aus der eigenen Zunft, vielmehr durch wissenschaftlich begründetes Handeln, das sich anhaltend in seiner Qualität selbst überprüft.

Das Pekuniäre verschlimmerte die Lage: Die ungleiche Verteilung von Einkommen und Ansehen hat die Ärzteschaft gespalten. Berechtigterweise wird die Entlohnung und ihre Auswirkung auf das eigene Tun erkannt: In der Welt des siegreichen Kapitalismus wird Geld auch für Ärzte zu einem Wert an sich. Doch sind die Auswirkungen für die Tätigkeit selbst nicht weniger bedeutend. Ein Gesundheitssystem, das Einzelleistungen vergütet, den umtriebigen Arzt belohnt, wird vom Geldwert getrieben (▶ Kapitel 16). Wenn Entlohnung unser Denken und Handeln färbt, ja ungebührlich bestimmt, braucht es eine dritte Stelle, die über das ärztliche Tun zum Schutze des Patienten wacht. Doch dies steht außerhalb der Debatte um Generalisten und Spezialisten: In solchen Fragen können nur Evidenz, Richtlinien, Qualitätskontrollen und neue Verrechnungssysteme weiterführen (▶ Kapitel 16), ein Aufseher aus dem eigenen Kreis ist der Sache nicht dienlich.

Doch nun zur letzten Frage: Was ist Innere Medizin? Die Schwierigkeit bei der Beantwortung dieser eigentlich unzeitgemäßen Frage zeigt das Dilemma auf. Als der Schreibende vor Jahren einen Berufsweg als Mediziner zu finden suchte, waren die Hauptrichtungen noch übersichtlich und begrenzt: Chirurgie, Medizin,

Psychiatrie, daneben eine Reihe von Spezialfächern. Die Entscheidung für das Eine oder Andere war bedeutsam und klar. Heute hat sich die Grenze der großen Bereiche verflüchtigt. Die durch den Fortschritt neu entstandenen Fächer sind sich über die Grenzen hinweg unvermittelt nahe gekommen, während andere sich entfremdeten. Der Herzspezialist, seit der Entwicklung der Ballonerweiterung der Herzkranzgefäße (▶ S. 50) selber zum manuell tätigen Arzt gewachsen, steht dem Herzchirurgen näher als seinen einstigen Kollegen. Was früher ein Internist mit Interesse für Herzleiden bestellte, erfordert heute eine langjährige Weiterbildung, ja einst nicht erforderliche Talente wie Fingerfertigkeit und Belastbarkeit. Der größte Teil des Wissens und Könnens ist in diesem Fach in den letzten fünfundzwanzig Jahren entstanden (▶ Kapitel 2), zu viel, um es nebenher zu betreiben. Ähnliches spielte sich in anderen Bereichen ab: Ein Magen-Darmspezialist hat heute Ultraschall und endoskopische Eingriffe zu beherrschen, die es vormals nicht gab. Seine zunehmend handwerkliche Tätigkeit wie auch die Krankheiten, die er betreut, verbinden ihn enger mit dem Bauchchirurgen oder dem Onkologen, als mit seinen allgemein-internistischen Kollegen. Innerhalb der früheren Inneren Medizin haben sich Krebsärzte und Herzspezialisten weniger zu sagen als Chirurgen und Mediziner, die sich mit dem gleichen Körperteil befassen. Wie im Studium der heutigen Tage steht das Organ als Themenblock im Vordergrund, bestimmt die Zuständigkeit des Arztes, wie den Fluss der Patienten im System.

Wie geht es weiter?

Der erste Arzt, der Grundversorger oder Allgemeinarzt, muss sich seine Rolle nicht suchen; ist seine Aufgabe auch im Wandel, bleibt er doch das unbestritten erste Glied der Gesundheitskette. Die Überweisung vom Allgemeinpraktiker zum niedergelassenen Internisten aber verliert an Gewicht; was der Grundversorger nicht selbst zu meistern vermag, für das hat er einen Facharzt zur Hand. Welcher Hausarzt wird den Patienten mit chronischer Bronchitis zum Internisten und nicht zum Pneumologen weisen, dem Raucher mit Brustschmerzen die Abklärung beim Herzspezialisten versagen? Kurzum – als Grundversorger sind Allgemeinarzt und der niedergelassene Internist eins geworden. Hausärzte haben unabhängig von ihrem Fachtitel ihre Rolle; sie bleiben über Jahre Begleiter des Patienten, erste Anlaufstelle für Leiden und Sorgen und umsichtige Verbindung zu Fachärzten, die es gegebenenfalls braucht.

Schwieriger wird es, die Bedeutung des Internisten im Krankenhaus zu finden. In den Kliniken wird der unentwegte Generalist von Fachärzten zunehmend verdrängt, ja seine baldige Entsorgung ist geschichtlich kaum zu verhindern. Wenn es nicht gelingt, für Klinikinternisten eine akademische und klinische Identität zu schaffen, die über die Beherrschung von Teilgebieten hinausgeht, wird es ihnen wie dem französischen Edelmann ergehen, der sich nach der Revolution pflichtschuldig bei den neuen Behörden meldete: »*Quel est votre nom?*« »*Marquis de Saint-Cyre.*« »*Il n'y a plus de Marquis!*« entgegnete der Revolutionär harsch. »*Saint-Cyre*«, versuchte es der Edelman ein weiteres Mal. »*Il n'y a plus de Saint!*« insistierte sein Gegenüber. »*Cyre*« gab er darauf kleinlaut zu Protokoll. »*Il n'y a plus de Sire!*« – verliert man sich in den Ereignissen der Zeit, droht man zum Mann ohne Namen zu werden.

Was bleibt dem Krankenhaus-Internisten? Die leitende Diagnose verlangt Fachkenntnis für das Leiden, das zur Debatte steht – und bedarf nicht zuletzt auch des manuellen Geschicks für Untersuchungen und Eingriffe. Beim ersten *Screening* im Notfall aber, beim Einordnen des noch Unbekannten, ist ein Generalist gewiss von Nutzen – die Notfallmedizin wäre das Gebiet ihrer eigentlichen Kompetenz. Erste Diagnostik und Notfallmaßnahmen würde darunter fallen; danach aber, wenn der Weg sich abzeichnet, wenn der erste Eindruck zur Diagnose sich verdichtet und eine fachärztliche Behandlung nötig wird, verliert sich ihre Rolle.

Am Ende des Lebens stehen ähnliche Probleme an, wenn auch auf andere Weise: Die Pflege der Alten, die Betreuung verschiedenster Leiden mit beschränktem Auftrag erfordert einen neuen Generalisten. Der Geriater, ein Facharzt, den eine überalterte Gesellschaft (► Kapitel 13) zunehmend braucht, muss sich auf Vieles und aufs Maß verstehen, Medizin in allen Organen mit Vernunft betreiben, den alternden Menschen und seinen Bedarf im Auge haben. Hier steht das Betreuen über dem Heilen, das Lindern ersetzt aufwändige Technik.

Die Mediziner von Morgen

Wie sieht der Mediziner von Morgen aus? Wie gestaltet sich seine Ausbildung? Das Studium der Medizin gehört zu den längsten und teuersten überhaupt. Die Jahre des Studiums kosten den Staat weit über eine Million Schweizer Franken und den Studenten die kostbarste Zeit seines Lebens. Lassen sich die im besten Falle sechs Jahre Studium und sechs Jahre Weiterbildung zum Facharzt in der heutigen Gegenwartsschrumpfung noch halten? Braucht ein Augenarzt all das Wissen, das er kaum je nutzen wird? Wäre nicht mehr Praxis im Operationssaal wichtig? Wieso muss ein Herzchirurg sich mit Eingriffen im Bauchraum auseinandersetzen, bevor zu seiner Berufung findet? Soll ein Psychiater sich mit Fächern der somatischen Heilkunst plagen, wenn er zuletzt nur die Seele behandeln will?

Die Verkürzung des Wegs lässt sich wohl kaum verhindern[4]: In Zukunft wird sich der Student schon früh entscheiden müssen, was er einst machen will. Nur so kann er in einem Alter, in welchem sich die Kreativität am Besten entfaltet, sein Studium beenden und sich dem Eigentlichen zuwenden – der Berufung in seinem Fach. Eine direkte Weiterbildung ohne Rundreise in der gesamten Medizin scheint das Gebot der Zeit. Nur so lässt sich ein Nachwuchs bilden, der mit den Anforderungen des Fachs wie mit der globalen Konkurrenz Schritt zu halten vermag.

Der anhaltende Bedarf

Bei allem Wandel, das Dilemma bleibt. Der Schreibende bezeugt es mit diesen Zeilen: Der Bedarf, die Teile zum Ganzen zu verbinden, lässt sich auch in der modernen Medizin nicht leugnen. Überfordert der Anspruch heute auch unseren Geist und unser Können, so lässt uns die Sache doch nicht ruhen. Vielleicht ist der Konflikt auch überzeichnet: Generalisten und Spezialisten sind zwei Pole in einem Kontinuum – Breite und Tiefe finden sich bei jedem Arzt, wenn auch in unterschiedlichem Maße; in reinem Sinne aber finden sie sich kaum. Es ist das Krankheitsbild, das über den Bedarf entscheidet – der rechte Arzt ist der, den es zur Behandlung des Hauptbefundes, für die führende Diagnose braucht. Nebenprobleme lassen sich im kollegialen Verbund behandeln. Das Ganze und seine Teile lassen sich nur gemeinsam zusammenführen – der Alleinversorger hat ausgedient.

---

4 Johann Steurer: Ein Vorschlag zur Reform des Medizinstudiums. Neue Zürcher Zeitung 297, 17–18, 2006.

15 Annäherung an den Tod

>»Das Kühnste am Leben ist, dass es den Tod hasst...«
>Elias Canetti, Die Provinz des Menschen.

Tod – ein kurzes Wort, als ob es nicht mehr zu sagen gäbe. Auch das französische *mort* und das englische *death* sind nur unwesentlich länger. Im Deutschen ist der hohle Vokal von einem scharfen und einem weichen Konsonanten desselben Lauts umgegeben. Die Schweden sagen es noch sanfter: *död*.

Tod, der Moment am Ende des Lebens, physiologisch das Aufhören aller Lebensfunktionen, dieser vollständige Bruch vom Sein zum Nicht-Sein entzieht sich dem Verstehen, nur eine Annäherung scheint möglich. Man kennt den Heldentod, den Liebestod, es gab den schwarzen Tod, den weißen Tod in den Lawinen und weiterhin auch den gemeinen Tod, den alle erleiden. Heute ist man klinisch tot.

Das Erste

Tod – wie füllen sich diese drei Buchstaben mit Inhalt? Als Kind, der erste Hinweis auf unsere Endlichkeit: Man vernimmt, dass der Großvater gestorben sei. Er ist plötzlich nicht mehr da; eingeschlafen über Nacht und nicht mehr aufgewacht. Die Familie versuchte verzweifelt, den unerwarteten Hinschied mit der Zahnarztbehandlung vortags zu erklären, doch das änderte nichts. Die erste Berührung mit dem Tod blieb virtuell. Das Kind sieht keine Leiche, man will es ihm ersparen, es erfährt einfach vom Ausbleiben eines geliebten Menschen: Tod als Verschwinden.

Wo war Großvater nun? Die Mutter erwähnte beim Ankleiden im Schlafzimmer, als sie sich hastig die schwarzen Seidenstrümpfe über die schlanken Beine zog, um sich für die Beerdigung schön zu machen, ohne große Überzeugung flüchtig den Himmel. Dennoch befriedigte die Antwort: Das Nichts wäre unvorstellbar gewesen. Der Himmel hatte etwas Handfesteres. Man konnte ihn anschauen, und alles, was man sich dabei vorstellte, nahm er an. Man blickt nach oben, es muss sich also um etwas Schönes handeln – der unwiederbringliche Verlust schien aufgehoben.

Noch heute beim Sinkflug, beim Durchschneiden der Wolken im Flugzeug, amüsiert die Vorstellung, dass hier Großvater weiterlebte, auf den Wolken, die eigentlich nichts sind, nicht gewaltig, wie sie uns von der Erde aus erscheinen, einfach ungeordneter Wasserdampf. Man gleitet beim Landen ohne Widerstand hindurch. Nicht auszudenken, was für ein Gedränge da oben herrschen würde, wären alle Toten hier versammelt: *Ad plures ire*, wie die Römer sagten, zur Mehrheit gehen. Wäre auch für alle Platz? Von Heraklit bis Canetti, vom Fußvolk ganz zu schweigen?

Der Ort der Toten

Gewiss, »in den Wolken liegt man nicht eng«[1]; dennoch ist die Zahl der Toten stetig gewachsen, nicht erst seit der *Todesfuge*, mehr noch seit Dantes Besuch in der Unterwelt sind Millionen hinzugekommen. Die meisten Kulturen überlassen ausschließlich den Ihren den bevorzugten Platz im Himmelreich, sei es Walhalla, die Insel der Seligen, die Unterwelt oder das Wolkenreich. Die vorzeitig Geborenen warten wie in Dantes *Divina Comedia* unverschuldet in der Vorhölle[2], nicht wegen einer unrechten Tat, sondern nur weil ihnen die Gnade der zeitgerechten Geburt nicht zukam – so rücksichtslos selbstbezogen ist unsere Gedankenwelt.

Die Vorstellung des Todes als Nichts wurde von jeher gemieden: Tod als Verschwinden beinhaltet einen Aufenthaltsort für die Toten, im Animismus in der unmittelbaren Umwelt, dann am Horizont der eigenen Lebenswelt: Bei den Ägyptern in der libyschen Wüste, wo die Sonne unterging; die Griechen wähnten ihre Götter auf dem Olymp, den sie nicht zu besteigen wagten, die Toten dagegen in der Unterwelt. Die Vorstellung von oben und unten, von Licht und Schatten, von Himmel und Hölle, spiegelte bildlich die Werte, die diese Weltbilder leiteten.

Entsprechend wurde der Zugang zur Unterwelt räumlich gedacht: In der Antike galt der *Lago di Averna*, ein kreisrunder Kratersee nahe Neapel, als Eingang ins dunkle Reich. Äneas beriet sich mit Sybille von Cume, als er seinen verstorbenen Vater in der Unterwelt besuchen wollte. Der Zugang zum Totenreich war für Auserwählte von Orpheus über Äneas bis zu Dantes Helden verhandelbar, der Wunsch, die Verschwundenen in der anderen Welt zu besuchen, erschien berechtigt. In der

---

1 Paul Celan: Todesfuge. In: Paul Celan. Die Gedichte. Suhrkamp, Frankfurt, 2003, S. 40.
2 Dante Alighieri: Die göttliche Komödie. Winkler Jubiläumsbibliothek, München 1974, S. 16 ff.

Divina Comedia ist es der dichte düstere Wald, der Dante vom Weg abkommen und ihn geleitet vom bewunderten Dichter Vergil und der verklärten Jugendliebe Beatrice, im Dunkel den Eingang zur Hölle, danach den Läuterungsberg und das Paradies finden ließ[3].

Die unaufhaltsame Entlarvung der Phantasie durch die zunehmende Erschließung weißer Flecken unserer Landkarte brachte diese Bilder ins Wanken: Die ägyptische Wüste ist heute ebenso wie der Olymp eine Touristenattraktion, der Avernasee kartographiert, in seinem Umfang wie seiner Tiefe von bloß 65 Metern genau vermessen, die Raumfahrt hat das Weltall vom Mond bis zum Mars und darüber hinaus sichtbar gemacht, ohne dass wir auf den Himmel gestoßen wären.

Ein Weiteres

Bei der Großmutter dann schon die Leiche: Im Krematorium, wo der hellbraune Holzsarg aufgebahrt war, hatten sie am Kopfende ein kleines Fenster geöffnet. Man sah den am Boden des Hohlraums liegenden Körper starr wie eine Mumie, in einem weißen Hemd mit gestärktem Kragen. So hatte sie nie ausgeschaut, die Gesichtszüge eingefallen, die Haut gelblich verfärbt und ausgedorrt, die Zähne unnatürlich vorstehend, der Anblick fremd. Bei ihr war der Tod nicht plötzlich erfolgt, das Sterben geschah in Raten; bei jedem Besuch im Altersheim war es deutlicher geworden: Die vielen Hirnschläge hatten sie zuerst behindert, dann unaufhaltsam verändert, ja entstellt. Bald erkannte sie kaum noch die Besucher und erzählte befremdliche Geschichten aus ferner Zeit. Zuletzt war sie nur noch stumm. Der Tod ereilte sie im Leben, die geliebte Person zerfiel belastend langsam unter den Augen der Nächsten – am Ende blieb nur noch Erleichterung statt Trauer. Was war von ihr für das nächste Leben geblieben? Wie konnte sich ihre Seele, von der der Pfarrer unentwegt und mit großer Werfe sprach, aus dem zerstörten Hirn nach drüben retten?

Körper haben oder Körper sein: Die Frage stellt sich angesichts des Todes unerbittlich, ohne dass sich einfach eine Antwort fände. Haben wir einen Körper oder sind wir ihn? Können wir ihn auf dem Weg in die Unendlichkeit wie einen Mantel an der Garderobe abgeben, uns von ihm befreien, ohne unser Innerstes zu verlieren, oder bleibt darüberhinaus nichts von uns erhalten?

Dazu ein weiteres – viel späteres – Erlebnis: Es hatte sich im Fitnessklub ereignet; er war in seinem 39. Altersjahr, nach allem was man wusste gesund, plötzlich vom Fahrrad gestürzt und bewusstlos liegengeblieben. Anders als sein Bruder, den man im Wald nur noch tot gefunden hatte, nachdem ihm auf seinem letzten Spaziergang Ähnliches widerfahren war, befand sich Herr S. in der Umgebung ebenfalls trainierender Mitmenschen, darunter ein Zahnarzt, der – obschon von seinem Fach her nur ungenügend mit der Wiederbelebung vertraut – sich sofort an die Beatmung des Bewusstlosen machte. Die wichtigere Herzmassage blieb lange aus, bis die Ambulanz eintraf und ihn ins nächste Spital brachte. Künstlich beatmet lag er alsbald auf der Intensivstation, wo die erhobenen Befunde nicht zu Optimismus Anlass gaben; daran änderte sich über die folgenden Wochen, die er als künstlich belebter Körper verbrachte, wenig. Zur Überraschung auch erfahrener Ärzte begann der seelenlose Körper schließlich doch langsam zu erwachen und schien das Schlimmste hinter sich zu haben. Als seine Frau erwartungsvoll ans Krankenbett trat, geschah das Unglaubliche: Er erkannte weder seine Frau, noch wusste er, wer er selbst, wer seine Verwandten waren. Die Zeit, in der er gelebt hatte, war ihm abhanden gekommen, ja selbst das Schreiben und Rechnen musste er wieder erlernen. Der Sauerstoffmangel nach dem Ereignis hatte die Festplatte seines Hirns unwiederbringlich gelöscht – er musste neu beginnen, als weißes Blatt hatte er das Schlimmste überlebt. Der Gedächtnisverlust blieb nicht vorübergehend, es half ihm keine Madelaine, wie in Prousts Wiederentdeckung der verlorenen Zeit[4], kein erweckender Geschmack im Gaumen, kein Geruch und auch keine Melodie aus vergangener Zeit.

Ist ein Weiterleben unseres Selbst ohne die organische Grundlage unseres Hirns denkbar, wenn bereits ein Sauerstoffmangel von wenigen Minuten alles zerstört, was uns ausmacht, wenn wir schon hier unserer Erinnerungen und Eindrücke, somit unseres Selbst verlustig gehen können? Diese Frage hat im Frühjahr 2005 die ganze Welt beschäftigt, als sich der Ehemann und die Eltern der im Wachkoma liegenden Terri Schiavo vor Gericht darüber stritten, ob die seit Jahren unterhaltene künstliche Ernährung der hirntoten Patientin gestoppt werden solle oder nicht. Bürger, Kirchenvertreter, ja selbst der Präsident der USA fühlten sich be-

---

3 Dante Alighieri: Die göttliche Komödie. Winkler Jubiläumsbibliothek, München 1974, S. 7 ff.

4 Marcel Proust: Auf der Suche nach der verlorenen Zeit (Band 1). Suhrkamp, Frankfurt 1967, S. 63–67.

müßigt zu dieser Frage Stellung zu beziehen. Das Wachkoma (coma vigile), wie es nach schweren Hirnschäden auftreten kann, ist ein besonders verwirrendes Leiden, da der ziellos umherirrende Blick und die unruhigen Bewegungen des Kranken dem Betrachter den Anschein von Leben geben. Erst die Magnetresonanzbilder des völlig zerstörten Hirns mit entsprechend vergrößerten Kammern ließen auch Laien das Ausmaß des Schadens erfassen – Tod im Leben auch hier.

Tod als Ereignis

Dann als Student der junge Motorradfahrer im Leichensaal des Pathologischen Instituts: Schlaff lag der muskulöse Körper auf dem verzinkten Seziertisch, der Kopf leicht verdreht auf einem kleinen Holzblock liegend, um die Augen die dunkelblaue Verfärbung unter der Haut, das typische Brillenhämatom, Zeichen des Schädelbasisbruchs, den er sich beim fatalen Sturz zugezogen hatte. Sein braungebrannter Körper wirkte kräftig und gesund, man konnte es kaum glauben, dass er unwiederbringlich tot war – bis man ihn anfasste und die Kälte seiner Glieder spürte. Ein kleiner Fehler in einer Kurve, eigentlich lächerlich, ein ärgerliches Versehen, das erbarmungslos alles unwiederbringlich verändert hatte – hier lag er nun steif, zum Objekt geworden, auf einem kalten Metalltisch mit Dusche und Abguss im Keller des Instituts.

Die Routine des Betriebs interessierte sich nur am Rande für seine Geschichte, ein kurzes Kopfschütteln des Chefs vielleicht. Hier ging es einzig darum abzuklären, was zu seinem Ableben geführt hatte. Der Pfleger, eigentlich ein zynischer Begriff an diesem Ort, das deutsche Wort Leichendiener wäre angemessener, aber sie nennen sie in der Schweiz Pfleger, setzte sein Messer auf der Brusthaut an, eröffnete entschlossen mit einer Gartenschere den Brustkorb, durchtrennte mit einem Schnitt die Bauchwand und entfernte routiniert, ja fast vergnügt einen Ohrwurm pfeifend, die inneren Organe. Danach stülpte er die Kopfhaut, die er am Nacken durchschnitten hatte, über sein Gesicht, sodass die Haare des Hinterkopfs einem schütteren Bart gleich über Kinn und Hals fielen. Schließlich die Schädeldecke: Lärmig zersägte er mit einer elektrischen Fräse rundum den Schädel, die Luft roch befremdlich dumpf nach zermalmten Knochen. Dann war es soweit: Mit einem Spatel und Hammer hob er die schalenförmige Schädeldecke ab. Die Hirnhaut wurde sichtbar, und nach einem weiteren Rundschnitt die dichten Furchen seines jungen Hirns. Der Bruch und die Blutung, die zu seinem Ableben geführt hatten, waren tief in der Schädelgrube zu erahnen. »Ich habe tausende Leichen seziert und nie eine Seele gefunden« – Virchows Wort galt auch hier, für Metaphysisches blieb kein Platz. Die Unwiederbringlichkeit des Lebens war gerade bei diesem jungen Körper offensichtlich. Die unwürdige Sachlichkeit der Leiche: Tod als Ereignis.

Tod als Leiden

Eigentlich hatte er es bereits geahnt, als ihn seine Frau anrief: Die Schwester, er wusste es, hatte wieder einmal über Magenbeschwerden geklagt. Nichts Besonderes; bereits vor Jahren hatten Eheprobleme dazu geführt, dass eine Magenspiegelung nötig geworden war. Damals fand sich nichts, man hatte es auch nicht erwartet. Diesmal jedoch war es anders: Magenkrebs, so die Diagnose; der Befund der histologischen Analyse berichtete schwarz auf weiß über Siegelzellen, Linitis plastica, ein Todesurteil für jeden, der die Fachsprache verstand.

Schon bald keimte wieder etwas Hoffnung auf: Die Computertomographie ergab keine Tochtergeschwülste in der Leber. Eine Operation schien sinnvoll. Das technisch Höchststehende, die Positronemmissionstomographie, welche den Zuckerverbrauch gierig wachsender Krebszellen im lebenden Körper räumlich darzustellen vermag, gab ebenfalls grünes Licht: Zwar waren Tochtergeschwülste in den umgebenden Lymphdrüsen sichtbar, nicht aber in der Leber. Technisch problemlos, war der Befund nach dem operativen Eingriff nicht ermutigend: Befall der regionalen Lymphknoten sowie der Bauchspeicheldrüse. Die Patientin wollte es beim Aufwachen nicht genauer wissen, stellte keine unnötigen Fragen, man ging zur Hoffnung über.

Wie weiter? Was bliebe, wäre eine Chemotherapie, ein nicht leicht verträglicher Hoffnungsschimmer. Die Antworten der Experten, auch diejenigen des Sloan Kettering Centers for Cancer Research in New York und der Mayo Clinic im Mittleren Westen waren unsicher und zurückhaltend. Auch die neuesten Studien, verfügbar aus dem Internet, ließen nur wenige Monate zusätzliches Überleben erhoffen. Wieviel Leiden ist dem Gewinn an Leben gemäß? Lohnt sich eine Behandlung, die Erbrechen, Malaise, Schwindel mit sich bringt, wenn damit nur wenig gewonnen wird? Das Maß der Medizin stand schmerzlich zur Debatte. Man wollte es dem abgemagerten Körper nicht zumuten und entschloss sich fürs Abwarten. Vielleicht hatte der Chirurg doch alle Tumorzellen entfernt, zumindest aber – so schien es nun – lebte es sich besser auf diese Weise. Primum nil *nocere*, bei diesen hoffnungslosen Leiden hat sich seit Hippokrates wenig geändert.

Dann in den Ferien in der Toskana beim Essen die Gewissheit: Man hatte sich ein schönes Restaurant ausgesucht. Sie freute sich auf die Miesmuscheln und war in aufgeräumter Stimmung. Doch schon bald verlor sich die Freude, der Appetit ließ nach, sie suchte still die Toilette auf, um es zu Verbergen. Kein Zweifel: Das Essen war zur Qual geworden, das Organ versagte seinen Dienst. Die Kontrolluntersuchung wenig später bestätigte die Ahnung: Tochtergeschwülste hatten sich am Ort des Tumors und der Leber gebildet – alles noch eine Frage der Zeit. Diese Erkenntnis erschütterte auch eine tiefgläubige Person wie die Betroffene, zumal es sie im besten Alter traf. Alle leben wir in Erwartung eines Alterstodes, den wir sorglos vor uns herschieben. Was uns das Nahen des Todes aufbürdet: Die Frage nach dem Ganzen und seinem Sinn, besonders wenn er zu früh und unmissverständlich anklopft. Trotz Jenseitsglauben brachte der Rückblick aufs eigene Leben das verzweifelte Gefühl mit sich, noch nicht, ja falsch gelebt zu haben. Der Anblick des Todes wirft uns auf das Eigentliche zurück: Warum wir leben, was wir wirklich wollen; das Träumen hat plötzlich ein Ende, das Mögliche schränkt sich bedrückend ein.

Die Symbolik des Tumors in einem Organ, das Heruntergeschlucktes aufnimmt, tat das Ihre. Wie ein Brennspiegel brachte die Krankheit das Erlebte zusammen, um es zu gewichten. Was wäre jetzt zu tun, wenn noch Rettung möglich wäre? Plötzlich schienen Entscheide in Reichweite, die bisher in der eigenen Lebenswelt undenkbar gewesen waren. Das wirkliche Leben schien – nach der Krankheit – auf einmal in Reichweite. Der behandelnde Onkologe beruhigte auch; er erinnerte sich an Patienten, die lange mit Metastasen gelebt hätten. Das brachte Trost in verzweifelter Lage. Die Freude über einen vermeintlichen Gewichtsgewinn schwand rasch, als es sich als Aszites erwies. Das Wasser im Bauch verhieß nichts Gutes, die Leber wuchs und drückte auf die Organe, bald ließ sich auch ein gelblicher Schimmer in den Augen nicht mehr leugnen – kein Zweifel, sie begann, mit dem Tod schwanger zu gehen, nicht mit dem Leben.

»Wird das Sterben schmerzhaft sein?« fragte sie sanft im Liegestuhl an einem lauen Sommerabend, als sie sich ins Unabänderliche zu schicken begann. Medizinisch war die Antwort einfach, sie fiel offen aus. Nun wollte sie es wirklich wissen. Den Schmerz zu bekämpfen war nicht viel für den Arzt, aber alles für den Pa-

tienten. Hier verlor der Schmerz seinen Sinn; dieses zentrale Warnsystem, das es zum Überleben braucht, wurde von rasch wuchernden Geschwülsten sinnlos und zur Qual der Betroffenen gereizt. Schrecklich die Zeiten, in welchen nichts zur Verfügung stand als metaphysische Linderung und Trost. Unvorstellbar die Qual, als man Schmerz als Strafe verstehen musste, sich zum Leiden Schuld gesellte. Im Heilen sind wir hier nicht weitergekommen, aber im Lindern, der ersten ärztlichen Aufgabe. Endlich schlief sie mit den Extrakten der Mohnblume sanft ins Nichts.

Tod als Entscheidung

Schließlich Tod als Entscheidung: Man hatte die beiden Jungen an einem Wintermorgen im Helmhaus gefunden; in der eisigen Vorhalle, von der Kälte ungeschützt, hatten sie sich im Januar von Schlafmitteln begleitet zu zweit dem Kältetod ausgesetzt. Als man sie fand, war man nicht sicher, ob sie noch lebten. Man brachte sie auf die Intensivstation. Da lagen sie nun nebeneinander, intubiert und beatmet, zwei gesunde rosige Körper, kaum 17 Jahre alt. Die Untersuchung der Hirnströme ergab nichts Ermutigendes: Man musste sie als tot betrachten, obgleich der Monitor über ihrem Kopf zum laufenden EKG rastlos piepsend ihre Herzschläge wiedergab. Die erschütterten Eltern traf die Sache unvorbereitet. Man überließ die Jungen schließlich ihrem Entschluss, war er auch unbegreiflich. Der Chef der Intensivstation, ein wortkarger, drahtiger Mann, übernahm den entscheidenden Schritt und unterbrach die Beatmung. Still standen alle um die Betten und starrten auf die Monitore, wo immer noch unentwegt ihr Herzschlag zu sehen und zu hören war. Es ging lange, sehr lange. Die jungen Herzen ließen nicht gleich nach. Die Anspannung wurde fast unerträglich, bewegungslos, im Stehen begannen die Beine zu schmerzen; dann wurde der Rhythmus langsamer, die Pausen länger, Einzelschläge folgten, schließlich blieb es ruhig. Der Moment des Todes beeindruckte, auch wenn das Ende des Herzschlages nur der letzte Schritt eines vorgängigen Schadens war. Der Hirntod war bereits zuvor eingetreten, doch blieb das Versagen dieses Organs abstrakt, erst der Herzstillstand machte das Unwiederbringliche deutlich. Nach der Stille das unwürdige Aufräumen; das Entfernen der Katheter und Elektroden an zwei toten Körpern, was in diesem heiligen Moment besonders taktlos wirkte.

Wieso leben?

Wie kann Leben sich selbst beenden? Wie kann ein Lebewesen, von der Evolution auf den Kampf ums Überleben ausgerichtet, sich selbst zerstören? Der Tod ist ein heimlicher Trost, weil wir ihn nicht kennen. Wer hätte nicht in verzweifelter Lage schon an diese letzte Erlösung gedacht? Das Nichts als Versuchung, als Linderung in Verzweiflung und Not. In Schande möchten wir manchmal versinken, angesichts von Unlösbarem einfach im Schlaf versinken. Warum wollen wir leben und wählen nicht den Tod? Camus sah darin die philosophische Frage schlechthin:

> »Il n'y a qu'un problem philosophique vraiment sérieux: C'est le suicide. Juger que la vie vaut ou ne vaut pas la peine d'être vécu«.[5]

Das Bewusstsein brachte uns die Gabe des Wertens und damit auch die Möglichkeit, uns selbst anzunehmen oder zu verwerfen. Die Ernsthaftigkeit dieser Entscheidung ist unbestritten: William Shakespeares Hamlet war schon vier Jahrhunderte früher darauf gestoßen:

> »To be or not to be, that is the question: Whether 'tis nobler in the mind to suffer The slings and arrows of outrageous fortune, Or to take arms against a sea of troubles And by opposing end them. To die – to sleep.«[6]

Die Sinnfrage entzündet sich an Sein und Nicht-Sein. Erst das bewusste Erleben unseres *Da*-seins und seiner Endlichkeit ermöglichte dieses erste Fragen. Mehr als irgendetwas Anderes unterscheidet dies den Menschen vom Tier. Der Mensch erlebt sich in diesen Gedanken als »Sein zum Tode«, das sich in seiner Eigentlichkeit durch Vorlaufen auf dieses unvermeidliche Ereignis erst bestimmt. Oder ist des Leben eher ein »Sein gegen den Tod« wie ihn die Natur vordachte? Ja, »Das Kühnste am Leben ist, dass es den Tod hasst«, wenn wir Canetti folgen wollen[7]. Gewiss, die Evolution musste Lebewesen so vorsehen, anders hätten sie den Kampf ums Dasein nicht bestanden. Als die Evolution das Denken brachte, wurde die Sache schwieriger. Hamlet geht der Frage

nach, was uns zurückhält, wenn uns das Leben zu einem Meer von Plagen wird:

> »But that the dread of something after dead, The undiscover'd country, from whose bourn No traveler returns, puzzles the will, And makes us rather bear those ills we have Than fly to others that we know not of.«

Ist es alleine die Furcht vor dem unbekannten Land, aus dem noch keiner wiederkehrte, die Angst vor dem Ungewissen, im Mittelalter durchwegs die Hölle (*tra noi si passé nel eterno dolore*[8]), die uns feige die Unbill des Daseins ertragen lässt? Mit der Abschaffung des Jenseits fiel diese Abschreckung weg und öffnete der Neigung im erlösenden Schlaf zu versinken – *O that this too Sulfide flesh would melt.* – Tür und Tor. Der Gedanke an ein Nichts, das dem Leben folgt, lässt uns nur noch das Sterben, und nicht wie im Mittelalter das Leben im dritten Höllenkreis fürchten. Hamlet ist der erste Intellektuelle, der die Hinterfragung soweit treibt, bis er sich in seinem Handeln selbst behindert, er wägt bis zur Entschlusslosigkeit ab, vollzieht das Fragen erstmals radikal. Die Frage, ob das Leben es wert ist, gelebt zu werden oder nicht, kann in der säkularen Welt jeder für sich entscheiden. Der Wert des Lebens ist unbestimmt, wir selbst nur können ihm Sinn und Inhalt geben.

Warum überhaupt?

Doch fragen wir weiter: Warum hat die Natur den Tod zwingend vorgesehen? Warum gibt es Sein und Nichts? Wieso steht uns ewige Erneuerung, wie sie sich in unseren Hoffnungen findet, nicht zu? Die Frage scheint überspannt, doch greift sie in die Tiefe unserer Hoffnungen: Gewiss, Werden und Auflösung sind feste Bestandteile des Lebensbaums, kaum sind wir geboren, folgt unaufhaltsam Abbau und Tod. Wäre es nicht denkbar, die ewige Wiederkehr im eigenen Körper zu verwirklichen? Warum diese grenzenlose Verschwendung von Leben und Sein, dieser scheinbar sinnlose Kreislauf von Entstehung und Auflösung? Vielleicht muss Entwicklung und Abbau grenzenlosem Wachstum, wie es sich in Tumoren äußert, die Waage halten; ewige Erneuerung wäre dann biologisch mit dem Leben nicht zu vereinen. Mag sein, dass die unaufhörliche Rekombination des Erbgutes Leben und Entwicklung erst ermöglichte. Um Neues zu

---

5 Albert Camus: Le mythe de Sisiphe. Folio essays, Gallimard, Paris, 1942, p. 17.
6 William Shakespeare: Hamlet. Zweisprachige Ausgabe, dtv, München 1995, S. 134
7 Elias Canetti: Über den Tod. Carl Hanser Verlag, München, 2003, S. 17.

8 Dante Alighieri: Die göttliche Komödie. Winkler Jubiläumsbibliothek, München 1974, S. 16.

gestalten, um Arten an ständig wechselnde Lebensbedingungen anzupassen, musste das Hergebrachte unaufhörlich dem Unerwarteten weichen: Das Alte steht dem Neuen im Weg. Das Neue muss das Hergebrachte anhaltend verdrängen – nur so konnte sich der Baum der Evolution entwickeln. Die allermeisten Tierarten, die es jemals gab, sind heute ausgestorben, und dennoch ist die Natur voller Vielfalt. Doch wieso dieser Aufwand?

Tod und Ewigkeit

Die Überwindung des Todes als menschliches Uranliegen: Das Sein zum Tode wurde erstmals von den alten Ägyptern vorgedacht. In einer Zeit, als das Leben und seine Spanne ungewiss waren, unaufhörlich Krankheit, Unfall und Krieg drohten, und der Alterstod zu den Ausnahmen gehörte, war die Vorbereitung auf das Unausweichliche ständiger Begleiter des Menschen. Der allgegenwärtige Tod wurde erst als Tor zu einem zweiten Leben erträglich, gerade weil er entwaffnend naiv als Fortsetzung des Diesseits gedacht und damit aufgehoben wurde: Nahrung, Gold, Haus- und Kriegsrat waren als Grabbeigaben ebenso selbstverständlich Teil dieses zweiten Lebens wie die soziale Stellung des Verstorbenen und sein Körper selbst, der mit seinen Organen mit großer Sachkenntnis für das Weiterleben in der anderen Welt bewahrt wurde. Die Kunst der Medizin bestand nicht darin, das Unausweichliche aufzuhalten; vielmehr galt es, den Körper für das Leben nach dem Tode – das eigentliche Sein der Ägypter – zu erhalten, auf dass die Seele ihre Hülle wiederfände. Ramses II., im ägyptischen Museum zu Kairo bis heute wohl bewahrt, wartet noch über dreitausend Jahre nach seinem Ableben auf die Rückkehr seiner Seele in das gesondert einbalsamierte Herz, das verloren in seinem leeren Brustraum liegt. Die anderen Organe lagern getrennt in kunstvollen Kanopen aus Alabaster. Das Hirn, wie wir heute wissen Träger unserer Eigentlichkeit, war den Ägyptern in seiner Bedeutung unbekannt; bereits an Ramses' Todestag 1225 vor Christus war das gallertige Organ nach alter Tradition durch die Nase entsorgt worden, ohne dass sich die Präparatoren der Folgen ihres Tuns bewusst waren. Die Konsequenz ihres Glaubens berührt, gerade weil sie uns die Vergeblichkeit dieses Bemühens offenbart.

Das Christentum erscheint beim Anblick der gewaltigen Gräber und wohlbewahrten Mumien als Rückschritt im Vergleich zum Glauben der Ägypter. Trotz Auferstehung und jüngstem Tag lässt der christliche Glaube den Zerfall des Körpers zu und entweiht ihn dadurch unwiederbringlich. Wie würdig liegt da Ramses in der Vitrine des ägyptischen Museums, während Goethes Körper bereits hundertfünfzig Jahre nach seinem Tod in mazeriertem Zustand wieder aufbereitet werden musste. Da sind die Protestanten in ihrer Haltung klarer, überlassen den vergänglichen Körper den Flammen und gehen von einer rein geistigen Auferstehung aus.

Dennoch ist dieses schiere Überdauern der Ägypter – wie es der alte Goethe seinem Sohn August anhand eines Kristalls glaubhaft machte[9] – ein falscher Sieg über die Zeit und den Tod, denn es ist kein Werden mehr in diesen leblos wartenden Körperhüllen. Dieses trotzige Aufbäumen gegen den Verfall, dieses hartnäckige Bestehen in der Zeit bleibt ein hirnloses Sein – für ein vormals bewusstes Wesen ein Widerspruch in sich selbst. Was hat dieser mit Bandagen, Natron und Pflanzenextrakten bewahrte Körper mit ewigem Leben gemein? Gewiss, seine Strukturen haben sich – wenn auch erheblich geschrumpft – über Jahrtausende erhalten, doch seine Einheit wurde zerlegt, in eine Hülle, deren innere Organe ohne das vergessene Hirn in Kanopen ruhen. Das ewige Streben und Erneuern von Zellen und Geweben, wie es den lebenden Körper auszeichnet, erstarrte in der Natronlauge zu einem kalten Präparat.

Ewige Wiederkehr

Wäre sie denn denkbar, die körperlose Auferstehung als Person? Die Ägypter waren dieser Meinung nicht; ein Leben nach dem Tode war für sie ohne Körper nicht vorstellbar, die Einheit von Organen und Seele erschien ihnen zwingend, wenn sie auch das Hirn als Sitz unseres Fühlens, Denkens und unseres Selbst nicht kannten. Wie will eine Person als Ganzes auferstehen, am jüngsten Tag sich unversehrt aus dem Grab erheben, wenn das Hirn als Sitz des Selbst sich nicht erhalten hat? Ist Denken und Fühlen, ist Bewusstsein, das Wiedererleben unserer Person ohne das Organ, in dem dies auf Erden sich entfaltete, überhaupt denkbar? Großmutter, die von mehreren Hirnschlägen geplagt langsam sich selbst verlor, lässt uns wenig Hoffnung in dieser Sache. Wenn wir uns mit Dante auf den Weg in die andere Welt machten, träfen wir Ronald Reagan, der wie viele Alzheimer-Patienten vor ihm schon in dieser Welt zur Pflanze wurde, in der Vorhölle oder dem Läuterungsberg in gewohnt bester Laune an?

Ist Überwindung des Todes und ewiges Leben, wie es alle großen Religionen versprechen, unter solchen

---

9 Thomas Mann: Lotte in Weimar. S. Fischer, Frankfurt 1967, S. 320–321.

Umständen vorstellbar? Der Gedanke eines jüngsten Tages, somit eines uns nach der Auferstehung erwartenden Gerichtes, setzt zwingend ein die Zeit überdauerndes Selbstbewusstsein voraus. Wie könnte man über uns zu Gericht sitzen, wenn uns zwischenzeitlich die Erinnerung an uns selbst, an unsere Taten und Sünden abhanden gekommen ist? Ohne Erinnerung an das Begangene ist Schuld nicht vorstellbar. Was bedeutet der Gedanke der Auferstehung, wenn man bereits im Diesseits stirbt? Wir könnten uns dazu an Goethe halten:

> Kein Wesen kann zu nichts zerfallen,
> das Ew'ge regt sich fort in allen,
> am Sein erhalte dich beglückt!
> Das Sein ist ewig: Denn Gesetze bewahren
> die lebendgen Schätze,
> aus welchen sich das All geschmückt.[10]

Die Gesetze gibt es wohl, die Atome und ihre Vernetzung, die uns ausmachen, aus welchen auch die Natur besteht, regen sich fort im Nächsten. Diese Wiederkehr jedoch bleibt chemisch, bestenfalls biologisch, einer Wiederkehr im bewussten Sinne als erlebtes Selbst kann dies kaum genügen.

Als der Sarg des Vaters langsam noch während der Abdankung in die Flammen des Krematoriumofens glitt, blieb nicht viel übrig: Am Ende eine Urne voll sandiger Asche, die anorganischen Bestandteile des Lebens, chemisch wohl weitgehend Kalziumverbindungen, bereit, in den Kreislauf des Lebens einzugehen, in die Erde, in eine Pflanze, einen Baum oder ein Tier, hätten wir es nicht in einer tönernen Urne abgegrenzt von der Natur begraben. Somit: Die ewige Wiederkehr ist in einem befriedigenden Sinne nur geistig denkbar oder zu verwerfen.

Leichtigkeit des Seins

May be in my next life, die Antwort eines Balinesen in der Cottage an der Nordküste der Insel: Diesen gelassenen Umgang mit den Ansprüchen des Lebens erlaubt nur der Glaube an die ewige Wiederkehr. Dagegen sind wir im Westen verkrampft, schicksalhaft auf unsere einzige Chance eingestellt. Der Glaube an eine verschwenderische Zahl von Versuchen, das Leben zu gestalten, zu meistern oder zu scheitern, entlastet – »vielleicht das nächste Mal...«, diese Nonchalance steht uns nicht zu. Vielleicht ist es diese Leichtigkeit des Seins, die weniger

hervorbrachte, keinen Anreiz für Großes schaffte. Der Wunsch Bleibendes zu gestalten, Geschichte zu machen, ja sich in seinem Werk zu verewigen – ein Antrieb, der die Errungenschaften des Westens möglich machte – gedeiht in dieser unverblümten Welt am wenigsten.

Die Begabtesten versuchten durch Ruhm der Vergänglichkeit zu entrinnen: »Tod, wo ist dein Stachel?« notierte Thomas Mann wie vor ihm Paulus am Ende seines Lebens in sein Tagebuch.[11] An diesem Tag hatte der Bildhauer Prof. Seitz im Auftrage Ostberlins Maß an ihm genommen. Eine überlebensgroße Büste sollte es werden; der vom Erfolg Verwöhnte stellte sich vor, wie sich sein Kopf auf einem städtischen Platz ausmachen werde – »Dauer in Sonne, Regen und Schnee. Eigentümlich beruhigend über den Tod und die Existenz festigend.« Das erhebende Fortleben im Andenken der Anderen – Ruhm als Ersatz für Unsterblichkeit.

Wieso dieser innige Wunsch nach Ewigkeit? Alles hat einen Anfang und ein Ende. Der Wellenschlag der Zeit bringt Abwechslung, Spannung, ja Reichtum in unser Sein. Die Natur geht verschwenderisch um mit Geburt und Tod. In Unmengen wird gezeugt, geboren, gefressen und gestorben. Trotzig beherrscht dennoch der Wunsch nach Überwindung des Todes, dieses Fluchtpunktes menschlicher Existenz, unsere Geschichte wie unser Denken und Sein. Folgen wir Theodor W. Adorno, so wäre eine Utopie ohne Abschaffung des Todes nicht zu denken[12]. Und gewiss, die Überwindung des Todes, Wiederauferstehung oder ewige Wiederkehr ist die Essenz der großen Religionen. Die modernen Utopien haben den Gedanken nur ins Diesseits verlegt – und damit uneinlösbare Erwartungen geschaffen. Die Heilkunde übernahm in einer säkularisierten Welt langsam aber stetig die Nachfolge von Religion und Magie, denen sie entstammt; als Fach, das sich mit Leiden und Sterben befasst, hat sie den Todeshass des Lebens am entschlossensten aufgegriffen und sich die Verewigung oder doch Verlängerung des Diesseits auf die Fahne geschrieben. Dass das Leben Ewigkeit will, tiefe tiefe Ewigkeit, obschon alles hier ein Ende hat, bleibt seine unauflösbare Aporie.

Sisyphos oder der hinausgeschobene Tod

Sisyphos, der schlaue Held der Vergeblichkeit, von dem man erzählt, dass er den Tod in Ketten gelegt habe, ist

---

10 Johann Wolfgang von Goethe: Vermächtnis. Gedicht 1829. In: Gedenkausgabe der Werke, Artemis, Zürich 1948, Band 1, S. 514.

11 Thomas Mann: Tagebücher 1953-1955, S. Fischer, Frankfurt am Main 1995, S. 285.

12 Zitiert nach: Ernst Bloch: Geist der Utopie, Suhrkamp, Frankfurt 1977, S. 358.

– wir haben es gesehen (▶ S. 60) Abbild ärztlichen Handelns: Auch der heilkundigste Arzt – und gerade der moderne Mediziner, dem scheinbar alle Mittel zur Seite stehen – schiebt Sisyphos gleich unter wechselnder Anstrengung den Stein die Anhöhe hinauf im Bewusstsein, dass ihm die Last zuletzt entgleiten und herunterrollen wird. Sein Triumph liegt darin, es dieses Mal noch etwas weiter geschafft zu haben. Die Revolte gegen die Vergeblichkeit bestimmt die Medizin: Sie hat die Grenze immer weiter vorgeschoben, ohne den Tod zu besiegen. Der Kampf um den Gipfel gibt ihr als solcher Sinn, auch wenn das Ende unverrückbar bleibt – der Weg ist ihr Ziel. So gesehen ist die Frage nach dem Sinn der Medizin die Frage nach dem Sinn des Lebens.

Eigentlich durchaus im Alter zum Sterben, 72-jährig, geschah es. Doch er hatte Glück, als er stürzte: Seine Schwiegertochter, Krankenschwester mit Ausbildung fürs Schlimmste, erfasste den Ernst der Lage und begann mit Beatmung und Herzmassage. Bis der Notarztwagen kam, war das Wichtigste bereits erledigt, Kreislauf und Herzaktion hatten sich einigermaßen erholt. Nach Intubation und Beatmung durch den Notarzt konnte der Patient ins Zentrum überführt werden. Bei der Ankunft im Herzkatheterlabor war der Blutdruck nicht berauschend, kaum genug zum Überleben. Nach Einlegen einer kreislaufunterstützenden Pumpe in die Hauptschlagader wurde die Untersuchung möglich. Die Kontrastmittelinjektion in das linke Herzkranzgefäß bestätigte den Verdacht: Verschluss des *Ramus interventricularis anterior*, des Gefäßes, welches die Vorderwand des Herzens versorgt – *widowmaker,* wie es die Amerikaner ironisch nennen. Die Situation war ebenso dramatisch wie klar: Das Gefäß musste rasch wiedereröffnet werden, zu Entscheiden gab es insofern nichts. Der Führungsdraht drang schnell durch das frische und daher noch weiche Gerinnsel, die Lage der Drahtspitze versicherte dem erfahrenen Operateur, dass er die verschlossene Arterie gefunden hatte. Das Absaugen des geronnenen Blutes mit dem Spezialkatheter war danach nur noch Routine, der Blutfluss wiederhergestellt. Bald erholten sich Blutdruck und EKG. Der beatmete Patient schlief ruhig und der Operateur war sich sicher: Das Schlimmste lag hinter ihm. Die Einlage eines Gefäßgitters oder Stents schloss den Eingriff erfolgreich ab.

Wenige Tage später auf Visite: Der wieder wache Patient konnte seinen Retter nicht erkennen, dennoch blieb die Genugtuung, etwas erreicht zu haben. Der *Harley-Davidson* Katalog auf seinem Bett zeigte, dass es sich gelohnt hatte. Das schlechthin Unmögliche, das

Überleben des eigenen Todes, ist heute Routine geworden. Die Erfahrung seines eigenen Todes hatte er verschlafen, unser Motorradliebhaber, ein Zeugnis des Unbezeugbaren, eine Erinnerung an eine andere Welt hatte er nicht zurückgebracht – Banalität des technischen Überlebens. Er wird wiederkommen, der gealterte Töffliebhaber, rechtzeitig oder auch zu spät – der Stein konnte noch etwas nach oben gestoßen werden, das Ende jedoch bleibt unabwendbar.

Der zweite Tod

Zuletzt der zweite Tod. Als ob es nicht genug wäre zu sterben, steht ein Weiteres bevor: Die Aufhebung der letzten Ruhestätte. Für die Verwalter der Friedhöfe, um angemessene Nutzung der Fläche besorgt, beschränkt sich die ewige Ruhe auf ein Vierteljahrhundert. Natürlich, wo kämen wir hin, wenn jeder seine Ruhestätte auf ewig in Anspruch nähme – in den Städten liegt man eng. Es wird noch immer zu viel gestorben, als dass die nötigen Flächen auf Dauer zur Verfügung stünden. Kurz vor Ablauf der Frist wurde am Grab unübersehbar ein amtliches Schild angebracht – die Ewigkeit war abgelaufen. Nun also der zweite Tod: Was soll's, meinte die Mutter. Auch das half nicht weiter. Nicht der Glaube war betroffen; nein, besucht hatte er das Grab seit dem Tod des Vaters nie. Dennoch, der Gedanke, dass etwas bleiben könnte, und sei es nur als Möglichkeit, wirkte tröstend – wie in den Friedhöfen kleiner Bergdörfer, auf deren Steinen sich die früheren Stützen der Gemeinschaft versammelt finden. Im Grab bleiben Tote scheinbar unter uns, ruhen vorstellbar ortsgebunden, lassen sich besuchen, wenn auch nur als Möglichkeit. Natürlich, man erinnerte sich, beim Großvater war es nicht anders gewesen. Nach dreißig Jahren, es half nichts, dass er eine Stütze des Dorfes gewesen war, meldeten sich unerbittlich die Behörden. Es war nicht eigentlich Trauer, doch die Idee der ewigen Ruhe, wie sie auf Grabsteinen versprochen wird, wurde ein weiteres Mal zerstört. Der zweite Tod oder die Aufhebung des Grabes: Das Bewusstsein, dass auch die letzte Ruhestätte nur ein Ersatzstück ist, geschaffen für die Zeit der Trauer.

Der schöne Tod

Vaters Todestag lag ein Vierteljahrhundert zurück. Es war ein plötzlicher Tod gewesen; eigentlich ein schöner Tod aus voller Gesundheit. Sein letzter Patient hatte die Praxis noch nicht verlassen, als er beim Kämmen vor dem Spiegel zusammenbrach. Wahrscheinlich Kammerflimmern, eine tödliche Rhythmusstörung des Herzens, wie sie bei einem abrupten Verschluss eines Herzkranzgefäßes auftreten kann. Ein elektrischer Sturm, der das Herz aus seiner Pumpfunktion entlässt, den Kreislauf zum Stillstand bringt. Nur sofortige Hilfe hätte den Tod abwenden können; die Notärztin musste sich erst durch den Abendverkehr kämpfen, bis wirksame Maßnahmen verfügbar wurden. Nicht zu denken, wie lange das Herz stillgestanden hatte, bis sie endlich eintraf. Die Herzmassage hatte ein totes Organ bewegt, der Stromstoß konnte keine lebenden Zellen mehr erregen. Die mechanische Wiederbelebung hatte stattgefunden, die gebrochenen Rippen zeugten davon. Nun lag er, eine Binde ums Kinn, scheinbar schlafend, doch bereits kalt auf seiner Couch, auf der er sich nach getaner Arbeit jeweils erholt hatte. Nur ein Moment lag zwischen Leben und Tod; doch der einsetzende Zerfall des Körpers war bereits spürbar, es roch nicht mehr nach Leben, die kalten Glieder begannen steif zu werden.

Der schöne Tod: Für die Angehörigen ist er, wenn er sich einstellt, das Schlimmste, weil er einen geliebten Menschen unverhofft entreißt. Es bleibt keine Zeit, sich auf den Verlust einzustellen. Für den Betroffenen aber ist es der beste Weg, zumal wenn er ihn nach einem erfüllten Leben trifft; aus voller Gesundheit scheidet man aus dem Leben, unentstellt, bis zuletzt sich selbst, ohne den belastenden Zerfall des Alterns und Sterbens. Seit wir nur noch das Sterben, nicht mehr den Tod fürchten, wünscht ihn sich ein jeder – bei der Schweizerischen Herzstiftung lässt sich gar ein Formular beziehen, das eine Wiederbelebung nach einem plötzlichen Tod verhindern will. Dem war nicht immer so; was heute ein schöner Tod ist, war früher höchst grauenvoll. Hamlets Vater erscheint zu Beginn des Stücks zu Mitternacht als unruhiger Geist und klagt dem Sohn sein Schicksal:

> »Thus, was I, sleeping, by a brother's hand
> Of life, of crown, of queen at once dispatche'd,
> Cut off even in the blossom of my sin,
> Unhousel'd, disappointed unanel'd,
> No reck'ing made, but sent to my account
> with all my imperfection on my head«[13]

Nicht nur der feige Mord des Bruders belastete seine ruhelose Seele; mindestens ebenso schwer wog das Unvorbereitete seines Sterbens. In seiner Sünden Blüte, bar aller Beichte, ohne Hostie und letztem Öl, die Rechnung nicht gemacht, mit aller Schuld auf seinem Haupt musste Dänemarks König gehen. Zu diesen Zeiten wollte man nicht sterben, ohne sich mit dem Tod vertraut zu machen. Wenn die Zeit gekommen war, legte man sich möglichst auf den Rücken, das Gesicht dem Himmel zugewandt. Gereinigt von seinen Sünden und um sein Seelenheil betend wollte man seinem Herrn entgegentreten.[14] Seit wir das unentdeckte Land, aus dem kein Wanderer je zurückgekehrt ist, zur Seite gelegt haben, ist uns der plötzliche zum schönen Tod geworden, weil wir uns das Sterben ersparen, den Übergang ins Nichts schmerzlos und unbewusst hinter uns bringen wollen – der schöne Tod ist das verdrängte Sterben.

Der eigene Tod

Über was man nicht gerne spricht, auch wenn es uns stetig begleitet, unserem Sein unentrinnbar voranläuft: Die Begrenztheit unserer Zeit auf dieser Welt. Ganz sich selbst bewusst, in seiner Einmaligkeit offenbart, erfährt man sich erst, wenn man sich seines Todes als unüberwindbare Begrenzung erfährt. Diese Einsicht ergibt sich nicht von selbst: In selbstsicherer Jugendlichkeit hält man sich für unsterblich, zu weit ist der Endpunkt des Seins vom Augenblick entfernt. Die *jeunesse dorée* genießt den Tag, nicht Gesundheit ist wichtig, gutes Aussehen und Genuss sind die Forderungen des Tages, *cool* ist nur die Gegenwart – *carpe diem*. Krankheit und Tod ist, was anderen zustößt – man hält sich für unverwundbar, beim Motorradfahren ebenso wie beim Genuss von Drogen, Alkohol oder Nikotin. Mit den ersten Anzeichen des Alterns, dem Bäuchlein, das sich unübersehbar entwickelt, beginnen die Sorgen. Die *worried well* wenden sich anderem zu, beginnen sich für gesunde Ernährung, Vorbeugung und Sport zu interessieren – man glaubt, die Selbstbestimmung zurückzugewinnen, wenn man Gesundheit und Leben zu einer Sache des eigenen Verhaltens und Lebensstils macht. Zuletzt plagen uns die Gedanken, wie und wann er uns ereilen wird, der Tod – falls er uns nicht vorzeitig aus heiterem Himmel trifft. Für die meisten kommt er unerwartet; man hätte einen Unfall für möglich gehalten und es ist unvermittelt die Diagnose Krebs; man sorgt sich um die Lunge und wird vom Herzinfarkt ereilt.

Angesichts von Krankheit und Tod verliert man die Selbstbestimmung, das Erste, das den modernen Menschen macht. Die letzte Stufe der sich im Laufe der Ge

---

13 William Shakespeare: Hamlet. Deutscher Taschenbuch Verlag, München 2003, S. 66.

14 Philippe Aries: Studien zur Geschichte des Todes im Abendland. Hanser Verlag, München, 1976, S. 19–70.

schichte ständig erweiternden Autonomie wäre der selbstbestimmte Tod, zumindest solange er unvermeidlich bleibt. Der selbstgewählte Abgang aus dieser Welt wurde erst mit der heutigen Gelassenheit eine Option, seit wir die Angst vor der Hölle, die Furcht vor dem letzten Gericht hinter uns lassen konnten. Wenn es sich als unvermeidlich herausstellt, so will man sich zumindest das Leiden ersparen, den Zeitpunkt des Hinschieds selber wählen. Anders als Voltaire, der den für die letzte Ölung herbeigerufenen Priester wieder höhnisch davonjagte, als sich herausstellte, dass seine Erkrankung nicht schwer genug zum Sterben war, hat Sigmund Freud im entscheidenden Augenblick nicht versagt. Bereits 1923, im Alter von 67 Jahren, musste sich der leidenschaftliche Zigarrenraucher eines bösartigen Tumors im Gaumenbereich wegen einer großen Operation unterziehen und konnte in der Folge nur mit einer unförmigen Prothese, die die Kieferhöhle vom Mundbereich trennte, sprechen und essen. Die Jahre, die folgten, waren von diesem Leiden geprägt. Im Londoner Exil, zu Anfang des Krieges, verschlechterte sich sein Zustand zusehends: Schmerzen und ein vom zerstörerischen Krebs ausgehender übler Geruch, der zuletzt selbst seinen Lieblingschow von ihm fernhielt, machten ihm das Leben zur Qual. Am 21. September 1939 saß sein Leibarzt Schur an seinem Bett: »Lieber Schur«, wandte sich der große Seelenarzt erschöpft an seinen ärztlichen Begleiter, »Sie erinnern sich wohl an unser erstes Gespräch. Sie haben mir damals versprochen, mir zu helfen, wenn ich nicht mehr weiter kann. Das ist jetzt nur mehr Quälerei und hat keinen Sinn mehr.«[15] Der bekennende Atheist versagte auch angesichts des nahenden Todes nicht und bestimmte selbst den Zeitpunkt seines Abgangs von dieser Welt. Am nächsten Morgen verabreichte Schur seinem Patienten die nötige Dosis des Schlafmohns, die für diesen Schritt nötig war. Freud starb, wie er gelebt hatte, mit offenem Auge für die Wirklichkeit. Am 23. September 1939, kurz vor Mitternacht, schlief er für immer ein.

Heute, da sich das Sterben für die meisten von einer Prüfung zu einem bloßen Abgang gewandelt hat, sind EXIT und andere Sterbehilfeorganisationen diesem Anliegen entgegengekommen. Der selbstbestimmte Tod ist verfügbar geworden; je nach Land inner- oder außerhalb des allgemeinen Rechts lässt sich dieser letzte Willensakt erfüllen. Und gewiss, es gibt sie, die Lebensmüdigkeit außerhalb schwerer Schicksalsschläge und krankhafter Verstimmungen: Das nach einem langen Leben sich einstellende Gefühl, dass es nun genug sei, befällt viele hoch Betagte. Die unaufhaltsam abnehmende körperliche und geistige Selbstbestimmung, wie sie das Alter unvermeidlich mit sich bringt, dann auch die fehlende Perspektive eines im Grunde abgeschlossenen Lebens, lässt den Tod zum Freund werden.

Fluchtpunkt des Lebens

Was ist er nun, der Tod? Ein Vexierbild, Fluchtpunkt unseres Seins, Denkens und Wirkens. Gewiss, er gehört nicht zum Leben, ja ist sein Feind und Antrieb der Heilkunst schlechthin, offen in seiner Erscheinung und doch zuletzt für alle gleich.

---

15 Ernest Jones: Sigmund Freud. Leben und Werk. S. Fischer Verlag, Frankfurt am Main, 1969, S. 690.

16 Anstelle eines Nachworts: Meta-Medizin

Das Gewicht der Gedanken

Dass der Mensch der Gedankenmedizin bedarf, ist uns offensichtlich geworden. Ob sich dies durch ein Religionsgen, den Aufbau unseres Hirns oder die Notwendigkeiten des Lebens ergab, ist unerheblich. Die Welt will geordnet sein, unser Sein und Leiden braucht einen Sinn, den Tod und was danach kommt wollen wir erklärt haben – anders ließe sich das Leben als bewusstes Wesen nicht bestehen. Unsere Gedanken sind oft Tropfen auf einen heißen Stein, aber bei Verdampfen setzen sie Wärme frei, lindern Leiden und Schmerz. Zunächst ist weder der Sinn unserer Gedanken noch ihr Wahrheitsgehalt entscheidend, sondern der Halt, den sie vermitteln – Weltanschauung als *Heil*-Mittel.

Überraschend ist es nicht, dass gläubige Menschen, die sich an eine Hoffnung heften – wie selbst die moderne Wissenschaft erhoben hat – messbar glücklicher sind.[1] Dabei ist es nicht allein die soziale Stütze, die eine kirchliche Gemeinschaft bietet; vielmehr scheint nach dem bisher Gedachten der Deutungsrahmen einer umfassenden Weltsicht, die existentielle Sicherheit, die eine von einem umsichtigen Schöpfer gestaltete Welt über den Tod hinaus bietet, entscheidend. Es braucht nicht zwingend einen allmächtigen Gott: In jeder sinnerfüllten Welt sind wir verlässlicher zuhause, lässt sich die Unbill des Lebens besser ertragen und Enttäuschungen, Krankheit und Tod überstehen.

Pascals Wette ist wie die Logik der meisten großen Denker dieser Sache nicht gewachsen: Gedankenmedizin ist nicht Ausdruck einer Wahrscheinlichkeitsrechnung oder einer berechneten Abwägung der Risiken, die das Leben mit sich bringt. Dennoch ging der große Mathematiker Blaise Pascal (1623–1662) davon aus, dass jeder Mensch eine Wette eingehen müsse: Dass die christliche Lehre wahr sei oder auch nicht. Zwingend müsse er sich für den christlichen Glauben entscheiden – so Pascals Nützlichkeitsabwägung; denn damit hat er scheinbar alles gewonnen. Entscheidet er sich aber dagegen – und gesetzt die Lehre Jesu wäre dennoch wahr – so verbrächte er seine Zeit auf alle Ewigkeit in der Hölle. Es sind nicht Grundsätze der Wahrscheinlichkeitsrechnung, die unser Denken leiten. Gedankenmedizin ist jenseits ihres Inhalts eine Notwendigkeit und nicht Ausdruck der Strategie eines Spielers.

Die Richtung des Denkens

Dann ist die Art der Medizin, der Inhalt der Gedanken, nicht bedeutungslos: Sie gibt uns die Richtung an, bestimmt unsere Weltsicht und Werte. Das bohrende Fragen westlichen Geistes hat nacheinander einen gesetzgebenden Gott, die mosaische Unterscheidung von wahr und falsch, danach die Scholastik und schließlich unter Rückbesinnung auf unsere griechischen Wurzeln die Wissenschaft und Technik hervorgebracht. Das östliche Denken war vom Ansatz her nicht auf Erklärungen aus, ja strebte vielmehr danach, das Fragen zu überwinden und suchte in sich selbst, nicht in der Auseinandersetzung mit der Außenwelt ihren Sinn (▶ Kapitel 1). Dass die eine Haltung Naturwissenschaft, Technik und Medizin hervorbrachte, sich die Erde Untertan machte, wie es ihr alttestamentarischer Gott von ihr forderte, während den Anderen dieses Ansinnen als bedeutungslos erschien, überrascht nicht weiter.

Historisch nachgeordnet ist zwischen diesen zwei Welten mit Mohammed im siebten Jahrhundert eine weitere Gedankenwelt entstanden. Was der Prophet des Islams, wie wir hören, auf ein Diktat des Erzengels Gabriel – mithin als ewig gültiges Wort Gottes – niederschrieb, hat diesen Teil der Welt bis heute geprägt. Auch hier war es der Gedanke der eigenen Auserwähltheit und Überlegenheit, der zum Erfolg beitrug. »Ihr seid die beste Gemeinde, die je unter Menschen entstanden ist«, heißt es in der Sure 3, 110 des Koran. Was folgte war ein beispielloser Eroberungsfeldzug der Rechtgläubigen von Nordafrika über die iberische Halbinsel bis an die Grenzen Frankreichs und die Stadtmauern Wiens – im Namen der letzten Wahrheit ließen sich Kriege mit Leichtigkeit gewinnen. Dann kamen – vielleicht als Folge der geistigen Erstarrung oder einer verpassten Wiedergeburt, die den Westen erneuerte (▶ Kapitel 2) – Jahrhunderte des unerwarteten Niedergangs, schließlich der Besetzung durch Kolonialmächte und schmachvolle Verluste in aufreibenden Kriegen mit dem ungläu-

---

1 Bruno S. Frey, Alois Stutzer: Happiness and economics. Princeton University Press, Princeton, New Jersey, USA. 2002, P. 59–60.

bigen Nachbarn. Doch der Orientierungswert von Mohammeds Gedanken erhielt sich in dieser voraufgeklärten Welt, ja wurde für viele zum identitätsstiftenden Gegenentwurf, zur rationaltechnischen Welt des Westens.

Auswirkungen und Folgen

Der Erfolg westlichen Denkens und seiner praktischen Folgen beindruckt. Das drängt Fragen nach seinen Ursachen auf: Gibt es eine Evolution der Gedanken? Erlaubt eine bestimmte Gedankenwelt eine bessere Anpassung an die Umstände, erreichen einige Weltanschauungen mehr als andere? Der Mensch hat durch Denken, Planen und die sich daraus ergebende Technik treibende Kräfte der Evolution zunehmend außer Kraft gesetzt (▶ S. 218) und die Richtung und Geschwindigkeit der Entwicklung mehr und mehr selbst bestimmt. Auslese, Anpassung und Überleben wurden immer weniger von Muskelkraft und Schnelligkeit, vielmehr durch Denken, Planen und ihren Inhalt bestimmt: Die Kräfte der Evolution verschoben sich zusehends vom Genom ins Gehirn.[2]

Wenn wir auch Denken, Sprechen und Planen als neue Kraft in der Evolution anerkennen, bleibt doch eine unbeantwortete Frage: Warum diese schreienden Unterschiede zwischen den Bewohnern Europas, Asiens, Afrikas und Australiens? Warum blieb Afrika – nachweislich die Wiege des *Homo erectus* und *Homo sapiens* – zu einer Zeit weitgehend im Stadium der Jäger und Sammler hängen, während die Nachfahren des *Cro-Magnon*-Menschen in Europa zu einer Hochkultur fanden? Wieso hat es der *Homo sapiens* nicht in seiner Heimat am weitesten gebracht?[3] Warum lebten die *Aborigines* in Australien noch in einem frühen Steinzeitalter als die Engländer im 19. Jahrhundert mit hochseetauglichen Schiffen, moderner Navigationstechnik und Schießwaffen den letzten Kontinent kampflos in Besitz nahmen? Auch bleibt unerklärt, weshalb nur wenige Kulturen die Schrift, den Buchdruck und die Wissenschaft erfanden. Die Sumerer, Ägypter und Chinesen haben je auf ihre Weise Zeichen und Zahlen erschaffen, während Afrika, Australien und Amerika nie zu einer eigenen Schrift fanden. Warum heilen die Medizinmänner der ersten Welt noch heute unter Zuhilfenahme von Geistern, Blutopfern und Hühnerfüßen, während die westliche Medizin wirksame Mittel gegen Malaria, Cholera und

AIDS fand? Vielleicht sind die Unterschiede *sub specie aeternitatis* nicht so groß wie sie uns erscheinen. Was sind schon zehntausend Jahre in der Ewigkeit? Die Verspätung gewisser Kulturen mag über Jahrmillionen betrachtet unbedeutend sein; dennoch beeindruckt sie, hat zu Rassismus und Dünkel geführt.

Das Argument der Verspätung mag nicht zu überzeugen: Was sind dann die Gründe? Unterschiede in der Intelligenz sind es kaum. Zu ähnlich ist sich das Hirn der Aborigines, der Afrikaner und der westlichen Herrenmenschen. Die Genetik hat die enge Verwandtschaft der Spielarten des *homo sapiens* bekräftigt. Das Klima und seine Unterschiede wurden gerne zur Erklärung herangezogen, doch überzeugt auch dieser Hinweis wenig. Gewiss, eine kühle Witterung schafft Anreize zum Häuserbau, könnte uns dazu gebracht haben, Heizungen zu entwickeln, uns dem Ackerbau zuzuwenden, um kalte Winter zu überstehen. Die Wiege der Kultur liegt aber in anderen Breiten: Die ersten Schriften entstanden in Mesopotamien und Ägypten (somit im fruchtbaren Halbmond oder *fertile crescent*) und nicht im kühlen Norden, die Pyramiden und Kathedralen wurden im Mittelmeerraum gebaut und nicht in den Weiten Skandinaviens. Auch Ackerbau und Viehzucht haben ihre Ursprünge in orientalischen Kulturen und nicht in Sibirien, Grönland oder den britischen Inseln. Die Wissenschaft schließlich entstand in den griechischen Stadtstaaten und erwachte in der italienischen Renaissance zu wirklichem Leben (▶ Kapitel 2), gedieh aber erst später im regnerischen England und zuletzt in nordischen Wintern.

Die Gründe müssen also woanders liegen. Was Adam Smith (1723 – 1790) für das Gedeihen der Wirtschaft für entscheidend hielt[4], war auch zu Beginn der Menschwerdung wichtig: Erst ein Nahrungsüberschuss, wie er mit dem Ackerbau und der Viehzucht verfügbar wurde, ließ eine Arbeitsteilung zu. Gewiss, auch die Jäger und Sammler hatten eine erste Kultur entwickelt, ließen ihre Toten nicht mehr achtlos liegen, beerdigten sie vielmehr mit Ocker bemalt, um den totenblassen Körpern ihre Lebensfarbe zurückzugeben, mit kunstvollem Schmuck, Werkzeugen und Waffen in steinernen Gräbern, schmückten ihre Höhlen mit farbigen Bildern aus ihrem Leben und ihren Gedanken über Götter und das Leben nach dem Tod. Doch erst die sesshaften Bauern konnten sich Beamte, Krieger, Medizin-

---

2 Wolfgang Wieser: Genom und Gehirn. C.H. Beck. München, 2007.
3 Jarred Diamond: Guns, germs and steel. A short history of everybody for the last 13'000 years. Vintage, London, 2005.

4 Adam Smith: Untersuchung über das Wesen und Ursachen des Reichtums der Völker, Band I, Verlag Writschaft und Finanzen Verlagsgruppe Handelsblatt GmbH, Düsseldorf 1994, S. 89–104.

männer und Priester leisten, die sich, befreit von der Nahrungssuche, höheren Dingen zuwenden konnten.[5] Die Sesshaftigkeit brachte auch mehr Kinder, Bevölkerungswachstum, schließlich Städte und damit Größe und Macht. Aus Gruppen und Stämmen wurden Völker und Staaten.

Am Euphrat entstand vor mehr als fünftausend Jahren die erste Metropole der Geschichte: Uruk, eine Großstadt, welche unter Gilgamesch, ihrem sagenhaften König, nicht nur Tempel, Regierungsgebäude und Verteidigungsanlagen aufwies, sondern auch die Landwirtschaft, ein Zahlensystem, die Keilschrift und das erste Epos[6] hervorbrachte. Weitere Städte und Staaten folgten; ja, die Rivalität ihrer Fürsten und Herrscher – wir haben es gesehen (▶ S. 40) – ließ ihre Kulturen wachsen, befruchtete wie in den griechischen Stadtstaaten und der italienischen Renaissance[7] Kunst, Architektur, Dichtung, Wissenschaft und Medizin – Konkurrenz war von Beginn an ein Segen.

Umgekehrt waren zentralistisch geführte Reiche wie China vollständig von ihren allmächtigen Herrschern bestimmt; das konnte von Vorteil sein oder die Entwicklung zum Stillstand bringen. So beherrschte China unter Kaiser Zhu Di Anfang des 15. Jahrhunderts die Meere, Hunderte von riesigen Schiffen durchmaßen unter dem Kommando von Zheng He Jahrzehnte vor Kolumbus den indischen Ozean und segelten bis an die Gestade Ostafrikas. Dann verschwand das Reich der Mitte plötzlich als Seemacht: 1433 führte ein Machtkampf am chinesischen Hof zu einer völligen Neuausrichtung der Politik. China stellte die Entdeckungsfahrten ein, baute seine Flotte ab und verbot schließlich weite Seereisen.[8] Während das zerstückelte Europa Wissen, Kunst und Technik weiterbrachte, erstarrte das monolithische Riesenreich unter der Zhou Dynastie unversehens: Sein Zentralismus wurde zur Beengung.

Medical Nemesis

Der Prozess der Zivilisation brachte auch Unbill und Leid: Zunächst übertrugen die domestizierten Tiere neue Krankheiten. Wie wir heute mit Recht die Vogelgrippe fürchten, waren es seit der Umstellung der Le-

bensweise auf Ackerbau und Viehzucht immer wieder Viren, Bakterien und Parasiten, die vormals Rinder, Schweine, Hühner und Hunde befielen und zuletzt auf den Menschen übergriffen – die spanische Grippe von 1917 ist nur das letzte Beispiel einer solchen Epidemie, die mit der großen Pest von 1346 begann.[9] In den wachsenden Städten des Mittelalters verbreiteten sich Seuchen in Windeseile, die Nähe der Nachbarn in den engen Gassen, fehlende Hygiene, Handel und Kriege brachten tödliche Keime ungehindert in Umlauf und dezimierten die Bevölkerung. Anders als die Jäger und Sammler, aber auch anders als die Bewohner abgelegener Weiler, war der Städter der Renaissance kranken Mitbürgern, durchziehenden Händlern und plündernden Heeren hilflos ausgesetzt. Diese unheimliche Nähe ansteckender Nachbarn, die unbeherrschbare Macht des schwarzen Tods, das Wüten von Pocken, Typhus und Cholera blieb nicht ohne Folgen: Die Bedeutung der Heilkunst nahm in dem Maße zu wie die Seuchen ihre Opfer forderten. Die Geburt der modernen Medizin (▶ Kapitel 2) fiel nicht zufällig zeitlich mit den großen Epidemien zusammen – sie dürfte vielmehr als Antwort auf diesen Einbruch in die beste aller Welten zu verstehen sein. Not macht erfinderisch: Die Medizin wurde in den verseuchten und heimgesuchten Städten zu einem dringlichen Bedarf.

Diese Auswirkungen des urbanen Lebens zu Beginn der Renaissance waren eine notwendige, aber kaum eine hinreichende Bedingung für die darauf folgende geistige Erneuerung, die Entstehung der Wissenschaften und der modernen Medizin. Die genannten Voraussetzungen wären – zumindest bis zu einem gewissen Grade – auch in anderen Ländern gegeben gewesen. Dennoch bot gerade das zerstrittene Italien der Renaissance, wie wir sahen, beste Voraussetzungen für diesen Wandel (▶ Kapitel 2). Die Reformation, die ihr im Norden folgte, war nicht weniger wichtig; auch sie entstand in einem zerstückelten Reich rivalisierender Fürsten. An Luthers Glauben nagte bereits der heraufziehende Zweifel: »Wer weiß, ob es wahr ist?« Nicht zufällig waren viele große Denker der Aufklärung Protestanten oder Anglikaner oder entflohen den Häschern der Inquisition nach Holland und Skandinavien. René Descartes, auch er ein Flüchtiger, machte die Hinterfragung von allem und jedem zum Ausgangspunkt des neuen Denkens. In einer Welt umfassenden Zweifelns blieb ihm die Selbstgewiss-

5 Jerred Diamond: Guns, germs and steel. A short history of everybody for the last 13'000 years. Vintage, London, 2005, S. 85–93.

6 Das Gilgamesch-Epos. Neu übersetzt und kommentiert von Stefan M. Maul. C.H. Beck, München, 2005.

7 Jakob Burckhardt: Die Kultur der Renaissance in Italien. Phaidon Verlag, Wien, 1934.

8 Jerred Diamond: Guns, germs and steel. A short history of everybody for the last 13'000 years. Vintage, London, 2005, S. 412.

9 Mischa Meier Hrsg.: Pest – Die Geschichte eines Menschheitstraumas. Klett-Cotta, Stuttgart, 2005, Seite 142–161.

heit des Denkens der letzte Halt: *cogito ergo sum*.[10] Wo alles hinterfragt werden konnte, war plötzlich auch des Wort des Papstes nicht mehr die Stimme Gottes, die Kirche und ihre Konzilien konnten sich irren, der Mensch bedurfte keines Vermittlers zu seinem Herrn. Genau das war es, was es für das wissenschaftliche Denken brauchte: Eine Gedankenwelt, die aus dem Zweifel entstand.

Wissen, Fortkommen und Macht

Die Auswirkungen von Weltbildern auf den Erfolg von Kulturen sind somit unbestreitbar: Mut und Zuversicht bergender Glaubenssysteme, insbesondere der Glaube an die eigene Auserwähltheit, wie sie das Judentum und später die protestantische Prädestinationslehre vermitteln konnten, halfen schwierige Zeiten zu überstehen, Widerstände zu überwinden und die eigenen Grenzen zu sprengen – solcher Glaube versetzt Berge. Die amerikanische Lebensauffassung ist in der Folge dieser Gedankenwelt entstanden (▶ Kapitel 12). Darin angelegt war im Kern bereits der Geist der Utopie: Die Aufklärung glaubte an die Erkenntniskraft der Vernunft, die Macht des Wissens und in der Folge an einen unaufhaltsamen Fortschritt der Geschichte. Untrennbar mit diesem neuen Denken verbunden war die Idee der Freiheit und Selbstbestimmung des Menschen. Darin zeigt sich die lebenspraktische Bedeutung von Weltbildern: Während eine deterministische Weltsicht ihre Bürger das Unabänderliche still erdulden lässt, erlaubte eine durch Zufall und Notwendigkeit gestaltete Welt nicht nur eine neue Deutung ihres Sinns, sondern auch eine Gestaltung ihres Verlaufs.[11] Damit wurde die Natur und ihre Gewalten, Krankheit und Willkür nicht mehr hingenommen, sondern ließen sich verstehen, formen, ja beherrschen. Die moderne Medizin führte in ihrem Wirkungsfeld den Traum zunehmender Selbstbestimmung weiter und ist in diesem Sinne ein Kind dieses Geistes.

Wissen – und davon haben wir eingehend gesprochen (▶ Kapitel 2) – hat die Zeichen der Götter zu Naturereignissen, Symbole zu Organen, Geißeln zu Krankheiten und die Sterne von Schicksalsverkündern zu Leitgestirnen der Schifffahrt gemacht. Kolumbus nutzte auf seiner vierten Reise, als er in Jamaica mit einem von Holzwürmern zerfressenen Schiff über ein Jahr in einer Bucht unfreiwillig festsaß, sein astronomisches Wissen, um seine Expedition zu retten: Nach Wochen des Wartens wollten die Indianer den Schiffbrüchigen keine Nahrung mehr überlassen; da prophezeite er im Wissen um das anstehende astronomische Ereignis, dass die Götter den Mond zu sich nähmen, wenn die Ureinwohner seine Mannschaft nicht weiter versorgen würden. Die Mondfinsternis kam und die erschreckten Indianer brachten den Spaniern bis zu ihrer wundersamen Errettung ihr täglich Brot – Wissen ist Macht.

Was Kolumbus sanft zu nutzen wusste, wurde später mit Gewalt eingesetzt: Am 16. November 1532 trafen im Hochland Perus der Inka König Atahuallpa und der spanische Eroberer Francisco Pissarro aufeinander.[12] Atahuallpa herrschte über den größten und am weitesten entwickelten Staat des südamerikanischen Kontinents und befahl eine Armee von achtzigtausend Soldaten. Pissarro verfügte nur über einen Haufen von 168 Abenteurern, war fremd in diesem Land und über tausend Kilometer von anderen spanischen Truppen entfernt, als er in Cajamarca auf das Heer des Inkaherrschers stieß. Dennoch gelang es den berittenen, mit Stahlschwertern und Schießwaffen ausgerüsteten Spaniern in kürzester Zeit Atahuallpa gefangen zu nehmen und zu töten. Seine Krieger hatten noch nie Pferde zu Gesicht bekommen, auch hatten sie den Gewehren und stählernen Waffen der Spanier kaum etwas Vergleichbares entgegen zu setzen. Die Fähigkeit zur Erneuerung, zur Überschreitung des bisher Gewussten, die Kraft zu Visionen, schließlich zu Technik und Waffen hat die Regeln der Evolution neu geschrieben und damit die einen zu Gewinnern und versiegelte Kulturen zu Verlierern gemacht.

Diesseitiges Hoffen

Wissen hat darüber hinaus auch einen Erlösungswert – der Gedanke als Medizin. Dieses ursprüngliche Anliegen der Religionen (▶ Kapitel 1) blieb selbst den Verkündern von Gottes Tod nicht fremd. Karl Marx übernahm die Erlösung, die man vormals auf ein Leben nach dem Tod vertagt hatte, in das Ziel seiner Geschichte, die sich von Klassenkämpfen getrieben unaufhaltsam auf eine gerechte Gesellschaft der glücklich Gleichen zubewegte. Das Heil sollte erstmals in diesem Leben verfügbar, Hoffnung durch Einsicht in die Notwendigkeit eingelöst werden. Der Geist der Utopie gab der Geschichte

---

10   René Descartes: Discours de la méthode: Tome I. Bibliobazaar, Charleston, USA, 2007, p. 109.

11   Michael Hampe: Die Macht des Zufalls. Vom Umgang mit dem Risiko. Wjs Verlag, Berlin, 2006, S. 150–152.

12   Zitiert nach: Jared Diamond: Guns, germs and steel. A short history of everybody for the lats 13'000 years. Vintage London, 2005, S. 67–81.

eine heilsverkündende Richtung, ließ die Menschen in Erwartung eines besseren Lebens hoffnungsfroh in die Zukunft blicken. Wie im religiösen Hoffen war ein Paradies – wenn auch im Diesseits – durchaus mitgedacht. Dass dieser Traum der absoluten Gleichheit zuletzt den Antrieb der Geschichte entsorgte, ja die Entwicklung zum Stillstand brachte, steht auf einem anderen Blatt.

Freud, ein anderer Atheist, erwartete – wenn auch in seinen Versprechungen durchaus vorsichtiger – vom bewussten Denken verdrängten frühkindlichen Leids zumindest Linderung, vielleicht gar eine höhere Stufe menschlichen Seins, zumindest aber eine weitere kopernikanische Wendung unserer Gedankenwelt. Auch hier versprach man sich von der Einsicht in die Gesetze der Seele, von der Aufhebung der Verdrängung wenn nicht Glück, so doch Befreiung von Unbill und Leid – Erlösungsdenken auch hier.

In einer Welt, in der sich die Visionen der Vergangenheit an der Wirklichkeit zerrieben haben, wurde Gesundheit zur letzten Utopie. Nicht ohne Grund: Gesundheit, insofern sie die Dauer unseres Lebens bestimmt und die Nähe des Todes ins Unbestimmte verschiebt, wurde in einer verweltlichten Welt unversehens zur Verkündigung an sich. Die inflationäre Ausweitung des Begriffs (▶ Kapitel 13) macht diesen Wandel deutlich. Dass dabei das ursprüngliche Ansinnen der Heilkunst, das Lindern von Leiden und Schmerz, zunehmend überschritten wurde, ja wir vom Behandeln über das Heilen bis zum Verbessern gelangen, ist nicht ohne Sinn. In einer säkularen Gesellschaft, in der das diesseitige Leben zur alleinigen Möglichkeit unserer Selbstwerdung wurde, nach unserer Auflösung nichts Sicheres verbleibt (▶ Kapitel 15), wurde uns die Heilkunst zur wirksamsten Linderung der Angst vor dem vorzeitigen Tod. Immer früher werden Anzeichen drohender Krankheit erfasst, Check-up-Kliniken wurden zu einem rentablen Wirtschaftszweig, Vorbeugung gehört zu den Ritualen der heutigen Lebenswelt.

Selbst das Sterben ist den Kirchen entglitten und wurde zur Aufgabe der Ärzte: In der Klinik stirbt sich's leichter, die moderne Medizin erspart uns Leid und Schmerz. Die heutige Heilkunst hat dafür ein neues Fach, die palliative Medizin, geschaffen. Grundlegende Antriebe menschlichen Hoffens[13] werden heute von der Heilkunst abgedeckt. Damit geriet uns unser Wünschen über alle Grenzen hinaus; auch das Paradies ist im Be-griffe, säkularisiert zu werden. Neben der Gesundheit selbst wurde das gesamte Leben von diesen überhöhten Erwartungen erfasst. Was in alten Zeiten Kirche und Philosophie zu richten wussten, wird heute von der Medizin erwartet: Die Medikalisierung des Lebens ist die zwingende Folge der modernen Gedankenwelt.

Behinderungen und Verbote

Unsere Welt aber ist nicht nur von Erwartungen und Hoffnungen getragen. Aberglauben und Angst behinderte seit jeher Überleben und Weiterkommen: Das wilde Denken der Naturvölker ließ sie in ihrem Glauben an dunkle Kräfte Gefahren übervorsichtig meiden, Tabus haben ihr Denken und Handeln zum Stillstand gebracht. Beim Ausbruch des Vesuvs im Jahre 79 nach Christus überlebten nicht die Bewohner Pompeis, die an ihrem Hausaltar Jupiter, dessen Zorn sie fürchteten, Opfer brachten, sondern diejenigen, die das Ereignis als Naturkatastrophe verstanden und sich rechtzeitig in Sicherheit brachten.

Auch eine Gesellschaft wie die indische, die sich in Kasten einschloss, hat ihre eigene Entwicklung beschränkt, und gerade die Begabtesten auf das nächste Leben vertröstet. Das Unabänderliche dieser Weltbilder ließ die Zuversicht falsch Geborener verkümmern und verbot auch den Mutigsten, das scheinbar Unmögliche zu wagen. In dieser Gedankenwelt ruht alle Hoffnung auf einer höheren Wiedergeburt und nicht in der Kraft des eigenen Tuns. Der Glaube an das Ursprüngliche als das unabänderlich Gottgewollte ließ selbst Gemeinden der neuen Welt wie die Amishen Wiedertäufer in der Zeit ihrer Vorväter verharren (▶ S. 166–167).

Selbst das theologisch begründete Gefühl eigener Überlegenheit kann sich gegen die Gläubigen wenden, wenn es von einer ein für allemal gültigen Wahrheit lebt: Diese Haltung ließ die Araber anderen Völkern und deren vernunftbasiertem Denken und seinen Erzeugnissen mit Herablassung, ja Verachtung begegnen, was sich zuletzt als Behinderung ihrer selbst erwies.[14] Wer noch heute Zweiflern mit ewigem Höllenfeuer droht, erstickt Erneuerung im Keim. Damit ließ diese Gedankenwelt nicht nur kriegstechnisch wichtige Entwicklungen wie das Metermaß und in der Folge genaue Landkarten, das Schießpulver, Kanonen und Dampfschiffe an sich vorbeiziehen, sondern sie ließ mit ihrer Ablehnung des Buchdrucks auch das Wissen anderer

---

13   Sigmund Freud: Die Zukunft einer Illusion. Fischer Taschenbuch Verlag, Frankfurt 1993, S. 107–160.

14   Carl Lewis: Der Untergang des Abendlandes. Warum die islamische Welt ihre Vormacht verlor. Gustav Lübbe Verlag, Bergisch Gladbach, 2002.

Kulturen ungenutzt. Seit dem 15. Jahrhundert haben islamische Rechtsgelehrte die Einführung der Buchpresse in ihrem Kulturkreis behindert, da ihnen das Drucken profaner Schriften neben dem heiligen Koran als Sakrileg erschien[15]; die Folgen für die arabische Kultur, Wissenschaft und Technik sind bis heute spürbar. Nicht nur wurden ihre Bürger, vorab die Frauen spät und bis heute ungenügend alphabetisiert[16] und als Folge in der arabischen Welt ein verschwindend kleiner Teil der Weltproduktion an Büchern veröffentlicht und kaum Patente angemeldet, auch für das moderne Leben selbstverständliche Errungenschaften vom Auto über die Ölförderungstechnik bis zum Handy, dem Computer und heutigen Medizin müssen aus dem ungläubigen Ausland bezogen werden. Selbst der Stoff, mit dem sich die radikalen Verlierer in die Luft sprengen, entstammt der Kultur des verhassten Westens (▶ Kapitel 3). Während die westliche Welt sich in der Renaissance, Reformation und Aufklärung erneuerte (▶ Kapitel 2) und dank einer Umdeutung der mosaischen Unterscheidung von wahr und falsch naturwissenschaftliches Wissen und die moderne Technik schuf, verharrte die islamische Welt in anhaltend gültigen Offenbarungswerten aus dem siebten Jahrhundert. Mit dem *world wide web* hat sich westliches Gedankengut in der flachen Welt[17] eine aufdringliche Gegenwärtigkeit verschafft; unaufhaltsam dringt seither das Denken des Abendlandes einem Wasserbruch gleich in die feinsten Ritzen anderer Welten – nicht nur zur Freude ihrer Fahnenträger, ja der Rückfall in fundamentales Denken kann als Reaktion auf diese Bedrohung verstanden werden.

Narzisstische Kränkungen

Die Nachwirkungen eines nach anfänglichen Erfolgen enttäuschten Überlegenheitsanspruchs der jüngsten Weltreligion, wurde unlängst nicht nur für den Islam, sondern auch für den Rest der Welt zum Problem: Der Stillstand der islamischen Welt war kaum mit dem Selbstbild einer durch eine höhere Macht zugesicherten Auserwähltheit in Einklang zu bringen.[18] Die Beflüge-

lung durch die frohe Botschaft des Korans erwies sich als theologische Falle; ja, der Niedergang der letzten Jahrhunderte wurde zur narzisstischen Kränkung einer Kultur, die sich ursprünglich als geschichtlich logische Fortsetzung der judäischen und christlichen Gedankenwelt auf höherer Stufe verstand. Hans Magnus Enzensbergers radikaler Verlierer, der in seiner Verbitterung alle mit in den Abgrund ziehen will, lässt sich aus dieser Entwicklung verstehen.

Gewiss, auch das christliche Weltbild musste zahlreiche narzisstische Kränkungen ihrer Meisterdenker verkraften: Zunächst die Entthronung der Erde als Zentrum des Universums, ein Prozess, der nicht ohne Schmerzen verlief. Giordano Bruno büßte dafür auf dem Scheiterhaufen und Galileo Galilei musste vor der unheiligen Inquisition widerrufen. Nach dieser kopernikanischen Wende begann man sich in der Folge des Erdbebens, das am 1. November 1755 Lissabon zerstörte und Tausende Unschuldiger in den Tod riss, auch von der Idee einer von einem allseits gütigen Schöpfer gelenkten besten aller Welten zu verabschieden. Dann musste dank den Fortschritten der modernen Biologie die Auflösung der Grenze zwischen Tier und Mensch zur Kenntnis genommen werden und im letzten Jahrhundert schließlich folgte die Entmündigung des Ichs durch das Unbewusste und seine unbeherrschten Triebe, zunächst durch die Psychoanalyse und in jüngster Zeit die Neurowissenschaften. Heute steht selbst der freie Wille zu Debatte.[19] Der Zerfall des deterministischen Weltbildes brachte in der Quantenphysik und in ihrer Folge in der Meteorologie und Medizin selbst Ursache und Wirkung in Verruf und ließ uns mit der Wahrscheinlichkeit zurück (▶ S. 19–20). Doch es waren Kränkungen, die sich aus der eigenen Gedankenwelt ergaben; zudem überzeugte und tröstete der praktische Erfolg, der sich mit diesen Neuerungen ergab, über die selbstgeschaffenen *Ent*täuschungen hinweg.

Zuletzt bleibt unerforscht, warum einige Kulturen Grenzüberschreitungen selbst gegen ihre heiligen Schriften wagten, anscheinend nicht hinterfragbare Wahrheiten entlarvten, eine Selbsterneuerung zustande brachten und andere nicht. Paradigmatisch für alle rechthaberischen Ideologien und dogmatischen Religionen fasst die Eroberung Alexandrias durch den Islam im Jahre 642 nach Christus die letztere Haltung zusammen: Als ihn sein Feldherr Amre ibn al-As,

15 Zitiert nach: Hans Magnus Enzensberger: Schreckensmänner – Versuch über den radikalen Verlierer. Suhrkamp, Frankfurt, 2006, S. 33.

16 Youssef Courbage, Emmanuel Todd: Die unaufhaltsame Revolution – Wie die Werte der Moderne die islamische Welt verändern. Piper, München 2008.

17 Thomas Friedman: The world is flat. A brief history of the twenty-first century. Farrar, Straus and Giroux, New York, 2005.

18 Efraim Karsh: Imperialismus im Namen Allahs. Von Muhammad bis Osama bin Laden. Deutsche Verlagsanstalt München, 2007.

19 Benjamin Libet: Mind time – Wie das Gehirn Bewusstsein produziert. Suhrkamp, Frankfurt, 2005.

der soeben die Stadt erobert hatte, fragte, was mit der Bibliothek Alexandriens, in der das gesamte Wissen des Altertums lagerte, zu tun sei, soll der Kalif Umar ibn al-Chattab der Überlieferung nach – ob es historisch verbürgt ist oder nicht ist hier unerheblich, es zählt vielmehr der Sinn der Erzählung – geantwortet haben: »Wenn die Bücher das gleiche lehren wie der Koran, dann sind sie ohne Nutzen. Wenn sie nicht mit dem Buch übereinstimmen, muss man sie vernichten.«[20] Der Legende nach soll man sechs Monate lang die Bäder der Stadt mit den literarischen Schätzen der Antike beheizt haben. Wer alles zu wissen glaubt, für die Gedanken anderer nur Verachtung übrig hat, kann nichts entdecken. Umgekehrt hat der Siegeszug des Zweifels, die Wiederentdeckung der Neugier und damit der Kunst gelehrten Fragens, die Fähigkeit, gegen herkömmliche Weisheit zu denken, und nicht zuletzt seinen eigenen Augen gegen Hergebrachtes zu vertrauen anhaltende Paradigmenwechsel[21] (▶ Kapitel 5) – zu deutsch neue Sichtweisen – und in ihrer Folge Wissen und Entwicklung mit sich gebracht.

Die Anfänge der Medizin

Für die Medizin lag die Sache nicht anders: Nach hilflosen Anfängen gelang ihr in der Renaissance der Durchbruch zur Wissenschaft (▶ Kapitel 2). Ansätze dazu ergaben sich interessanterweise in monotheistischen Kulturen, zunächst mit Galen im spätrömischen Reich und christlichen Mittelalter. Nach Mohammeds Tod, als das islamische Reich seine größte Ausdehnung erreichte, erlebte die arabische Medizin ihren Höhepunkt. Die Aufbruchsstimmung der neuen Gedankenwelt befruchtete zunächst das Denken: Ärzte wie Abu Bakr Muhammad bin Zakariya al Razi (825–925, genannt Rhases), Hakim Ibn Sina (980–1037, latinisiert Avicenna) und Abulcasis, der Hofarzt des Kalifen zu Córdoba, priesen die Heilkraft von Kaffee, Weihrauch, Rhabarber, Honig und Morphin, und beschrieben erste Schritte zur Extraktion der Ingredienzien vieler Heilkräuter. Arabisch stämmige Worte wie Alkohol, Alkali, Elixier und Sirup machen den Einfluss islamischer Wissenschaft an christlichen Universitäten deutlich. Avicennas *Al-Qanun* (Kanon der Medizin) wurde noch Jahrhunderte später auch im Abendland als Lehrbuch empfohlen. Rhases hatte als erster Pocken und Masern

als ansteckende Erkrankungen erkannt und Alauddin Ibn an Nafis (1210–1288), der als Arzt am Al-Mausouri Spital in Kairo lehrte, hatte Jahrhunderte vor Servet und Harvey den kleinen Kreislauf beschrieben.

Die Heilkunst des Abendlandes hatte zunächst diese arabischen Einflüsse aufgenommen, entwickelte sich dann aber, einmal von den Fesseln des Mittelalters befreit, im Geiste der Aufklärung auf eigene Weise (▶ Kapitel 2). Von der magischen Heilkunde bis zur mosaischen Unterscheidung naturwissenschaftlichen Denkens waren die Auswirkungen des neuen Denkens in der westlichen Medizin nicht weniger bedeutsam als in Physik, Chemie und Biologie. Die Anwendung des in den Grundlagenwissenschaften gewonnenen Wissens auf Mensch und Gesundheit hat das Leben im Westen mehr verändert als irgendetwas zuvor.

Was brachte die Medizin des Westens auf so beindruckende Art weiter? Zunächst gewiss der Rückgriff auf die eigenen Sinne, die Auseinandersetzung mit der Wirklichkeit – wir haben es gesehen (▶ Kapitel 2 und 5) – und nicht das Verharren in ewig Gültigem und Überliefertem, gab der westlichen Heilkunst Richtung und Antrieb, während die islamischen Ärzte wie die Magier Afrikas, aber auch die Jünger von Hahnemanns Homöopathie in Vorzeiten hängenblieben. Um vorwärts zu kommen, muss man sich irren können: Wie im Labyrinth muss man in Sackgassen umzukehren lernen, wiederholt den vermeintlich richtigen Weg in Angriff nehmen, um zur Mitte zu gelangen. Nur ein Denken, das sich mit der Wirklichkeit auseinandersetzt, ja mit Auge, Messer und Mikroskop in sie eindringt und auf sie hört, kann sich ihr nähern, das Gegebene verstehen und schließlich gestalten.

Für die Medizin war zudem die Wiederentdeckung des Leibes entscheidend – um zu erkennen muss man hinsehen können (▶ Kapitel 2). Die räumliche Darstellung des Körpers, seiner Muskeln, Gelenke und Formen in Bild und Stein, wie sie die Künstler und Anatomen der Renaissance zustande brachten, fehlte in den flachen Gemälden des Mittelalters wie der manierierten Malerei der arabischen Welt. Während im Petersdom die *Pietà* von Michelangelo das Sehen der Menschen veränderte, zierten andere Tempel kunstvolle, aber bildlose Muster. Die bis heute anhaltende Verhüllung des Körpers im arabischen Kulturkreis tat das Ihre – was man versteckt, lässt sich nicht erforschen.

Der westliche Geist hat die Medizin von den Mythen und Metaphern bis zu den Formeln moderner Wissen-

---

20 Paul J. Blumenthal: Szenen, die Geschichte machten. CD 1, Die Eroberung Alexandrias, Audio Media Verlag, 2004.

21 Thomas S. Kuhn: Die Entstehung des Neuen. Studien zur Struktur der Wissenschaftsgeschichte. Suhrkamp Verlag, Frankfurt 1977.

schaft gebracht. Mit jedem Schritt hat sie die Weite der Symbole, die beflügelnde Kraft der Unschärfe eingeengt auf die nüchterne Genauigkeit wissenschaftlicher Begriffe. Das wilde Denken und mit ihm Zauber und Magie wurden zurückgedrängt; für Erklärungen außerhalb unserer sinnlichen Erfahrungen blieb zunehmend weniger Raum – die Prüfung an der Wirklichkeit und damit die ständige Erneuerung des Wissens war das Entscheidende. Als praktisch-instrumentelle Wissenschaft hat die Medizin des Abendlandes als Folge dieser gedanklichen Wende und durch Nutzung des entstandenen Wissens viele Geißeln der Menschheit besiegt und – zusammen mit der Hygiene (▶ S. 15–16) und besserer Ernährung – eine beeindruckende Verlängerung unserer Lebensspanne erreicht. Damit haben sich die Erwartungen stark erweitert, ja scheinen mit anhaltendem Erfolg ins Unermessliche zu wachsen. Gesundheit im umfassenden Sinne als körperliches, seelisches und soziales Wohlbefinden (▶ Kapitel 13) hat sich zum Wert an sich entwickelt und ist im Begriff sich in Bereiche auszudehnen, die sich ehedem im festen Besitz von Religion und Berufsdenkern fanden – kurz, ein medikokratisches Zeitalter bricht an.

Damit hat die Medizin gewonnen und verloren: Gewonnen hat sie an Möglichkeiten; bei allen Beschränkungen ist sie überzeugend wirksam geworden. Verloren hat sie an Ausstrahlung, sie ist profaner geworden. *Profanus*, im Lateinischen das vor dem heiligen Bezirk Liegende bezeichnend[22], umschreibt die Lage ärztlichen Handelns in unserer Zeit: Weltlich, nicht dem Gottesdienst dienend, kaum berauschend und sicher nicht entrückt, vielmehr alltäglich und gewöhnlich, dafür aber auch beeindruckend brauchbar ist sie geworden, die ärztliche Kunst unserer Tage. Sie hat die Erwartungen der Aufklärung eingelöst: Der Mensch ist auch was seinen Körper betrifft aus der Unwissenheit herausgetreten, hat Archaisches und Aberglauben hinter sich gelassen und seine Hülle, ihren Bau und ihr Leben nach und nach erfasst und sein Schicksal auch körperlich in die Hand genommen. Kranksein ist uns vom Schicksal zur Panne geworden, der Körper entsprechend von einer auf der letzten Stufe des Seins entbehrlichen Hülle einer unsterblichen Seele zur unverzichtbaren Maschine – daher die beherrschende Rolle der Wissenschaft, die sich mit ihrer Erhaltung befasst. Diese Medikalisierung des Lebens hat die Banalisierung der Medizin vo-

rangetrieben; jeder – nicht wie einst nur Auserwählte – ist im Dienste der Gesundheit tätig, vom Apotheker, Ernährungsberater, Drogisten bis zum *fitness club* Betreiber und zum Hotelier, der einen *wellness* Bereich bietet. Man isst heute nicht mehr alleine, um satt zu werden, man isst für seine Gesundheit: Vitamine für ein gesundes Herz, obwohl sie nichts nützen[23], gedörrte Früchte gegen hohen Blutdruck, Broccoli für die Haut, nach dem Motto »iss dich schön«, Granatäpfel gegen das Altern, Soja, um sich wohl zu fühlen – die neue Prüderie ist medikokratisch gestaltet. Wer traut sich noch zu essen, was ihm beliebt? Diese Ausdehnung gesundheitlichen Handelns in alle Lebensbereiche hat nach einem langen Umweg ins Profane die Medizin in der säkularisierten Welt unerwarteterweise wieder weltanschaulich bedeutsam gemacht. Nach dem Lindern und Heilen, der durch Vorsorge bedingten beeindruckenden Verlängerung unserer Lebenszeit, fasziniert und ängstigt uns die stetige Ausweitung, ja das Gestalten, die sich abzeichnenden schöpferischen Züge der Heilkunst unserer Tage – und dies erfordert eine Rückbesinnung auf ihr eigentlichstes Ziel.

Die Folgen des Wissens

Dass der Mensch sich über sich zu beugen begann, war – wie wir gesehen haben (▶ Kapitel 1) – eine Wende mit ungeahnten Folgen: Die Reflexion brachte nach einer ersten Verunsicherung die Macht des menschlichen Hirns zum Tragen; wir gehen davon aus, dass sich im Übergang von den Hominiden über den *Homo erectus* zum heutigen Menschen das Volumen der Hirnrinde verdoppelte. Die Auswirkungen waren bedeutsamer als irgendetwas zuvor. Gewiss, die Entwicklung kräftiger Muskeln und scharfer Zähne brachte den damit gesegneten Tieren vom Hai bis zum Krokodil und Tiger beträchtliche Vorteile im Kampf ums Überleben. Mit der Weiterentwicklung des Hirns und in der Folge des Denkens, Sprechens, Planens und Schaffens hat sich der Mensch trotz seines schwächlichen Körpers und stumpfen Gebisses in der Evolution im Kampf ums Überleben durchgesetzt, ja eine Überlegenheit erreicht, die seinesgleichen sucht. Ohne Zweifel haben Viren und Bakterien und nicht zuletzt die Nager von der Ratte bis zur Maus sich auch beeindruckend verbreitet – und im Mittelalter haben sie als Überträger der Pest die Bevölke-

22 Duden. Das große Wörterbuch der deutschen Sprache. Dudenverlag, Mannheim, 1978, Band 5, S. 2047.

23 Heart Protection Study Collaborative Group: MRC/BHF heart protection study of antioxidant vitamin supplementation on 20536 high-risk individuals: A randomized placebo controlled trial. Lancet 360, 23–33, 2002.

rung Europas dezimiert[24]; schließlich verstand es aber nur der Mensch – entsprechend Jahwes Rat – gestalterisch in die Natur einzugreifen, zunächst mit seinen Händen, dann mit Werkzeugen, Waffen und schließlich mit einer sich an den Gesetzen der Natur anlehnenden Technik, deren Möglichkeiten noch keineswegs ausgeschöpft sind. Heute sind wir soweit, dass wir die Zusammensetzung der Materie, die Gesetze der Natur, den Code des Lebens entschlüsselt haben, ja uns zunehmend selber verstehen und gar zu erschaffen beginnen – der Selbstwahrnehmung folgt die Selbstgestaltung auf dem Fuß.

Erklären und Verstehen

Was Naturwissenschaft zunächst leistet, ist das *Erklären* natürlicher Ereignisse. Warum fällt der Apfel vom Baum? Newton hat uns mit der Schwerkraft die Erklärung gegeben. Wie kommt der Blitz zustande? Seit Maxwell verstehen wir dieses Naturereignis als elektrische Entladung; wir brauchen uns keinen tobenden Gott vorzustellen, der in seiner Wut mit Blitz und Donner um sich schlägt – das Wetter verlor seinen Schrecken. Ein Unwetter wie es Luther am 2. Juli 1505 zu einem lebensbestimmenden Gelübde bewog, lässt uns gelassen Scheibenwischer oder Schirm benützen.

Dann: Wie hat sich der Mensch entwickelt? Nach der Schöpfungsgeschichte hat uns Darwins Abstammungslehre mit dem Gedanken der Evolution, der Entwicklung der Arten – und so auch des Menschen – aus einfachsten Ursprüngen zu immer höheren Lebensformen nach dem Prinzip von Auslese, Anpassung und dem Überleben des Stärkeren unsere Herkunft neu gedeutet: Zufall und Notwendigkeit und nicht länger ein gestaltender Schöpfer wurden zu den Prinzipien des Lebens – eine Vorstellung, welche durch die Entdeckung einer universellen Erbsubstanz und der Gesetze der Genetik zur neuen Gewissheit wurde.

Schließlich: Warum wurde der Mensch von Seuchen heimgesucht, warum mussten in der scheinbar besten aller Welten Tausende der Pest oder Schwindsucht zum Opfer fallen? Diese Frage hat nach dem Tuberkulosetod seiner Lieblingstochter Annie im Alter von nur zwölf Jahren auch Darwins Glauben an einen allseits gütigen Gott erschüttert. Nach metaphysischen Erklärungen hat die Entwicklung des Mikroskops uns die verborgene Welt der Mikroben eröffnet; nacheinander wurden das

Mykobakterium tuberculosis, Yersinia pestis und das *Vibrio cholerae* als Urheber der größten Seuchen ausgemacht. Die Geißeln der Menschheit verloren ihren höheren Sinn, plötzlich wurde man durch Pech oder Zufall und nicht länger durch Fügung Opfer eines virulenten Keims – vom Schicksal zum Missgeschick. Todbringende Krankheiten, die über Jahrhunderte viele – und nicht zuletzt die Besten von Chopin bis Kafka – dahingerafft hatten, wurden durch diese Profanisierung des Ungeheuerlichen mit Sauberkeit vermeidbar und durch Antibiotika heilbar – ein beeindruckender Fortschritt. Insofern das *sapere aude*[25] naturwissenschaftliche Erkenntnis wie die Nutzung des dabei gewonnenen Wissens Technik und Medizin ermöglichte, hat die Aufklärung ihr Versprechen eingelöst.

Sehnsucht nach Geborgenheit

Dennoch bleibt die berechtigte Frage: Bei allem Erklären, *verstehen* wir die Sache wirklich? Es sind diese Fragen, die versteckt hinter den Erklärungen lauern, die uns weiter plagen. Gedankenmedizin geht über naturwissenschaftliches Erklären hinaus: Warum leben wir und für was? Wer hat das Planetensystem, die Evolution in Gang gesetzt und zu welchem Zweck? Natürlich, die Erde kreist um die Sonne, das Universum dreht sich unaufhörlich um sich selbst und dehnt sich stetig dabei aus – doch warum und wozu? Und zuletzt: Was wollen und sollen wir auf dieser Welt? Kein Zweifel, wir haben uns aus Einzellern, Fischen über die Amphibien und Reptilien zu Säugern und zuletzt zu Primaten entwickelt – doch unserem Empfinden gemäß sind wir einfach da, ohne Erklärung scheinbar sinnlos in diese Welt geworfen: Worin liegt das Ziel?

Wir trachten nicht nur danach, Naturereignisse zu beschreiben, ihre Abfolge vorauszusagen und aus diesem Wissen Technologien zu entwickeln; wir wollen auch Antworten auf die Frage nach dem Sinn – ohne Gedankenmedizin kommt der Mensch nicht aus. Erklärungen geben uns Antworten, doch stillen sie nicht unsere Sehnsucht nach Geborgenheit – wir sind nicht sehr verlässlich zu Haus in der naturwissenschaftlich gedeuteten Welt.[26] Wir möchten nicht ein Zufall, vielmehr ein Glücksfall der laufenden Ereignisse sein – die Willkür des rationalen Weltbildes ergibt keinen Halt. Ein durch Zufall und Notwendigkeit bestimmter Verlauf der Ereignisse, wie ihn die Evolutionstheorie und in

---

24 Mischa Meier Hrsg.: Pest – Die Geschichte eines Menscheitstraumas. Klett-Cotta, Stuttgart, 2005.

25 Lateinisch für: Wage es zu wissen.

26 Rainer Maria Rilke: Werke in drei Bänden, Band 1, Gedicht-Zyklen, Erste Duineser Elegie, Inselverlag, Frankfurt am Main, 1966, S 441.

ihrer Folge die moderne Medizin versteht, erscheint uns kalt, gefühllos und brutal: Man friert in dieser Welt.

Entgegen den Erwartungen hat daher – gewissermaßen als Nebenwirkung, wie wir sie von starken Heilmitteln kennen – die vernunftbasierte Gedankenwelt der Moderne ein Aufbäumen religiösen Eifers (▶ auch Kapitel 12), ja einen neuen Aberglauben mit sich gebracht. Gott würfelt nicht, während die Teilchenphysik,[27] Genetik und naturwissenschaftliche Medizin im Zufall einen wichtigen Gestalter sieht – mit dem neuen Denken vertiefte sich unerwarteterweise nicht nur das Wissen, sondern auch die Ungewissheit. Der kognitive Imperativ des menschlichen Geistes, der fast schon zwanghafte Hang, für alles und jedes eine Erklärung zu finden, läuft in dieser stochastischen Sichtweise ins Leere; wir sehnen uns nach der Weitsicht einer Vorsehung, die alles im Innersten zusammenhält. Trotz beeindruckendem Wissenszuwachs bleibt in der naturwissenschaftlich gedeuteten Welt vieles unbeantwortet, ja in einer Welt, in der es den Zufall gibt, lässt sich nicht für alles eine Antwort finden. Wie in einem Schweizer Käse die Löcher, finden sich weiterhin Deutungslücken in unserer neuen Sicht des Lebens und der Dinge. Dennoch besteht das Bedürfnis eines jeden nach Erklärungen zur eigenen Lebenszeit, man kann nicht warten, bis dass der Anspruch der Forschung sich erfüllt – Gedankenmedizin blüht dort, wo die Vernunft nicht hinreicht. Genau hier setzt auch Glauben ein, weil er leistet, was Wissen noch nicht vollbringen kann. Entgegen den Erwartungen der Aufklärung erhielt sich daher der Bedarf nach umfassenden Antworten über unsere Lebenswelt wie die Frage nach dem Sinn.

Was sollen wir tun?

Als Folge solcher Gedanken gelangen wir zum Nächsten: Wie wir vom Erdulden des sich Ereignenden zum Handeln kamen, stellte sich die Frage nach den Auswirkungen unseres Tuns. Die Unzahl unserer Möglichkeiten, die schiere Vielfalt unserer Wege und Unbegrenztheit unserer Entscheidungen ließ uns schwindeln. In der Heilkunst, die sich seit jeher mit dem Menschen selbst befasst, zwingt uns die Entwicklung des Wissens und Könnens zur Auseinandersetzung mit ihren Folgen. In ihr verschärfen sich ethische Fragen: Was bringt uns die Medizin, wenn sie nicht mehr nur lindert, son-

dern heilt, unser Leben verlängert, ja seine Vervollkommnung erstrebt? Ist das ihr Ziel?

Der Sündenfall der Medizin war bereits in den Mythen der Griechen angelegt. Der Göttervater der Antike sah die heutige Entwicklung voraus: Zeus fürchtete ob der sagenhaften Heilkunst des Asklepios, der selbst Tote zu erwecken wusste, dass bald kein Mensch mehr sterben werde. Darauf schleuderte er einen Blitz, um den Gott der Heilkunst zu töten. Was bleibt den Göttern, wenn der Mensch sich zur Unsterblichkeit erhebt? Die Angst, die Grenzen des Erlaubten überschritten zu haben, gehört von Anfang an ebenso zur Medizin, wie die Vertreibung aus dem Paradies mit der Bewusstwerdung des Menschen verbunden ist.

So kommen wir zur nächsten Frage: Beschränkt sich das Geschäft des Arztes auf das Erkennen, Lindern und Heilen, auf das Wiederherstellen des Wohlbefindens, oder gibt es etwas, was darüber hinausweist, das ungefragt dazugehört, eine Meta-Medizin gewissermaßen? *Meta*, griechisch für zwischen, inmitten, aber auch für nach und später, findet für Fragen Verwendung, die sich im Anschluss an Erklärungen stellen, beispielsweise in der Metaphysik. In der Heilkunst wäre dies die Frage, wo die Medizin anfängt und wo sie endet, ob es Grenzen der Forschung gibt und wo sie liegen, ob alles was machbar ist auch gemacht werden soll. *Meta* kann aber auch Verwandlung und Umwandlung meinen, etwa Metamorphose, das Werden eines Schmetterlings aus seinem Kokon. Meta-Medizin umfasste demnach nicht nur Werten, sondern auch Lenken und Gestalten – der gute Arzt wäre aus dieser Sichtweise nicht nur ein begnadeter Heiler, sondern auch ein verantwortungsvoller Gestalter seines Fachs.

Fort-schritt kann man – wie die Fundamentalisten, die sich an das Ursprüngliche als das den Vorvätern Offenbarte und somit ein für allemal Gegebene halten – als ungebührliches Überschreiten anerkannter Grenzen, als ein Abkommen vom rechten Weg und Entfernung von unseren Ursprüngen oder – in der Tradition der Aufklärer – als Ausrichtung auf ein erstrebtes Ziel und als Mittel zur Selbstwerdung sehen. Die Preisfrage der *Académie de Dijon* aus dem Jahre 1749, ob die Fortschritte der Künste und Wissenschaften dazu beigetragen hätten, die Sitten zu verderben oder zu bessern[28]

---

27 Ein Satz Albert Einsteins zum Vorschlag von Niels Bohr, dass sich der Zerfall von Atomteilchen nicht streng berechnen lasse, vielmehr vom Zufall bestimmt sei. Zitiert nach: Rudolf Taschner: Zahl, Zeit, Zufall: Alles Erfindung? Ecowin.Salzburg, 2007, S. 88.

28 Jean-Jacques Rousseau: Abhandlung über die von der Akademie zu Dijon gestellte Frage, ob die Wiederherstellung der Wissenschaften und Künste zur Läuterung der Sitten beigetragen habe. In: Sozialphilosophische und politische Schriften. Artemis und Winkler Verlag, Düsseldorf und Zürich 1996, S. 11.

(▶ S. 24), beschäftigt uns weiter; die Frage drehte sich damals wie heute nicht um die Wissenschaft und Medizin als solche, sondern um ihre Auswirkungen. Gewiss, der Weg des Wissens ist im Rückblick eine beeindruckende Erfolgsgeschichte: Nicht nur haben wir den Lauf der Gestirne und die Entstehung des Menschen erfasst, wir sind auch in uns selbst gedrungen, in die Zellen, aus denen wir bestehen (▶ S. 88), kennen die Rolle von Herz, Hirn und Nieren in unserem Körper, lindern und heilen, ja können selbst auf den Mond fliegen. Doch die Hoffnungen der Aufklärung haben sich nicht vollumfänglich erfüllt: Neben vielen Segnungen brachte Wissen auch Tod und Zerstörung – immer verderblichere Waffen, Kriege mit im Laufe der Geschichte ins Unermessliche steigenden Gefallenenzahlen, Umweltschäden bis zur drohenden Selbstvernichtung unseres Planeten durch selbsterschaffene Abfälle, die entfesselte Atomkraft und die Erwärmung der Atmosphäre. Das damit erneuerte Unbehagen mit der Kultur sparte auch die Heilkunst nicht aus: Ähnliches befürchten wir heute von der modernen Medizin, gerade weil sie technisch so erfolgreich ist und sich anschickt zu dem vorzudringen, was die Natur im Innersten zusammenhält.

Vorschnelle Antworten

An was sollen wir uns halten? Wo ist die Grenze (so es sie gibt), die uns bei unseren Entscheidungen als Leitlinie dient? Vieles wurde im Laufe der Geschichte herangezogen, zuvorderst ein allmächtiger Gott, eine transzendente Macht, die als nicht zu hinterfragender Gesetzgeber scheinbar unverrückbar Werte begründete. In dieser Welt fielen die Gesetzesrollen vom Himmel, wurde den Propheten die Offenbarung durch einen Erzengel in die Feder gesprochen. Diese Werte waren in Stein gehauen, vermittelten eine Unverrückbarkeit, die uns heute – zumindest in der westlichen Welt – nicht mehr zur Verfügung steht.

Genau besehen vermögen uns die heiligen Schriften keine Antworten zu liefern. Zwar verbieten uns die zehn Gebote das Töten, an anderer Stelle fordert der alttestamentarische Gott das Steinigen Andersgläubiger, ja selbst die eigenen Brüder, Frauen und Kinder wurden nicht ausgenommen, wenn sie vom rechten Pfad abwichen. Abrahams Tat würde heute nicht mehr als gottesfürchtig bewundert, vielmehr als Kindsmissbrauch eingestuft. Im Neuen Testament wurde zwar die Liebe zum Nächsten das Entscheidende, die Strafe für die Sünder nach der Rückkehr des Herrn bleibt aber weiterhin drakonisch. Eine Ethik, die nur für Rechtgläubige gilt, kann uns in einer globalen Welt nicht leiten. Auch nehmen weder Bibel noch Koran zu den brennendsten Problemen der Moderne Stellung: Zu ihrer Zeit gab es weder Überbevölkerung noch Überalterung, weder eine lebensformende Technik noch eine atomare Bedrohung, weder ein Verständnis des Körpers oder seiner Organe (▶ Kapitel 2), noch wirksame Medikamente, keine *in vitro*-Fertilisation noch Gentechnik oder die Neuropharmakologie der heutigen Tage.

Rousseau griff Jahrhunderte später auf einen anderen Halt zurück; seine Antwort auf die Frage der *Académie* war – wir haben es gesehen (▶ Kapitel 1) – eindeutig und klar: Der Fortschritt wurde ihm zum Irrweg, zur Abkehr von unseren Wurzeln, zur Verleugnung unserer Eigentlichkeit und unserer Ursprünge. Sein deklamatives »retour a la nature« wurde viel gehört, blieb aber bis heute untauglich, weil es von einer romantischen Vorstellung der Natur ausging und eine Erlösung durch Ursprünglichkeit vorspiegelte, die es niemals gab. Rousseau stellte Diderots Denken der Hinterfragung als Ausgangspunkt der Aufklärung, dem Glauben an die Segnungen des Zweifels und der Vernunft, die Unmittelbarkeit und Unbefangenheit des Naturmenschen entgegen, gestaltete den edlen Wilden zu seinem Ideal. Doch die Rückkehr in das verlorene Paradies ist nicht zu haben; zwar war die Reflexion das einschneidendste Ereignis in der Geschichte des Menschen (▶ Kapitel 1), eine unberührte Natürlichkeit lässt sich aber nicht zurückgewinnen, weil die Bewusstwerdung ein unumkehrbares Ereignis ist. Die Diskussion kann daher nicht an der verlorenen Natürlichkeit ansetzen, sie muss sich vielmehr um die Gestaltung des sich unaufhaltsam Ereignenden, um die Bewältigung der Veränderungen unserer Lebenswelt kümmern. Rousseaus Haltung ist Ausdruck des Unbehagens in der Kultur, wie sie sich auch heute in der Bewegung der Grünen in Europa wieder findet; Natürlichkeit und Ursprünglichkeit gewann angesichts schwindelerregender Selbsterschaffenheit neuen Glanz.

Natur als Halt

Nach dem göttlichen Wort kam daher die Natürlichkeit, auf die nicht nur Rousseau, sondern auch Denker von Aristoteles bis zu Fukayama[29] zurückgegriffen. Doch dieser Rückgriff schafft keinen festen Grund: Die Vorstellung von der Natur als etwas Festem, als ein für

---

29 Francis Fukayama: Das Ende des Menschen. Deutsche Verlagsanstalt, Stuttgart – München, 2002, S. 184–207.

allemal gegebener Ursprung unseres Seins, als etwas verbindlich Geschaffenem, an das wir uns halten könnten, baut auf Sand. Die Evolution hat diesen Schöpfungsgedanken aufgehoben und das Naturgegebene als anhaltende Entwicklung vom Einfachen zum Komplexen gefasst. Selbst innerhalb einer Art verändert die Zeit die genetische Ausstattung. Auch der Mensch ist heute nicht mehr der Gleiche, der er vor Urzeiten war, als ihn eine andere Umwelt formte. Die Natur ist vom Ursprung zum Prozess geworden; das sich stets Wandelnde kann uns keine feste Wegmarke sein, da es sich unvermindert ändert und bewegt. Mit der Natur des Menschen ist es wie mit den pointilistischen Bildern eines Seurat – je näher man tritt, umso weniger sieht man.

Dabei ist insbesondere die Vorstellung vom tief Vergangenen als dem natürlich Guten eine romantische Verblendung. Die Herzensgüte, die aus der Unverdorbenheit des edlen Wilden sich ergebende Sittlichkeit wäre im Überlebenskampf wenig nützlich gewesen. Viele Werte, die unsere Religionen hochhielten, mussten der Natur auf jeder Stufe der Zivilisation abgerungen werden[30] – Kultur ist Triebverzicht. Krieg und Töten wurde nicht erst in der Neuzeit erfunden; sie finden sich vielmehr bereits bei Primaten und den ersten Menschen. Als im September 1991 zwei Berggänger im Ötztal an der Schneegrenze der österreichischen Alpen einen eingefrorenen Körper mit Pfeil und Bogen aus der Frühzeit des Menschen entdeckten, wurde vermutet, der urzeitliche Jäger habe sich vor fünftausend Jahren verirrt und sei in einem Schneesturm erfroren. Genauere Untersuchungen ergaben dann eine wenige Tage alte klaffende Wunde an seiner rechten Hand zwischen Daumen und Zeigefinger – unzweifelhaft eine Abwehrverletzung aus einem Kampf. Zehn Jahre später brachte die inzwischen verfügbare hochauflösende Computertomographie eine abgebrochene Pfeilspitze, die an seinem Rücken in die Lunge eingedrungen war, an den Tag. Wir können nur vermuten, in welche Händel der wackere Ötzi kurz vor seinem Tod verwickelt worden war, bevor er sich auf seine Flucht ins Ötztal begab. Sicher ist, dass der aus kurzer Distanz abgefeuerte Pfeil sein linkes Schulterblatt von hinten durchschlug, in den oberen Lungenflügel drang und seine Schlüsselbeinarterie zerfetzte. Das Geschoss muss den Eismann wie ein Blitz gefällt haben; der Pfeilschaft wurde ihm vom Mörder, der ihm wohl aus einem Hinterhalt aufgelauert hatte, abgebro-

chen, bevor er an der inneren Blutung verstarb – soviel zu Rousseaus edlem Wilden.

Unseren Vorfahren erging es nicht besser: Jane Goodall, die berühmte Primatenforscherin, die in Ostafrika am Tanganikasee ihre Feldstudien betrieb, musste auch schmerzlich lernen, dass ihre Schimpansen nicht nur Freude, Zärtlichkeit und Angst empfanden, sondern genauso schrecklich sein konnten wie ihre nächsten Verwandten.[31] Im Verlauf ihrer Beobachtungen spaltete sich ihre Schimpansengruppe auf; über etwa vier Jahre bekämpfte die Nordgruppe die abtrünnigen Familien, die sich im Süden des Gebietes niedergelassen hatten und tötete auf grausamste Weise mehr als ein Dutzend ihrer Artgenossen.

Der Kindsmord ist uns ethisch etwas vom Verwerflichsten, gehört jedoch von den Löwen bis zu den Primaten zum Alltag der Natur; ja junge Löwen, die sich zu herrschenden Leittieren aufschwingen, morden die Jungtiere ihrer Rivalen, um allein das Überleben ihrer Nachkommen und damit des eigenen Erbgutes zu sichern[32] – David Dwarkins egoistisches Gen.[33] Noch beim Menschen hat sich das Töten im Geschlechterkampf erhalten, ja die meisten Kindsmorde werden von Stiefvätern begannen[34] – der Geist der Löwen hat überlebt. Die Eifersucht auf den vormaligen Liebhaber der begehrten Frau bleibt ein Stein des Anstoßes, sein Nachwuchs, der Auswuchs einer Leidenschaft, die sich vor der eigenen Zeit ergab, eine Herausforderung der Gefühle. In Asien hat sich eine scheinbar harmlosere Variante, die Kindstötung zur Geschlechtsauswahl, bis heute erhalten, was in Indien und China einen bedrohlichen Frauenmangel mit sich brachte. Wenn wir solches Verhalten beschreibend als Folge evolutionärer Anpassung[35] verstehen können, so würden wir doch in einem Naturrecht kaum den Kindsmord preisen.

Die Monogamie – ein in der jüdischen wie christlichen Tradition hochgehaltener Wert – findet sich im Tierreich selten und in ihrer Absolutheit nur in wenigen Kulturen; ja, genetische Untersuchungen machten das Ausmaß der Übertretung dieses Ideals deutlich. Die

30 Norbert Elias: Prozesse der Zivilisation. Suhrkamp, Frankfurt, 1977.

31 Jane Goodall: My life with the chipanzees. Aladdin Paperbacks, New York, 2002.

32 David M. Buss: The murderer next door. Why the mind is designed to kill. The Pinguin Press. New York, 2005.

33 David Dwarkin: Das egoistische Gen. Rowohlt Taschenbuch Verlag, Hamburg, 2004.

34 David M. Buss: The murderer next door. Why mind is designed to kill. The Pinguin Press, New York, 2005, p. 197–199.

35 David Dwarkin: Das egoistische Gen. Rowohlt Taschenbuch Verlag, Hamburg, 2004, S. 23 – 39.

Promiskuität folgt den Prinzipien der Biologie, ist Ausdruck des eigensüchtigen Gens, das ausschließlich seine hemmungslose Vermehrung im Auge hat. Monogamie ist nicht naturgeben, sie hat sich vielmehr im Prozess der Zivilisation zeitgleich mit der Entstehung der Landwirtschaft und Sesshaftigkeit gegen den heftigen Widerstand ursprünglicher Neigungen entwickelt. Der Islam hat das Problem auf seine Weise gelöst und die Polygamie wie später die Mormonen zum Recht des vermögenden Mannes erhoben, sofern er vier Frauen würdig zu versorgen wusste. Die jüdische und in ihrer Folge die christliche Tradition hat eheliche Treue als Wert erschaffen, als die Familie und ihr Zusammenhalt sozial zu Bedeutung gelangten – ursprünglich aber ist die Treue bis in den Tod in der Natur nicht angelegt.

Selbst der Tierschutz ist eine späte Entwicklung menschlicher Kultur. Nicht nur dem edlen Wilden, auch der Katze würde das Verständnis für unsere ausgeklügelten Regelungen für Tierversuche fehlen. Während in der Natur Katzen auf brutalste Weise mit ihren Opfern spielen, leben für die Forschung gezüchtete Mäuse abgeschirmt von natürlicher Gefahr, überwacht von umsichtigen Beamten, wohlgenährt in sauberen Käfigen. Für Versuche, die dem Fortschritt dienen, erhalten sie modernste Narkosen, Schmerzmittel und Eingriffe, die der heutigen Medizin nicht nachstehen.

Mithin kann uns die Natur in der Wertfrage nicht leiten. Den einen ist Natürlichkeit Harmonie im Schoße einer bergenden Mutter Natur, den anderen die Arena eines rücksichtslosen Überlebenskampfes. Die Erkenntnisse der letzten hundert Jahre haben uns gezeigt, dass die Vorstellung von der Natur als Kampf der Wirklichkeit näher kommt als Rousseaus harmonische Vorzeit. Seine Wahrnehmung der Zivilisation, seine Wertung von Wissen und Kultur als etwas für die Natur des Menschen Verderblichem muss als Verirrung des Geistes gesehen werden: Vielmehr hat das sittliche Empfinden des Menschen im Prozess der Zivilisation stetig zugenommen und vieles ursprünglich zu unserer Natur Gehörendes ausgegrenzt und überwunden[36] – der edle Wilde hat nur in Rousseaus Kopf gelebt.

Natur und Zivilisation

Noch mehr verschwimmt uns die Natürlichkeit, wenn wir den Wandel des Begriffs im Zeitenlauf betrachten. Was wir natürlich nennen, ist von der Zeit, in der es sich

entfaltet, nicht zu trennen. Die Kultur, die sich der Mensch erschuf, hat in die Natur eingegriffen, ja ihr Erscheinungsbild verändert: Natürlichkeit als Wert ist eine soziale Konstruktion. Der Weizen, aus dem unser Brot gebacken wird, ist als Zuchtprodukt genauso ein Eingriff in das ursprünglich Gegebene wie das Vieh, die Pferde und Hunde, mit denen der Mensch sich im Laufe der Geschichte umgab. Milch und Käse, die uns heute als Inbegriff natürlicher Nahrung gelten, wären für Jäger und Sammler unverträglich gewesen. Lactoseintoleranz, die Unverdaubarkeit von Milchzucker mit ihren Folgen, ist uns zur Krankheit geworden, obschon dies bei unseren Vorfahren – wie noch heute bei den meisten Asiaten – der Normalfall war. Somit ist Natürlichkeit nicht fest gegeben, ja wurde durch unser Tun laufend neu gestaltet; was wir heute natürlich nennen, ist eine Mischung von Ursprünglichkeit und Zivilisation. Damit verliert die Natur nicht ihren Wert, ihre Prägung durch das menschliche Tun und den wechselnden Zeitgeist nimmt ihr aber den Halt, den wir gerne aus ihr bezögen.

Für die Medizin ergibt sich Weiteres aus diesen Gedanken: Ist es beispielsweise natürlich, ohne Gebrechen alt zu werden? Natürlich nicht; der edle Wilde lebte kaum bis in sein dreißigstes Jahr – die Natur kennt das Alter nicht. Verletzung und Krankheit waren lange natürlich, unvermeidlicher Teil des Lebens und nicht lästige *Zu*-fälle, die es zu behandeln gilt (▶ Kapitel 1). Für die Evolution selbst war von jeher alleine die Reproduktion des Erbgutes das Entscheidende.[37] Nach der reproduktiven Lebensphase erlahmte ihr Interesse an unserem *Da*-Sein. Was uns heute selbstverständlich erscheint, das mittlere Alter und die verdiente Pension, ist aus dieser Sicht ein Luxus; jedenfalls nicht zwingend vorgesehen im natürlichen Weltenlauf. Für viele endete das Leben vor der Zeit: Mit der Kindersterblichkeit wurde bei der Familienplanung bis in die Neuzeit fest gerechnet. Selbst Auserwählte der Geschichte wie Louis XVI., unumschränkter Herrscher der Franzosen, verloren ihre Kinder, sogar den Thronfolger ihrer jahrhundertealten Dynastie, an die damals unheilbare Tuberkulose, genauso wie bescheidene Bürger wie die Mozarts und Goethes den Hinschied eines Teils ihres Nachwuchses hinnehmen mussten. Bei den holländischen Schwarzstrümpfen, der *»Zworte kousen kerk«*, einer fundamental-protestantischen Gemeinschaft, ist Krank-

---

36 Norbert Elias: Prozesse der Zivilisation. Suhrkamp, Frankfurt, 1977.

37 Richard Dawkins: Das egoistische Gen. Rowohlt Taschenbuch Verlag, Hamburg, 2004, S. 23–39.

heit und Tod bis heute etwas Gottgewolltes. In ihrem unerschütterlichen bibeltreuen Glauben erscheint ihnen selbst die Kinderlähmung als natürlich; folgerichtig lehnen sie Impfungen als Eingriff in den Plan Gottes ab. Was ihnen als recht erscheint, gilt uns als unentschuldbare Untat an ihren Kindern.

Die Mehrheit hat sich – zumindest in unseren Breiten – längst von dieser Schicksalsergebenheit entfernt, ja im Grunde ist die Heilkunst das heftigste Aufbäumen gegen diese Natürlichkeit, und in diesem Sinn der unumschränkteste Ausdruck der Zivilisation. Mit ihren Erfolgen hat die Medizin die natürliche Auswahl außer Kraft gesetzt und uns von der Natur entfernt. Mit der Erfindung der Waffe, von Pfeil und Bogen bis zu modernen Gewehren, konnten sich auch körperlich Schwache im Kampf ums Überleben durchsetzen. Mit der Erfindung der Brille verlor auch ein scharfes Auge seinen Wert, ja das Gen für Kurzsichtigkeit begann sich als Folge dieses Eingriffs in die Natur rasant zu verbreiten. Das Natürliche ist uns körperlich zunehmend abhanden gekommen: Der moderne Alte verwendet selbstverständlich Lesebrille und Hörgerät, lässt sich künstliche Linsen und Gelenke einsetzen, Schrittmacher oder Herzklappen sind keiner Rede wert – die Vorstellung des Körpers als Maschine hat dank der Verbindung von Biologie und Technik ein Ersatzteillager geschaffen, das über ein immer vollständigeres Angebot verfügt. Damit erhalten wir uns Genmutationen – von Defekten wollen wir nicht reden – die die Natur im Überlebenskampf entsorgte. Für die Objektwahl spielen nicht mehr Muskeln und Kraft, vielmehr kulturell erschaffene Werte wie Rang, Macht und Geld die entscheidende Rolle.

Dann hat sich auch die Wertung unseres Verhaltens gewandelt: Die Homosexualität beispielsweise, über Jahrhunderte ein Laster wider die Natur, dann eine zu behandelnde psychische Störung (somit ein Fall für die Medizin), ist uns heute zu einer Schattierung des Normalen geworden. Eigentlich überraschend: Die gleichgeschlechtliche Liebe entspricht weder den Vorstellungen der großen Religionen (»Seid fruchtbar und mehret euch«) noch dem Ansinnen der Evolution, die die Verbreitung der Arten im Auge hat. Ein solcher Gedanke mag heute politisch nicht mehr korrekt erscheinen; dennoch ist der Liebesakt mit einem gleichgeschlechtlichen Partner biologisch gesehen eine Verschwendung, eine Sackgasse in der Entwicklung des Menschen. Dennoch hat sich diese Variante des menschlichen Liebeslebens entgegen den Erwartungen ihr Recht gefordert und gegen den Willen der Mehrheit der scheinbar Normalen in den letzten Jahrzehnten eine Anerkennung errungen, die sie sich in alten Zeiten nicht zu erträumen wagte. Noch Oscar Wilde, hochmütiger Dandy und bewunderter Schriftsteller seiner Epoche, glaubte sich mit einer Ehrverletzungsklage gegen die Bosheit des Marquis of Queensberry, den Vater seines Liebhabers Lord Alfred Douglas, zur Wehr setzen zu können. Die in seinem Klub vom Marquis scheinbar zufällig hinterlassene Notiz »*Oscar Wilde posing as a Sodomite*« kehrte sich bald von einer persönlichen Beleidigung zur Bedrohung des unverwundbaren Dichters. Was Oscar Wilde vor hundert Jahren widerfuhr, wäre heute undenkbar: Am 25. Mai 1895 wurde der einstmals Gefeierte im *Old Bailey's* in London wegen »*acts of gross indecency with another male person*« zu zwei Jahren Zuchthaus mit schwerer Arbeit verurteilt.[38] Heute ist die Lage eine völlig andere: Bisher Unnatürliches wurde uns zur Schattierung des Normalen.

Der Abort schließlich, einst eine Todsünde wider die Natur, für die man im Kloster oder auf dem Scheiterhaufen endete, ist im Zeitalter der Schwangerschaftsdiagnostik, zu einem geplanten medizinischen Eingriff geworden; ja die Unterbrechung einer Schwangerschaft aufgrund eines Erbdefektes und in vielen Gesellschaften allein aufgrund der seelischen Belastung einer ungewollten Zeugung, erscheint uns heute als Bedarf. Die freie Wahl der Schwangerschaft (»Mein Bauch gehört mir!«) ist nur der nächste Schritt, der in einigen Ländern bereits gegangen wird.

Was uns alle verbindet

Gibt es, wenn uns der Begriff der Natürlichkeit einem glitschigen Fisch gleich aus den Händen zu gleiten droht, einen anderen Halt? In der Debatte um die Gentechnologie und weitere Auswirkungen moderner Wissenschaft wird die Menschenwürde gerne als leitende Größe angeführt.[39] Die Würde des Menschen bezieht sich auf unantastbare Rechte, zunächst die körperliche Unversehrtheit, dann auf alles was dem menschlichen Herrschafts- und Bemächtigungsanspruch entzogen ist, kurz sein Recht auf Selbstbestimmung. Was 1679 das englische Parlament der Willkür Karls des Zweiten entgegensetzte, der *Habeas Corpus Amendment Act*, setzte sich 1789 in der französischen Revolution mit der Forderung nach Gleichheit, Freiheit und Brüderlichkeit fort.

---

38 Oscar Wilde: De profundis. Epistola in carcere et vinculis. Diogenes Verlag AG, Zürich, 1987.

39 Francis Fukayama: Das Ende des Menschen. Deutsche Verlagsanstalt, Stuttgart – München, 2002, S. 208–247.

Sicherlich, bei all dieser Tradition der Gleichheit müssen wir zunächst anerkennen, dass wir verschieden sind. Im Alltag ist die Ungleichheit der Menschen offensichtlich: Einige laufen schneller, andere springen höher, manche sind geschickter oder auch gerissener – unübersehbare Talente wie Michael Schumacher und Tiger Woods verdienen genauso unsere Bewunderung wie Galileo Galilei, Immanuel Kant oder Alfred Einstein. Doch bei aller Verschiedenheit gehen wir davon aus, dass uns alle etwas verbindet: Das Menschsein und die Würde, die wir darin sehen. In früheren Zeiten kam dieses gewisse Etwas von Gott, ihm verdankten wir die Seele, die uns über das Tierreich erhob. Seit Darwin ist uns auch diese scheinbar feste Grenze entglitten. Der *Homo sapiens* hat sich – so nehmen wir an – ebenso wie die Schimpansen und Gorillas in den letzten sieben Millionen Jahren aus gemeinsamen Ahnen entwickelt. Die ersten Menschen, die vor mehr als hunderttausend Jahren Höhlen bewohnten, unterschieden sich weniger von unseren Vorfahren als von den Durchschnittsbürgern der heutigen Zeit. Der Wesenskern einer jeden Gattung ist in der Evolution daher nichts Festes, da sich Pflanzen, Tier und Mensch stets weiter entwickeln. Dennoch würden wir selbst heute allen Menschen etwas zugestehen, was wir zunächst etwas blass mit Würde umschreiben. Was Würde verdient, darf nicht zum Zweck werden. Damit einher geht die Achtung vor dem Leben, die zuletzt die Medizin bestimmt.

Dann galt uns das Bewusstsein als *das* Merkmal des Menschen (▶ Kapitel 1). Kant erhob die damit verbundene Fähigkeit, sittliche Entscheidungen zu fällen, kurz die menschliche Freiheit zum Wert schlechthin. In der Politik hat dies zum allgemeinen Wahlrecht geführt, das, nachdem man anfänglich Sklaven, Frauen und andere Rassen davon ausgenommen hatte, heute allen (mit Ausnahme der Minderjährigen) zukommt. Politisch sehen wir heute alle Menschen als gleichrangig an – und dies schließt die Urteilskraft über Ziel und Auswirkungen von Wissenschaft und Medizin mit ein. Ethik kommt vom griechischen *Ethos*, zu deutsch Gewohnheit, Sitte. Ethik wäre dann nur noch eine Verabredung mit dem Zeitgeist, eine Übereinkunft der geschichtlich jeweils zeitgleich wahlberechtigten Bürger – mehr nicht und auch nicht weniger.

Austausch und Überzeugung

Jenseits von Offenbarungswerten kann in einer postmetaphysischen Gesellschaft unsere Sicht vom rechten Leben, und damit der Medizin, nicht anders als in einem anhaltenden Diskurs mündiger Bürger bestimmt werden. Die Macht der kommunikativen Vernunft hat das gute Argument, den geschichtlich jeweils überzeugendsten Gedanken zur Grundlage des Dialogs gemacht.[40] Was für die Politik Geltung erlangte, wurde bald auch für die Heilkunst zur Selbstverständlichkeit: Wertfragen werden heute nicht mehr unter Experten, schon gar nicht mit Macht, sondern in einem argumentativen Gespräch gleichberechtigter Bürger gelöst. Doch ein Mehrheitsentscheid hat nicht das gleiche Gewicht wie Botschaften aus einer anderen Welt: So konnte man sich beispielsweise in der Abtreibungsdebatte nicht auf einen verbindlichen Begriff der Menschenwürde einigen. Die Unschärfe des Begriffs wurde bereits bei der Frage deutlich, wo das Menschsein beginnt und wo es endet. Den einen beginnt es mit der Verschmelzung von Sperma und Ei, den Nächsten mit der Einnistung der befruchteten Zelle in der Gebärmutter, anderen schließlich erst bei der Geburt und wenigen mit der eigentlichen Menschwerdung danach. Die politisch heute mehrheitsfähige Dreimonatsregel ist ebenso willkürlich wie unglaubwürdig, ein fauler Kompromiss – immerhin wird aber damit seit Jahren Recht gesprochen, insofern hat sich diese Wertbestimmung bewährt.

Wie es sich für den heutigen Wertediskurs gehört, wurde die Auseinandersetzung vor kurzem noch einmal verschärft: *Designer Babies* – und in Kalifornien sind sie für einen angemessenen Preis bereits zu haben – sind fremdbestimmt, denn sie werden von den Eltern entsprechend deren Werten und Wünschen aus einer Reihe außerhalb des Körpers befruchteter Eizellen ausgesucht. Es ist nicht mehr der Zufall der Befruchtung, der diese Kinder zu dem macht, was sie sind, sondern eine bewusste Wahl – eine Wahl zudem, die nicht die ihre ist. Habermas sah in dieser Entfremdung ihrer Eigentlichkeit, in ihrer Abhängigkeit von einem gewählten genetischen Programm das ethische Problem.[41] Verletzt dieser Schritt die Menschenwürde? Werden diese Kinder noch um ihrer selbst Willen geliebt oder sind sie Mittel zum Zweck? Gewiss, Kant erhob den unantastbaren Selbstzweck zum Kern der Menschenwürde. Doch im Grunde war unser Genom schon immer fremdbestimmt: Wir sind ein Produkt der Partnerwahl unserer Eltern, der Vorliebe der Mutter für geistreiche und

---

40　Jürgen Habermas: Theorie des kommunikativen Handelns. Band 1 und 2, Suhrkamp, Frankfurt, 1981. S. 7ff.

41　Jürgen Habermas: Die Zukunft der menschlichen Natur. Auf dem Weg zu einer liberalen Eugenik? Suhrkamp, Frankfurt, 2001, S. 112.

große Männer, dem Hang des Vaters zu fülligen und warmherzigen Frauen – man wünscht sich kein Kind im luftleeren Raum, man will ein Kind vom Partner seiner Wahl. In aristokratischen Kreisen war seit jeher die Zeugung eines Statthalters von solch monastischer Bedeutung, dass zahllose Töchter das Licht der Welt erblicken mussten, bis dass der ersehnte Thronfolger zuletzt doch dem Zufall abgerungen wurde (▶ Kapitel 4) – ein Mittel zum Zweck auch hier. Trotzdem wurden die in dieser Geschwisterreihe geborenen Töchter von ihren Eltern aufrichtig geliebt.

In den Augen vieler geht die Verletzung der Menschenwürde heute jedoch zu weit: Elodie, das auserwählte *designer baby* mit der verzweifelt für die Heilung des an einer unheilbaren Immunschwäche erkrankten Bruders benötigten Gewebeverträglichkeit, musste aus rechtlichen Gründen in Brüssel außerhalb schweizerischen Rechts in einer Kulturschale unter Zuhilfenahme der Gentechnologie gezeugt werden; nur so ließ sich die ersehnte Knochenmarktransplantation machen. Die Schweiz, das Land seiner Eltern, hätte solches nicht zugelassen; doch die flache Welt der heutigen Tage ermöglicht es betuchten Eltern außerhalb heimatlichen Bodens Verbotenes zu tun. Wird Elodie unter diesen Vorgaben leiden? Wird diese Instrumentalisierung ihrer Zeugung ihr Leben bestimmen? Sie wird sich – anders als unsere Meisterdenker und Berufsethiker – kaum darüber den Kopf zerbrechen. Nach dem Presserummel wird sie zu einem normalen Kind heranwachsen. Die bewusste Wahl der Eltern kann nicht nur Entfremdung bringen, sondern auch das beflügelnde Gefühl der Auserwähltheit.

Dennoch kann uns dieser Einzelfall, wenn er dem Problem auch ein Gesicht verlieh, nicht wirklich weiterhelfen: War das 1978 in England erstmals außerhalb des menschlichen Körpers im Reagenzglas gezeugte Kind, Joy Brown, noch Auswuchs eines unerfüllten Wunsches unfruchtbarer Eltern, so hat man mit Elodie die nächste Grenze überschritten: Nicht länger war es die Kinderlosigkeit der Eltern oder eine schicksalhafte Krankheit (mithin eine negative Auswahl), sondern eine bewusste Suche nach dem Erstrebten, ein Mittel zum Zweck: Die Heilung des kranken Bruders bestimmte die Auswahl des Eis. Sicher, auch das Ziel der Erziehung war von jeher gestalterisch. Doch die Präimplantationsdiagnostik schiebt die Gestaltung auf eine neue Ebene. Grundsätzlich anders ist sie nicht, nur folgenreicher als alles, was es bisher gab. Ist diese Stufe einmal überwunden, stellt sich die Frage nach der nächsten Grenze: Warum nur

eine genetisch geplante Zeugung für ein passendes Knochenmark? Warum nicht für eine gewebeverträgliche Leber oder eine lebensrettende Niere? Gilt »Wer heilt, hat recht«? Oder gibt es Grenzen, die wir nicht überschreiten sollten? Ethik als Konsens lässt den Wertewandel zu, insofern bleibt es eine rhethorische Frage. Nur die Geschichte wird uns die Antwort bringen und erst wenn wir zurückblicken, werden wir uns des Ausmaßes des Wandels bewusst. Bleibt nicht Festes übrig? Gibt es kein *cogito* der Heilkunst, keine letzte Forderung an das ärztliche Tun, die über jeden Wandel erhaben wäre?

Ein Cogito des Heilens

Bei aller Unschärfe, trotz anhaltender Umwertung der Werte, blieben uns gewisse Grundsätze über die Zeit erhalten. Ungeachtet der unüberschaubaren Vielfalt menschlicher Kulturen lassen sich gemeinsame Strukturen moralischen Urteilens finden: Es scheint, als ob es eine universelle Grammatik des Wertens gäbe, genetisch angelegte Antworten unseres Hirns, die sich mit unterschiedlichen kulturellen Inhalten füllen[42] – anders wäre ein Überleben als soziales Wesen in Vorzeiten nicht möglich gewesen. Willkürlich ist unser ethisches Empfinden nicht, ja ethische Dilemmata werden von Naturmenschen nicht selten gleich gelöst wie von Mitgliedern unserer Gesellschaft. Sind uns die Gründe unseres Urteilens auch nicht immer bewusst, so gründet es sich doch über Kulturen hinweg auf ähnliche Regeln und Wurzeln, die sich wohl stammesgeschichtlich entwickelt haben.

Gerade in der Medizin blieben fundamentale Prinzipien wie der Schutz des Lebens, das Mitleid mit dem Geprüften, die Hilfe am Kranken vom kulturellen Wandel unberührt – insofern ließe sich ein *cogito* ärztlichen Handelns finden. Leiden mindern, menschliches Leben schützen und erhalten wäre ein kategorischer Imperativ der Medizin. Selbst Kant nannte als Erläuterung seiner Forderung »Handle nur nach derjenigen Maxime, durch die du zugleich wollen kannst, dass sie allgemeines Gesetz werde.«[43] Medizinisches: Der Beistand in der Not. Die Bibel lieferte dazu das archetypische Gleichnis:[44]

---

42 Marc D. Hauser: Moral minds. How nature designed our sense of right and wrong. Little Brown, London, 2006, p. 163–241.
43 Immanuel Kant: Die drei Kritiken. Alfred Kröner Verlag Stuttgart, 1969, S. 247–248.
44 Bibel oder die ganze heilige Schrift des Alten und Neuen Testaments nach der deutschen Übersetzung D. Martin Luthers, Berlin, 1902, Lukas Evangelium 10. Kapitel, Vers 30–35, S. 63.

Es war ein Mensch, der ging von Jerusalem hinab nach Jericho, und fiel unter die Mörder; die zogen ihn aus, und schlugen ihn, und gingen davon, und ließen ihn halbtot liegen.

Es begab sich aber ohngefähr, dass ein Priester dieselbige Straße hinabzog; und da er ihn sah, ging er vorüber.

Desselbigen gleiche auch ein Levit, da er kam zu der Stätte, und sah ihn, ging er vorüber.

Ein Samariter aber reiste, und kam dahin; und da er ihn sah, jammerte ihn sein, ging zu ihm, verband ihm seine Wunden, und goss Öl und Wein, und hub ihn auf sein Tier, und führte ihn in die Herberge, und pflegte sein.

Des anderen Tages reiste er, und zog heraus zween Groschen, und gab sie dem Wirte, und sprach zu ihm: Pflege sein; und so du was mehr wirst darthun, will ich dir's bezahlen, wenn ich wiederkomme.

Selbstverständlich scheint sie nicht, die Zuwendung – selbst ein Priester ließ den Bedürftigen liegen. Umso mehr achten wir den barmherzigen Samariter. Die Hinwendung zum Nächsten wird in dieser Metapher gerade durch die besonderen Umstände zum höchsten Wert: Uns beeindruckt, dass unerwarteterweise ein Bürger aus Samaria, das mit den Juden seit dem syrisch-ephraitischen Krieg jahrhundertelang in unversöhnlicher Feindschaft stand, sich als der gute Mensch erwies – über solche Grenzen hinweg zeigt sich Barmherzigkeit in reinster Form. Die Zuwendung zu einem Mitmenschen in Not ohne Aussicht auf Gewinn, die Teilnahme am Leiden des Anderen auf eigene Kosten – gerade wenn es sich weder um ein Mitglied der Familie oder des eigenen Clans handelt – ist das Entscheidende: Der barmherzige Samariter ist von bedingungslosem Mitgefühl erfüllt, vermag sich über alle Grenzen hinweg in das Leiden des Anderen hineinzuversetzen, pflegt dessen Wunden und gewährt ihm Schutz – die Empathie ist der erste Schritt zum Arzt.

Das griechische Wort Εμπατηειν, in für uns lesbarer Schrift *empathein*, meint *mit*-leiden. Das heute geflügelte Wort bezieht sich auf die Fähigkeit des Menschen, am Schmerz Anderer teilzuhaben, sich in den Leidenden hineinzuversetzen. In diesem Sinne ist das Beste am Menschen Folge des bewussten Seins; nur ein Wesen, dass sich selbst erlebt, kann sich in den Anderen hineinversetzen, seine Sorgen *mit*-fühlen – und zuletzt auch helfen. Die meisten Tiere wenden sich von kranken Artgenossen ab. Zwar sind Ansätze von *mit*-fühlen und Trösten bei Tieren mit großem Hirn, besonders bei den

Schimpansen, nachweisbar[45], richtig entwickelt hat sich *Mit*-gefühl und Barmherzigkeit aber erst beim Menschen. Das *Menschliche* scheint uns wirklich auszumachen – der selbstsüchtige *homo oeconomicus* widerspiegelt nicht unser eigentliches Sein. Die Heilkunst hätte sich ohne diese Begabung nicht entwickeln können.

Wurzeln der Güte

Aus Sicht der Evolutionstheorie stellt sich die Frage: Wie kam die Güte in die Welt?[46] Wie konnte sich im gnadenlosen Kampf ums Überleben ein Sinn für die Anderen entwickeln? Darwin selbst stieß auf diese Unstimmigkeit in seiner Theorie der Evolution im Zusammenhang mit seinen Studien an Honigbienen. Das Problem waren die unfruchtbaren Arbeiterinnen, welche selbstlos die Königin pflegen und den Bienenstock gegen eindringende Feinde verteidigen, und wenn nötig dafür ihr Leben einsetzen. Auch bei Käfern, Vögeln und Nacktmullen fand sich kooperatives Verhalten von gegenseitigem Putzen, Pflegen und Brüten bis zum Beistand in der Not. Nager wie Kaninchen und Murmeltiere stampfen bei der Sichtung eines Feindes mit den Hinterläufen auf den Boden und heben ihren Schwanz, sodass kurz ihre weiße Unterseite aufleuchtet oder stoßen weit hörbare Warnrufe aus. Dieses selbstlose Verhalten ermöglicht es den anderen Tieren, sich in Sicherheit zu bringen, während der Warner sein eigenes Überleben bedroht. Hamiltons Regel[47], über hundert Jahre nach Darwin aufgestellt, geht davon aus, dass der Grad der Verwandtschaft sowie die dabei entstehenden Kosten und der Nutzen selbstloses Verhalten bestimmen. Kaninchen und andere soziale Tiere warnen in erster Linie ihre nächsten Verwandten und erhöhen damit die Gesamtfitness ihres Genpools – das selbstsüchtige Gen vermehrt sich durch selbstloses Tun. Uns geht es bis heute nicht anders: Ein Vater wird mehr Risiken eingehen, um sein Kind aus einem reißenden Fluss zu retten als ein zufällig vorbeigehender Wanderer. Umgekehrt sind Stiefväter schlechtere Väter, ja Missbrauch findet sich bei ihnen häufiger als bei genetischen Eltern.

Doch wie erhält sich unser Sinn für den Anderen, wenn der Verwandtschaftsgrad gegen Null sinkt oder es

---

45 Frans de Waal: Primaten und Philosophen. Wie die Evolution die Moral hervorbrachte. Carl Hanser Verlag, München, 2008, S. 52–61.

46 Lee Alan Dugatkin: Wie kommt die Güte in die Welt? Wissenschaftler erforschen unseren Sinn für die Anderen. Berlin University Press, Berlin, 2008.

47 William D. Hamilton: The evolution of altruistic behaviour. American Naturalist 97, 354, 1963.

sich, wie bei der Legende vom barmherzigen Samariter, um einen Feind handelt? Das Ganze kann noch weiter gehen: Wie können Ärzte und Pflegende Pestkranke, Tuberkulöse oder Träger des AIDS-Virus pflegen und sich dabei selbst gefährden? Zunächst braucht Mitleid Nähe. Nur wer den Leidenden unmittelbar vor sich sieht, fühlt wirklich mit – Empathie entsteht im engen Kontakt. Die Empathie hat sich aus dem Trösten, Lausen und Beistand in Not zunächst bei sozialen Tieren mit großem Hirn wie den Elefanten, Delfinen, Walen und Primaten entwickelt, dann allmählich über alle Verwandtschaftsgrade hinweg von der Familie über den Stamm und die Nation, sich schließlich jedem Menschen zugewandt. Moralisch ist dies unserem heutigen Empfinden gemäß ein Erfordernis – und der Sinn der Samariterlegende. Biologisch ist das Ausmaß unseres altruistischen Verhaltens dennoch bemerkenswert. In größeren Gesellschaften, wie sie sich seit den Stadtgründungen der Sumerer und Ägypter bis in die Neuzeit bildeten, wurde wohl auch der *nicht* verwandte Bürger wichtig. Seit Solferino umgreift die Empathie nicht nur die Mitglieder der eigenen Stadt und Nation, sondern auch verletzte Feinde: Henri Dunant (1828–1902) hat mit der Gründung des Roten Kreuzes die Samariterlegende erneuert und ein umfassendes *Cogito* des Heilens in die Neuzeit gebracht.

Umwertung der Werte

Mit dieser unbeschränkten Ausweitung des Gültigkeitsbereichs der Empathie auf die Menschheit als Ganzes, haben sich auch die Wurzeln ethischen Handelns folgenreich verschoben: War einst die Nation, Gemeinschaft oder Familie der Bezugswert ethischen Handelns, so hat die Aufklärung das Individuum zur Quelle sittlichen Urteilens gemacht.[48] Während traditionelle Gesellschaften auf das Hergebrachte bauen, das alle verbindet, schrieb sich die Moderne die Rechte des Einzelnen auf ihre Fahne: Kants kategorischer Imperativ machte den Anfang; sein Credo erhob den Einzelnen zur moralischen Instanz. Handle nur nach derjenigen Maxime, durch die du zugleich wollen kannst, dass sie allgemeines Gesetz werde – diese Anleitung zur Sittlichkeit stellt auf die Urteilskraft eines vernünftigen Wesens ab.[49] Seither ist die Moral des Westens auf das Ich ge-

richtet: Am Ende der Aufklärung wurden Autonomie und Selbstverwirklichung zum Wert an sich – der Sinn für den Anderen und sein Leiden verlor gegen den Willen ihrer Erfinder an Gewicht. Als Folge davon haben sich die Konturen des ästhetischen Lebensentwurfs, wie in Sören Kierkegaard prägte,[50] noch einmal verschärft: Der Genussmensch von heute strebt umfassendes Wohlsein an – *wellness* als narzisstische Lebensform beherrscht die Moderne.

Mit diesem Wertewandel lässt sich vieles nachvollziehen, was die Heilkunst betrifft: Ursprünglich ging es um Beistand in der Not, um Linderung von Schmerz, dann gelang die Heilung von Wunden, die Bewältigung von Seuchen und die Behandlung schwerster Leiden. Die jüngste Ausweitung des Krankheitsbegriffs von Grenzsituationen auf Beschränkungen des Alltags, die Gestaltung des Körpers bis zum Mangel an Glück, ließ die Medizin zur Lebenshilfe werden (▶ Kapitel 13). Heute hat der Mensch dank Pille und Abtreibung seinen Lebensplan den biologischen Grundlagen entwunden, Schmerz zu einem lösbaren Problem gemacht und den einst allgegenwärtigen Tod in eine ferne Zukunft verschoben – wir leben abgehoben von der Natur zusehends für uns selbst. Im Zeitalter des Narzissmus droht uns der Sinn der Heilkunst zu entgleiten: Der barmherzige Samariter wollte helfen, verbessern nicht. Die Grenze ärztlichen Handelns wurde durch diesen Fortschritt verwischt: Wenn das Leben schützenswert ist, wo beginnt und wo endet es? Wo beginnt und endet Not und Schmerz? Ist das Leiden an sich selbst auch Anlass ärztlichen Handelns? Ist Verbesserung der Befindlichkeit ein Ziel? Schließlich: Darf Mitleid auch Leben beenden, wenn es verlangt wird? Was einst einfach zu beantworten war, lässt uns heute in einer Welt zunehmender Möglichkeiten zögern. Vielleicht bleibt nur der Wandel des ewig Gleichen als Halt.

Freiheit oder Kontrolle

Selbst wenn wir über ein verlässliches Wertesystem verfügten, stellt sich – wie in der Wirtschaft – auch für Wissenschaft und Medizin die Frage nach der Gestaltbarkeit des sich Ereignenden. Wenn wir Erkenntnis und Fortschritt formen, vielleicht sogar lenken möchten, so wäre zu klären, inwiefern dies auch möglich ist. Zensur war über Jahrhunderte die Regel; weil Wissen Macht in Frage stellt, wurde es zu allen Zeiten gern beschränkt.

---

48 Gerd Gigerenzer: Bauchentscheidungen. Die Intelligenz des Unbewussten und die Macht der Intuition. C. Bertelsmann, München, 2007, S. 197–202.

49 Immanuel Kant: Die drei Kritiken. Alfred Kröner Verlag Stuttgart, 1969, S. 247–248.

50 Sören Kierkegaard: Entweder – Oder. Teil I. Grevenberg Verlag, Simmerath, 2004.

Heute verbreitet sich Wissen ungehemmt. Müssen wir uns wie Dürrenmatts Physiker Möbius, Entdecker der Weltformel, ins Irrenhaus zurückziehen, damit die Welt keines wird?[51] Wie wir gesehen haben (▶ Kapitel 1) gab der Dichter eine Antwort, so auch die Geschichte. Die Bemühungen der Kirche, die Anatomie der Renaissance oder Galileis Entdeckungen zum Planetenlauf zu verhindern, waren so vergeblich wie die fromme Verteidigung des Glaubens durch den blinden Mönch Jorge von Burgos in Umberto Ecos *Der Name der Rose*[52]: Weder die labyrinthische Bibliothek noch die mit tödlichem Skorpiongift getränkten Seiten der häretischen Schriften in Aristoteles' zweitem Band der Poetik, der sich mit dem Lachen befasste, konnte den Glauben vor den Meisterdenkern schützen, ja die eingeschlossene Wahrheit ließ sich nicht verstecken, sie gewann vielmehr durch ihre Unzugänglichkeit an zusätzlichem Reiz. Ebenso konnte sich Stalins Lamarckismus trotz des unbeschränkten Terrors der Tscheka nicht gegen den Darwinismus durchsetzen. Selbst der Papst stand 1996 der Evolutionstheorie einen Wert zu – Wissen scheint unaufhaltbar. Der Index der Glaubenskongregation, das zentrale Werkzeug der unheiligen Inquisition, auf dem sich alle Autoren von Rousseau und Montesquieu über Kant bis Sartre fanden (nur Hitlers *Mein Kampf* hatte man geflissentlich vergessen), wurde nach über vierhundert Jahren 1966 vom Papst aufgelöst. Die Kraft und Macht des wissensgeschichtlich sich Ereignenden beeindruckt im Rückblick – das *fait accompli* des einmal Entdeckten scheint unumkehrbar.

In der flachen Welt hat sich das Problem verschärft: Wenn das, was im eigenen Lebensraum verboten ist, wir haben es am Beispiel der *designer babies* besprochen, in einem anderen Land verfügbar ist, verrinnen uns die Werte wie Sand in unserer Hand. Selbst Gesetze verlieren in der globalen Welt ihre Wertigkeit, wenn jenseits der Landesgrenze andere Regeln gelten. Ist die Gestaltung des Fortschritts, sind Einschränkungen der Wissenschaft somit ein hoffnungsloses Unterfangen? Streng genommen ja, dennoch lässt sich eine gewisse Wirksamkeit politischer Regelungen nicht leugnen: Die zerstörerische Kraft der Atomtechnik wurde am 6. August 1945 mit dem Niedergang der ersten Bombe in Hiroshima für alle ersichtlich; hunderttausend durch einen einzigen Bombenniedergang bedingte Tote machten den

1968 abgeschlossenen internationalen Vertrag über die Nichtverbreitung von Atomwaffen zu einer überlebenswichtigen Notwendigkeit. Wenn diese Vereinbarung auch kaum vier Jahrzehnte zurückliegt, so hat sie doch trotz zahlloser Kriege und gefährlichen Clowns in Nordkorea und im Iran bis heute einen erneuten Atomschlag verhindert.

Die nationalsozialistischen Ärzte haben uns vor Augen geführt, dass eine rassisch begründete Medizin, die eine allen Menschen zukommende Würde leugnet, verbrecherische Auswirkungen hat; die Folge davon war, dank des Siegs der Alliierten, der Nürnberger Codex über Humanexperimente von 1947, welcher Versuche am Menschen nur noch mit Zustimmung der Betroffenen zuließ – die Autonomie des Patienten wurde bekräftigt. Heute sind die Helsinki Deklaration der *World Medical Association* von 1964 und in der Folge die *Good Clinical Practive Guidelines* (▶ Kapitel 6 und 9) für die klinische Forschung bindend. Damit ist Ähnliches wie im Dritten Reich verhindert worden.

Auch bei der Kontrolle von Arzneimitteln reagierte die Politik auf laufende Ereignisse: In den USA führten toxische Nebenwirkungen eines unerprobten Sulfanilamidpräparates 1938 zum *Food, Drug and Cosmetic Act* und später zur Gründung der *Food and Drug Administration (FDA;* ▶ Kapitel 9). Es waren Zwischenfälle wie die missgebildeten Thalidomidkinder, die mit ihren Stummelgliedern für alle sichtbar machten, dass eine unkontrollierte Einführung neuer Medikamente unvorhersehbaren Schaden bringen kann. Die heutige Zulassung von Arzneimitteln durch die *Federal Drug Administration*, die europäische *European Medical Evaluation Agency* und nationale Institutionen sichert seither nicht nur die Verträglichkeit von Medikamenten, sondern verhalf durch strenge Anforderungen bei deren Einführung evidenzbasierter Medizin zum Durchbruch (▶ Kapitel 9) – in der Heilkunst erwiesen sich Regulierungen als wirksam und nützlich.

Laokoons Schlangen

Bei allem Segen sind Regulierungen auch ein Fluch: Das inflationäre Wachstum von Anforderungen und Gesetzen für alles und jedes in Gesellschaft, Wissenschaft und Medizin scheint eine unaufhaltsame Entwicklung der Moderne. Wie wir gesehen haben (▶ Kapitel 1) nahm die Risikowahrnehmung trotz steigender Sicherheit medizinischer Maßnahmen paradoxerweise zu. Als Folge dieses Wandels droht ein Dschungel von Vorschriften und Formularen, die Betroffen wie die Meeresschlan-

---

51 Friedrich Dürrenmatt: Die Physiker. Eine Komödie. Diogenes 1998, S. 76.

52 Umberto Eco: Der Name der Rose. Carl Hanser Verlag, München Wien, 1982.

gen Laokoon und seine beiden Söhne einzuengen und – so ist bei anhaltender Entwicklung zu befürchteten – die schöpferische Tätigkeit in absehbarer Zeit zu ersticken. »Ein Gespenst geht um in der Medizin: die Ethik«.[53] Es gibt nicht nur ein Zuviel an Möglichkeiten, es kann auch ein Zuviel an Regeln geben – auch Ethik muss auf ihre Folgen hin geprüft werden. Nur die Dosis macht's, wie Paracelsus in anderem Zusammenhang meinte: Auch hier bleibt er im Recht; wenn Regelungen Fortschritt und somit zukünftige Heilung unsagbaren Leids aus einer kulturell sich entwickelnden Übervorsicht verhindert werden, wird aus dem Segen ein Fluch. Unangemessene Vorsicht ist genauso unmoralisch wie ungehemmter Wissensdurst.

Die Spaltung des Denkens (▶ Kapitel 11) und das damit verbundene explosionsartige Wachstum ethischer Kommissionen, Akademien für zeitgemäße Werte, Instituten für das richtige Handeln und Lehrstühlen für Sittlichkeit und Recht schränkte den Freiraum für Fortschritt und Gestaltung ein und übertrug die Verantwortung an Fachleute für das Rechte und Gute. Das hat zu einem bedrohlichen Verlust an Selbstbestimmung der betroffenen Mediziner und Forscher geführt, dessen Folgen zu beobachten sind. Das Delegieren ethischer Verantwortung könnte durchaus zu einer neuen Sorglosigkeit, vielleicht sogar zu einer moralischen Unbedarftheit führen – wenn alle verantwortlich sind, ist es keiner. Umgekehrt drohen Ethiker mit wachsender Überdehnung ihres Auftrages nicht nur für das Richtige und Gute zu sorgen, sondern den Wissenszuwachs wie einst in dunklen Zeiten die Scholastiker, Kirchenfürsten und Mullahs zu behindern – wer nur noch das Haar und nicht mehr die Suppe sieht, bringt sich selbst um ihren Nutzen.

Dass das Nachdenken über unser Tun dennoch nicht unterlassen werden darf, steht außer Zweifel. Für die Medizin im Besonderen hat die weitere Entwicklung, wie sie sich heute abzeichnet, zweierlei sittlich bedeutsame Auswirkungen: Zum einen stellen die durch das diagnostische und technische Können der Medizin unabwendbar steigenden Kosten ihre gerechte Verwendung in Frage. Zum zweiten bedrohen ihre wachsenden Möglichkeiten, die schöpferische Züge annehmen, das Menschenbild, das wir bisher von uns hatten.

Rationierung und Zweiklassenmedizin

Dass die Begrenzung ärztlicher Maßnahmen keine leichte Sache ist, haben wir besprochen (▶ Kapitel 5). Wenn sie erfolgen müsste, so könnte dies in ethisch vertretbarer Weise nur mit evidenzbasierter Medizin unter Berücksichtigung von Notwendigkeit beziehungsweise Angemessenheit, sowie Wirksamkeit und Kosten ärztlicher Maßnahmen geschehen. Dass es auch außerhalb ökonomisch wenig entwickelter Länder soweit kommen wird, ist wahrscheinlich; ja Ansätze dazu bestehen selbst in bisher unbeschränkten Gesundheitssystemen. Beispielsweise in England, und bis zu einem gewissen Grade auch in Skandinavien, wurde der Zugang zu Untersuchungen und Eingriffen durch eine Einschränkung ihrer Verfügbarkeit und lange Wartezeiten erschwert. Vielerorts wird durch feste Budgets die Einführung neuer Behandlungen behindert. So sind die Unterschiede in der Verwendung sogenannter *Implantable Cardioverter Defibrillators* (ICD) – teure Schrittmacher, welche Patienten vor tödlichen Herzrhythmusstörungen schützen – zwischen den USA und dem alten Kontinent wie innerhalb europäischer Länder derart groß, dass dies medizinisch nicht zu erklären ist. Auch die neuen *Drug-eluting-Stents*, welche nach ihrer Implantation in den Herzkranzgefäßen Medikamente freisetzen und eine narbige Wiedereinengung verhindern (▶ S. 56), werden aufgrund ihrer Kosten je nach Land nur bei jedem Fünften oder bei nahezu allen Patienten eingesetzt. Die Rationierung ist bereits da, sogar bei lebensbedrohlichen Erkrankungen wie den genannten; die Richtlinien von Fachgesellschaften und Experten sind zwar im *world wide web* verfügbar, scheitern bei ihrer Umsetzung aber nicht selten an der Politik und den Kosten. Die Zweiklassenmedizin ist die zwingende Folge, da sich die Bessergestellten das Begehrte bei privaten Anbietern oder im Ausland holen.

Wollen wir dies zulassen und falls nicht, wie ließe sich diese Entwicklung verhindern? Die ärztliche Ethik verlangt eine uneingeschränkte Sorge um das Wohl des Patienten; Unterschiede in der Betreuung armer und reicher Kranker widersprechen dem Auftrag der Heilkunst in unannehmbarer Weise. Gewiss, Unterbringung, Arztwahl und Service sind bereits heute nicht für alle gleich; doch sollte eine angemessene Betreuung und Behandlung für jeden verfügbar sein. Wie im Flugzeug darf es eine *Business class* und *Economy* geben, doch Ankunftsziel, Risiko und Sicherheit müssen für alle gleich sein. Unvermeidliche Einschränkungen in der

---

53   Klaus Dörner: Der gute Arzt – Lehrbuch der ärztlichen Grundhaltung. Schattauer, Stuttgart, 2003, S. 5.

Versorgung dürfen daher nicht ökonomisch, sondern müssen medizinisch begründbar sein.

Die Grundsätze evidenzbasierter Medizin (▶ Kapitel 5 und 6) schränken die Medizin auf das Wirksame und Kostennützliche ein; damit fiele schon vieles weg, was heute unnötig verordnet wird. Verstärken ließe sich diese Wirkung, wenn nur das vergütet würde, was auch sein Ziel erreicht. Komplikationen und Unwirksames gingen so auf Kosten des Anbieters – *full satisfaction or your money back*. Eigentlich ist es erstaunlich, dass sich im Gesundheitswesen selbst dann etwas verdienen lässt, wenn der Arzt das Behandlungsziel verfehlt – die Qualität ärztlichen Tuns wird nicht verrechnet. Warum soll ein Arzt den vollen Lohn erhalten, wenn ihm die Einstellung eines hohen Blutdrucks nicht gelingt? Weshalb soll der gleiche Tarif zur Anwendung kommen, wenn eine Komplikation auf den Eingriff folgt? Weshalb soll ein Zweiteingriff verrechenbar bleiben, wenn er sich einem Fehler des betroffenen Operateurs verdankt?

Wahrscheinlich genügt eine qualitätsabhängige Verrechnung ärztlicher Leistungen noch nicht, um das Notwendige trotz steigender Kosten zu erhalten. Sparen ließe sich weiter bei den Befindlichkeitsstörungen, bei Banalem wie Kopfschmerzen und Grippe, die jeder selbst zu behandeln weiß. Die kulturell bedingt schwindende Gesundheit hat (▶ Kapitel 13) zu einer ungebührlichen Ausweitung der Ansprüche geführt, die auch alltäglichste Störungen zur Krankheit erhob. Die Behandlungsbedürftigkeit selbst banalster Leiden von Verspannungen der Rückenmuskulatur über Verstimmungen bis zum Verlust an Lebenslust hat in einem System umfassender sozialer Sicherheit die Kosten ins Ungebührliche wachsen lassen. Damit stellt sich die Frage nach den Grenzen der Krankheit, zumindest aber nach den Grenzen der sozialen Verantwortlichkeit bei Mangel an Wohlbefinden und Glück. Doch selbst nach Abzug des Verzichtbaren bliebe noch eine weitere Finanzierungslücke zurück.

Damit stellt sich die grundsätzliche Frage: Ist der Anteil der Gesundheitskosten am Bruttosozialprodukt wohl situierter Staaten in Marmor gemeißelt? Wäre es denkbar, ja ethisch zu fordern, eine Erhöhung des Anteils der Gesundheitskosten gegenüber Militär und Landwirtschaftssubventionen in Betracht zu ziehen, bevor wir eine neue Zweiklassengesellschaft schaffen? Zwar lässt sich eine enge Beziehung zwischen Gesamtausgaben und Ergebnis eines Gesundheitssystems nicht finden, wie insbesondere die Vereinigten Staaten deutlich machen (die von allen OECD-Ländern mit mä-

ßigem Erfolg am meisten einsetzen[54]); dennoch wird ohne zusätzliche Mittel der medizinische Fortschritt nicht für alle verfügbar bleiben.

Konsum und Unersättlichkeit

Die Unersättlichkeit im Konsum ärztlicher Leistungen in den Sozialstaaten der westlichen Welt nährt sich neben den historisch gewachsenen Erwartungen, über die wir gesprochen haben (▶ Kapitel 1), aus der Tatsache, dass nicht der Verursacher zahlt, sondern die Solidarität der Gesellschaft – die Ansprüche des Käufers bleiben für seinen Geldbeutel folgenlos. Auf das wirklich Nötige schränkt man sich nur ein, wenn man selbst mit bezahlt. Höhere Selbstbeiträge sind daher zwingend; nur wer selbst in die Tasche greifen muss, handelt kostenbewusst.

Mehr Selbstverantwortung wäre auch aus anderen Gründen zu fordern: Krankheit und verfrühter Tod sind zu einem guten Teil selbstgemacht. Gesundheit wird neben der genetischen Veranlagung, der Umwelt, in der wir leben, der medizinischen Versorgung, die wir einfordern, zu fast der Hälfte durch den eigenen Lebensstil bestimmt. Rauchen, mangelnde Bewegung, ungesunde Ernährung bis hin zur Völlerei und Sucht verursachen einen Großteil der Kosten, die uns heute bedrücken. Unüberlegtes Verhalten beim Sport und in der Freizeit führen zu Unfällen bis zu Geschlechtskrankheiten und AIDS. Wieso nicht einen Prämienerlass für Schlanke und Fitte? Wieso nicht höhere Gebühren für Raucher und Dicke? Mehr Selbstverantwortung im Gesundheitswesen ist überfällig. Das Gießkannenprinzip europäischer Sozialstaaten ist nicht mehr zeitgemäß: Gesunde, die sich selber schaden, Kranke, die sich nicht an die Empfehlungen ihrer Ärzte halten (▶ S. 52–53), Bürger die nicht vernünftig leben, sind Kostentreiber im System.

Diese Entwicklung hat sich durch das Schwinden der Gesundheit (▶ Kapitel 13) verschärft: Wurde einst Magie für Medizin gehalten, so ist für viele heute die Medizin die neue Magie.[55] Im medikokratischen Zeitalter wird vieles, was einst durch Freunde, Verwandte, schlimmstenfalls den Barmann oder gekaufte Liebe erledigt wurde, zum medizinischen Fall. Wenn in einem Land wie der Schweiz, das in der Geschichte bisher

54 Steven A. Schroeder: We can do better – Improving the health of the American people. N. Engl. J. Med. 357, 1221–1228, 2007.

55 Thomas Szas. Zitiert nach: Richard A. Deyo, Donald L. Patrick: Hype or Hope. The obsession with medical advances and the high cost of false promises. AMACOM, Ney York, USA, 2005, S. 3.

durch Besonnenheit auffiel, vier von fünf Invalidenrenten wegen Rückenschmerzen und seelischem Leid vergeben werden, dann staunt der Laie und der Fachmann wundert sich. Wird hier die Verantwortlichkeit der Heilkunst über Gebühr erweitert oder ist das reichste Land wirklich das Jammertal, als welches es diese Statistik ausweist? Ein Überdenken des wirklich Notwendigen wäre angebracht, will man die Verfügbarkeit des Nötigsten für alle Bürger nicht gefährden.

Auch Ärzte tragen zur Mengenausweitung bei: Der Anbietermarkt, wie er im Gesundheitswesen vielerorts noch herrscht, muss zwingend anders gesteuert werden. Noch lohnt sich zu viel Diagnostik und Therapie; wer die Heilkunst als *Business* betreibt und möglichst viel an den Kunden bringt, wird von den heutigen Verrechnungssystemen belohnt. Der geldgierige Mediziner kommt auf seine Kosten, der Zurückhaltende und Überlegte wird bestraft. Was keiner beim Bau eines Hauses hinnehmen würde, einen Auftrag ohne Kostenvoranschlag und Budget, ist dem Patienten gerade recht. Neuere Systeme, die die Behandlung von Krankheitsbildern (*Diagnosis-related group;* DRG) und nicht einzelne Leistungen vergüten, kommen diesem Bedarf entgegen. Doch auch dieses System ist schlecht, wenn sich auch kaum ein Besseres findet; ja, Pauschalabgeltungen bergen – wie die bereits eingeführten HMO Praxen[56] – die Gefahr heimlicher Beschränkung, da nun ein karger Umgang mit den Mitteln sich lohnt, jede weitere Untersuchung, jede Komplikation den Gewinn zu schmälern droht. Willkommen sind in dieser Welt die einfachen Leiden, der gesunde Kranke; niemand will sich dem Unvorhersehbaren und Komplexen widmen. Nur ein System, das durch Abstufungen auch schwierige Fälle lohnend macht, kann diese Gefahr bannen und eine Unterversorgung der wirklich Kranken verhindern.

Auch diese Neuerung sieht noch keine Konkurrenz vor, wie wir sie aus Handel und Wirtschaft kennen. Wenn Kostenlenkung im Gesundheitswesen ein Ziel bleiben soll, so müsste zu den Pauschalabgeltungen eine gewisse Preiskonkurrenz der Anbieter kommen. Wirksam würde dies nur, wenn der Kunde (mit)zahlt und sein Verhalten und seine Entscheide für ihn finanzielle Folgen hätten. Doch wie soll er sich entscheiden? In den meisten Ländern sind dem Patienten weder Weiterbildung, Erfahrung noch die Behandlungsergebnisse sei

nes Arztes bekannt. Eine Mindestzahl an Eingriffen kaum je gefordert. Die Akkreditierung medizinischer Zentren wäre – ähnlich wie in der Luftfahrt – entscheidend, ja ohne eine solche Regelung ist ein freier Markt eine unverantwortliche Forderung. Wer wollte von einem Piloten ohne Übung und Erfahrung geflogen werden? In ernsten Situationen macht gerade dies den Unterschied: Am 15. Januar 2009 wollte Captain Chesley Sullenberger, ein erfahrener Pilot mit schweizerischen Wurzeln, seinen Airbus A320 vom La Guardia Airport in New York nach Charlotte North Carolina fliegen, als ihm im Steigflug Unerwartetes widerfuhr. »Hey did you feel that? Was that a bunch of birds? We lost thrust in both engines«, meldete er dem Tower. »We got an emergency returning.« »Do you want to try to land runway 1–3?« fragte der Tower zurück«. »We're unable. We may end up in the Hudson« meldete der Captain mit ruhiger Stimme. »Traffic to runway 3–1« bestand der Floglotse. »Unable« war die kurze Antwort des Piloten. »You can land runway one at Teterboro« versuchte es der Tower erneut. »We can't do it« war die kurze Antwort von Captain Sullenberger, der die Lage unter Kontrolle hatte, gerade, weil er sich nicht an das Übliche hielt: »We're gonna be in the Hudson«. Ungläubig fragte der Lotse zurück: »I'm sorry, say again, Captain«. Währenddessen hatte Chelsey Sullenberger mit seiner ebenso überlegten wie ungewöhnlichen Entschlossenheit, das Richtige zu tun, bereits über hundert Passagieren das Leben gerettet. *If you are in trouble, make sure you've got the right pilot!* Die wirklichen Fähigkeiten eines Piloten oder eines Arztes, dem man sich anvertraut, zeigen sich erst in kritischen Situationen.

Was in der Luftfahrt gilt, wird in der Medizin noch kaum verlangt; die Heilkunst kennt keine Mindestzahl an Flugstunden, als ob es hier um irgendein Business und nicht um Gesundheit und Leben ginge. Was heute in der Medizin entscheidet, ist Erreichbarkeit, Zugänglichkeit, Empfehlungen von Freunden und Sympathie. Die Erfahrung, die Chesley Sullenberger von anderen unterschied, wird kaum beachtet, ebenso wenig die Eingriffszahlen des Chirurgen oder Interventionalisten, die doch, so zeigen es die Daten, entscheidend den Erfolg bestimmen. In Frankreich ist die Regierung erwacht und hat für die Behandlung des Herzinfarktes eine Mindestzahl von 350 Eingriffen pro Zentrum gesetzlich verankert, weil wissenschaftliche Untersuchungen einen Anstieg der Sterblichkeit in Spitälern mit kleinem Eingriffsvolumen zeigten. In vielen Ländern aber wird diese Tatsache weiterhin verdrängt.

---

56   HMO = Health Maintenance Organization. Arzt(gruppen)praxen, die meist nach festen Tarifen arbeiten und deren Lohn durch sparsamen Umgang mit diagnostischen Mitteln und Behandlungen mitbestimmt wird.

Ist der freie Wettbewerb für die Medizin das Richtige? Der Markt, wie er in einigen Ländern verfügbar ist, führte in lukrativen Bereichen wie der Kardiologie, Herzchirurgie, aber auch der Bauchchirurgie und Orthopädie zu einem unkontrollierten Wachstum von – wie wir hören kompetenten – Zentren. Konkurrenz alleine aber, wenn sie auch die Dienstfertigkeit und Freundlichkeit, die Organisation und Zugänglichkeit medizinischer Leistungen verbessert, ist nicht das Ei des Kolumbus, wenn wir Qualität im Auge haben. Viele, vor allem zu viele Anbieter verderben den Brei. Überversorgung – wie sie heute vor allem in städtischen Agglomerationen der Schweiz und auch Deutschlands die Regel ist – verführt auch besonnene Ärzte. Unter solchen Umständen wird zunächst gemacht, was Geld bringt – Untersuchungen und Eingriffe sind das Gebot der Stunde. Auch hier gilt die Regel von der rechten Dosis: Wenn Konkurrenz auch für die Dienstleistung als solche förderlich ist, so schadet zu viel davon dem ärztlichen Tun – die Sorge um den Patienten rückt an die zweite Stelle. Gute Medizin müsste sich noch vor ihrer Wirtschaftlichkeit durch ihr Behandlungsergebnis legitimieren; erst wenn dies die Wahl des Arztes und die Vergütung der Leistung bestimmt, können wir von einer optimalen Versorgung reden. Heute aber können sich weder die Kunden, noch die Versicherer ein Bild von der Qualität der Behandlung machen.

Über die Grenzen hinaus

Die neben den Kosten zweite Auswirkung moderner Wissenschaft und Medizin ist nicht weniger bedeutend: Was mit dem sokratischen γνοτηι σεαυτηον (»Erkenne dich selbst!«) begann, ist mit den Erkenntnissen moderner Hirnforschung in ungeahnte Bereiche vorgestoßen. Wir kennen Stoffwechselwege des Hirns, welche Stimmung und Antrieb, Aufmerksamkeit und Gedächtnis, wie auch Entspannung und Schlaf bestimmen (▶ Kapitel 1 und 13) und wir vermögen sie mehr und mehr zu steuern. Der freie Wille steht zur Debatte, ja wird von Neurowissenschaftlern gar in Frage gestellt.[57]

Von Geburt bis zum Altern steigen die Möglichkeiten der Gestaltung täglich: Was früher die Ultraschalluntersuchung lieferte, vermag heute die Genanalyse des Ungeborenen; bereits können Geschlecht und schwere Erbleiden, bald vielleicht Haarfarbe, Größe, ja Schönheit und Intelligenz vor der Geburt in Erfahrung gebracht werden – die *designer babies* stehen vor der Tür. Die Präimplantationsdiagnostik hat uns *brave new world* noch einen Schritt näher gebracht (▶ S. 25); *Genechips* mit cDNAs für die Analyse von über dreißigtausend Genen sind verfügbar – das Orakel von Delphi ist auferstanden. Es bräuchte wenig und zukünftige Eltern könnten sich aus einer Reihe befruchteter Eizellen wie in einem Supermarkt das Passendste aussuchen.

Auch in der Altersforschung sind wir in weltanschaulich bedeutsame Bereiche gelangt (▶ Kapitel 13). Schon heute werden körpereigene Stammzellen zur Heilung bei Leukämie, einem tödlichen Blutkrebs, verwendet; gezüchtete Ersatzorgane aus diesen Zellen wären nur der nächste Schritt. Zukunftsgläubige Eltern lassen Stammzellen aus der Nabelschnur ihrer Neugeborenen gewissermaßen als Überlebenskit für den Fall der Fälle zur Seite legen. Wenn wir neuesten Erfolgen glauben, werden sich bald aus Bindegewebszellen der Haut Stammzellen für jedermann gentechnisch gewinnen lassen.[58] Die Gentherapie (▶ Kapitel 2) ist noch wenig gediehen, doch zeichnet sich auch hier eine Zukunft ab. Das Klonen eines Schafes ist bereits gelungen[59], weitere Tierarten folgten (▶ S. 24). Werden es Aldous Huxleys Vision gemäß bald Organe oder ein genetisch gestalteter Mensch sein?

Annäherndes Fragen

Das Fehlen ewig gültiger Werte lässt nur annäherndes Fragen zu: Ist es richtig, durch Einführung eines gesunden Gens eine Erbkrankheit zu heilen, beispielsweise die Mukoviszidose, die schon im Kindesalter durch überschießende Schleimbildung zu Lungenentzündung, Verdauungsstörungen und frühzeitigem Tod führt? Das mutierte Gen, ein Eiweiß, das den Ionenaustausch in den Luftwegen und der Darmwand steuert, ist bekannt; erste gentherapeutische Versuche sind angelaufen. Hier würden wir wohl die Auswirkungen moderner Molekularbiologie begrüßen. Gewiss würde sich damit das kranke Gen – entgegen den Regeln der Evolution – weiter verbreiten, doch würde es ein unsägliches Leiden verhindern, ein Dienst an einem kranken Menschen.

Sollen wir in Zukunft aus eigenen Zellen ein zweites Herz züchten, falls es medizinisch notwendig würde, beispielsweise aus eingefrorenen Stammzellen aus der Nabelschnur? Hier würden viele noch folgen. Zweifellos

57 Benjamin Libet: Mind time. Wie das Gehirn Bewusstsein produziert. Suhrkamp, Frankfurt, 2005.

58 Marius Wernig et al.: In vitro reprogramming of fibroblasts into a pluripotent ES-cell-like state. Nature 448, 318–325, 2007.

59 Ian Willmut et al.: Viable offspring derived from fetal and adult mammalian cells. Nature 385, 810–813, 1997.

geht es um ein bedeutendes Leiden, nur die Technologie ist neu, das Anliegen entspricht dem ureigensten Auftrag der Medizin. Auch wäre es eigenes Gewebe, das Verwendung fände. Und wenn die eigenen Stammzellen nicht zur Verfügung stünden, wenn fremdes Gewebe gentechnisch verändert, rekombinant kloniert werden müsste, um ein verträgliches Organ zu schaffen? Alles, was sich *in vitro*, in einer Kulturschale machen ließe, würde wohl noch durchgehen, doch wenn ein anderes Wesen dazu gebraucht würde, wäre die Lage anders. Menschliche Stammzellen, gentechnisch so verändert, dass sie für den Empfänger gewebeverträglich würden, ließen sich zu Spenderorganen heranbilden; eine Erlösung für viele, deren Herz, Nieren, Leber oder Lungen versagen. Diese Hoffnung ist in den meisten Ländern verbaut. Man will menschliche Stammzellen, die das Potenzial zum Leben haben, nicht instrumentalisieren und selbst diesem hirnlosen Gewebe Kants Begriff der Menschenwürde übertragen. Lieber lässt man überschüssige Embryonen entsorgen als die Zellen einem Kranken zukommen zu lassen – so verbissen hielt sich die Ethik im alten Kontinent gegen die Entwürfe der Zukunft. Klonieren will man nicht erlauben, auch wenn die USA, England, Japan und Australien schon eine Tür geöffnet haben. Ganz vom Teufel ist der alten Welt das rekombinante Klonieren, das es zum Organersatz braucht. Ob es dabei bleiben wird, ist ungewiss, zumal sich einzelne Länder bereits anders entschieden haben. Zuletzt könnte das nun mögliche genetische *Reprogramming* eigener Hautzellen in pluripotente Stammzellen das Denken verändern – der ethische Diskurs ist nicht abgeschlossen.

Gleiche Bedenken begleiten die Neuropharmakologie unserer Tage, die Huxleys *Soma* beunruhigend nahe kommt. Wollen wir bei Schlafstörungen Medikamente zulassen? Gewiss, die Benzodiazepine, die das GABA-System des Hirns beeinflussen, gehören zu den meistverschriebenen Medikamenten. Soll jeder depressive Patient einen Serotoninwiederaufnahmehemmer erhalten? Zweifelsohne. Doch wenn bald jeder zehnte Amerikaner – in Europa sind es kaum weniger – Antidepressiva schluckt, ist die Erkrankung derart häufig oder wird die Grenze des Normalen (▶ Kapitel 13) ungebührlich überdehnt? Sollen wir unsere täglichen Launen beruhigen, unsere Ängste und Enttäuschungen unterdrücken, kurz unsere Stimmung selbst gestalten? Hier wollen die meisten der Entwicklung nicht folgen – man hat Angst vor einer kosmetischen Neurologie, die unser Innerstes verändert. Licht braucht Schatten: Ohne

Widerstände, Zurücksetzung und Bangen gibt es keine Befriedigung, ohne Enttäuschung, Wut und Wille zu Großem wäre in der Geschichte wenig entstanden. Somit: Überall wo wir keinen überzeugenden Grund für eine Behandlung sehen, zweifeln wir, ob wir uns auf dem rechten Weg befinden. Was nur unseren Sehnsüchten nach Vollkommenheit entgegenkommt, lassen wir als Heilmittel nicht gelten. Das Problem liegt darin, dass – wie wir gesehen haben (▶ Kapitel 13) – der Begriff der Krankheit über die Zeit nicht unverändert blieb, dass er als soziale Konstruktion wie unsere Werte dem geschichtlichen Wandel unterworfen ist. Der Begriff der Heilung ist von der Vervollkommnung nicht scharf zu trennen.

Das führt uns zur nächsten Frage: Dürfen wir werdendes Leben steuern? Ist es ethisch zulässig eine Erbkrankheit vor der Geburt zu erfassen und eine Abtreibung zu erlauben? Dies ist vielerorts Alltag. In manchen Ländern ist mit dem Nachweis einer Trisomie 23 (Mongoloidismus) oder einer Spina bifida (einer Missbildung im Rückenmark) die Möglichkeit eines Abortes rechtlich gegeben. Was wenn wir vor der Geburt anderes erfassen, nicht nur eine Krankheit vermeiden, sondern bewusst etwas bestimmen wollten? Beispielsweise das Geschlecht, die zu erwartende Körpergröße, Augenfarbe oder Begabung des ungeborenen Kindes? Das Erste ist in den USA grundsätzlich möglich, in Europa aber rechtlich untersagt – was bereits einen geburtshelferischen Tourismus mit sich brachte. Alles was außerhalb unseres Begriffs der Krankheit liegt erscheint uns fraglich oder unzulässig, ja selbst bei Erbkrankheiten würden viele nur schwere Leiden gelten lassen. Die soziale Konstruktion unserer Werte zeigt sich auch hier; Europa, die USA und Asien denken anders. Der Amerikaner Jim Watson, Entdecker der Doppelhelix (▶ Kapitel 7) und Vater eines schizophrenen Sohnes, würde es tun: Wenn er aus der Zukunft noch einmal zurück könnte, würde er, wie wir hören, die durchlebte Belastung meiden und die Präimplantationsdiagnostik nutzen wollen – wenn sich das Schicksal überlisten lässt, wollen nur wenige zur Seite stehen.

Fließende Werte

παντα ρει – Alles fließt gilt auch hier: Der ethische Diskurs ist niemals abgeschlossen, zumal sich unsere Möglichkeiten stetig erweitern. Die Überzeugungskraft geschichtlich jeweils gültiger Argumente, welche verständigungsorientiert strittige Fragen zu lösen suchen, wechselt mit den Gezeiten unserer Gedankenwelt.

Durch neue Stimmen, durch bisher Unerhörtes, das lauthals oder leise Aufmerksamkeit erheischt, wird das fließende Gleichgewicht der anhaltenden Diskussion immer wieder in eine neue Richtung gelenkt. Die Schweigespirale[60] verschiebt dieses Gleichgewicht der Meinungen zu neuen Mehrheiten, medial gelegentlich unverdient verstärkte Argumente (▶ Kapitel 10) verdrängen unaufhaltsam bisher gesellschaftlich anerkannte Werte. Die meisten Meinungsträger sehen sich nicht gern außerhalb mehrheitsfähiger Haltungen; ja, eine Faustregel unbewussten Entscheidens lautet: »Stehe nicht außerhalb deiner Gruppe.«[61] Wie in der Mode das Hüte tragen langsam verschwand, nehmen in der Wertediskussion neue Haltungen überhand. Gewinnt eine andere Sichtweise die Mehrheit der Bürger, bestimmt sie Kultur und Recht ihrer Zeit.

Dies betrifft die Heilkunst in besonderem Maße: Wo sich viel ereignet, verläuft der gesellschaftliche Diskurs am heftigsten, was uns am stärksten betrifft, wird am lautesten debattiert. Neu ist, dass alle (mit)entscheiden, nicht Fachwissen alleine – wie sich Mediziner und Ärzte dies dachten – den Diskurs bestimmt. Gewiss, Sachliches fließt mit ein in den gesellschaftlichen Dialog, aber Ängste, Glauben und politische Haltungen gehören ebenso dazu. Wenn der Begriff der Gesundheit laufend überdacht wird, sich die Grenzen des Linderns und Heilens verwischen, so sollten uns dennoch die Grundwerte ärztlichen Handelns einem Flussbett gleich als Ausrichtung unseres Denkens und Fühlens erhalten bleiben. Archetypische Bilder wie der barmherzige Samariter können uns leiten, die Richtung angeben, die sich mit den wechselnden kulturellen Inhalten der Zeit, in der wir leben, füllt – die Wurzeln der Medizin sollten aber unantastbar bleiben.

Zurück zum Anfang

Zum Schluss zurück zu Kleists bedeutendem Wort: Dass man die Menschen in zwei Klassen einteilen könne, nämlich in solche, die sich auf eine Metapher verstehen, somit das Deuten und Werten beherrschen und in solche, die mit Formeln denken, also das Geschäft der Wissenschaft betreiben (▶ S. 213–214). Kleist beklagte, dass sich solche, die sich auf das Deuten und Erklären verstehen nur Wenige fänden. Damit traf er zu

seiner Zeit einen Zwiespalt, der heute die moderne Medizin betrifft: Die Suche nach dem guten Arzt – der Wunsch nach dem Magier mit messerscharfem Verstand, die Erwartung eines einfühlsamen Samariters mit sicherer Hand, der Traum vom Seelsorger und Handwerker in einem Verbund. Kein Zweifel: Alle wollen ihn, nicht alle haben ihn, den guten Arzt; die Gesunden wünschen ihn sich als Absicherung für alle Fälle, die Kranken erwarten ihn in ihrer Not.

Was macht ihn aus, den guten Arzt? Gewiss sollte er, wie wir sahen (▶ Kapitel 1), sein Handwerk verstehen, etwas wissen und können, ja auf der Höhe seines Faches stehen – diese Erwartung hegt ein jeder Kranke. Wer möchte sich auf einen unbedarften Heiler einlassen, sich von einem blutigen Anfänger behandeln oder einem verblendeten Magier betreuen lassen? Zugleich mussten wir uns eingestehen, dass die Gewissheit des Magiers, das Allwissen des Zauberers mit dem beeindruckenden Wissenszuwachs für den guten Arzt ein uneinlösbarer Anspruch wurde (▶ Kapitel 1). Sicher, ohne Können kann kein Arzt bestehen – heute weniger denn je, gerade weil die Möglichkeiten und Erwartungen andere sind. Sachverstand und Geschick werden gewiss erwartet.

Hinzu kommt in einer Zeit unüberschaubaren Wissens eine neue Tugend: Die Fähigkeit nicht nur die Möglichkeiten der ärztlichen Kunst, sondern auch die Grenzen zu erkennen. Somit ist die Frage nach dem Gewicht von Magie und Rationalität obsolet; Medizin ist ein Kind der Zeit, in der sie sich entfaltet. Wunder sind dem Zeitgeist nicht gemäß, die Aufklärung hat längst stattgefunden – doch war es gerade die Aufklärung, die uns die Selbstkritik näher brachte, die es heute besonders braucht.

Vertrauen ist das Nächste; die Gewissheit, dass der Arzt sich um seinen Kranken sorgt, ja selbst bei größten Schwierigkeiten das Beste zu erreichen sucht, ist Grundlage jeden therapeutischen Pakts. Vertrauen: Der Arzt muss seinen Patienten überzeugen. Beim ersten Eindruck ist es die Erscheinung selbst. Immer noch der weiße Kittel, der feste Händedruck, der Augenkontakt, die warme Stimme. Doch es sind nicht nur Äußerlichkeiten: Authentisch wirkt der Arzt, wenn er ruhig und selbstsicher erscheint, geradeheraus und respektvoll spricht, ohne zu Zögern zu entscheiden weiß. Auch Humor ist gefragt. Der Spaß hört auf, wenn der Arzt den Gewinn im Auge hat: Die moderne Heilkunst hat einen neuen, ja den bedeutendsten *Conflict of Interest* hervorgebracht; Medizin als Geschäft verträgt sich nicht mit

60 Elisabeth Noelle-Neumann: Öffentliche Meinung – Die Entdeckung der Schweigespirale. Ullstein, Frankfurt, 2004
61 Gerd Gigerenzer: Bauchentscheidungen. Die Intelligenz des Unbewussten und die Macht der Intuition. C. Bertelsmann, München, 2007, S. 197–202.

dem Bild vom guten Arzt. Vertrauen baut auf ein gewisses Maß an Selbstlosigkeit, das Schielen auf Gewinne jenseits des Selbstverständlichen zerstört das Ansehen des Begleiters im Extremen.

Eine schwierige, aber bedeutende Tugend ist die Geduld – der Patient braucht Zeit. Zuhören, obschon Grundlage der Empathie, fällt vielen schwer: Die meisten Ärzte fallen ihren Patienten nach wenigen Augenblicken ins Wort. Das Fragen, die Erhebung der Befunde dürfen nicht von kalter Sachlichkeit bestimmt sein, der Arzt muss Mitgefühl mit dem Leiden seines Gegenübers zeigen, muss zuhören, warten können. Sodann muss man die Sprache des Patienten finden – was man wirklich verstanden hat, lässt sich einfach und verständlich sagen: *You must be able to explain it to your grandmother*. Das Unbehagen um die heutige Heilkunst wurzelt nicht in ihrer Rationalität, es entsteht vielmehr, wenn sie alleine damit daher kommt.

Zuletzt überzeugt die Gründlichkeit: Das genaue Fragen, das nicht nachlässt, bis es Gewissheit findet (▶ Kapitel 8), die körperliche Untersuchung, die mit Umsicht alle Organe befundet. Somit: Der Patient will keinen Medizinaltechniker, sondern einen mitfühlenden Begleiter, der Wissen und Umsicht zu verbinden weiß – kurz, der sich um ihn *sorgt*. Das Lateinische *Competentia* meint ursprünglich Zusammentreffen – in der Heilkunst die Gleichzeitigkeit von Wissen und Können, von Verstehen und Fühlen. Nach der Bevormundung durch Magier und Seher, dann durch alles wissende Autoritäten wird heute vom guten Arzt Respekt und Empathie erwartet. Das Erreichte der modernen Medizin sollte begründetes Vertrauen schaffen, Hoffnung vermitteln, die zugleich realistisch und fest begründet ist – auch in der Moderne bleibt die Droge Arzt unverzichtbare Gedankenmedizin.

16

Stichwortverzeichnis

W

X

Y

Z

Namenverzeichnis

Printing and Binding: Stürtz GmbH, Würzburg